TRAITÉ COMPLET

DE

MÉDECINE

PRATIQUE

A L'USAGE

DES GENS DU MONDE

PAR LE

Dr H. VIGOUROUX

Médecin inspecteur des Écoles de la ville de Paris, Membre de la Société française d'Hygiène,
Officier d'Académie. Chevalier de l'Ordre de Charles III d'Espagne

---

TOME I

Orné de 247 gravures

Anatomie — Physiologie

PARIS

LETOUZEY ET ANÉ, ÉDITEURS

17, RUE DU VIEUX-COLOMBIER

TRAITÉ COMPLET

DE

MÉDECINE PRATIQUE

Paris. — E. Kapp, imprimeur, 83, rue du Bac

TRAITÉ COMPLET

DE

MÉDECINE

PRATIQUE

A L'USAGE

DES GENS DU MONDE

PAR LE

Dr H. VIGOUROUX

Médecin inspecteur des Écoles de la ville de Paris, Membre de la Société française d'Hygiène,
Officier d'Académie. Chevalier de l'Ordre de Charles III d'Espagne

---

TOME I

Orné de 247 gravures

Anatomie — Physiologie

PARIS

LETOUZEY ET ANÉ, ÉDITEURS

17, RUE DU VIEUX-COLOMBIER

PRÉFACE

Hélas ! sans la santé que m'importe un royaume ?

La Fontaine.

Dans ce siècle de progrès toutes les sciences ont fait des pas de géant. La médecine n'est pas restée en arrière, il s'en faut de beaucoup.

Les découvertes géniales de Pasteur ont communiqué à l'hygiène une impulsion féconde et puissante, et nous pouvons, grâce à elles, expliquer bien des choses que nous ne comprenions pas auparavant.

La thérapeutique s'est bien enrichie elle aussi. Nous possédons aujourd'hui des médicaments d'une valeur incontestable, des médicaments qui ne nous permettent pas seulement de guérir, bon nombre de fois, des malades atteints d'une maladie grave, mais encore de calmer leurs souffrances, si souvent, hélas ! intolérables.

Voici un malade, il est atteint d'un cancer qui le ronge, il souffre beaucoup, et, la maladie étant trop avancée, on ne peut songer à faire une opération. Il est donc perdu d'une manière irrémédiable. Sa fin est prochaine, mais il peut néanmoins vivre encore trois, quatre, six mois. N'est-il pas possible de le soulager ? Ne peut-on pas calmer ses souffrances ? Si, évidemment, puisqu'on n'a qu'à lui donner des injections de morphine en quantité suffisante. *Divinum est opus sedare dolorem,* « c'est un travail digne de Dieu que d'apaiser la douleur », surtout lorsque celle-ci est poussée jusqu'à ses dernières limites, comme dans le cas dont nous venons de parler.

Nous nous rappelons encore le temps où le médecin qui se trouvait en présence d'une personne atteinte d'un rhumatisme articulaire aigu, n'avait à ordonner que des frictions légères avec de l'huile de camomille camphrée ou du baume tranquille. Il ajoutait bien quelquefois une potion calmante, mais elle était toujours trop anodine et le pauvre malade n'en continuait pas moins à souffrir pendant plusieurs mois. Aujourd'hui, grâce au salicylate de soude, grâce à l'analgésine et à d'autres médicaments, au bout de 24, 36, 48 heures au plus, les douleurs ont disparu à peu près complétement. Le malade n'est pas guéri encore, mais il ne souffre plus, et alors il peut attendre plus patiemment la guérison complète qui, du reste, ne tarde pas à arriver.

Ceci posé, existe-t-il un ouvrage pratique, mis à la portée des gens du monde, au courant de toutes les découvertes modernes et renfermant toutes les notions suffisantes pour permettre au lecteur d'en tirer profit dans un grand nombre de cas? Non.

Nous avons donc pensé que ce travail était à faire, et, comme nous nous y trouvions préparé à la suite des nombreux articles scientifiques que nous avons fait paraître toutes les semaines, pendant près de quatorze ans, dans un journal quotidien, nous avons estimé que le moment était venu de nous servir de ces nombreux matériaux publiés au jour le jour, matériaux qui ne pouvaient que faciliter notre tâche.

Ce n'est pas, en effet, chose aisée de traiter des sujets scientifiques de manière que tout le monde les comprenne sans fatigue et les lise sans ennui, d'autant plus que la plupart de ces sujets sont arides par eux-mêmes et pas intéressants. Nous avons cherché à nous rendre aussi intelligible que possible. Espérons que nous aurons réussi.

Mais nous devons dire tout de suite qu'en écrivant cet ouvrage nous n'avons pas eu pour but de faire des médecins de tout le monde. Non, certes, car il ne suffit pas, il s'en faut de beaucoup, d'étudier, de bien étudier même, un livre de médecine pour être médecin. Seulement il est bon que les gens du monde sachent quelque chose de *l'art de guérir*, comme ils savent un peu de physique, de chimie, d'histoire naturelle, etc., sciences qu'on apprend même sur les bancs de la classe, et qui sont loin d'avoir la même importance et surtout la même utilité. En effet, les notions concernant la médecine sont autrement nécessaires puisqu'elles ont un double but on ne peut plus précieux : d'abord, prévenir la maladie, et ensuite la guérir le plus rapidement possible, quand, malgré toutes les précautions, elle se sera déclarée.

Et l'on pourra atteindre ces deux buts par l'étude attentive de cet ouvrage.

Grâce à l'*Anatomie*, le lecteur connaîtra bien la structure du corps humain.

Grâce à la *Physiologie*, il saura comment tous les organes fonctionnent, de quelle manière marchent normalement les rouages de cette machine si compliquée qui constitue le corps de l'homme.

L'*Hygiène* lui apprendra à connaître les modifications internes et externes qui peuvent déranger plus ou moins sérieusement ces rouages et exercer ainsi une mauvaise influence sur la santé, et il suffira de suivre les préceptes de cette science pour jouir autant que faire se peut d'une santé parfaite.

Enfin la *Pathologie* lui fera connaître quels sont les rouages qui, malgré toutes les précautions qu'on aura prises, se trouvent dérangés, et la *Thérapeutique* lui procurera les moyens de les réparer sans trop de dommage pour l'organisme.

C'est pour cela qu'un *Traité de Médecine pratique* ne peut être complet qu'à la condition d'embrasser l'Anatomie, la Physiologie, l'Hygiène, la Pathologie et la Thérapeutique.

Dans le premier volume nous allons étudier l'*Anatomie* et la *Physiologie*. Ces deux parties constituent le fondement, la base de la médecine. Elles sont l'échafaudage qui permet de construire une belle maison. Les fondements, l'échafaudage ne sont pas beaux, mais ils n'en sont pas moins indispensables. Il en est de même ici. Pour rendre leur étude moins aride, nous avons mis dans le corps de l'ouvrage de nombreuses gravures. Ainsi le lecteur comprendra mieux et retiendra plus facilement.

Dans le second volume nous ne traiterons que l'*Hygiène*. Cette partie est la plus importante, puisque c'est elle qui nous fait connaître les causes des maladies et qui nous apprend en même temps à les éviter.

Dans le troisième volume nous étudierons les maladies si nombreuses qui peuvent s'abattre sur nous et nous indiquerons les principaux médicaments qu'il faut employer. Le lecteur trouvera donc dans ce troisième tome les notions suffisantes pour lui permettre d'agir sans retard dans des cas pressants et de sauver peut-être un malade qui succomberait si on n'interviendrait pas sur le champ, avant l'arrivée du médecin. Dans les cas moins urgents, les notions qu'il possédera lui permettront de mieux comprendre l'homme de l'art et, par conséquent, de mieux exécuter ses prescriptions.

A ces trois volumes nous en avons ajouté un quatrième. Voici pourquoi : Comme nous tenons à ce que l'ouvrage puisse être mis entre les mains de tout le monde, non seulement du père et de la mère, mais encore de la jeune fille, du jeune homme, nous avons dû élaguer, dans les tomes précédents, tout ce qui concerne les organes de la reproduction, et le reporter dans un quatrième qui comprend par conséquent : l'*Anatomie*, la *Physiologie*, l'*Hygiène*, la *Pathologie* et la *Thérapeutique* de ces organes. Ce volume forme donc un tout complet qu'on peut mettre à part dans la bibliothèque, hors de la portée des personnes qui ne doivent pas le consulter.

Tel est l'ouvrage que nous présentons à nos lecteurs.

Nous avons fait tous nos efforts pour être intéressant et nous mettre à la portée de tout le monde. Avons-nous atteint notre but? Nous le désirons de tout cœur, et nous serons suffisamment récompensé de notre peine si nous pouvons soulager quelques malheureux, calmer leurs souffrances et les ramener à la santé, le plus précieux de tous les biens.

Dr. H. VIGOUROUX.

ANATOMIE

ANATOMIE

CONSIDÉRATIONS GÉNÉRALES

Utilité de l'anatomie. — Anatomie descriptive. — Tissus de l'organisme. — Idée générale du corps humain. — Appareils qui concourent à la conservation de l'individu. — Division de l'anatomie.

L'*Anatomie* est la base de la physiologie et de la pathologie, de toute la médecine en un mot. Il est donc nécessaire de la bien connaître.

Votre montre ne marche plus, et vous n'êtes pas horloger. Allez-vous l'ouvrir et chercher à l'arranger vous-même? Évidemment non, car si vous savez qu'elle contient un grand nombre de rouages, vous savez aussi que vous ne les connaissez pas, ces rouages, et que, par conséquent, vous ne pouvez pas trouver celui qui est dérangé. Si, malgré tout, vous voulez y toucher, vous vous exposez à casser des rouages intacts, sans arriver à arranger celui qui a occasionné l'arrêt de la montre. Résultat : vous avez aggravé le mal.

Eh bien, il en est de même quand il s'agit de votre santé. Si vous ne connaissez pas l'anatomie, si vous ignorez la physiologie, il vous sera impossible de comprendre la maladie et par conséquent de savoir ce qu'il faut faire pour l'enrayer et la guérir. Il est évident, en effet, que l'étude des lésions des organes est fondée sur la connaissance de ces organes à l'état sain. C'est dans eux que siègent les maladies; si on ne les connaît pas lors-

qu'ils sont sains, comment peut-on savoir lorsqu'ils sont malades?
Et alors comment peut-on connaître les maladies?

L'*Anatomie* [1] est une science qui a pour objet la structure des êtres organisés. Il y a une anatomie *végétale* et une anatomie *animale*. Quand cette dernière s'occupe seulement de l'homme à l'état de santé, quand elle étudie chaque organe en particulier, nous en apprenant le nom, le volume, la figure, la situation, la direction, la consistance, la composition, etc., elle prend le nom d'*Anatomie descriptive*. Elle est, en somme, à la médecine, comme on l'a dit justement, ce que la géographie est à l'histoire. C'est cette anatomie que nous allons étudier.

Donnons d'abord, en quelques mots, une idée générale du corps de l'homme : on comprendra mieux ainsi la division de l'anatomie. Mais auparavant nous devons indiquer les tissus qui concourent à former l'organisme.

On distingue : 1° Les *tissus de substance connective*, appelés ainsi parce qu'ils établissent des *connexions* entre les divers organes (*cum*, avec; *nectere*, nouer). Ils comprennent le tissu muqueux, le tissu cartilagineux, le tissu connectif proprement dit, qui se subdivise en ordinaire, élastique et réticulaire, le tissu osseux et le tissu dentaire.

2° Le *tissu musculaire*, qui est à fibres lisses ou à fibres striées. Ces dernières constituent les muscles que la volonté fait contracter. Les fibres lisses sont destinées à la vie végétative et possèdent des mouvements involontaires.

3° Le *tissu nerveux*, qui est formé de deux substances, une grise et une blanche.

4° Le *tissu épithélial*, nommé ainsi parce qu'il recouvre les surfaces. Il est simple, *pavimenteux* lorsqu'il est composé d'une seule couche de cellules disposées comme des pavés; il peut être encore *cylindrique* et enfin *stratifié* quand il est formé de plusieurs couches de cellules superposées.

5° Le *tissu glandulaire*, qui est constitué par des vésicules closes, des glandes en grappe ou des glandes en tube.

Nous donnerons sur ces tissus de plus amples détails dans la suite et surtout quand nous étudierons la Physiologie.

Le corps de l'homme est recouvert complètement par la *peau*, qui se moule sur toutes ses parties. Quand elle arrive aux ouver-

---

1. Le mot *anatomie* vient du grec ἀνά, τομή, distributivement, section, parce que la dissection est le premier moyen d'étude de l'anatomiste.

tures naturelles, comme la bouche par exemple, elle se continue au dedans, mais en subissant des modifications importantes, et constitue les *membranes muqueuses*, qui sont une véritable peau interne.

Sous la peau, se trouve le *tissu cellulaire graisseux*, au milieu duquel rampent les *veines* et les *vaisseaux lymphatiques* superficiels.

Ces derniers traversent, de distance en distance, des renflements nommés *ganglions lymphatiques*.

Au-dessous sont les *aponévroses*, lames blanches qui enveloppent les *muscles*.

Au centre de toutes ces parties sont les *os*, autour desquels sont placés les *vaisseaux* et les *nerfs*.

Sur le tronc la disposition anatomique est analogue, mais à l'intérieur se trouvent des cavités tapissées par des membranes minces, humectées de *sérosité*, et appelées de ce fait *membranes séreuses*. C'est dans ces cavités que sont logés les *viscères*.

Ces viscères ou *organes* (de ὄργανον, instrument) sont de structure et d'usages différents, mais ils concourent tous à la *conservation de l'individu et de l'espèce*. Ils sont distribués en plusieurs groupes ayant chacun une fin déterminée, à laquelle on donne le nom de *fonction*. La série ou groupe d'organes constitue un *appareil*.

Les appareils destinés à la conservation de l'individu sont les *appareils de relation* et les *appareils de nutrition*. Les premiers mettent l'homme en rapport avec les objets extérieurs. Les seconds réparent les pertes de l'organisme.

Les **appareils de relation** se divisent en *appareil de locomotion ou de mouvement* et en *appareil de sensation*. — L'*appareil de mouvement* comprend une partie passive, les *os*, dont les extrémités en se touchant forment les *articulations*, et une partie active, les *muscles*, terminés souvent par des *tendons*. — L'*appareil de sensation* comprend les *organes des sens*, les *nerfs*, l'*encéphale* et la *moelle épinière*.

Les **appareils de nutrition** comprennent l'*appareil digestif*, l'*appareil absorbant*, le *système veineux*, l'*appareil respiratoire*, le *système artériel* et l'*appareil urinaire*.

Les organes qui concourent à la *conservation de l'espèce* constituent l'*appareil générateur*. Nous en parlerons dans un volume à part.

Tels sont les appareils qui, par leur bon fonctionnement, font

vivre l'homme en bonne santé. Nous allons les étudier dans l'ordre
suivant :

Appareil de la { 1° Des os. . . . . } Ostéologie.
locomotion.   { 2° Des articulations . . . . . . } Arthrologie.
                { 3° Des muscles et des aponé-   {
                {   vroses. . . . . } Myologie.

Appareil de la digestion. . . . . }
    —   de la respiration. . . . . }
    —   génito-urinaire. . . . . } Splanchnologie.
    —   de sensation . . . . }

Appareil de la { Cœur. . . . . }
circulation.   { Artères. . . . . } Angéiologie.
                { Veines . . . . }
                { Vaisseaux lymphatiques . . . }

Appareil   { Moelle épinière . . . . }
d'innervation. { Encéphale . . . . } Névrologie.
                { Nerfs. . . . . }

PREMIÈRE PARTIE

OSTÉOLOGIE

PREMIÈRE SECTION

DES OS EN GÉNÉRAL

L'ostéologie est la base de l'anatomie. En effet, les os, parties dures et résistantes, dont l'ensemble porte le nom de squelette, constituent une véritable charpente du corps humain.

On compte généralement [1] 203 os :

Le crâne en contient.	8
La face.	14
La colonne vertébrale, le sacrum et le coccyx. . .	29
Les côtes et le sternum	25
L'os hyoïde.	1
Les membres supérieurs.	64
Les membres inférieurs et la rotule.	62
	203

Le tissu osseux est formé de deux substances : une, externe, *compacte* ou *dure* ; l'autre, interne, *spongieuse* ou *celluleuse*.

Au point de vue de leur conformation on divise les os en *os longs, os courts* et *os plats*.

---

1. Nous disons *généralement*, parce que les auteurs ne s'entendent pas sur le nombre exact des os. Cela tient à ce que certains admettent trois pièces dans le sternum, trois pièces dans l'os de la hanche ; que d'autres décrivent le sphénoïde et l'occipital comme un seul os et qu'ils comptent les os sésamoïdes, même les os wormiens, comme des os proprement dits.

Les *os longs* présentent un corps, ou *diaphyse*, généralement triangulaire, et des extrémités renflées, ou *épiphyses*. La diaphyse est creusée d'une cavité nommée *canal médullaire*, parce qu'elle renferme la *moelle* ; elle est formée de tissu compact. L'épiphyse renferme, au-dessous d'une couche de tissu dur, du tissu spongieux dont les mailles celluleuses renferment aussi de la moelle.

Les *os courts* sont plus ou moins cuboïdes. Ils ont la même structure que les épiphyses.

Les *os plats* sont généralement composés de deux lames de tissu compact entre lesquelles se trouve une couche de tissu spongieux, nommée *diploé* (de διπλόος, double .

On distingue encore dans les os, au point de vue de leur configuration extérieure, des saillies nommées *éminences, apophyses, crêtes, tubérosités, épines*, etc., et des cavités dont les unes sont articulaires et les autres pas ; on les désigne alors sous les noms de *fosses, gouttières, coulisses*, etc.

Au point de vue de leur situation, les os placés sur la partie médiane du squelette sont nommés *os impairs* et symétriques, parce qu'ils sont formés de deux moitiés semblables. Ceux qui se trouvent dans les parties latérales sont appelés *os pairs* et non symétriques.

Outre le tissu osseux proprement dit, on trouve encore dans les os des artères, des veines, des vaisseaux lymphatiques, des nerfs, le périoste ou enveloppe de l'os, la moelle et le cartilage articulaire.

Le tissu propre des os est formé d'une *matière organique* et d'une *substance minérale*. Les acides détruisent cette dernière en conservant la première. La calcination, au contraire, conserve la substance minérale et détruit la matière organique. Celle-ci est formée par 30 % d'osséine et 1 % de graisse. La matière inorganique renferme p. 100 : 57 de phosphate de chaux, 8 de carbonate de chaux, 2 de fluate de chaux, 1 de phosphate de magnésie, 1 de soude et hydrochlorate de soude. Ces proportions varient suivant l'âge.

Nous allons étudier les os : 1° de la tête ; 2° de la colonne vertébrale ; 3° de la poitrine ; 4° des membres supérieurs ; 5° du bassin ; 6° des membres inférieurs.

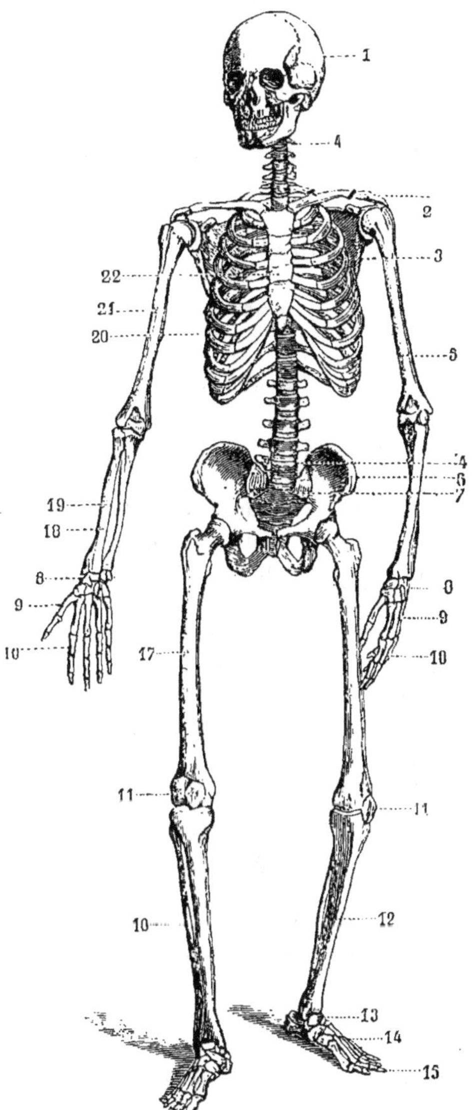

Fig. 1. — *Ensemble du squelette humain.* — 1. Crâne. — 2. Clavicule. — 3. Omoplate.
— 4. Colonne vertébrale. — 5. Humérus. — 6. Os iliaque. — 7. Sacrum. — 8. Carpe. —
9. Métacarpe. — 10. Doigts. — 11. Rotule. — 12. Tibia. — 13. Tarse. — 14. Métatarse.
— 15. Orteils. — 16. Péroné. — 17. Fémur. — 18. Radius. — 19. Cubitus. — 20. Côtes.
— 21. Humérus. — 22. Sternum.

DEUXIÈME SECTION

DES OS EN PARTICULIER

CHAPITRE Ier

DES OS DE LA TÊTE : CRANE ET FACE

Le crâne et la face dans leur ensemble. — Sinus. — Os wormiens.

La tête est la partie la plus compliquée du corps humain et, par conséquent, la plus difficile à étudier. Tous les matériaux qui concourent à la former : os, muscles, nerfs, vaisseaux, etc., sont fort complexes. Mais nous nous attacherons à ne décrire que les parties les plus importantes, afin que le lecteur puisse nous bien comprendre.

La tête comprend 22 os : 8 pour le crâne, dont 4 impairs et 2 pairs ; 14 pour la face, dont 2 impairs et médians et 6 pairs et latéraux. Tous ces os, le maxillaire inférieur excepté, s'articulent entre eux par *suture*. Celle-ci se fait soit par *engrènement* des dentelures qui se trouvent sur les bords des os, soit par application de ces bords taillés en biseau.

§ 1. — Os du crâne.

I. **Occipital**. — L'occipital est un os impair placé à la partie postérieure et inférieure du crâne. Sa *face postérieure* ou *cutanée* est convexe. Elle présente le *trou occipital* (fig. 2-1) qui donne passage à la moelle, aux nerfs spinaux et aux artères vertébrales. De chaque côté de ce trou on voit les *condyles* de l'*occipital* (2), qui s'articulent avec la première vertèbre, l'atlas. En arrière et sur la ligne médiane se trouve la *crête occipitale externe* (3), des côtés de laquelle partent les *lignes demi-circulaires supérieure* (4) *et inférieure* (5) destinées à l'insertion de plusieurs muscles. — La *face antérieure* ou *interne*, concave, présente les deux *gouttières transversales des sinus latéraux* (fig. 3-1), la *gouttière longitudinale* du *sinus longitudinal* (2) et, à la partie médiane, la *crête occipitale interne* (3). Elle est ainsi divisée en quatre fosses, dont deux supérieures ou cérébrales, et deux inférieures ou cérébelleuses. — En avant du trou occipital se trouve la *gouttière basilaire* (4), sur laquelle repose la protubérance annulaire. — Les bords supérieurs s'engrènent avec les pariétaux et forment la *suture lambdoïde* (de λ, lambda). Les autres bords s'articulent avec les deux temporaux, le sphénoïde et l'atlas.

II. **Frontal.** — Le frontal, os impair, ressemble à une co-

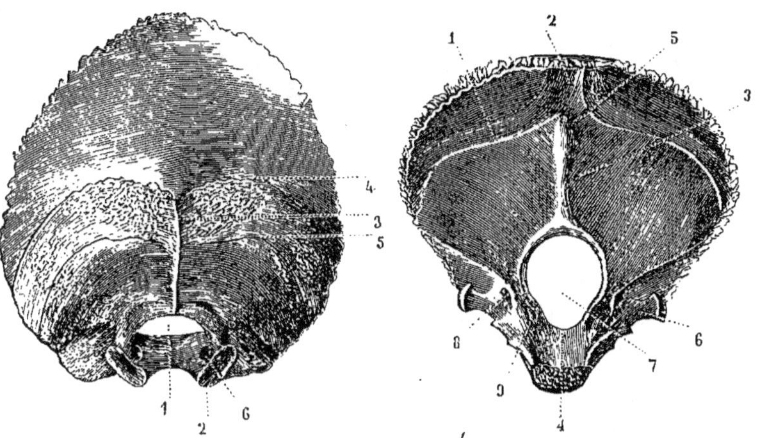

Fig. 2. — Occipital. — *Face externe ou postérieure.* — 1. Trou occipital. — 2. Condyle de l'occipital. — 3. Crête occipitale externe. — 4. Ligne demi-circulaire supérieure. — 5. Ligne demi-circulaire inférieure. — 6. Trou condylien antérieur.

Fig. 3. — Occipital. — *Face antérieure ou interne.* — 1. Gouttière transversale. — 2. Gouttière longitudinale. — 3. Crête occipitale interne. — 4. Gouttière basiliaire. — 5. Protubérance occipitale interne. — 6. Éminence jugulaire. — 7. Tubercule jugulaire. — 8. Trou condylien postérieur. — 9. Trou condylien antérieur.

quille. On lui considère trois faces. — La *face antérieure* ou *frontale*, convexe et lisse, présente sur la ligne médiane la trace de la suture des deux moitiés de l'os. De chaque côté est la *bosse frontale* (fig. 4-1), et, en bas, l'*arcade sourcilière* (2). — La *face interne*, concave, forme les *fosses frontales* et loge les lobes antérieurs du cerveau. Sur la ligne médiane on voit la *gouttière* du *sinus longitudinal* (fig. 5-1) qui se continue en bas avec la *crête frontale* (2). — La *face inférieure* ou *orbito-nasale* présente, au milieu, l'échancrure nasale qui reçoit l'ethmoïde. En avant de cette échancrure est l'*épine nasale supérieure*. Sur les côtés se trouvent deux lamelles constituant la *voûte orbitaire*. — Au niveau de la fosse nasale, l'os est creusé de deux cavités nommées *sinus frontaux*. Le frontal s'articule avec 12 os : les pariétaux, le sphénoïde,

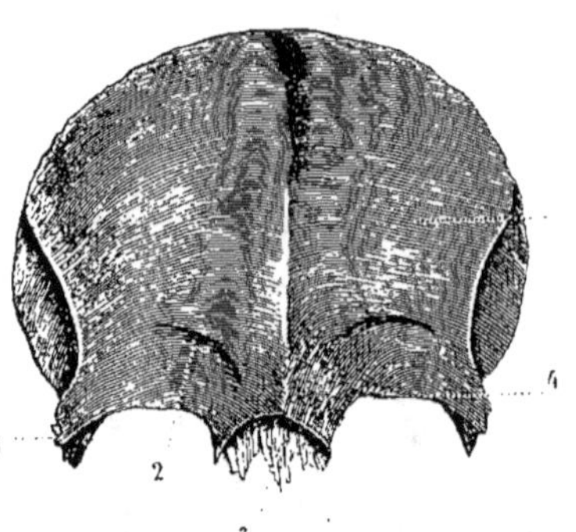

Fig. 4. — Frontal. — *Face antérieure* ou *externe*. — 1. Bosse frontale. — 2. Arcade sourcilière. — 3. Épine nasale. — 4. Arcade orbitaire. — 5. Apophyse orbitaire externe.

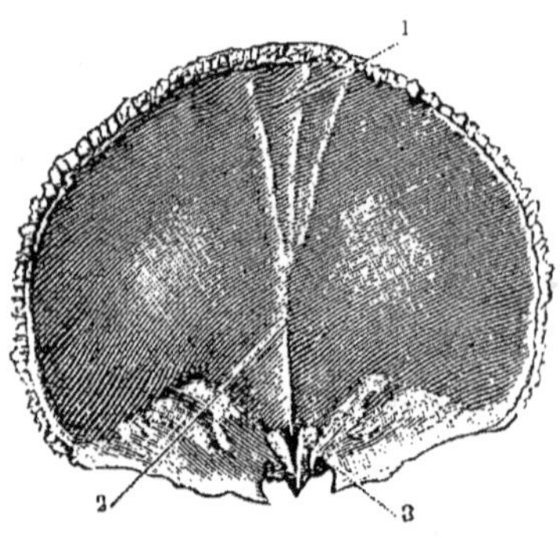

Fig. 5. — Frontal. — *Face postérieure* ou *interne*. — 1. Gouttière sagittale du sinus longitudinal. — 2. Crête frontale. — 3. Surface rugueuse s'articulant avec les ailes de l'apophyse crista galli.

l'ethmoïde, les unguis, les os nasaux, les os malaires et les maxillaires supérieurs.

III. Sphénoïde. — Ainsi nommé parce qu'il est enclavé comme un coin (σφήν, coin, et εἶδος, forme) entre les os du crâne, le sphénoïde est un os impair et irrégulier, qui présente un corps et six prolongements : 2 supérieurs transversaux, *petites ailes*, 2 inférieurs transversaux aussi, *grandes ailes*, et 2 inférieurs verticaux, *apophyses ptérigoïdes* (πτέρυξ, aile). Ce sont ces prolongements qui l'ont fait comparer à une chauve-souris ayant les ailes déployées. — Le corps présente sur sa face supérieure, la *dépression olfactive* pour les

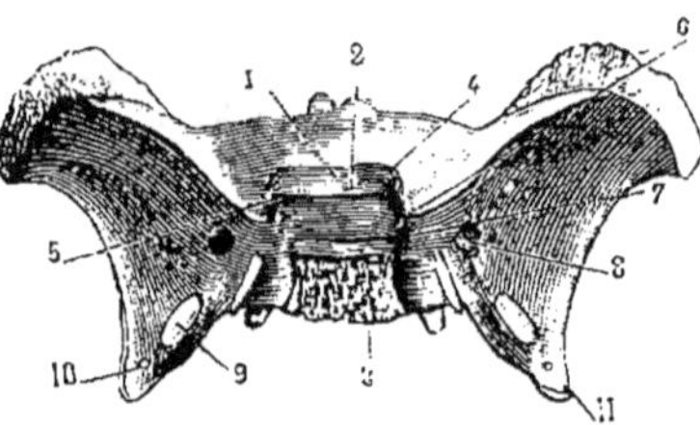

Fig. 6. — Sphénoïde. — *Face supérieure.* — 1. Gouttière optique. — 2. Tubercule de la selle turcique. — 3. Lame quadrilatère. — 4. Trou optique. — 5. Racine inférieure des petites ailes. — 6. Apophyse clinoïde antérieure. — 7. Apophyse clinoïde postérieure. — 8. Trou grand rond. — 9. Trou ovale. — 10. Trou petit rond ou sphéno-épineux. — 11. Racine postérieure.

nerfs olfactifs, la *gouttière optique* (fig. 6-1), la *fosse pituitaire* ou *selle turcique* (2), nommée ainsi à cause de sa forme, et aux

quatre coins de laquelle sont placées les *apophyses clinoïdes*
(7 et 8) (de χλίνη, lit), parce qu'on les a comparées aux quatre
angles d'un lit. — Sur la *face inférieure* on voit le *bec du sphénoïde*, crête qui se place dans la gouttière du vomer; sur la face
antérieure, la *crête sphénoïdale*. — Les *faces latérales* donnent
naissance, en haut, aux *petites ailes* (fig. 18-7), dont la base est
percée du *trou optique* (4), et, en bas, aux *grandes ailes* dont la
face supérieure présente le *trou grand rond* (8) pour le nerf
maxillaire supérieur, le *trou ovale* pour le nerf maxillaire inférieur, le *trou petit rond* (10) pour l'artère méningée moyenne. —
Les *apophyses ptérigoïdes* se dirigent en bas et présentent à leur
base un canal, dit *canal vidien*, pour le nerf de même nom; elles
servent d'attache à plusieurs muscles. — La *fente sphénoïdale*
(fig. 18-8) s'étend entre les petites et les grandes ailes et fait
communiquer l'orbite avec la cavité cranienne. — Le sphénoïde
s'articule avec tous les os du crâne, les palatins, les os malaires
et le vomer.

IV. Ethmoïde. — Cet os, qui occupe l'échancrure du frontal,
présente un grand nombre de trous,
d'où son nom (ήθμός, crible). Il comprend une partie médiane, *lame criblée* (fig. 18-3), et deux parties latérales, *masses latérales* ou *labyrinthe*.
Il appartient plutôt à la face et aux
fosses nasales qu'au crâne. — La
lame criblée (fig. 7-2), qui donne
passage par ses trous aux filets nerveux venant du bulbe olfactif, présente au milieu, en haut, l'apophyse *crista galli* (1), qui donne attache à la faux du cerveau, et de
chaque côté la *gouttière ethmoïdale*
percée de nombreux petits trous,

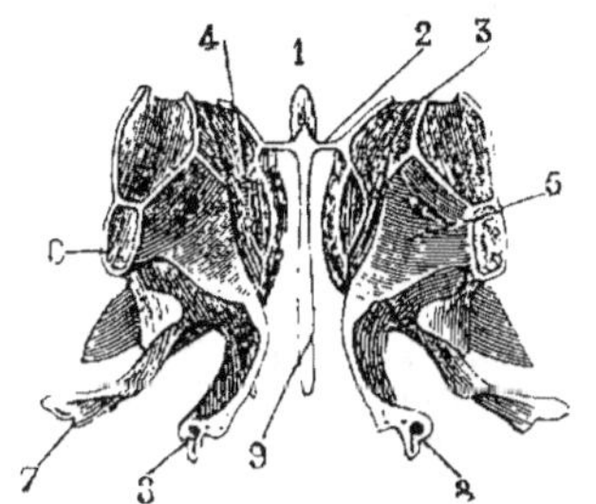

Fig. 7. — ETHMOÏDE. — *Section transversale.* — 1. Apophyse crista galli. — 2. Lame criblée. — 3. Cellules frontales. — 4. Cornet supérieur. — 5. Labyrinthe. — 6. Lame
papyracée. — 7. Apophyse cro-
chue. — 8. Cornet moyen. — 9.
Lame verticale.

trous olfactifs. A sa face inférieure on voit la *lame verticale* (9)
qui fait partie de la cloison des fosses nasales. — Les *masses
latérales* ont une forme cuboïde un peu irrégulière; elles présentent de vastes cellules dont l'ensemble porte le nom de *labyrinthe* (5). Sur la face interne, qui forme, avec la lame verticale, une gouttière profonde faisant partie des fosses nasales, on

voit deux lamelles enroulées constituant les *cornets supérieur* et *moyen* (4 et 8), entre lesquels se trouve le méat supérieur. La face externe est formée par la *lame papyracée* (6), ou *os planum*, qui constitue la partie interne de l'orbite. — L'ethmoïde, très léger, très fragile, s'articule avec 13 os : le frontal, le sphénoïde, l'unguis, le maxillaire supérieur, les cornets inférieurs, les os nasaux, les palatins et le vomer. Il contribue à former non seulement la base du crâne, mais encore les parois des cavités orbitaires et des fosses nasales.

V. Pariétaux. — Les pariétaux, os pairs, sont ainsi nommés (de *paries*, muraille, paroi), parce qu'ils forment la plus grande partie des parois latérales du crâne. Le pariétal est quadrilatère. Sa *face externe* est convexe, lisse et présente au milieu la *bosse pariétale*, au-dessous de laquelle est la *ligne courbe temporale* qui donne attache à l'aponévrose temporale. Sa *face interne* est concave et creusée de sillons ressemblant aux nervures d'une feuille ; ces sillons (fig. 8) logent l'artère méningée moyenne. Il s'articule avec

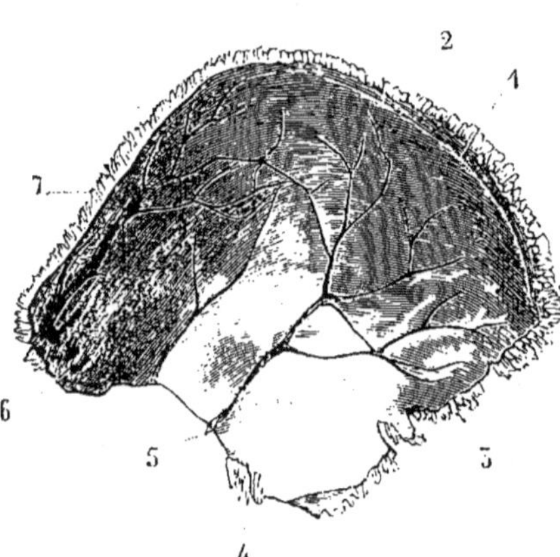

Fig. 8. — PARIÉTAL DROIT. — *Face interne.* — 1. Gouttière sagittale. — 2. Bord pariétal. — 3. Bord occipital. — 4. Bord mastoïdien. — 5. Bord squameux. — 6. Bord sphénoïdal. — 7. Bord frontal.

5 os : le frontal, l'occipital, le temporal, le sphénoïde et le pariétal du côté opposé, avec lequel il forme la *suture sagittale* (de *sagitta*, flèche), au-dessous de laquelle est la *gouttière* (1) du même nom occupée par le sinus longitudinal supérieur. Le bord postérieur forme avec l'occipital la *suture lambdoïde*.

VI. Temporaux. — Les temporaux, os pairs, occupent la région de la *tempe*, au-dessous du pariétal et au-dessus du maxillaire inférieur. On peut diviser le temporal en deux parties : une verticale ou *temporale*, et une partie *pyramidale* qui loge l'organe de l'ouïe, c'est la partie auditive, nommée *pyramide* à cause de sa forme, ou *rocher* à cause de sa dureté. — La *partie temporale* comprend : *l'écaille du temporal* creusée sur sa face interne d'un sillon pour l'artère méningée moyenne; la *partie mastoïdienne* (fig. 9-4) terminée en bas par l'*apophyse mastoïde* (de μαστός, mamelle) qui donne attache aux muscles rotateurs de la tête; et la *partie zygomatique* où l'on aperçoit, entre les deux racines de l'apophyse zygomatique 1 qui s'articule avec l'os malaire pour former l'*arcade zygomatique* (ζυγός, joug, liaison). une excavation, la *cavité glénoïde*, dans laquelle est logée la tête du maxillaire inférieur. Entre la partie zygomatique et la partie mastoïdienne on voit l'*orifice du conduit auditif externe*. — Le *rocher* (2) a la forme d'une pyramide à 4 pans, et renferme les organes de l'audition. Dans son épaisseur se trouve l'*aqueduc de Fallope* qui loge le nerf facial. Ce canal a une ouverture supérieure,

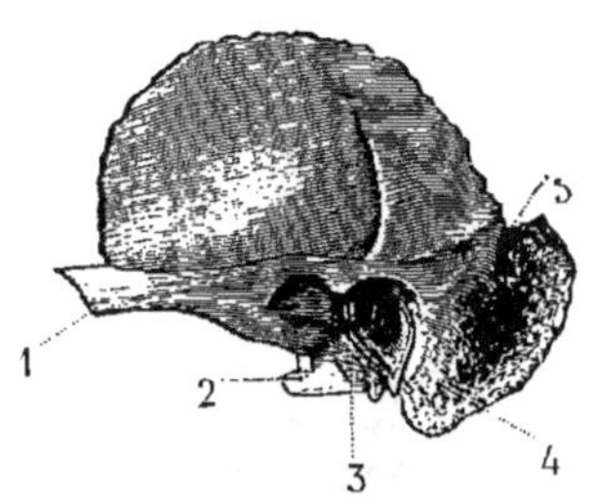

Fig. 9. — TEMPORAL GAUCHE. — *Face externe.* — 1. Apophyse zygomatique. — 2. Portion pierreuse. — 3. Portion tympanique. — 4. Portion mastoïdienne. — 5. Échancrure pariétale.

hiatus de Fallope, pour le passage des nerfs pétreux, et une inférieure, le *trou stylo-mastoïdien*, qui paraît entre l'apophyse mastoïde et une autre apophyse allongée, saillante, nommée *apophyse styloïde*. Le *canal carotidien* s'ouvre en avant du trou stylo-mastoïdien. L'apophyse styloïde se continue par le ligament stylohyoïdien qui va à la petite corne de l'os hyoïde. — Le temporal s'articule avec 5 os : l'occipital. le sphénoïde, le pariétal, l'os malaire et le maxillaire inférieur.

§ 2. — Os de la face.

La face se compose de la mâchoire supérieure et de la mâchoire inférieure. Elle est formée de 14 os, dont 13 pour la mâchoire supérieure. Ce sont 12 os pairs : les *maxillaires supérieurs*, les *os propres du nez*, les *os unguis*, les *os malaires*, les *palatins*, les *cornets inférieurs des fosses nasales*, et un impair. le *vomer ;* enfin le *maxillaire inférieur.*

1. **Maxillaires supérieurs**. — Les maxillaires supérieurs ont une forme très irrégulière: ils s'articulent entre eux sur la ligne médiane et présentent, tous deux, en haut, une échancrure qui

forme un vide. Ce vide c'est l'ouverture des fosses nasales. — La *face externe* ou *faciale* présente la *fosse canine* ou *sous-orbitaire* (fig. 10-4), surmontée par l'orifice du *canal sous-orbitaire* 3 . Plus en arrière on voit la *tubérosité maxillaire* qui est creusée de petits conduits, *conduits dentaires postérieurs et supérieurs*, par où

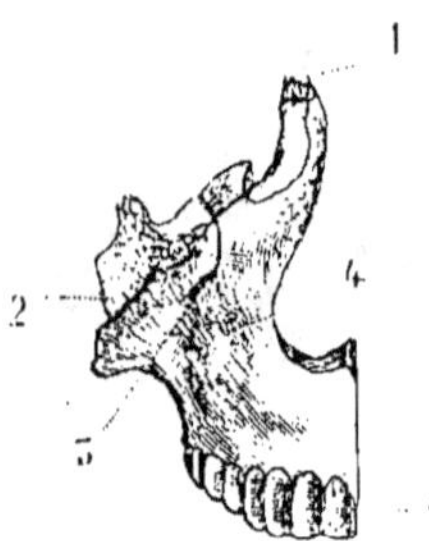

Fig. 10. — Maxillaire supérieur. — *Face antérieure*. — 1. Apophyse montante. — 2. Apophyse malaire. — 3. Trou sous-orbitaire. — 4. Fosse canine. — 5. Bord alvéolaire.

passent des vaisseaux et des nerfs du même nom. Tout en haut est l'*apophyse montante* ou *nasale* (1) dont le sommet, tronqué, s'articule avec le frontal. — La *face supérieure* compose presque tout le plancher de l'orbite : elle est traversée par la gouttière et le *canal sous-orbitaire*, formant avant de se terminer le *conduit dentaire antérieur* et *supérieur* pour les vaisseaux et les nerfs destinés aux dents incisive et canine. — La *face interne* ou *nasale* présente l'ouverture de l'*antre d'Hygmore* ou *sinus maxillaire*, en avant une gouttière profonde qui forme le *canal nasal* avec le cornet inférieur et l'unguis. L'*apophyse palatine* constitue le plancher des fosses nasales par sa face supérieure, et la voûte palatine par sa face inférieure. Le *bord interne* s'articule avec son congénère et il est surmonté d'une crête concourant à former une rainure pour le vomer. En avant, les deux bords donnent naissance au canal palatin antérieur ou incisif qui s'ouvre près des incisives. Le *bord inférieur* ou *alvéolaire* 5 a la forme d'un demi-fer à cheval et présente les *alvéoles* des dents supérieures. L'os maxillaire supérieur s'articule avec le frontal, l'ethmoïde et tous les os de la face, le maxillaire inférieur excepté.

II. Os propres du nez. — Très petits chez l'homme, situés à la partie supérieure et médiane de la face, les os nasaux constituent la charpente de la racine du nez. Ils ont la forme d'un quadrilatère allongé. La *face interne*, ou *pituitaire*, concave, présente la gouttière du nerf ethmoïdal ; elle est tapissée par la membrane pituitaire. La *face externe* ou *cutanée* est convexe (fig. 19-2). Comme elle n'est recouverte que par la peau et le muscle pyramidal, il s'ensuit que ces os sont facilement fracturés. Ils s'articulent avec le frontal, l'ethmoïde, le maxillaire supérieur et le nasal du côté opposé.

III. Os unguis ou lacrymaux. — Ce sont de tout petits os, irréguliers, minces, situés à la partie interne et antérieure de l'orbite. Ils ont la transparence, la ténuité et presque la forme d'un ongle, d'où leur nom. La *face externe* est divisée en deux par une *crête verticale* (fig. 11-1) dont la partie antérieure forme la *gouttière lacrymale* 2, d'où aussi le nom d'os lacrymaux, et dont la partie postérieure complète la paroi interne de l'orbite. La face interne présente une rainure répondant à la crête; la portion qui est en avant fait partie du méat moyen. L'unguis s'articule avec 4 os : l'ethmoïde, le cornet inférieur, le frontal et le maxillaire supérieur.

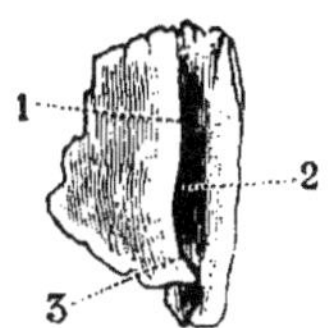

Fig. 11. — Os LA-CRYMAL. — *Face externe.* — 1. Crête verticale. 2. Gouttière la-crymale. — 3. Crochet qui ter-mine la crête.

IV. Os malaires. — Les os malaires (de *mala*, joue), nommés aussi *os de la pommette*, sont situés sur les parties supérieures et latérales de la face. Ils ont la forme d'un qua-drilatère très irrégulier. La *face antérieure* ou cutanée présente le *trou ma-laire* (fig. 12-1) pour le passage du nerf temporo-malaire et de la branche malaire de l'artère lacrymale. La *face postérieure*, concave, appartient à la fosse zygomatique. L'os malaire s'arti-cule avec 4 os : le maxillaire supérieur, le frontal, le sphénoïde et le tem-poral.

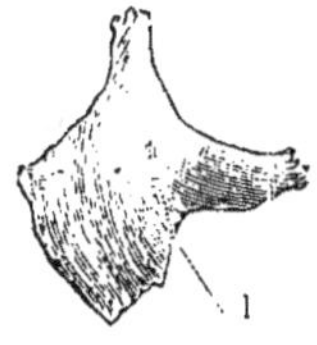

Fig. 12. — Os MA-LAIRE GAUCHE. — 1. Trou ma-laire.

V. Os palatins. — Ce sont des os pairs, très irréguliers, situés à la partie postérieure des fosses nasales et de la voûte palatine. Ils sont formés par deux lames minces, fragiles, quadrilatères ; l'une de ces lames est verti-cale, l'autre horizontale ; toutes deux sont ré-unies à angle droit. — La *lame horizontale* (fig. 13-4) a une face supérieure qui com-plète, en arrière, le plancher des fosses na-sales, et une face inférieure qui complète la voûte palatine. — La *face interne* de la *lame verticale* (9) concourt à former les fosses nasales et présente une crête transversale ar-

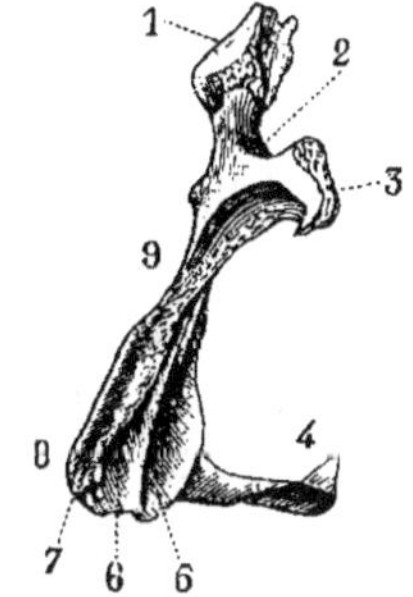

Fig. 13. — Os PALATIN GAUCHE. — *Face pos-térieure.* — 1. Apo-physe orbitaire. — 2. Échancrure pala-tine. — 3. Apophyse sphénoïdale. — 4. Lame horizontale. — 5. Gouttière interne. — 6. Gouttière moyen-ne. — 7. Gouttière externe. — 8. Apo-physe pyramidale. — 9. Lame verticale.

ticulée avec le cornet moyen, une surface pour le méat moyen et une nouvelle crête au-dessous de laquelle est le méat inférieur. — La *face externe* est traversée par une gouttière verticale formant le *canal palatin postérieur*. — A la réunion des deux lames se trouve en arrière l'*apophyse pyramidale* 8 . Sur le bord supérieur de la lame verticale on voit deux autres apophyses : une antérieure, *apophyse orbitaire* 1 , l'autre postérieure, *apophyse sphénoïdale* (3). La face inférieure fait partie des fosses nasales. — L'os palatin s'articule avec 6 os : le sphénoïde, l'ethmoïde, le maxillaire supérieur, le cornet inférieur, le vomer et le palatin du côté opposé.

VI. Cornets inférieurs. — Les cornets (fig. 19-8), ainsi nommés parce qu'ils ressemblent à certaines coquilles de mer, sont des os pairs situés sur les parties latérales inférieures des fosses nasales. — La face interne est convexe, l'externe est concave. — Le bord supérieur présente : l'*apophyse temporale*, qui complète la gouttière du canal nasal, l'*apophyse auriculaire*, que l'on a comparée à l'oreille d'un chien, et qui ferme en partie l'orifice du sinus maxillaire, et l'*apophyse ethmoïdale*. — Le cornet inférieur s'articule avec 4 os : l'ethmoïde, le maxillaire supérieur, l'unguis et le palatin.

VII. Vomer. — Le vomer a été nommé ainsi parce qu'il a la forme d'un soc de charrue. Les faces latérales sont planes et appartiennent aux fosses nasales. Il constitue la partie postérieure de la cloison et s'articule avec le sphénoïde, l'ethmoïde, les maxillaires supérieurs et les palatins. Le bord supérieur est creusé en gouttière pour recevoir la crête inférieure du sphénoïde. Les bords de cette gouttière forment les ailes du vomer 1 .

Fig. 11.
Vomer.
Face antérieure et supérieure.
1. Aile du vomer.

VIII. Maxillaire inférieur. — On divise le maxillaire inférieur en deux portions, une *horizontale* ou *corps*, l'autre *verticale* ou *branches*, celle-ci formant un angle droit avec la première. — Le **corps** a la forme d'un fer à cheval convexe en avant. La *face antérieure* présente au milieu la *symphyse du menton*, trace de l'union des deux moitiés, et aboutissant en bas à l'*éminence mentonnière* (fig. 15-1). A côté l'on voit le *tubercule mentonnier* 2 et au-dessus le *trou mentonnier* (3), orifice externe du canal dentaire inférieur et qui donne passage aux vaisseaux et nerfs mentonniers. De ce trou part la *ligne oblique externe* (5) destinée à des insertions musculaires. La *face postérieure* offre, sur la ligne médiane, quatre petits tubercules, *apophyses géni* (de γένειον, menton) qui donnent attache aux muscles génio-hyoïdiens et génio-glosses. De chaque côté est la *fossette mentonnière*. Le *bord supérieur* présente les *alvéoles* qui logent les racines des dents.

Les **branches**, quadrilatères, sont destinées à l'insertion des muscles élévateurs. La *face interne* présente l'*orifice interne du canal dentaire inférieur* (fig. 16-5) qui traverse l'os et aboutit, comme nous venons de le voir, au trou mentonnier, et la *ligne mylo-hyoïdienne* (3) (de μύλος, dent molaire), ou *ligne oblique interne* à laquelle s'insèrent

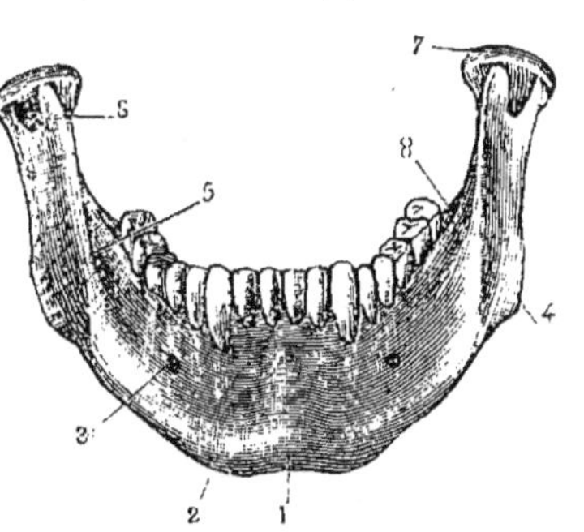

Fig. 15. — Maxillaire inférieur. — *Face antérieure.* — 1. L'éminence mentonnière. — 2. Tubercule mentonnier. — 3. Trou mentonnier. — 4. Angle de la mâchoire. — 5. Ligne oblique. — 6. Apophyse coronoïde. — 7. Condyle. — 8. Crête du buccinateur.

plusieurs muscles. La *face externe* est plane et recouverte par le muscle masséter. Le *bord supérieur* présente deux apophyses séparées par l'*échancrure sigmoïde* (8, en forme de sigma grec) : l'antérieure ou *coronoïde* (fig. 15-6, en forme de couronne) est mince, triangulaire et donne insertion au muscle temporal ; la postérieure ou *condyle* (fig. 15-7) se loge dans la cavité glénoïde du temporal et s'articule avec lui.

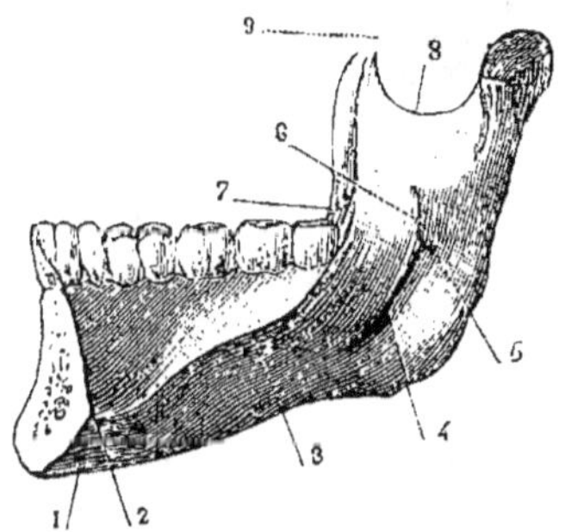

Fig. 16. — Maxillaire inférieur. — *Face interne de la moitié droite.* — 1. Fossette digastrique. — 2. Apophyses géni. — 3. Ligne mylo-hyoïdienne. — 4. Sillon mylo-hyoïdien. — 5. Orifice supérieur du canal dentaire. — 6. Épine de cet orifice. — 7. Crête à laquelle s'insère le buccinateur. — 8. Échancrure sigmoïde. — 9. Apophyse coronoïde.

§ 3. — Le crâne et la face dans leur ensemble.

Le **crâne** est une véritable boîte osseuse qui renferme le cerveau, le cervelet, la protubérance annulaire et le bulbe rachidien.

                OSTÉOLOGIE

Sa forme est celle d'un ovoïde aplati en bas et sur les côtés et dont la grosse extrémité est en arrière. Son *diamètre antéro-postérieur* est de 14 centimètres environ; le *diamètre transverse* est de 12 centimètres; le *diamètre vertical,* du sommet du crâne au trou occipital, n'a pas tout à fait 12 centimètres. Mais la forme, qui dépend généralement de l'excès de tel ou tel diamètre, varie suivant l'âge, le sexe et les races; les variétés ne portent que sur la voûte.

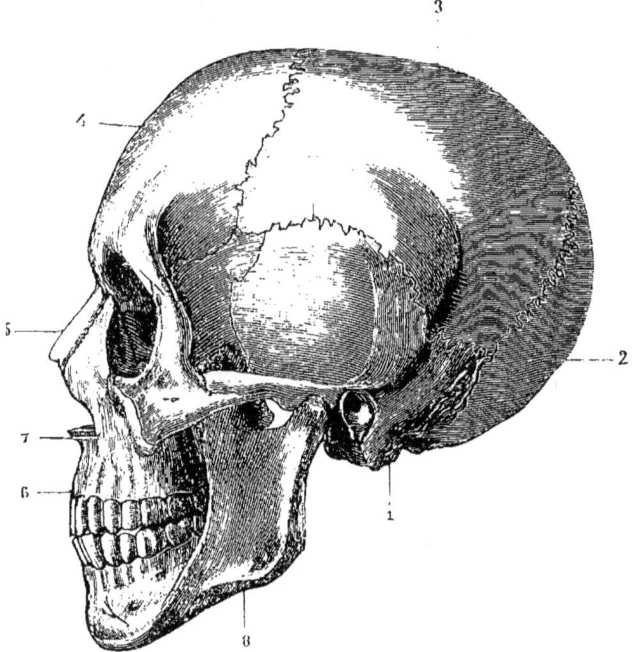

Fig. 17.   TÊTE VUE DE PROFIL. — 1. Temporal.   2. Occipital. — 3. Pariétal. -   4. Frontal. — 5. Os nasal. — 6. Maxillaire supérieur. — 7. Tubercule de l'os malaire. — 8. Maxillaire inférieur.

Le crâne présente une *surface cutanée* ou *extérieure* et une *surface encéphalique* ou *intérieure.*

On considère à la *surface extérieure :* une *face supérieure* convexe, recouverte par les muscles occipitaux, frontaux et l'aponévrose épicranienne; elle présente la trace des sutures des divers os, et, sur les côtés, les saillies des bosses frontales, pariétales et occipitales. La *face inférieure* ou *base du crâne* est plane et comprend trois régions, une *postérieure*, une *moyenne* et une *anté-rieure*. Les *faces latérales* présentent la *fosse temporale* et la *région zygomatique* formée par la *cavité glénoïde* en arrière et la *fosse zygomatique* en avant.

La *surface intérieure* se divise en deux parties : la *voûte* et la *base du crâne*. Sur la *voûte* on voit les sutures fronto-pariétale, sagittale ou interpariétale et sphéno-pariétale; sur les côtés, les

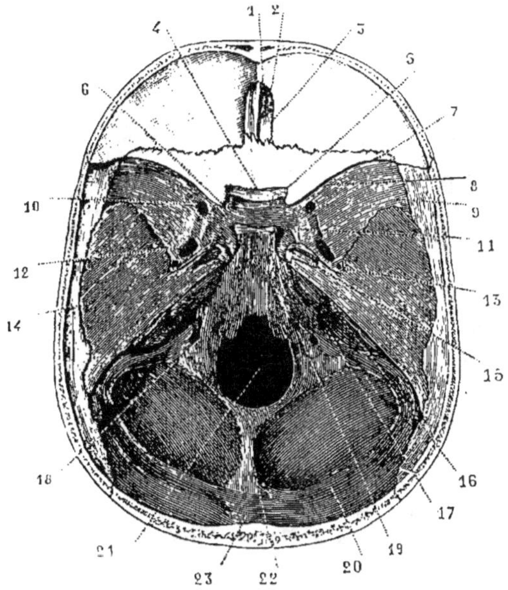

Fig. 18. — BASE DU CRANE — 1. Apophyse crista-galli. — 2. Ethmoïde. — 3. Lame criblée. — 4. Bord sphénoïdal. — 5. Canal optique. — 6. Apophyses clinoïdes antérieures. — 7. Petites ailes du sphénoïde. — 8. Fente sphénoïdale. — 9. Sphénoïde. — 10. Trou grand rond. — 11. Lame quadrilatère. — 12. Trou ovale. — 13. Trou sphéno-épineux. — 14. Temporal. — 15. Trou déchiré antérieur. — 16. Trou auditif interne. — 17. Trou déchiré postérieur. — 18. Trou condylien postérieur. — 19. Trou condylien antérieur. — 20. Gouttière latérale. — 21. Trou occipital. — 22. Crête occipitale interne. — 23. Gouttière sagittale.

fosses frontales et occipitales et les sillons de l'artère méningée moyenne. La *base* présente trois étages. L'*étage antérieur* est formé par la partie orbitaire du frontal, la lame criblée (fig. 18-3) de l'ethmoïde, par les trous de laquelle s'engagent les filets du nerf olfactif, et la partie antérieure du sphénoïde. C'est sur cet étage que reposent les lobes antérieurs du cerveau. L'*étage moyen* est formé par le sphénoïde et le temporal. On y voit la selle turcique, la fente sphénoïdale (8), les gouttières caverneuses et le trou déchiré antérieur (15) placé à l'extrémité antérieure de la suture pétro-occipitale. L'*étage postérieur*, formé par l'occipital et le temporal, présente la gouttière basilaire, le trou occipital (21) et les fosses occipitales inférieures; il loge les hémisphères du cervelet. Par tous les nombreux trous que l'on voit à la base du crâne

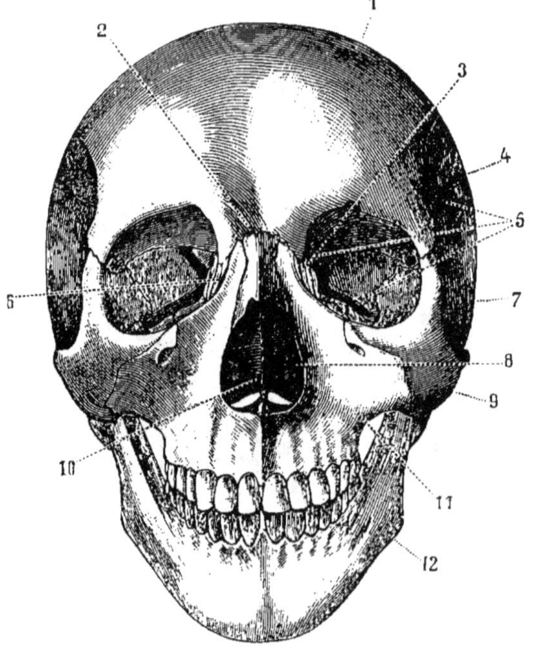

Fig. 19. — Tête vue de face. — 1. Frontal. — 2. Os du nez. — 3. Os lacrymal. — 4. Pariétal. — 5. Sphénoïde. — 6. Ethmoïde. — 7. Temporal. — 8. Cornet inférieur. — 9. Os malaire. — 10. Vomer. — 11. Maxillaire supérieur. — 12. Maxillaire inférieur.

passent des vaisseaux et des nerfs que nous indiquerons plus tard [1].

La **face**, qui sert à loger les organes de la vue, de l'odorat, du goût et qui est l'instrument de la mastication, ne forme guère que le quart du volume total de la tête. Elle présente, en haut, les

1. Voir Angéiologie et Névrologie.

cavités orbitaires, où on remarque la *fossette lacrymale*, le *trou optique*, les *orifices* des *conduits orbitaires internes, extérieurs* et *postérieurs*, l'*arcade orbitaire*, avec son échancrure, le *trou sus-orbitaire* par où passent le nerf frontal et l'artère sus-orbitaire, enfin le *canal nasal*.

Vient ensuite la cavité nasale divisée en deux par une cloison formée par le vomer. On y remarque trois cornets superposés, un supérieur, un moyen et un inférieur, et trois méats.

La cavité buccale est formée par la voûte palatine et la face interne du corps du maxillaire inférieur. La voûte palatine est constituée par 4 os, les maxillaires supérieurs et les palatins, d'où quatre sutures se croisant à angle droit. L'ouverture est dessinée par les arcades dentaires.

§ 4. — Sinus.

Sinus est un mot latin qui signifie toute concavité anfractueuse dont l'intérieur est plus évasé que l'entrée. En anatomie les sinus sont des cavités creusées dans l'épaisseur de certains os du crâne et de la face. On a cependant détourné ce mot de son acception propre, puisqu'on l'a employé plus tard pour désigner des canaux veineux dans lesquels aboutissent un grand nombre de vaisseaux. Nous décrirons ces sinus dans l'angéiologie.

Les sinus qui sont creusés dans l'épaisseur des os voisins de la face et du crâne communiquent avec les fosses nasales et ils sont situés autour de celles-ci, de telle façon que, quelle que soit la position de la tête, l'un d'eux est appelé à lubrifier de son contenu la surface muqueuse de la cavité olfactive.

On en compte quatre : les *sinus maxillaires*, les *sinus frontaux*, les *sinus ethmoïdaux* et les *sinus sphénoïdaux*.

Les *sinus maxillaires*, appelés encore *antre d'Hygmore*, sont les plus importants. Ils sont creusés dans l'épaisseur du maxillaire supérieur. Ils ont la forme d'une pyramide triangulaire dont la base est en dedans et le sommet en dehors correspondant à l'os malaire. La paroi inférieure, irrégulière, sur laquelle on observe des saillies dues aux racines des dents molaires, offre souvent si peu d'épaisseur que des collections séreuses et purulentes de ces cavités peuvent être évacuées spontanément à travers le fond de l'alvéole d'une dent enlevée, ou qu'au moins on peut leur donner issue en perforant le fond de l'alvéole avec un petit poinçon.

Les *sinus frontaux*, au nombre de deux, sont creusés dans le frontal et séparés par une cloison verticale qui présente quelquefois une perforation faisant communiquer les deux cavités. Ils s'ouvrent à la partie antérieure et supérieure du méat moyen.

Les *sinus ethmoïdaux* forment de chaque côté une série antérieure et postérieure séparée par une cloison. Les cellules antérieures s'ouvrent dans le méat moyen, les postérieures dans le méat supérieur. En arrière elles communiquent souvent avec les sinus sphénoïdaux.

Les *sinus sphénoïdaux* sont creusés dans l'épaisseur du sphénoïde. Chacun d'eux est subdivisé en cellules par des cloisons incomplètes et communique avec le méat supérieur.

Os wormiens. — Les os wormiens sont ainsi nommés parce que, quoique connus dès la plus haute antiquité, ils ont été bien décrits par Wormius en 1611. Ce sont des os surnuméraires de la voûte du crâne et développés d'une manière très variable entre les os qui forment cette voûte. Ils sont situés généralement au pourtour des pariétaux. Le plus important est à la suture lambdoïde, vers l'angle supérieur de l'occipital. C'est l'*os épactal* (de ἔπακτος, mis sur).

CHAPITRE II

COLONNE VERTÉBRALE

Vertèbres. — Sacrum et coccyx. — Colonne vertébrale en général.

La *colonne vertébrale* (de *vertere*, tourner, parce que le corps tourne autour d'elle), appelée encore *épine*, *rachis*, est une tige osseuse qui s'étend depuis la tête jusqu'au bassin, où elle se termine par le *sacrum* et le *coccyx*, deux pièces osseuses qui constituent la partie inférieure de cette tige ou colonne et qu'on appelle aussi *fausses vertèbres*. Les *vraies vertèbres*, formant la colonne vertébrale proprement dite, sont au nombre de 24 : sept cervicales, douze dorsales et cinq lombaires. Elles ont des caractères communs, des caractères spéciaux pour chaque région et des caractères distinctifs pour certaines vertèbres.

§ 1. — Caractères communs des vertèbres.

Toutes les vertèbres ont la forme d'un anneau dont l'ouverture, nommée *trou vertébral* (fig. 20-3), laisse passer la moelle. La circonférence, creusée d'une gouttière horizontale (économie de poids et de volume), présente en avant le *corps de la vertèbre* (1), en arrière la *masse apophysaire* constituée, sur la ligne médiane, par l'*apophyse épineuse* (8), et, sur les côtés, par les *apophyses transverses* (5) et les *apophyses articulaires* (4) supérieure et inférieure qui s'articulent avec les apophyses des vertèbres voisines.

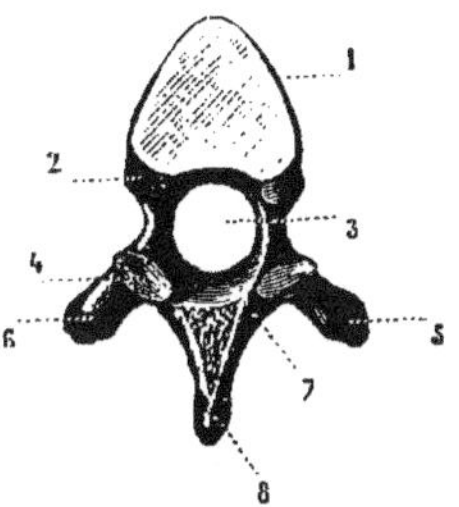

Fig. 20. — QUATRIÈME VERTÈBRE DORSALE. — 1. Corps de la vertèbre — 2. Demi-facette costale inférieure. — 3. Trou vertébral. — 4. Apophyse articulaire inférieure. — 5. Apophyse transverse. — 6. Rugosités des apophyses transverses. — 7. Arc. — 8. Apophyse épineuse.

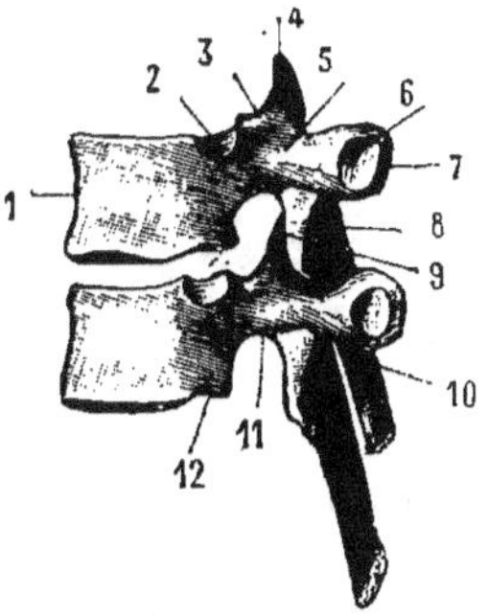

La partie qui réunit le corps de l'os à la masse apophysaire s'appelle *pédicule*. Chaque pédicule présente deux échancrures, une supérieure et une inférieure, qui, réunies aux échancrures voisines, constituent les *trous de conjugaison* (fig. 21-3 et 11) par où sortent les nerfs qui naissent de la moelle épinière.

Fig. 21. — DEUX VERTÈBRES DORSALES VUES DE PROFIL. — 1. Corps de la vertèbre. — 2. Demi-facette costale supérieure. — 3. Échancrure supérieure. — 4. Apophyse articulaire supérieure. — 5. Arc. — 6. Facette articulaire de l'apophyse transverse. — 7. Apophyse transverse. — 8. Apophyse articulaire inférieure. — 9. Trou de conjugaison. — 10. Apophyse épineuse. — 11. Échancrure inférieure. — 12. Demi-facette costale inférieure.

§ 2. — Caractères propres aux vertèbres de chaque région.

1. *Vertèbres cervicales.* — Le *corps* est peu volumineux; le *trou rachidien*, triangulaire; l'*apophyse épineuse*, horizontale, creusée inférieurement en gouttière, bifide au sommet. Les *apophyses*

articulaires (fig. 22-2) ont leurs facettes planes, inclinées, et les *apophyses transverses* (1) ont à leur base un trou pour l'artère vertébrale.

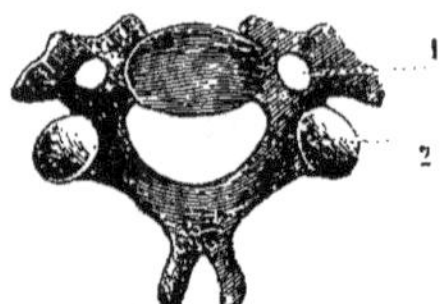

Fig. 22. — FACE INFÉRIEURE DE LA CINQUIÈME VERTÈBRE CERVICALE. — 1. Trou de l'apophyse transverse. — 2. Apophyse articulaire inférieure.

II. *Vertèbres dorsales*. — Le *corps* de ces vertèbres présente de chaque côté deux demi-facettes (fig. 21-2), une supérieure et une inférieure, pour l'articulation des côtes. Le *trou rachidien* est petit, ovalaire. L'*apophyse épineuse* (10) est longue, triangulaire, presque verticale. Les *apophyses articulaires* (4) sont verticales et les *transverses* (7), volumineuses.

III. *Vertèbres lombaires*. — Ces vertèbres ont le *corps* très volumineux ; le *trou rachidien*, triangulaire. L'*apophyse épineuse* (fig. 23-4) est rectangulaire, horizontale ; les *apophyses articulaires* (2 et 5) sont verticales et pourvues en arrière d'une saillie nommée *tubercule apophysaire* ou *mamillaire* (3) ; les *apophyses transverses* (1) sont minces.

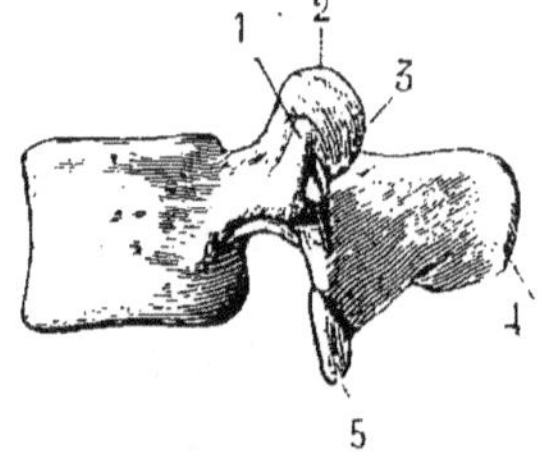

Fig. 23. — FACE LATÉRALE D'UNE VERTÈBRE LOMBAIRE. 1. Apophyse transverse. 2. Apophyse articulaire supérieure. 3. Tubercule mamillaire. 4. Apophyse épineuse. 5. Apophyse articulaire inférieure.

§ 3. — Caractères propres à certaines vertèbres.

L'*atlas*, ou première vertèbre cervicale, est ainsi nommée parce qu'elle supporte la tête comme le géant Atlas supporte la sphère terrestre. Elle est presque annulaire, le corps vertébral et l'apophyse épineuse étant remplacés par l'*arc antérieur* et l'*arc postérieur* de l'atlas ; aussi le trou cervical est très large. Les apophyses articulaires sont volumineuses et constituent les masses latérales ; les apophyses transverses sont unituberculeuses à leur sommet et percées d'un trou.

L'*axis*, ou deuxième vertèbre cervicale, a le *corps* surmonté de l'*apophyse odontoïde* (fig. 24-1) (en forme de dent) reçue dans la partie antérieure de l'anneau de l'atlas. Le trou rachidien a la forme d'un cœur de carte à jouer. L'apophyse épineuse est très grande et donne attache à des muscles très forts. Les apophyses transverses sont petites, creusées en gouttière. Il n'y a pas d'échancrure supérieure.

La *septième vertèbre cervicale* ou *proéminente* a l'apophyse épineuse forte, longue, saillante. Les apophyses transverses sont unituberculeuses. Le corps, par son volume plus considérable, ressemble à celui des vertèbres dorsales.

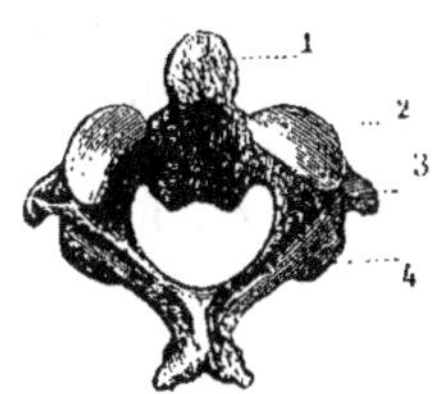

Fig. 24. — Axis. — *Face supérieure.* — 1. Apophyse odontoïde. — 2. Facette articulaire supérieure. — 3. Trou de l'apophyse transverse. — 4. Apophyse articulaire inférieure.

La *première vertèbre dorsale* présente, de chaque côté du corps, une facette complète pour la première côte, et, en bas, un quart de facette pour la deuxième. — La *dixième vertèbre dorsale* n'a pas la demi-facette costale inférieure. — La *onzième* n'a qu'une facette costale articulaire. — La *douzième* a les facettes articulaires inférieures identiques à celles des vertèbres lombaires. — La *cinquième vertèbre lombaire* a la face inférieure du corps oblique en avant et en bas; les apophyses transverses sont très volumineuses.

§ 4. — Fausses vertèbres. Sacrum et coccyx.

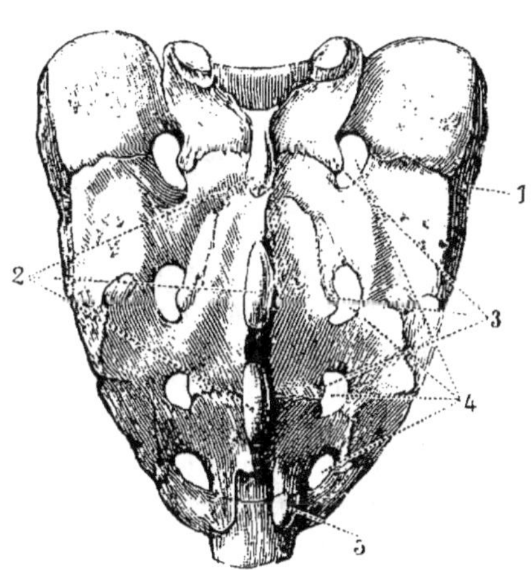

Fig. 25. — Sacrum. — *Face postérieure.* — 1. Facette auriculaire. — 2. Apophyses épineuses formant la crête sacrée. — 3. Trace des apophyses articulaires. — 4. Trous sacrés postérieurs. — 5. Petite corne du sacrum.

I. Sacrum. — Le *sacrum*, ainsi nommé parce que les anciens offraient aux dieux cette partie du corps de la victime, est situé au bas de la colonne vertébrale, en arrière du bassin, et il est enclavé comme un coin entre les os de la hanche. Il est composé de cinq fausses vertèbres soudées. Sa forme est celle d'une pyramide incurvée et aplatie. — Sa *base* a le même aspect que la face supérieure d'une vertèbre lombaire; elle présente, en arrière, un *trou triangulaire* qui est le commencement du canal sacré, et, sur les côtés, les échancrures des trous de conjugaison. — Le *sommet*, tronqué, s'articule avec le coccyx. — La face antérieure, concave, présente huit trous, *trous sacrés antérieurs*, disposés en deux séries; ils diminuent de grandeur de haut en bas et donnent passage aux nerfs sacrés. — La face postérieure est convexe; elle présente, sur la ligne médiane, la *crête sacrée* (fig. 25-2) formée par la soudure des apophyses épineuses; sur les côtés, deux gouttières superficielles et les trous sacrés postérieurs (4. En bas sont les deux saillies appelées *cornes du sacrum* (5) qui s'articulent avec celles du coccyx. — Chez la femme le sacrum est plus large et la courbure plus forte que chez l'homme.

II. Coccyx. — Le *coccyx* est un os triangulaire, noueux, véritable rudiment de la queue des animaux. Il continue le sacrum. Il est composé de 4, quelquefois 5 vertèbres soudées ou non entre elles, et réduites à de simples tubercules osseux, sauf la première qui présente deux apophyses, nommées *cornes du coccyx*.

§ 5. — Colonne vertébrale en général.

La colonne vertébrale est une tige osseuse mesurant toute la hauteur du tronc, et atteignant généralement 75 centimètres; cette hauteur varie suivant les âges. Le diamètre antérieur augmente progressivement de la région cervicale au sacrum, et va de 4 à 6 et 8 centimètres. Sa direction est verticale, mais elle présente *quatre courbures*, une convexe au cou, une concave à la région dorsale, une convexe à la région lombaire et une concave à la région sacro-coccygienne. Ces courbures sont naturellement en sens opposé à la partie postérieure. Elles paraissent devoir augmenter la résistance de la colonne vertébrale dans le sens vertical. On remarque une autre courbure latérale au niveau de la troisième, quatrième et cinquième vertèbres dorsales. D'après certains auteurs elle est due à l'habitude de se servir généralement de la main droite; d'après d'autres c'est la crosse de l'aorte qui en est la cause. Les uns et les autres ont raison. Le cœur, l'aorte, les artères carotides, les gros troncs veineux, le canal thoracique et la grande veine lymphatique s'appuient sur la colonne vertébrale. La face antérieure a encore des rapports avec les organes de la respiration, avec les poumons et les nerfs du grand sympathique.

A la face postérieure il y a à considérer la crête formée par les apophyses épineuses et appelée *épine* ou *rachis* (ράχις, épine). Les différences que ces apophyses présentent sont adaptées aux usages respectifs des diverses régions. Il est évident que ces apophyses présentent le bras de levier des puissances qui produisent l'extension; plus elles seront espacées les unes des autres et plus la force d'extension sera grande. Or, au cou, où l'étendue de ce mouvement est considérable, l'intervalle est grand; il n'existe pour ainsi dire pas à la région dorsale où l'extension est à peu près nulle, et reparaît à la région lombaire. — Les faces latérales présentent les trous de conjugaison dont nous avons parlé; le plus grand est situé entre la quatrième et la cinquième vertèbre lombaire. Ces trous s'ouvrent dans le *canal vertébral* qui n'est autre chose qu'une gaine osseuse et protectrice de la moelle épinière, et qui, en outre, diminue le poids de la colonne vertébrale comme le canal médullaire diminue le poids des os longs. — Le corps des vertèbres est surtout composé de tissu spongieux; les apophyses ont, au contraire, une grande quantité de tissu compact.

<hr>

CHAPITRE III

THORAX OU POITRINE

Sternum. — Côtes. — Cartilages.

La charpente du thorax est formée par 37 os : 12 vertèbres dorsales; 24 côtes qui partent des parties latérales de ces vertèbres et qui aboutissent au trente-septième os placé en avant, le sternum. Les côtes sont osseuses dans presque toute leur étendue, mais elles deviennent cartilagineuses en se rapprochant du sternum.

§ 1. — Sternum.

Le *sternum* (du grec στέρνον, poitrine) est un os impair, aplati, long environ de 20 centimètres. Il a été comparé à une épée et divisé en trois parties : une supérieure, large, formant la poignée (fig. 26-3) (*manubrium*); une moyenne, formant le corps (4) (*mucro*), et une inférieure formant la pointe (*processus ensiformis* ou *appendice xiphoïde* (5), (de ξίφος, épée). — Le *bord supérieur* a trois échancrures : une médiane, appelée *fourchette du sternum* (1), et deux latérales (2) qui s'articulent avec la clavicule correspondante. — Les *bords latéraux* présentent sept cavités semi-lunaires s'articulant avec les cartilages costaux des sept premières côtes. — La *face antérieure* est convexe; la *postérieure*, concave; elles présentent quatre lignes transversales, indices de la réunion des pièces qui composent cet os.

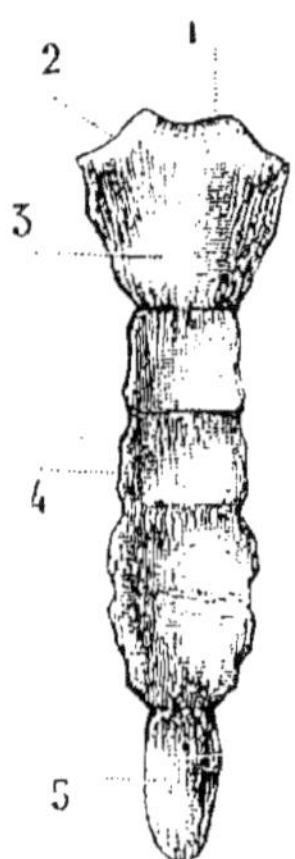

Fig. 26. — STERNUM. — *Face antérieure.* — 1. Fourchette du sternum. — 2. Facette claviculaire. — 3. Poignée. — 4. Corps. — 5. Pointe ou appendice xiphoïde.

§ 2. — Côtes.

Les *côtes* semblent être les gardiennes des organes très importants renfermés dans la poitrine, d'où leur nom (*costæ*, de *custodes*, gardiens). Ce sont des arcs osseux et cartilagineux. On en compte 24 ; il peut y en avoir de surnuméraires. On distingue les *vraies côtes*, c'est-à-dire celles dont le cartilage va s'insérer au sternum; les autres sont appelées *fausses côtes* et les deux dernières *côtes flottantes*. Elles augmentent en longueur depuis la première jusqu'à la huitième, elles diminuent ensuite progressivement.

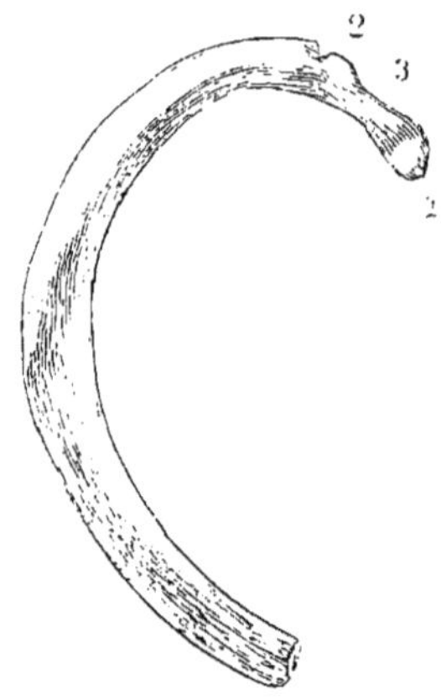

Fig. 27. — DEUXIÈME CÔTE. — *Face supérieure.* 1. Tête. — 2. Tubérosité. — 3. Col de la côte.

Caractères communs à toutes les côtes. — Toutes les côtes s'articulent obliquement sur la colonne vertébrale. La première est presque horizontale, la seconde est plus oblique et l'obliquité va en augmentant de haut en bas. L'espace situé entre les côtes se nomme *espace intercostal*. Leur forme est celle d'un arc et on leur considère un corps et deux extrémités. — Le corps est prismatique, triangulaire à la partie postérieure, et aplati dans le reste de son étendue. Sa face interne, concave, est pourvue d'une gouttière, *gouttière costale*, qui loge les nerfs et les vaisseaux intercostaux. Sa face externe, convexe, lisse, comprend d'arrière en avant le *col de la côte* (fig. 27-3), la *tubérosité* 2 dont une partie s'articule avec l'apophyse transverse de la vertèbre correspondante, et dont l'autre, rugueuse, donne attache à des ligaments, et *l'angle de la côte*. Le bord supérieur, mousse, donne attache aux muscles intercostaux internes et externes; le bord inférieur est mince, tranchant et donne insertion aux intercostaux externes. — *L'extrémité postérieure ou tête* 1 présente une facette articulaire double s'articulant avec la demi-facette des vertèbres. — *L'extrémité antérieure*, aplatie, reçoit le cartilage costal qui la prolonge.

Caractères propres à plusieurs côtes. — La *première côte* est la plus courte et la plus large. Sa tête

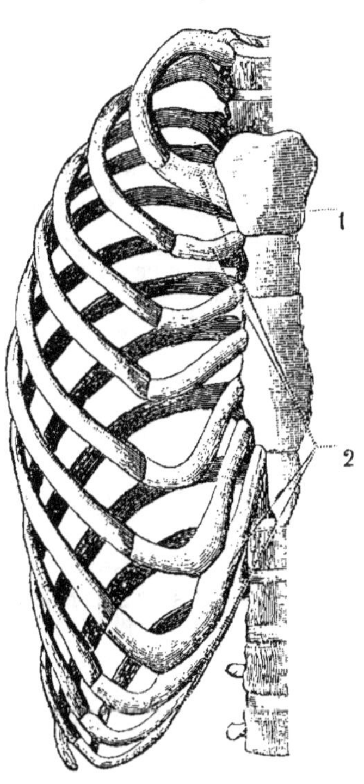

Fig. 28. — CAGE THORACIQUE. — *Face antérieure.* — 1. Sternum. — 2. Cartilages costaux.

n'a qu'une facette articulaire. A la face supérieure on voit le tubercule du scalène antérieur, et en arrière et en dehors la gouttière de l'artère sous-clavière. — La *deuxième côte* est presque horizontale; sa face externe, rugueuse, donne attache au muscle grand dentelé. — Les *onzième* et *douzième* côtes n'ont qu'une facette articulaire vertébrale. Elles n'ont ni col, ni tubérosité, ni gouttière.

§ 3. — **Cartilages costaux.**

Les *cartilages costaux* sont le prolongement des côtes. Il y en a 12 de chaque côté. Ils sont aplatis. Leur face antérieure est convexe ; la postérieure, concave. L'extrémité externe s'articule avec la côte ; l'interne, avec le sternum. Ils augmentent de longueur du premier au septième ; ils diminuent ensuite. Les cartilages des huitième, neuvième et dixième côtes s'effilent de dehors en dedans et se terminent par une extrémité pointue qui s'attache au cartilage de la côte située au-dessus. Ceux des onzième et douzième n'adhèrent pas aux cartilages voisins, c'est pour cela qu'on a nommé ces côtes *côtes flottantes*.

CHAPITRE IV

OS DES MEMBRES SUPÉRIEURS

Le *membre supérieur* se compose de quatre parties : *l'épaule*, le *bras*, *l'avant-bras* et la *main*.

§ 1. — **Épaule.**

L'*épaule* est formée par deux os, la *clavicule* en avant et *l'omoplate* en arrière.

1. **Clavicule.** — La clavicule, ainsi appelée parce qu'on l'a comparée à une petite clef, est horizontalement placée entre le sternum et l'omoplate. Elle est courbée en *S* italique. Comme la peau recouvre à peu près seule sa face supérieure, elle est peu protégée contre les chocs, aussi est-elle fracturée assez souvent. Le bord antérieur est convexe en dedans, concave en dehors. Le bord postérieur a des courbures inverses. La face inférieure pré-

sente la *gouttière sous-clavière* (fig. 29-2) qui loge le muscle sous-
clavier. La clavicule de la femme est généralement plus grêle que
celle de l'homme, et ses courbures
sont moins prononcées. L'extrémité
externe est mince et s'articule avec
l'omoplate. L'extrémité interne, très
volumineuse, s'articule avec le sternum.

II. Omoplate. — L'omoplate (de
ὦμος, épaule, et πλάτυς, large), ou
scapulum (de *scapula*, épaule), est l'os
principal de cette première partie du
membre supérieur. C'est un os trian-

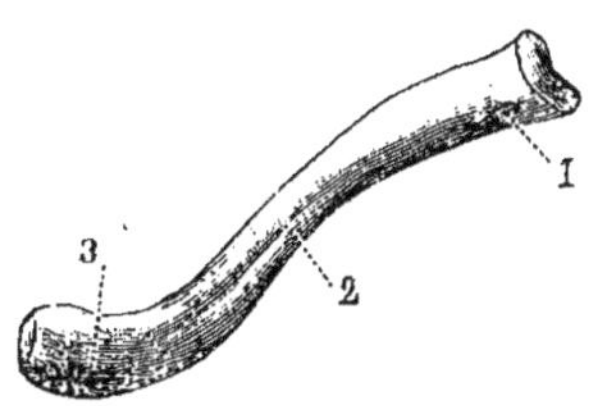

Fig. 29. — CLAVICULE DROITE. —
Face inférieure. — 1. Inégalités
auxquelles s'insère le ligament
costo-claviculaire. -- 2. Gouttière
sous-clavière. — 3. Rugosités co-
racoïdiennes.

gulaire, large et mince. — La *face antérieure* ou costale est concave et s'applique exactement sur le thorax. — La *face postérieure*
est divisée par l'*épine de l'omo-
plate* en deux parties, *fosses sus*
et *sous-épineuses* (fig. 30-5 et 7).
L'épine de l'omoplate, triangulaire, est située au quart supérieur de l'os ; elle se dirige en
dehors et en haut et forme
l'*acromion* (1) (ἄκρός, et ὦμος,
sommet de l'épaule), dont le
bord supérieur présente une
facette (2) qui s'articule avec
la clavicule. — Au bord supérieur de l'omoplate, on remarque l'*apophyse coracoïde* (3) (de
κόραξ, corbeau) qui fournit des
insertions musculaires, et l'*é-
chancrure coracoïdienne* (4). —
A l'angle externe on voit la *cavité glénoïde* (11) qui s'articule
avec l'humérus.

Fig. 30. — OMOPLATE. — *Face postérieure.*
— 1. Acromion — 2. Facette articulaire
de l'acromion. — 3. Apophyse coracoïde.
— 4. Échancrure coracoïdienne. — 5.
Fosse sus-épineuse. — 6. Épine scapulaire. — 7. Fosse sous-épineuse. — 8.
Point d'insertion du grand rond. — 9.
Point d'insertion du petit rond. — 10. Tubercule d'insertion de la longue portion du
triceps. — 11. Condyle de l'omoplate, cavité glénoïde.

§ 2. — Os du bras ou humérus.

L'humérus est un os long offrant un corps et deux extrémités.
— Le *corps* présente à sa face postérieure la *gouttière de torsion*

destinée à l'artère humérale et au nerf radial; à la face externe on voit l'*empreinte deltoïdienne* (fig. 31-10), en forme de V, et à laquelle s'insère le deltoïde; la face interne présente la *gouttière bicipitale* (4) qui loge le tendon de la longue portion du biceps. — L'*extrémité supérieure* ou *tête de l'humérus* (1) est sphérique. Elle est réunie à l'os par une ligne circulaire, nommée *col anatomique* (7). Elle présente en dehors la *grosse tubérosité* (2) ou *grand trochanter* (de τροχάζειν, tourner), et en avant la *petite tubérosité* (3) ou *petit trochanter*. Ces deux tubérosités qui donnent attache à plusieurs muscles sont séparées par la *gouttière bicipitale* (4). — L'extrémité inférieure présente deux surfaces articulaires, une interne, plus étendue, appelée *trochlée humérale* (16), l'autre externe nommée *condyle de l'humérus* (15). En arrière de la trochlée on voit une excavation, nommée *fosse olécranienne* (20) parce qu'elle reçoit l'olécrâne du cubitus, et en avant une dépression, appelée *fosse coronoïde* (19) parce qu'elle reçoit l'apophyse coronoïde. A l'extrémité interne du diamètre transversal se trouve une apophyse saillante connue sous le nom d'*épitrochlée* (17); à l'extrémité externe on voit l'*épicondyle* (18). — L'humérus s'articule avec l'omoplate, le cubitus et le radius.

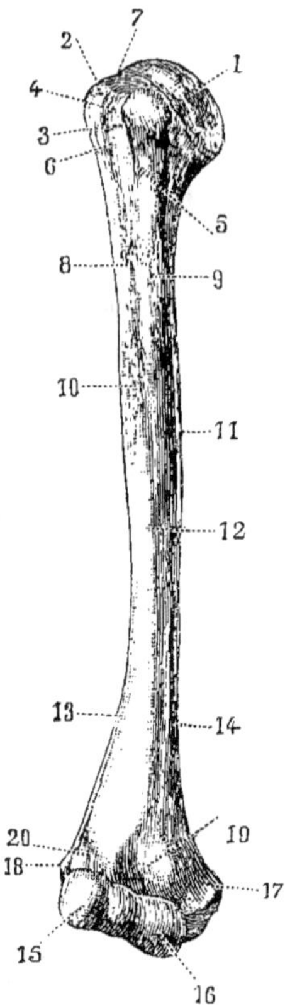

Fig. 31. — HUMÉRUS. — *Face antérieure*. — 1. Tête. — 2. Grosse tubérosité. — 3. Petite tubérosité. — 4. Gouttière bicipitale. — 5. Sa lèvre antérieure. — 6. Sa lèvre postérieure. — 7. Col. — 8. Insertion du grand pectoral. — 9. Insertion du grand dorsal et du grand rond. — 10. Empreinte deltoïdienne. — 11. Rugosités où s'insère le coracobrachial. — 12. Angle antérieur. — 13. Angle externe. — 14. Angle interne. — 15. Condyle. — 16. Trochlée. — 17. Épitrochlée. — 18. Épicondyle. — 19. Fosse coronoïde. — 20. Fosse olécranienne.

§ 3. — Os de l'avant-bras.

L'avant-bras se compose du *cubitus* et du *radius*. Le premier forme presque tout le coude, d'où son nom; le second forme presque toute l'articulation du poignet.

I. **Cubitus**. — Le cubitus, situé à la partie interne de l'avant-bras, est prismatique, triangulaire, plus volumineux en haut qu'en bas. — L'extrémité supérieure a la forme d'un crochet constitué par deux apophyses, une verticale, olécrâne (de ὠλένη, coude, et κάρηνον, tête), l'autre horizontale, *apophyse coronoïde*. Elles forment la *grande cavité sigmoïde* (fig. 32-1) qui s'articule avec la trochlée de l'humérus. Au côté externe de l'apophyse coronoïde, on voit la petite cavité sigmoïde qui s'articule avec le radius. — L'extrémité inférieure, renflée, s'articule en dehors avec le radius et en bas avec l'os pyramidal : elle présente en outre l'*apophyse styloïde* (5) séparée de la tête, en arrière, par la gouttière du muscle cubital postérieur. — Les bords fournissent de nombreuses insertions musculaires. — Le cubitus s'articule avec l'humérus, le radius et le pyramidal.

II. **Radius**. — Le radius, nommé ainsi parce qu'on l'a comparé à un rayon de roue, est situé à la partie externe. Il est, comme le cubitus, prismatique et triangulaire, mais sa grosse extrémité est en bas. — L'*extrémité supérieure* se compose de la *tête* (11) et du *col* (10) ; le sommet de la tête est excavé et forme la *cupule du radius* (12) qui reçoit le condyle huméral ; la partie interne s'articule avec le cubitus. A la réunion du col et du corps se trouve la *tubérosité bicipitale* (9) qui donne attache au tendon du biceps. — L'*extrémité inférieure* a 4 faces et une base : la face antérieure est excavée, la postérieure présente de dehors en dedans : 1° la *gouttière des deux radiaux ;* 2° la *gouttière du long extenseur du pouce ;* 3° la *gouttière des muscles extenseurs communs et extenseur propre de l'index*. La face interne s'articule avec le cubitus ; l'externe offre l'*apophyse styloïde* (7) où se trouve une gouttière pour le long abducteur et le court extenseur du pouce. — La base s'articule avec le scaphoïde en dehors et avec le semi-lunaire en dedans.

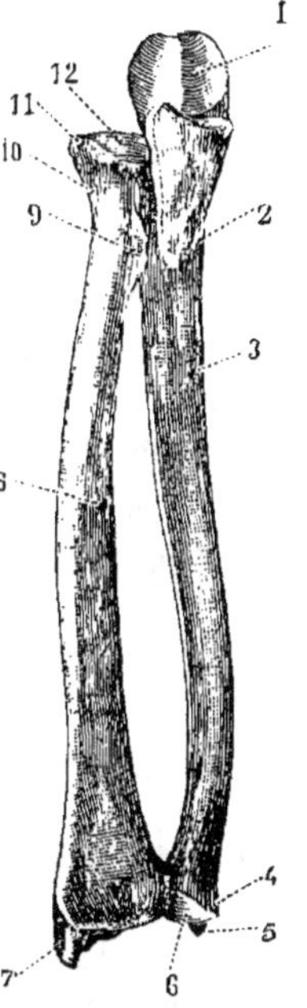

Fig. 32. — Os DE L'A-VANT-BRAS. — *Face antérieure.* — 1. Grande cavité sigmoïde du cubitus. — 2. Rugosités cubitales pour l'insertion du brachial antérieur. — 3. Trou nourricier. — 4. Tête du cubitus. — 5. Apophyse styloïde. — 6. Bord articulaire. — 7. Apophyse styloïde du radius. — 8. Trou nourricier du radius. — 9. Tubérosité bicipitale. — 10. Col. — 11. Tête du radius. — 12. Cupule du radius.

§ 4. — **Os de la main.**

Le bras et l'avant-bras n'existent pour ainsi dire que pour la main, afin de lui permettre les mouvements les plus variés. On trouve toujours dans l'organisation une proportion rigoureuse entre les causes et les effets, « mais il est impossible de se défendre d'un sentiment d'admiration à la vue d'un mécanisme si parfait qu'il est impossible d'imaginer aucune pièce osseuse, aucune modification de texture qui puisse augmenter la mobilité de la main, et que des pièces nouvelles ne feraient qu'entraver ses mouvements. Aussi, voyez-vous la main, organe du toucher et de la préhension, servir tout à la fois à des fonctions qui exigent une grande force et à des fonctions qui demandent une grande délicatesse ; tantôt attirer, repousser ou saisir violemment des corps volumineux, lourds et résistants ; tantôt s'arrondir en sphère, s'allonger en cône, se recourber en crochet, reconnaître, par une locomotion subtile, les inégalités les plus légères de la surface des corps, en même temps qu'elle surmonte les plus grandes résistances, et devenir l'instrument de l'intelligence par tous les arts mécaniques et libéraux. Pour remplir tous ces usages à la fois, il fallait que la main fût douée et d'une grande solidité et d'une grande mobilité. Or, pour réunir ces deux conditions, elle devait nécessairement être composée d'un grand nombre de pièces osseuses. Aussi, vingt-sept os, non compris les sésamoïdes, entrent-ils dans la composition de cette petite portion du squelette de l'extrémité supérieure[1]. »

La main, qui n'existe que chez l'homme, est donc un véritable chef-d'œuvre de mécanique, aussi, n'est-il pas surprenant que certains philosophes de l'antiquité l'aient regardée comme le caractère physique différentiel de l'espèce humaine et que les naturalistes l'aient choisie, comme caractère fondamental, permettant de distinguer les *bimanes* ou hommes, des *quadrumanes* ou singes[2].

---

1. *Traité d'Anatomie descriptive*, par J. Cruveilher et Marc Sée, page 202.
2. Le premier chapitre du *De usu partium* est consacré tout entier à une étude médico-philosophique de la main. La conformation générale et particulière de celle-ci, dans ses os, ses articulations, ses muscles, ses tendons, ses mouvements, est exposée avec une admirable délicatesse. L'auteur prouve en même temps combien ces dispositions sont utiles pour les fonctions de cet organe, qui nous permet d'exécuter autant de choses que notre intelligence en conçoit. Il insiste particulièrement sur les avantages que nous retirons de la

— On divise la main en trois parties: le *carpe*, le *métacarpe* et les *doigts*.

1. Carpe. — Le carpe (de χαρπός, poignet, χαρπεῖν, prendre) est formé par 8 os, disposés en deux rangées. La rangée supérieure comprend, en allant de dehors en dedans, le scaphoïde (fig. 33-3), le semi-lunaire (2), le pyramidal (1) et le pisiforme. La rangée inférieure: le trapèze (7), le trapézoïde (6), le grand os (5) et l'os crochu (4). La face antérieure du carpe est concave et forme une véritable gouttière par laquelle passent les tendons des muscles fléchisseurs des doigts. La face postérieure est convexe et donne passage aux tendons des muscles extenseurs.

A. Os de la première rangée. — Le *scaphoïde* (de σκάφη, nacelle), le *semi-lunaire*, et le *pyramidal* s'articulent à l'avant-bras par leurs faces supérieures et forment un condyle brisé dont les facettes inférieures concaves s'articulent avec la deuxième rangée. Les facettes latérales sont planes. Le scaphoïde présente en dehors une

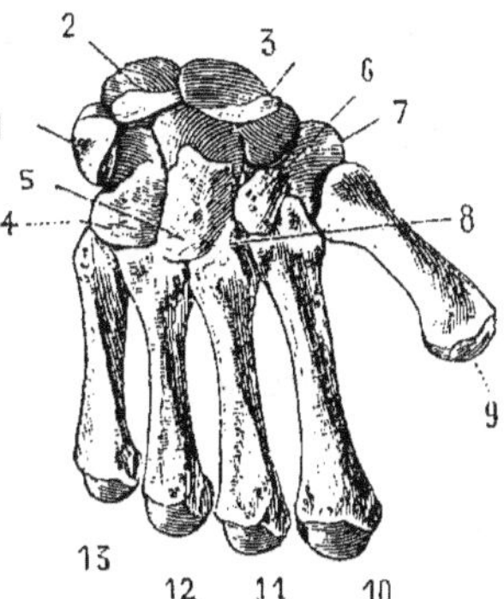

Fig. 33. — CARPE ET MÉTACARPE. — *Face dorsale.* — 1. Pyramidal. — 2. Semi-lunaire. — 3. Scaphoïde. — 4. Os crochu. — 5. Grand os. — 6. Trapézoïde. — 7. Trapèze. — 8. Apophyse styloïde du 3e métacarpien. — 9. Premier métacarpien. — 10. Second. — 11. Troisième. — 12. Quatrième. — 13. Cinquième.

apophyse saillante facile à sentir avec les doigts. Les facettes antérieures sont concaves, les postérieures convexes. Le *pisiforme*, nommé ainsi parce qu'il n'est pas plus gros qu'un petit pois, n'a qu'une facette; le reste de la surface est destiné à des in-

disposition du pouce, séparé des autres doigts, auxquels il peut s'opposer pour exécuter tant d'actes difficiles. « En présence de cette main, de ce merveilleux instrument, ne prend-on pas en pitié la vaine opinion de ces philosophes qui ne voient dans le corps humain que le résultat de la combinaison fortuite des atomes? Tout, dans notre organisation, ne jette-t-il pas un éclatant démenti à cette étrange doctrine? Osez invoquer le hasard pour expliquer tant de merveilles? Non, ce n'est pas une puissance aveugle qui les a produites. Connaissez-vous ici-bas un génie capable de concevoir tant de perfections? Non, sans doute, cette organisation sublime est l'ouvrage d'une intelligence suprême, dont celle de l'homme n'est qu'un simple reflet. Que d'autres offrent à la divinité de sanglantes hécatombes, qu'ils chantent des hymnes en l'honneur des dieux; mon hymne, à moi, c'est l'étude et l'exposition des merveilles de l'organisation humaine. » (*Étude de la Physiologie de Galien*, par le Dr H. Vigouroux.)

sertions ligamenteuses et tendineuses : il forme *l'apophyse interne* supérieure du carpe. C'est un os sésamoïde.

B. *Os de la deuxième rangée.* — Ces os, plus volumineux que ceux de la première rangée, présentent à celle-ci une *tête* et une *cavité* : la tête est formée par le *grand os* ; la cavité, par le *trapèze* dont le crochet forme l'apophyse inférieure et externe du carpe, et par le *trapézoïde*, le plus petit de ces os. Les *facettes métacarpiennes* présentent une surface très sinueuse, anguleuse ; le trapèze soutient le premier métacarpien ; le trapézoïde soutient le second : le grand os, le troisième ; l'os crochu, le quatrième et le cinquième. — Les faces latérales sont planes dans leur partie articulaire.

II. **Métacarpe.** — Le métacarpe (de μετα, après) est constitué par cinq os qui représentent assez bien un gril, quadrilatère, avec des *espaces interosseux*. La *face palmaire*, concave, répond à la paume de la main ; la *face dorsale*, convexe, répond au dos. L'*extrémité supérieure* forme une ligne articulaire, très sinueuse : l'*inférieure* est constituée par cinq têtes aplaties ou *condyles*. — Les métacarpiens sont des os longs dont le corps est prismatique, triangulaire. Le premier est le plus court et le plus gros : le deuxième et le troisième sont plus longs que le quatrième : le cinquième est court et mince ; il a une apophyse saillante pour le muscle cubital postérieur.

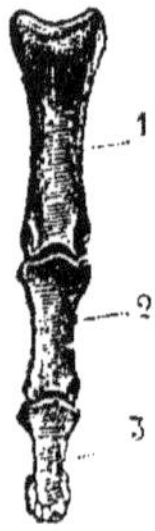

Fig. 31. — DOIGT. — *Face dorsale.* — 1. Phalange. — 2. Phalangine. — 3. Phalangette.

III. **Doigts.** — Chaque *doigt* est composé de trois colonnes superposées. La première a reçu le nom de *phalange* (fig. 34-1) ; la seconde, celui de *phalangine* 2 et la troisième celui de *phalangette* 3 . Le pouce n'en a que deux. La première phalange appartient aux os longs ; la deuxième est plus courte : la troisième est petite et contient l'*ongle*.

CHAPITRE V

OS DES MEMBRES INFÉRIEURS. — OS HYOIDE

De même que pour les membres supérieurs, les os des membres inférieurs se composent de quatre parties : le *bassin*, la *cuisse*, la *jambe* et le *pied*.

§ 1. — Os du bassin.

Le *bassin*, formé par la réunion du sacrum, du coccyx et des os iliaques, ressemble d'une manière assez exacte au vase qui porte ce nom. Il est destiné à loger un grand nombre d'organes très importants. Comme nous avons décrit le sacrum et le coccyx, il ne nous reste plus à parler que des *os iliaques*.

L'os iliaque, appelé encore *os coxal* (de *coxa*, hanche), *os des îles* (de *ilia*, flancs), *os innominé,* est formé par deux lames triangulaires au point de réunion desquelles se trouve la *cavité glénoïde* qui reçoit le fémur. La lame supérieure s'appelle *ilium* ou *ilion;* l'inférieure est percée du *trou obturateur* (fig. 35-9) nommé encore *trou ovale* ou *sous-pubien ;* il constitue un anneau osseux dont la partie antérieure forme le *pubis*, et la postérieure, l'*ischion* (de ἰσχίον, hanche). La *face externe*

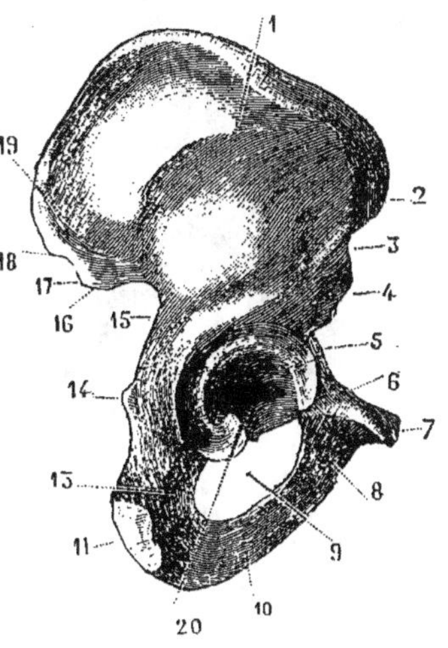

Fig. 35. — OS ILIAQUE. — *Face externe.* — 1. Ligne demi-circulaire antérieure. — 2. Épine iliaque antérieure et supérieure. — 3. Petite échancrure iliaque. — 4. Épine iliaque antérieure et inférieure. — 5. Grande échancrure. — 6. Branche horizontale du pubis. — 7. Angle du pubis. — 8. Branche descendante du pubis. — 9. Trou obturateur. — 10. Branche ascendante de l'ischion. — 11. Tubérosité ischiatique. — 13. Petite échancrure sciatique. — 14. Épine sciatique. — 15. Grande échancrure. — 16. Épine iliaque postérieure et inférieure. — 17. Symphyse sacro-iliaque. — 18. Épine iliaque postérieure et supérieure. — 19. Ligne demi-circulaire postérieure. — 20. Cavité glénoïde.

ou *fessière* offre la *fosse iliaque externe*, la *cavité glénoïde* (20) et le *trou obturateur*, ovale chez l'homme, triangulaire chez la femme. — La *face interne* ou *pelvienne* présente la *fosse iliaque interne*, en arrière la *tubérosité iliaque* (1), une surface lisse quadrilatère et séparée de la *fosse iliaque interne* par la *crête du détroit supérieur du bassin*; enfin le trou obturateur. — Le *bord supérieur*, très épais, a la forme d'une S italique qui aboutit en avant à l'*épine iliaque antérieure*, et en arrière (2), à l'*épine iliaque postérieure*. — Le *bord inférieur* a sa partie antérieure qui s'articule avec l'os du côté opposé pour former la *symphyse du pubis*. — Le *bord antérieur*, concave, présente de haut en bas : l'*épine iliaque antérieure et supérieure* (fig. 35-2), une *échancrure* (3), l'*épine iliaque antérieure et inférieure* (4), la gouttière du psoas et l'*éminence iléo-pectinée* (fig. 36-10), à laquelle répond l'artère fémorale. *C'est donc là qu'il faut comprimer ce vaisseau pour arrêter une hémorragie consécutive à une blessure de la jambe.* Après l'éminence, on voit la *surface pectinéale* limitée en dedans par la crête du même nom (fig. 36-11) et ayant pour sommet l'*épine du pubis* (9), puis l'*angle du pubis*. — Le *bord postérieur* présente de haut en bas : l'*épine iliaque postérieure et supérieure* (fig. 36-2),

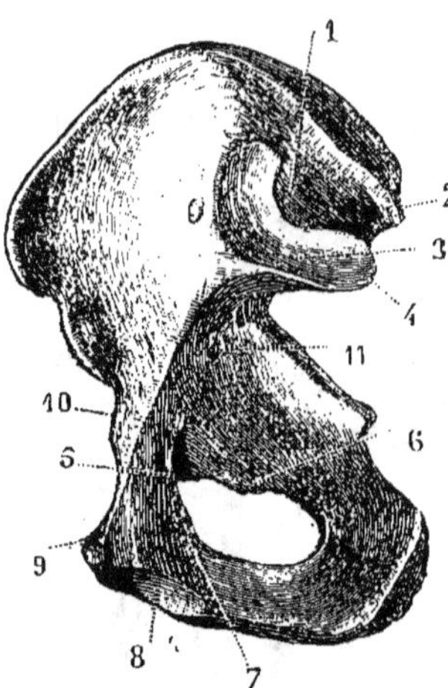

Fig. 36. — Os ILIAQUE. — *Face interne.* — 1. Tubérosité iliaque. — 2. Épine iliaque postérieure et supérieure. — 3. Surface auriculaire. — 4. Épine iliaque postérieure et inférieure. — 5. Gouttière sous-pubienne. — 6. Tubercule obturateur supérieur. — 7. Tubercule obturateur inférieur. — 8. Surface articulaire. — 9. Épine du pubis. — 10. Éminence iléo-pectinée. — 11. Crête pectinéale.

une échancrure, l'*épine iliaque postérieure et inférieure* (4), l'*échancrure sciatique* (fig. 35-15), divisée en deux par l'*épine sciatique* (14) (c'est la portion supérieure qui constitue l'échancrure proprement dite, et c'est elle qui donne passage au grand et au petit nerf sciatique à leur sortie du bassin), enfin, la *tubérosité de l'ischion* (fig. 35-11), ou *sciatique* sur laquelle repose le corps de l'homme quand il est assis. — Cet os s'articule avec le sacrum, le fémur et l'os iliaque du côté opposé.

Bassin. — Le *bassin* est, de toutes les parties du squelette, celle qui présente le plus de différence dans les deux sexes, ce qui se comprend très bien. On peut exprimer ces différences par la proposition suivante de Cruveilher : le bassin de l'homme l'emporte sur celui de la femme par la prédominance de ses diamètres verticaux ; le bassin de la femme l'emporte par la prédominance de ses diamètres horizontaux. Autrement dit, le bassin de l'homme est plus haut et moins large que celui de la femme. — La *surface interne* du bassin est divisée en deux portions, une supérieure ou *grand bassin*, une inférieure ou *petit bassin*. Ces deux portions sont séparées par un relief circulaire formé en grande partie par la crête oblique. Le plan circonscrit par cette ligne s'appelle le *détroit supérieur* du petit bassin, dont la forme est irrégulièrement circulaire. Le *détroit inférieur*, ou l'ouverture inférieure,

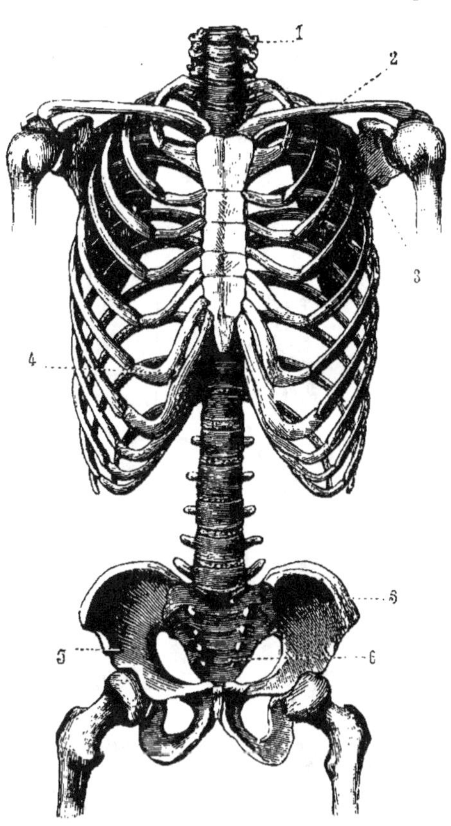

Fig. 37. — THORAX ET BASSIN. — *Face antérieure.* — 1. Vertèbres cervicales. — 2. Clavicule. — 3. Omoplate. — 4. Côtes. — 5. Os iliaque.— 6. Sacrum.

présente trois échancrures séparées par trois éminences, l'*arcade pubienne* et les *échancrures sciatiques*.

§ 2. — Os de la cuisse ou fémur.

Le **fémur** est le plus long et le plus gros des os du squelette, et pourquoi ? parce qu'il doit supporter à lui seul, ou à peu près, tout le poids du corps dans la station bipède. Il est moins volumineux chez les autres animaux que chez l'homme. — Le *corps* présente une *face antérieure* convexe, une *interne* excavée, une *externe* qui n'a rien de particulier. — Le *bord postérieur* ou *ligne âpre* (fig. 38-8) est rugueux, bifurqué aux deux extrémités : en bas, le triangle se nomme *espace poplité* (9), en haut, la branche externe va au grand trochanter et l'interne au petit trochanter. — L'*extrémité supérieure* présente : 1° la *région trochantérienne* qui a deux tubérosités, une grosse, externe et supérieure, nommée *grand trochanter* (4) et destinée à des insertions musculaires ; une interne, inférieure, appelée *petit trochanter* (5) ; 2° la *tête du fémur* (2) qui est hémisphérique et se loge dans la cavité cotyloïde ; au-dessous de sa partie moyenne, elle est creusée d'une fossette (1) dans laquelle s'insère le ligament interarticulaire ; enfin, elle est supportée par une partie rétrécie, le *col du fémur* (3). — L'*extrémité inférieure* est très volumineuse et présente deux éminences ou *condyles* (13 et 14) qui s'articulent avec le tibia ; ils sont réunis en avant par la *surface rotulienne* et séparés en bas par l'*échancrure intercondylienne* (15) ; les faces latérales constituent les *tubérosités interne et externe* (11 et 12) ; l'interne présente le *tubercule* du grand adducteur. — Le fémur s'articule avec l'os iliaque, le tibia et la rotule.

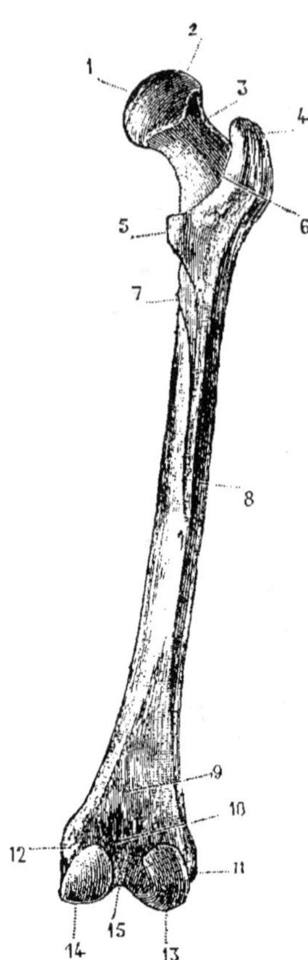

Fig. 38. — FÉMUR. — *Face postérieure*. — 1. Fossette du ligament rond. — 2. Tête. — 3. Col. — 4. Grand trochanter. — 5. Petit trochanter. — 6. Crête intertrochantérienne. — 7. Ligne oblique du fémur. — 8. Ligne âpre. — 9. Espace poplité. — 10. Ligne intercondylienne. — 11. Tubérosité externe. — 12. Tubérosité interne. — 13. Condyle externe. — 14. Condyle interne. — 15. Échancrure intercondylienne.

§ 3. — Os de la jambe.

La jambe se compose de deux os : le *tibia* en dedans, le *péroné* en dehors. — On peut y joindre la *rotule*.

I. Tibia. — Le tibia est, après le fémur, l'os le plus long et le plus volumineux. — Son *corps*, prismatique, présente une *face externe* excavée, une *interne* convexe et une postérieure, plane, au haut de laquelle on voit une surface triangulaire, *surface poplitée*. — Les trois bords sont très accusés, surtout l'antérieur, qui est connu sous le nom de *crête du tibia* (fig. 39-4) et qu'on sent facilement sous la peau. — *L'extrémité supérieure*, volumineuse, présente deux facettes articulaires, horizontales, nommées *condyles*, ou *cavités glénoïdes* (1); elles sont séparées par une éminence, *épine du tibia* (2). Les condyles sont supportés par des renflements ou *tubérosités* (3) dont l'externe possède une facette pour le péroné; l'interne présente une gouttière pour le tendon du demi-membraneux. Ces tubérosités sont réunies en avant par une surface plane, criblée de trous vasculaires et aboutissant à la *tubérosité antérieure du tibia*, à laquelle s'insèrent les muscles extenseurs de la jambe. — *L'extrémité inférieure*, beaucoup moins volumineuse, est quadrangulaire et s'articule avec l'astragale; en dedans, elle a une apophyse, *malléole interne* (5), ou cheville, creusée en arrière d'une gouttière, *gouttière du tibia postérieur*. En dehors, elle s'articule avec le péroné.

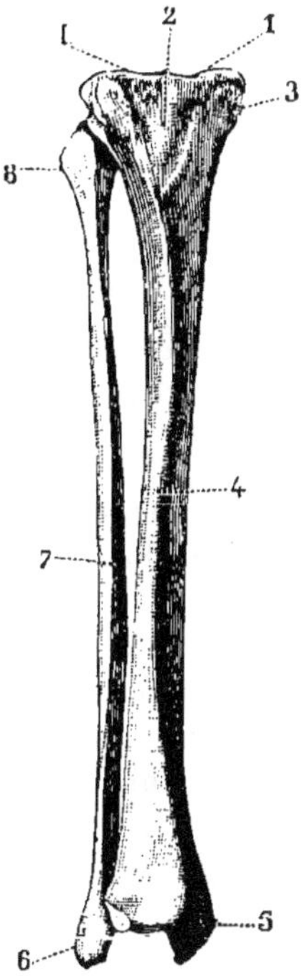

Fig. 39. — TIBIA ET PÉRONÉ. — *Face antérieure.* — 1. Cavité glénoïde. — 2. Épine du tibia. — 3. Tubérosité interne. — 4. Crête du tibia. — 5. Malléole interne. — 6. Malléole externe (péroné). — 7. Crête interosseuse. — 8. Tête du péroné.

II. Péroné. — Le péroné (de περόνη, agrafe), est un os long, grêle, tordu sur lui-même. Son *corps* a trois faces dont l'interne est divisée en deux par la *crête interosseuse*. — *L'extrémité supérieure* s'articule avec le tibia, et présente en arrière l'*apophyse styloïde* à laquelle s'insère le tendon du biceps. — *L'extrémité inférieure* forme la *malléole externe* (6) et présente à sa partie interne une facette qui s'articule avec l'astragale.

III. Rotule. — La rotule a été comparée à une petite roue, à cause de sa forme presque arrondie. C'est le plus important des

os sésamoïdes. Elle est située au-devant du genou. Sa face antérieure est convexe ; la postérieure s'articule avec le fémur, et elle est divisée en deux parties par une crête
verticale. L'angle inférieur est le plus important, il
donne attache au tendon rotulien.

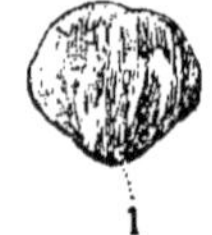

Fig. 40.
ROTULE.
*Face anté-
rieure.*

§ 4. — Os du pied.

Le pied et la main sont les variétés d'un même type.
Les différences qu'ils présentent sont en rapport avec leurs usages.
Ainsi, on trouve, dans le pied, surtout la solidité, tandis qu'à la
main, c'est la mobilité. Le pied se compose de 26 os, et, comme la
main, il est divisé en trois parties : le *tarse*, le *métatarse* et les
orteils.

A. Tarse. — Le tarse est formé de sept os placés en deux
rangées. La première comprend trois os : l'astragale, le calcanéum et le scaphoïde ; la seconde en comprend quatre qui sont, de dedans en dehors : les premier, deuxième et
troisième cunéiforme et le cuboïde. Le tarse
forme à lui seul la moitié postérieure du pied.

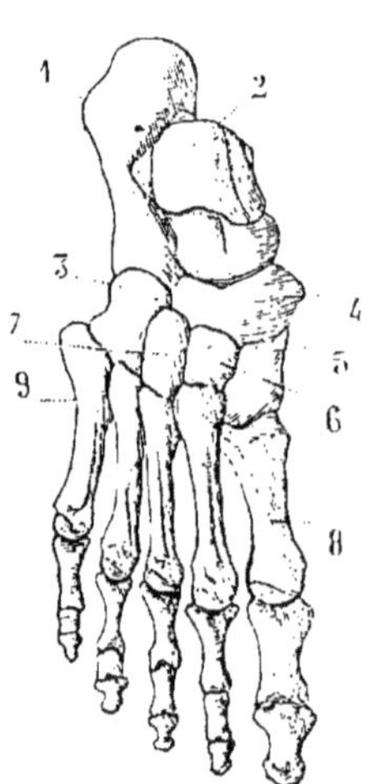

1. *Astragale.* — L'astragale (de ἀστράγαλος,
dé) (fig. 41-2) est placé au-dessous du tibia
et au-dessus du calcanéum. Il a la forme d'un
cuboïde irrégulier. La face supérieure, convexe, s'articule avec le tibia. La face externe
s'articule avec le péroné. La face interne
répond à la malléole interne. La postérieure
est réduite à une gouttière pour le *long fléchisseur du gros orteil.* L'antérieure s'articule
avec le scaphoïde ; l'inférieure, avec le calcanéum par deux facettes séparées par la
rainure astragalienne, rainure profonde à insertion ligamenteuse.

Fig. 41. — PIED. — *Face
supérieure.* — 1. Calca-
néum. — 2. Astragale.
— 3. Cuboïde. — 4. Sca-
phoïde. — 5-6-7. Cunéi-
formes. — 8 et 9. Méta-
tarsiens.

II. *Calcanéum.* — Le calcanéum (de *calx,*
talon) (fig. 41 et 42-1) est le plus gros des os
du tarse ; il forme à lui seul le talon. La face supérieure s'articule dans ses deux tiers antérieurs avec l'astragale ; l'inférieure
présente en arrière les *tubérosités du talon* auxquelles s'insèrent

des muscles; l'externe possède les gouttières des péroniers latéraux (fig. 42-10); l'interne, excavée, s'articule avec l'astragale.
La postérieure est rugueuse pour l'insertion du tendon d'Achille;
l'antérieure s'articule avec le cuboïde.

III. *Scaphoïde.* — Ainsi nommé parce qu'il a été comparé à
une nacelle, le scaphoïde (fig. 41-4 et 42-3) a sa face postérieure
concave qui s'articule avec l'astragale. La face antérieure a trois
facettes s'articulant avec les premier, deuxième et troisième
cunéiformes. Sa circonférence présente en dedans une saillie,
apophyse du scaphoïde, qu'on sent à travers la peau et qui sert
de guide dans l'amputation partielle du pied.

IV. *Cuboïde.* — Le cuboïde (fig. 41-3 et fig. 42-8) est situé au côté

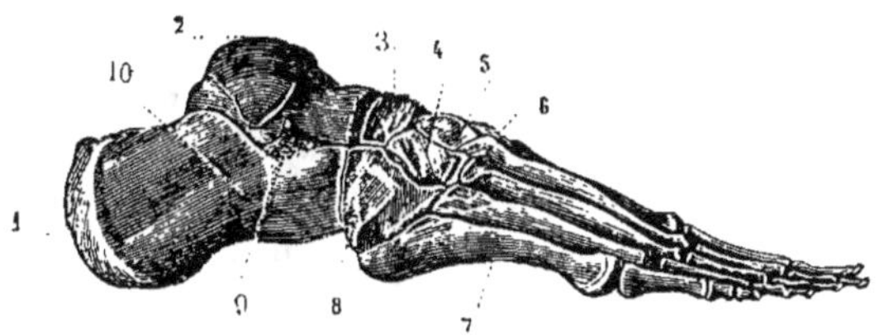

Fig. 42. — PIED. — *Face interne.* — 1. Calcanéum. — 2. Astragale. — 3. Scaphoïde. — 4-5-6. Premier, 2ᵉ et 3ᵉ cunéiformes.
— 7. Cinquième métatarsien. — 8. Cuboïde. — 9. Sinus du
tarse. — 10. Gouttière du long péronien latéral.

externe du pied et semble continuer le calcanéum. Sa face dorsale
est rugueuse; la face plantaire présente une gouttière destinée au
tendon du muscle long péronier; la face postérieure s'articule
avec le calcanéum; l'antérieure avec le quatrième et le cinquième
métatarsien; l'interne avec le troisième cunéiforme et le scaphoïde; l'externe est réduite à un simple bord.

V. *Premier cunéiforme.* — C'est le plus grand et le plus interne des os de la partie supérieure du tarse (fig. 42-4). Il a la
forme d'un coin dont la base est en bas. La face antérieure s'articule avec le premier métatarsien; la postérieure, concave, avec
le scaphoïde; l'externe, avec le deuxième métatarsien et le
deuxième cunéiforme; l'interne n'a rien de particulier. La face
inférieure forme la base; elle présente un tubercule qui donne
attache au jambier postérieur.

VI. *Deuxième cunéiforme.* — C'est le plus petit (fig. 42-5). Sa base tournée en haut est presque carrée. La face latérale interne s'articule avec le premier cunéiforme ; l'externe, avec le troisième. La face postérieure, concave, s'articule avec le scaphoïde ; l'antérieure, avec le deuxième métatarsien.

VII. *Troisième cunéiforme.* — Le dernier cunéiforme est plus gros que le précédent (fig. 42-6) ; il a sa base tournée aussi en haut. La face latérale interne présente deux facettes s'articulant avec le deuxième cunéiforme en arrière, et le deuxième métatarsien en avant. La face latérale externe s'articule avec le cuboïde et le quatrième métatarsien ; l'antérieure, avec le troisième métatarsien et la postérieure avec le scaphoïde.

B. **Métatarse.** — Le métatarse a la plus grande analogie avec le métacarpe. On lui considère : une *face supérieure* ou *dorsale*, en rapport avec le muscle pédieux et les extenseurs des orteils ; une *face inférieure* ou *plantaire*, en rapport avec les muscles de la plante du pied ; un *bord interne*, épais, répondant au gros orteil ; un *bord externe* répondant au petit orteil ; un *bord postérieur* ou tarsien, et un *bord antérieur* ou digital. Il est formé par cinq os, appelés premier, deuxième, troisième, quatrième et cinquième métatarsien, en allant du bord interne au bord externe. Leur corps est concave du côté plantaire. L'extrémité postérieure est cunéiforme ; l'antérieure ou digitale présente un condyle. — Le premier métatarsien est le plus gros (fig. 41-8). Sa tête est creusée inférieurement de deux gouttières qui logent deux os sésamoïdes. Le deuxième est le plus long ; son extrémité postérieure s'articule avec les trois cunéiformes. Le troisième et le quatrième ont à peu près la même longueur (fig. 41-8). Le cinquième (fig. 42-7) est le plus petit et présente en dehors *l'apophyse styloïde*. Elle se sent très bien sous la peau, et, comme *l'apophyse du scaphoïde*, elle sert de guide pour l'amputation partielle du pied.

C. **Orteils** ou **phalanges.** — Les phalanges du pied sont analogues à celles des doigts. Elles s'en distinguent, sauf celles du gros orteil qui sont très grosses, par une sorte d'atrophie portant surtout sur les deuxième et troisième phalanges.

Os hyoïde.

L'*os hyoïde*, ainsi nommé parce qu'il a la forme de l'*upsilon* des Grecs, est plus grand chez l'homme que chez la femme.

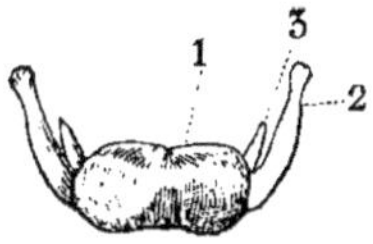

Il est situé à la partie antérieure et supérieure du cou, entre la base de la langue et celle du larynx ; il est donc complètement détaché du squelette.

Il a la forme d'un fer à cheval et se compose de cinq pièces : un *corps* (**1**) et *quatre cornes*, deux grandes (**2**) et deux petites (**3**).

Il donne attache à plusieurs ligaments et à un grand nombre de muscles.

Fig. 43. — Os HYOÏDE. — *Face antérieure.* — 1. Corps. — 2. Grandes cornes. — 3. Petites cornes.

DEUXIÈME PARTIE

DES ARTICULATIONS OU ARTHROLOGIE

PREMIÈRE SECTION

DES ARTICULATIONS EN GÉNÉRAL

L'*arthrologie* (de ἄρθρον, articulation) a pour objet l'étude des articulations. Dans toute articulation il y a à considérer les *surfaces osseuses*, les *cartilages*, les *ligaments* et les *membranes synoviales*. Suivant la disposition de ces parties, on a diverses classes d'articulations : 1° Les **diarthroses** (de διά, à travers, et ἄρθρον, articulation), c'est-à-dire celles où les surfaces articulaires sont tapissées par un cartilage articulaire, ou d'encroûtement. Ce mode d'articulation est le plus répandu : c'est celui des leviers, représentés par les os des membres : il permet donc toujours des mouvements plus ou moins étendus. — 2° Les **amphiarthroses**, c'est-à-dire celles dont les os sont soudés entre eux par une masse fibreuse adhérente aux surfaces articulaires cartilagineuses, comme, par exemple, la symphyse pubienne. — 3° Les **synarthroses** ou sutures, c'est-à-dire celles dont les os sont réunis par une lame de tissu fibreux empêchant tout mouvement, comme dans les sutures du crâne.

Les *ligaments articulaires* ont très souvent la forme de véritables manchons fibreux allant d'un os à l'autre. Ils sont quelquefois renforcés en certains points par des bandelettes ou des cordons fibreux, nommés *ligaments latéraux, antérieurs, postérieurs, croisés*, etc. Ces ligaments servent surtout à limiter les mouvements. Ce ne sont pas eux précisément qui maintiennent en contact les surfaces articulaires, mais bien la pression atmosphérique. En effet, les deux os se détachent dès qu'on fait entrer l'air dans l'intervalle articulaire.

Les ligaments sont *périarticulaires* ou *interarticulaires*. Les premiers, qui entourent les articulations, comprennent les capsules fibreuses et les ligaments auxiliaires dont nous venons de parler. Les seconds comprennent les *bourrelets marginaux* qui occupent seulement les bords de l'articulation, et les *ménisques* (μηνισκός, lunule) interarticulaires qui occupent toute l'étendue de l'articulation et divisent la cavité en deux chambres (voir fig. 49, page 60.)

A la limite du cartilage s'insère une membrane mince, la *synoviale*, qui va comme un manchon d'un os à l'autre. Elle contient un liquide alcalin, filant, appelé *synovie*, parce qu'il a l'aspect du blanc d'œuf (συν, avec, ὠον, œuf) et qui favorise le glissement des surfaces articulaires.

Les *diarthroses*, c'est-à-dire les articulations dont les surfaces, contiguës ou libres, se moulent les unes sur les autres et sont pourvues de cartilages d'encroûtement, de synoviales et de ligaments périphériques, exécutent des mouvements se divisant en six genres : 1° les *enarthroses*, qui permettent les mouvements dans tous les sens, la tête étant reçue dans une cavité et étant entourée d'une capsule fibreuse; — 2° les *articulations par emboîtement réciproque*, qui possèdent tous les mouvements sans la rotation, grâce à leurs surfaces articulaires, concaves d'un côté, convexes de l'autre, de manière à s'emboîter, et à leurs deux ou quatre ligaments; — 3° les *condylarthroses*, qui permettent la flexion, l'extension, l'abduction (de *abducere*, éloigner de l'axe du corps) et l'*adduction* (de *adducere*, amener), parce qu'une tête allongée est reçue dans une cavité elliptique et retenue par deux ou quatre ligaments; — 4° les *articulations trochléennes* (τροχαλία, poulie) ou *ginglymes* (γίγγλυμος, charnière de porte) qui ont les deux mouvements opposés d'une charnière, parce que leurs surfaces articulaires sont engrenées réciproquement sous forme de poulie ou trochlée, avec deux ligaments latéraux, un antérieur et un postérieur; — 5° les *trochoïdes* (de τρόχος, roue) qui permettent la rotation, grâce à un cylindre ou un axe reçu dans un anneau (atlas et axis) et retenu par un ligament annulaire; — 6° enfin les *arthrodies*, qui n'ont que le glissement avec leurs surfaces planes ou à peu près et leurs ligaments à fibres placées d'une manière irrégulière.

Les *amphiarthroses* présentent des surfaces articulaires planes, un cartilage articulaire mince et des synoviales rudimentaires. Ces articulations sont réunies par des ligaments interosseux et des ligaments périphériques, et elles ont un léger mouvement de glissement.

Les *synarthroses*, ou sutures, ont leurs surfaces articulaires dentées et s'engrenant réciproquement. Elles n'ont ni cartilage, ni synoviales, ni ligaments, ni mouvements. On admet généralement trois genres de sutures : les *sutures dentées*, les *sutures écailleuses* et les *sutures harmoniques*, suivant que les faces articulaires sont disposées en dents, écailles, ou simplement juxtaposées.

DEUXIÈME SECTION

DES ARTICULATIONS EN PARTICULIER

CHAPITRE I

ARTICULATIONS DU CRANE

Tous les os du crâne s'articulent par suture (*synarthroses*). Les articulations sont immobiles, elles n'ont donc pas de ligaments. Mais les engrenures des os laissent quelques vides qui sont remplis par du cartilage ou du tissu fibreux.

CHAPITRE II

ARTICULATIONS DES OS DE LA FACE

Les articulations supérieures de la face ressemblent aux précédentes. On y remarque des sutures par engrènement, des sutures harmoniques et des sutures par réception réciproque.

L'articulation du maxillaire inférieur est *condylienne*. La cavité glénoïde du temporal et la racine transverse de l'arcade zygomatique reçoivent le condyle à grand axe transversal; entre les deux surfaces on trouve un ménisque interarticulaire. Il y a deux synoviales distinctes : l'une entre la cavité glénoïde et le ménisque, l'autre entre celui-ci et le condyle. Les moyens d'union sont : 1° un *ligament latéral externe*, fort, qui va du tubercule externe de l'apophyse zygomatique à la partie externe du col du condyle; 2° un *ligament latéral interne* qui va de l'épine du sphénoïde à l'épine du canal dentaire; 3° un *ligament stylo-maxillaire*. Cette articulation permet les mouvements suivants : abaissement et élévation; mouvements en avant et en arrière; mouvements de latéralité ou de déduction.

Os hyoïde. — Un ligament *stylo-hyoïdien* rattache les petites cornes à l'apophyse styloïde.

CHAPITRE III

ARTICULATIONS DE LA COLONNE VERTÉBRALE

Les vertèbres s'articulent par : 1° leur *corps;* 2° leurs *apophyses articulaires;* et elles sont encore réunies par : 3° leurs *lames* et 4° leurs *apophyses épineuses.*

Le *corps* s'articule par *amphiarthrose.* Les deux surfaces articulaires concaves, encroûtées de cartilage, sont unies par le *ligament interosseux,* ou *disque intervertébral* qui a la forme d'une lentille biconvexe. Autour sont les ligaments périphériques, formés par le *ligament vertébral commun antérieur* (fig. 44-1) qui s'étend de l'axis au sacrum, et le *ligament vertébral commun postérieur* qui recouvre la

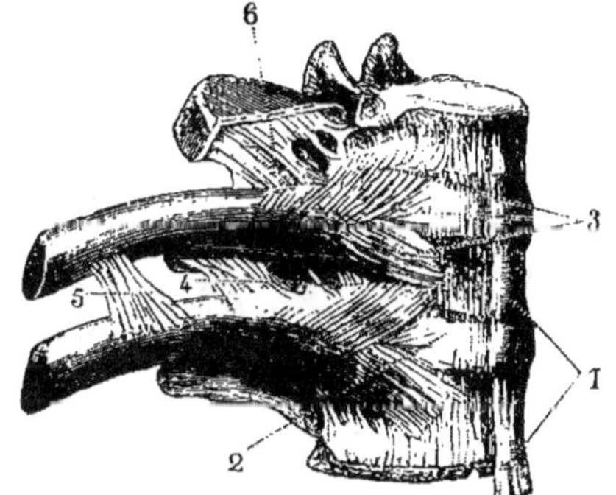

Fig. 44. — ARTICULATIONS DES VERTÈBRES ENTRE ELLES ET DES COTES AVEC LES VERTÈBRES. — 1. Ligament vertébral commun antérieur. — 2. Cartilage interarticulaire. — 3. Ligament costo-vertébral. — 4. Ligament costo-transversaire supérieur. — 5. Ligament intercostal postérieur. — 6. Ligament transverso-costal supérieur.

face postérieure des corps vertébraux depuis le trou occipital jusqu'au sacrum.

Les *apophyses articulaires* s'articulent par *arthrodie*. Elles ont une synoviale renforcée par des fibres ligamenteuses.

L'articulation des *lames* se fait au moyen de *ligaments jaunes*, nommés ainsi à cause de leur couleur. Ces ligaments vont de la face antérieure des lames de la vertèbre supérieure au bord supérieur des lames de la vertèbre inférieure. Ils sont très élastiques et concourent à maintenir la station.

Les *apophyses épineuses* sont réunies par les *ligaments interépineux*, membranes fibreuses allant d'une apophyse à l'autre et par le *ligament surépineux*, cordon qui se fixe à toutes les apophyses épineuses depuis la septième vertèbre cervicale jusqu'au sacrum. — A la région cervicale, les ligaments interépineux sont remplacés par de petits muscles : le ligament surépineux se porte à la protubérance occipitale en s'attachant aux apophyses épineuses et prend le nom de ligament cervical postérieur.

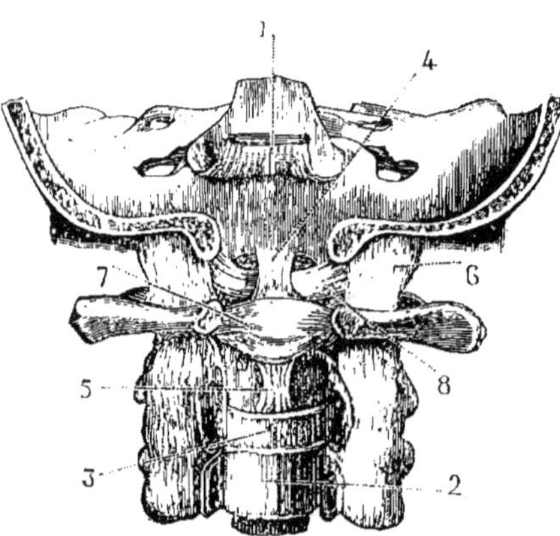

Fig. 45. — ARTICULATIONS DE LA COLONNE VERTÉBRALE AVEC LE CRANE ET DE L'ATLAS AVEC L'AXIS. — 1, 2, 3, 4, 5. *Ligaments occipito-atloïdiens.* — 1. Insertion supérieure des faisceaux superficiels et moyens (coupés). — 2. Insertion inférieure du faisceau superficiel. — 3. Insertion inférieure du faisceau moyen. — 4. Moitié supérieure du faisceau profond. — 5. Moitié inférieure du même faisceau. — 6. Capsule fibreuse de l'articulation latérale de l'occipital et de l'atlas. — 7. Ligament transverse. — 8. Ligaments odontoïdiens latéraux. — 4, 5 et 7. La réunion de ces ligaments forme le ligament croisé ou cruciforme.

Articulation occipito-atloïdienne. — *L'atlas* s'articule avec *l'occipital :* 1° par son arc antérieur. 2° par son arc postérieur. 3° par les facettes articulaires supérieures de ses masses latérales.

C'est une articulation *condylienne*. La synoviale est assez lâche. Les ligaments sont les *ligaments occipito-atloïdiens antérieur* (fig. 45-1-2-3-4 et 5) *et postérieur*.

Articulation atloïdo-axoïdienne. — *L'atlas* s'articule avec *l'axis :* 1° par ses arcs antérieur et postérieur, 2° par la facette articulaire inférieure de ses masses latérales et 3° par l'apophyse odontoïde. Les ligaments sont le ligament *atloïdo-axoïdien anté-rieur* et le *postérieur*. Les apophyses articulaires sont retenues par une capsule fibreuse et ont une synoviale qui déborde. L'articulation de l'atlas avec l'apophyse odontoïde est une trochoïde ; les ligaments sont croisés (cruciforme) (4-5 et 7).

Outre ces ligaments, il y en a encore d'autres qu'on appelle de renforcement : ce sont : 1° les *ligaments odontoïdiens* latéraux (8) et moyen qui vont du sommet de la dent aux condyles de l'occipital ; 2° les *ligaments occipito-atloïdiens* (1-2-3-4 et 5) qui partent de l'atlas et se dirigent vers le bord du trou occipital ; 3° les *ligaments occipito-axoïdiens* qui vont de la partie postérieure de l'axis au bord antérieur du trou occipital.

Articulation sacro-coccygienne. — Cette articulation présente un *disque intervertébral* souvent ossifié ; un *ligament sacro-coccygien* antérieur dont les fibres superficielles s'entrecroisent en X ; un *postérieur* qui ferme le canal sacré ; enfin des ligaments latéraux.

Les *articulations coccygiennes* ont lieu au moyen de disques intervertébraux et de quelques fibres antérieures et postérieures.

Mécanisme de la colonne vertébrale. — La colonne vertébrale est d'autant plus élastique et mobile que les disques sont élevés. Comme le poids des viscères l'entraîne en avant, elle est maintenue en équilibre par les ligaments jaunes qui rapprochent les lames, et les disques intervertébraux qui écartent les corps les uns des autres. Ses mouvements sont la flexion, l'extension, l'inclinaison latérale et la torsion ou rotation. Le mouvement de rotation de la tête se passe dans l'articulation atloïdo-axoïdienne ; les mouvements de flexion, d'extension et d'inclinaison latérale ont lieu dans l'articulation occipito-atloïdienne.

CHAPITRE IV

ARTICULATIONS DU THORAX

Les articulations du thorax se composent : 1° des articulations du sternum ; 2° des articulations costo-vertébrales ; 3° des articulations chondro-sternales ; 4° des articulations des cartilages costaux entre eux ; 5° de l'union des cartilages costaux avec les côtes.

1° Les trois pièces du sternum ne sont pas d'ordinaire soudées ; elles sont réunies par des symphyses.

2° Les côtes s'articulent avec les vertèbres par leur tête et par leur tubérosité ; de plus, des ligaments *cervico-transverses* rattachent le col de la côte à l'apophyse transverse. — L'articulation costo-vertébrale est une *arthrodie ;* elle possède un *ligament interarticulaire* et un *ligament costo-vertébral* (fig. 44-3) antérieur ou rayonné. — L'articulation costo-transversaire est une *enarthrose* rudimentaire ; elle a un *ligament costo-transversaire* (4) qui va obliquement du sommet de l'apophyse transverse à la partie externe de la tubérosité.

3° La facette concave de l'extrémité antérieure de la côte reçoit l'extrémité externe convexe du cartilage ; le périoste complète l'union.

4° Les cartilages, qui n'arrivent pas jusqu'au sternum, s'articulent entre eux, sauf les deux derniers. Le périchondre sert de ligament.

5° Le premier cartilage est soudé au sternum. Le deuxième et le septième ont une articulation double ; pour les autres elle est simple[1]. Ces articulations sont renforcées par les *ligaments rayonnés antérieur* et *postérieur.*

Le thorax protège les organes qu'il renferme et concourt, par ses mouvements, aux phénomènes de la respiration, mouvements d'ensemble consistant dans une dilatation et un resserrement alternatifs de la cage thoracique.

1. Voir la figure 27.

CHAPITRE V

ARTICULATIONS DES MEMBRES THORACIQUES

I. Articulation de la clavicule. — Du côté du sternum l'articulation est à *ménisque*, avec deux synoviales; elle présente un *ligament interclaviculaire* et un *ligament costo-claviculaire*. — L'articulation *acromo-claviculaire* est une *arthrodie* à ménisque incomplet, à synoviale simple, et à ligaments trapézoïde, conoïde, acromio-claviculaire. etc. (fig. 46-1-2-4).

II. Articulation scapulo - humérale. — C'est une *enarthrose* avec une capsule fibreuse (7) pour moyen d'union, capsule renforcée par le ligament coraco-huméral 8. La synoviale présente deux prolongements.

III. Articulation radio-cubitale supérieure. — Cette arti-

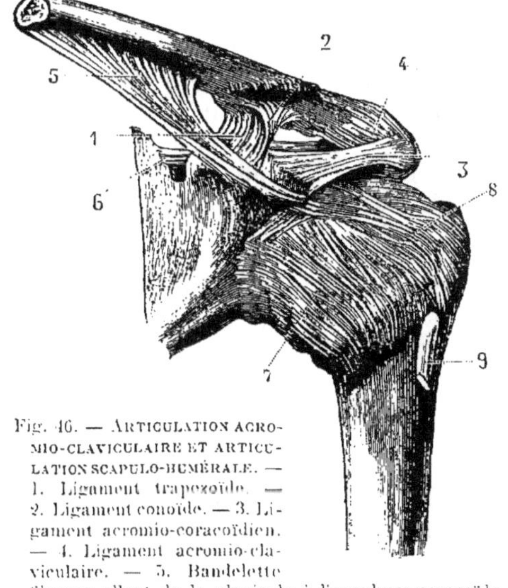

Fig. 46. — ARTICULATION ACRO-MIO-CLAVICULAIRE ET ARTICULATION SCAPULO-HUMÉRALE. — 1. Ligament trapézoïde. — 2. Ligament conoïde. — 3. Ligament acromio-coracoïdien. — 4. Ligament acromio-claviculaire. — 5. Bandelette fibreuse allant de la clavicule à l'apophyse coracoïde. — 6. Ligament convertissant en trou l'échancrure du bord supérieur de l'omoplate. — 7. Capsule fibreuse de l'articulation scapulo-humérale. — 8. Faisceau supplémentaire qui s'attache à l'apophyse coracoïde. — 9. Tendon de la longue portion du biceps.

culation est une *trochoïde*, dont le moyen d'union est un *ligament annulaire* (fig. 47). La synoviale est un prolongement de celle du coude.

IV. Articulation radio-cubitale inférieure. — C'est aussi une *trochoïde* maintenue par des fibres lâches représentant un ligament annulaire imparfait. L'intervalle compris entre le cubitus et le radius est rempli par un ligament interosseux (fig. 47).

V. Articulation du coude. — Cette articulation est une charnière, ayant un *ligament latéral interne* en éventail ; un externe ; un antérieur (fig. 47), mince ; un postérieur, représenté par le tendon du triceps. Une synoviale tapisse les ligaments et les surfaces articulaires et se prolonge dans l'articulation radio-cubitale supérieure comme nous l'avons déjà dit.

VI. Articulation radio-carpienne. — C'est une articulation *condylienne ;* elle présente un *ligament latéral interne* et un *externe*, des ligaments antérieurs *radio-carpien* et *cubito-carpien* et un *ligament postérieur*. Cette articulation permet les mouvements de flexion, d'extension, d'abduction, d'adduction et de circumduction.

VII. Articulation carpo-carpienne. — Les os du carpe s'articulent entre eux au moyen de ligaments palmaires et dorsaux et de ligaments interosseux ; la synoviale communique entre le trapèze et le trapézoïde avec la synoviale carpo-métacarpienne. Le pisiforme s'articule avec le pyramidal par arthrodie.

VIII. Articulation carpo-métacarpienne. — Cette articulation a pour moyens d'union des ligaments dorsaux et palmaires et un ligament interosseux.

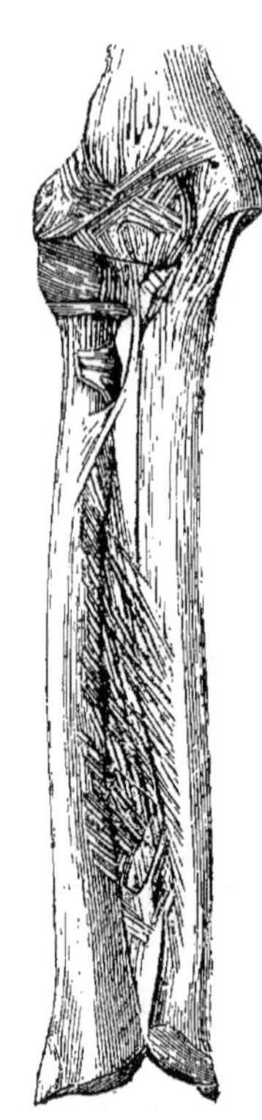

Fig. 47. — Articulations du coude. Radio-cubitale supérieure et radio-cubitale inférieure. — *Face antérieure.*

IX. Articulation métacarpo-phalangienne. — C'est une *enarthrose* ayant comme moyens d'union un ligament antérieur ou glénoïdien et des ligaments latéraux. Il y a une synoviale lâche pour chaque métacarpien.

X. Articulation des phalanges. — Cette articulation est *trochléenne* avec un ligament antérieur et des ligaments latéraux. Le tendon des extenseurs tient lieu de ligament postérieur.

CHAPITRE VI

ARTICULATIONS DES MEMBRES ABDOMINAUX

I. **Articulation du bassin.** — Le bassin présente des *symphyses* : 1° les *symphyses sacro-iliaques*, 2° la *symphyse du pubis*, 3° la *symphyse sacro-coccygienne*, dont nous avons parlé. — La symphyse sacro-iliaque est renforcée par des ligaments antérieur, supérieur et inférieur, et, en arrière, par le ligament

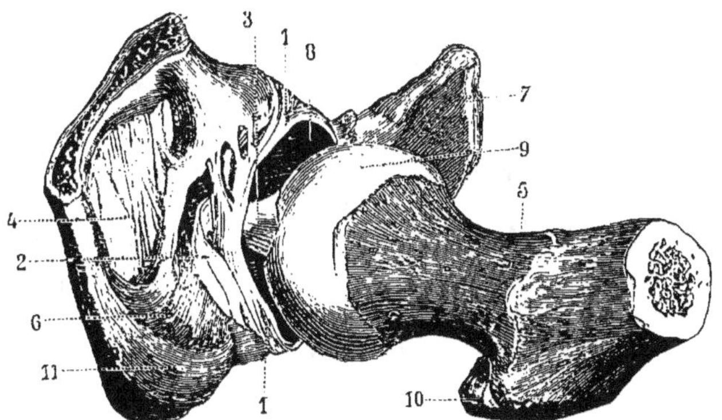

Fig. 48. — ARTICULATION COXO-FÉMORALE. — 1. Bourrelet cotyloïdien. — 2 et 3. Ligament interarticulaire. — 4. Membrane obturatrice. — 5. Partie supérieure du fémur. — 6. Pubis. — 7. Os iliaque. — 8. Cavité cotyloïde. — 9. Surface articulaire. — 10. Grand trochanter. — 11. Tubérosité ischiatique.

sacro-iliaque interosseux. — La symphyse du pubis présente le ligament interarticulaire ou disque pubien et les ligaments périphériques. On en trouve encore d'accessoires : le ligament iléo-lombaire et les ligaments sacro-sciatiques. La membrane obturatrice (fig. 48-4) ferme le trou obturateur par lequel passent les vaisseaux et les nerfs obturateurs.

II. **Articulation coxo-fémorale.** — L'articulation de la hanche est le type des *énarthroses*. La tête du fémur est complètement reçue dans la cavité cotyloïde (8). Les moyens d'union sont une *capsule fibreuse* et le *ligament-rond* ou *interarticulaire* (2 et 3)

La synoviale reçoit toute la surface de la capsule. La tête du fémur est maintenue dans la cavité par la pression atmosphérique, l'adhésion et la tonicité des parties molles. Les mouvements de cette articulation sont la flexion, l'extension, la rotation, en dehors et en dedans, l'abduction, l'adduction et la circumduction.

III. Articulation du genou. — Elle appartient au genre des articulations *trochléennes*. C'est la plus étendue, la plus compliquée et la plus importante, tant par le rôle qu'elle joue dans la mécanique animale que par la fréquence et la gravité de ses maladies. Les cavités glénoïdes du tibia sont complétées par *deux ménisques* ou *ligaments semi-lunaires* 1 et 2. Les *ligaments croisés* (3 et 4) remplissent l'échancrure intercondylienne. Les *ligaments périphériques* comprennent l'antérieur ou *ligament rotulien*, le postérieur et les ligaments latéraux externe et interne. La synoviale s'insère à la limite du cartilage des surfaces articulaires. Elle présente les prolongements suivants : 1° un cul de sac sus-rotulien. 2° la bourse séreuse poplitée, 3° un prolongement embrassant le tendon du demi-membraneux. Les mouvements de cette articulation sont la flexion, l'extension, et une légère rotation.

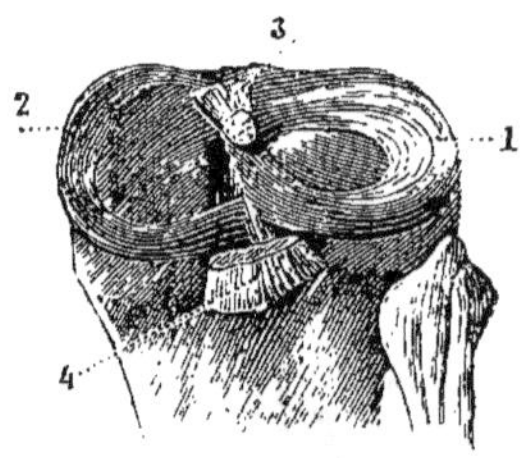

Fig. 49. — Extrémité supérieure du tibia, vue par derrière. — 1. Ménisque interarticulaire externe. — 2. Ménisque interne. — 3 et 4. Ligaments croisés antérieurs et postérieurs.

IV. Articulations péronéo-tibiales. — La supérieure est une *arthrodie* irrégulière. Elle a une synoviale distincte renforcée par une capsule fibreuse. L'inférieure est aussi une arthrodie; la synoviale est un prolongement de la tibio-tarsienne; les ligaments sont antérieur, postérieur et interosseux. — Le tibia et le péroné sont encore réunis par une membrane interosseuse.

V. Articulation tibio-tarsienne. — C'est une trochlée maintenue par un *ligament latéral interne* et les ligaments latéraux externes qui comprennent le *ligament péronéo-astragalien antérieur*, le *ligament moyen* ou *péronéo-calcanéen* et le *ligament péronéo-astragalien postérieur*. La synoviale forme un cul-de-sac en haut, entre le péroné et le tibia.

VI. Articulations du tarse. — Ces articulations comprennent : 1° l'*articulation sous-astragalienne* qui est double, 2° l'*articulation calcanéo-cuboïdienne* qui est en forme de selle, et 3° l'*articulation scaphoïdo-cuboïdo-cunéenne* qui est une arthrodie.

VII. Articulations tarso-métatarsiennes. — Ce sont des arthrodies. Les bases des ligaments sont reliées par des ligaments dorsaux, plantaires et interosseux. Des deux ligaments interosseux. l'*interne*, très fort, clef de l'articulation, va du premier cunéiforme au deuxième métatarsien ; l'*externe* est croisé.

VIII. Articulations métatarso-phalangiennes et des phalanges. — Les premières sont des articulations *condyliennes,* les secondes *trochléennes.* Il y a une synoviale lâche pour chaque articulation. Les ligaments sont latéraux, interne et externe. Le ligament glénoïdien du gros orteil contient deux os sésamoïdes.

Mouvements du pied. — L'articulation tibio-tarsienne est affectée aux mouvements de flexion et d'extension ; et l'articulation sous-astragalienne, aux mouvements d'adduction et d'abduction. Les articulations tarsiennes concourent un peu à ces derniers mouvements. Les articulations tarso-métatarsiennes sont à peu près immobiles. Dans les métatarso-phalangiennes l'extension est plus étendue que la flexion.

TROISIÈME PARTIE

MYOLOGIE

PREMIÈRE SECTION

DES MUSCLES EN GÉNÉRAL
APONÉVROSES — GAINES TENDINEUSES
BOURSES SÉREUSES

Les cartilages, les os, les ligaments, les synoviales constituent la *partie passive* de l'appareil du mouvement. C'est grâce à la *fibre musculaire* (de μύειν, se mouvoir) que tous ces leviers inertes sont mis en mouvement. La réunion en faisceaux des fibres musculaires forme les muscles. Ceux-ci sont donc les organes du mouvement et ils sont composés de faisceaux de fibres qui se contractent ou se raccourcissent sous l'influence d'une excitation.

Certains muscles se contractent sous l'influence de la volonté, ce sont les *muscles de la vie animale, de la vie de relation*. D'autres se contractent sans l'aide de la volonté, ce sont les *muscles de la vie organique*. Ces derniers seront étudiés avec les viscères qu'ils contribuent à former. Nous ne parlerons, dans cette troisième partie, que des premiers et du tissu fibreux qui les enveloppe, tissu connu sous le nom d'*aponévroses*.

Le *nombre* des muscles est d'environ 400; on ne peut déterminer ce nombre d'une manière rigoureuse. — Le *nom* est tiré : 1° de leur usage : muscles extenseurs, adducteurs, etc.; 2° de leur forme : deltoïde, pyramidal, etc.; 3° des divisions qu'ils présentent : biceps, triceps, jumeaux, etc.; 4° de leur direction :

muscles droits, obliques, transverses, etc. ; 5° de leur volume : muscle grand, petit, moyen ; 6° de leur situation : radial, cubital, etc. ; 7° de leurs attaches ou insertions : muscle sterno-hyoïdien, muscle sterno-cleïdo-mastoïdien, etc.

Le système musculaire est le plus considérable des systèmes organiques et celui qui varie le plus entre individus. D'après les rapports de leurs trois dimensions on a divisé les muscles en *longs, larges* et *courts*. Les *muscles longs* sont les plus superficiels et on les trouve surtout aux membres. Les *muscles courts* se rencontrent partout où il y a des os courts à mouvoir, et dans les couches profondes. Les *muscles larges* sont situés autour des grandes cavités splanchniques ; ils sont presque toujours disposés en plusieurs couches et, dans ce cas, ils s'entrecroisent, ce qui augmente la résistance des parois. Les *muscles* sont *droits* quand leur direction est à peu près la même dans toute leur longueur. Ils sont *réfléchis* quand ils changent de direction dans une partie de leur trajet ; c'est généralement le tendon qui se réfléchit, soit sur un anneau fibreux, soit sur une gouttière osseuse, comme le grand oblique de l'œil.

Les muscles s'attachent aux os par leurs deux extrémités ; ils s'attachent aussi à des aponévroses et à la peau. Les insertions se font soit par des fibres musculaires implantées sur le périoste, soit par des tendons ou des aponévroses. Une même extrémité d'un muscle peut avoir deux ou trois tendons (biceps, triceps). L'insertion qui sert le plus souvent d'appui, dans la contraction d'un muscle, est dite *fixe;* l'autre est l'insertion *mobile;* elle indique la *terminaison* du muscle, tandis que l'insertion fixe est censée être son *origine.*

Les muscles sont formés par des fibres rouges contractiles constituant le *tissu musculaire* proprement dit, et par des fibres blanches non contractiles, qui sont les *tendons* et les *aponévroses* d'insertion. Ils reçoivent de nombreuses *artères*, accompagnées de *deux veines* situées de chaque côté de l'artère, et des *nerfs* qui viennent du centre nerveux encéphalo-rachidien.

La fibre musculaire qui se contracte se raccourcit environ au tiers de sa longueur primitive, c'est-à-dire de la longueur de la fibre musculaire et non de la longueur du ventre musculaire (celui-ci est le *corps* du muscle, formé par le tissu musculaire). L'*étendue* du raccourcissement d'un muscle dépend donc de la longueur des fibres primitives qui constituent ce muscle. L'*énergie* de la contraction ou la force du muscle dépend naturellement du nombre des fibres musculaires. La direction de ces fibres indique *à priori* le sens du déplacement que le muscle fait subir à l'os mobile.

On appelle *muscles congénères* ceux qui concourent au même mouvement, et *muscles antagonistes* ceux qui font exécuter un mouvement opposé. Ainsi, les fléchisseurs sont congénères et ils sont antagonistes des extenseurs.

Aponévroses en général. — Les aponévroses (ἀπό, de, et νεῦρον, nerf, parce que les anciens croyaient que toutes les parties blanches étaient des nerfs) sont des membranes fibreuses, résistantes, inextensibles qui brident les muscles et leur forment des gaines favorisant leur contraction. Leur épaisseur et leur résistance varient suivant l'étendue et la puissance du muscle. Elles sont très résistantes autour des muscles des membres, elles le sont beaucoup moins autour des muscles larges, et elles disparaissent même quelquefois autour des muscles courts. La surface externe est lisse, d'un blanc nacré. La surface interne présente des prolongements fibreux qui pénètrent entre les principaux groupes des muscles et forment les *cloisons intermusculaires*. A leurs extrémités les aponévroses d'enveloppe se perdent sur le tendon.

Gaines tendineuses. — De nature fibreuse, les gaines tendineuses se trouvent autour des tendons qui sont libres dans une assez grande étendue et les empêchent de se déplacer pendant la contraction des muscles. La gaine est *générale*, si elle maintient plusieurs muscles. Dans ce cas elle envoie des prolongements, qui vont se fixer aux éminences osseuses et forment des *gaines particulières*. Celles-ci peuvent être moitié osseuses et moitié fibreuses, ou complètement fibreuses. Elles ont toujours une synoviale ou bourse séreuse qui favorise le glissement des tendons.

Bourses séreuses. — Ce sont des espèces de membranes séreuses, des sacs sans ouverture que l'on rencontre entre les tendons des muscles dans le point où ceux-ci se réfléchissent, et les os qui leur servent de poulie de réflexion. On en trouve partout où il y a un frottement assez considérable.

DEUXIÈME SECTION

DES MUSCLES EN PARTICULIER

On divise les muscles du corps en muscles de la tête, muscles du cou et du tronc, muscles des membres supérieurs et muscles des membres inférieurs.

CHAPITRE I

MUSCLES DE LA TÊTE

Les muscles de la tête se divisent en muscles épicrâniens, muscles de la face et muscles du maxillaire inférieur.

§ 1. — Muscles épicrâniens.

Ces muscles sont étalés en couches très minces et forment quatre groupes se rendant aux quatre côtés de l'aponévrose épicrânienne.

1° **L'aponévrose épicrânienne** est une espèce de calotte située sur le sommet de la tête, à lame forte, adhérente à la peau, mais mobile sur les os. Elle réunit le muscle frontal au muscle occipital.

2° **L'occipital** s'insère aux deux tiers externes de la ligne courbe occipitale supérieure et au bord postérieur de l'aponévrose épicrânienne, dont il est le muscle *tenseur*.

3° Le **frontal** (fig. 50-1) s'insère, d'un côté, à la peau de la région du sourcil et de celle du nez, et à l'apophyse montante du maxillaire supérieur et des os nasaux (cette dernière partie est le muscle *pyramidal* de certains auteurs); de l'autre au bord antérieur de l'aponévrose épicrànienne. Le frontal élève le sourcil et produit les rides transversales du front. La contraction du pyramidal (fig. 50-5) donne de la dureté au regard et annonce la haine [1].

4° **Les muscles auriculaires** (fig. 50-4) s'attachent à l'aponévrose épicrànienne. L'*antérieur* part de la partie antérieure du conduit auditif cartilagineux; le *supérieur*, de la convexité de la fossette de l'anthélix; le *postérieur*, de la convexité de la conque. Ces muscles sont à l'état rudimentaire chez l'homme.

§ 2. — Muscles de la face.

Tous les muscles de la face sont innervés par le nerf facial. Ce sont :

1° **L'orbiculaire des paupières.** — Ce muscle (2) est un sphincter composé de fibres circulaires et divisé en trois zones. La *zone orbitaire* naît de l'apophyse montante de l'os maxillaire par le *tendon direct* de l'*orbiculaire* ou *ligament palpébral interne* et finit au bord interne de l'orbite; les fibres forment un cercle complet autour de l'œil. La *zone palpébrale* est située dans les paupières et forme deux moitiés à concavités inverses. — Ce muscle permet l'occlusion des paupières, la compression du globe oculaire et la dilatation du sac lacrymal. La portion inférieure égaye l'œil et se contracte sous l'influence des sentiments affectueux. La portion supérieure, en se contractant, efface les rides du front et indique la réflexion.

2° **Le sourcilier.** — Situé à l'arcade sourcilière, il fait pour ainsi dire partie du précédent; il s'insère à la partie interne de l'arcade et à la peau de la partie externe du sourcil. Il abaisse la peau du front et rapproche les sourcils; il indique, en outre, la douleur et la souffrance, quand sa contraction n'est pas exagérée.

3° **Les muscles du nez.** — Ces muscles sont divisés en *constricteurs* et en *dilatateur*. — Les constricteurs sont : A. — le

1. Nous indiquerons après chaque muscle l'action qu'il exerce sur l'organisme. Il est facile de déterminer cette action grâce à la galvanisation localisée tant sur l'homme vivant que sur le cadavre.

transverse du nez qui s'insère au maxillaire supérieur et à la peau du dos du nez. D'après Cruveilher ce muscle, en se contractant, exprime la lasciveté; B. — le *myrtiforme* qui s'insère au maxillaire supérieur au-dessous de l'orifice des fosses nasales et à la peau de l'aile du nez et de la sous-cloison; il abaisse les ailes du

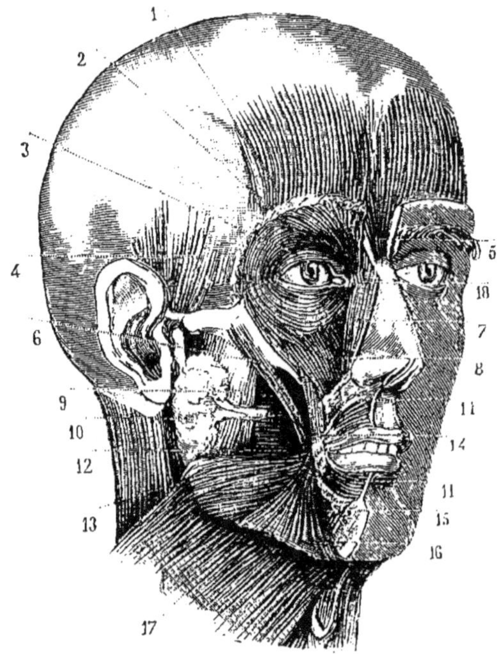

Fig. 50. — MUSCLES DE LA FACE. — 1. Frontal. 2. Orbiculaire des paupières. — 3. Lacrymal postérieur. — 4. Auriculaire. — 5. Pyramidal. — 6. Zygomatique. — 7. Dilatateur de l'aile du nez. — 8. Releveur superficiel. — 9. Masséter. — 10. Glande parotide. 11. Orbiculaire des lèvres. — 12. Buccinateur. — 13. Risorius Santorini. — 14. Canin. — 15. Carré du menton. 16. Triangulaire des lèvres. — 17. Sous-cutané peaucier.

nez, resserre les narines, c'est le muscle nasillard: il se contracte surtout dans l'expression des passions tristes et des douleurs physiques. — Le *dilatateur de l'aile du nez 7* s'insère, d'un côté, à la peau du bord externe de l'ouverture de la narine et à la branche externe du cartilage de l'aile du nez, et, de l'autre, à la peau de la partie supérieure de l'aile.

4° **Les muscles des lèvres et des joues**. — Ces muscles sont, comme les précédents, *dilatateurs* ou *constricteurs* des lèvres. Les muscles dilatateurs de la lèvre supérieure sont : le *grand* et le *petit zygomatique* (6), le *releveur superficiel* (8), le *releveur profond* et le *canin* (14) ; ceux de la commissure : le *risorius de Santorini* (13) ; ceux de la lèvre inférieure : le *triangulaire des lèvres* (16), le *carré du menton* (15) et la *houppe du menton*. — Les constricteurs sont : l'*orbiculaire des lèvres* (11) et le *buccinateur* (12).

A. Le *grand zygomatique* part de l'os malaire et va à la commissure des lèvres qu'il relève en se contractant. « C'est, dit Duchenne, le seul muscle qui exprime complètement la joie à tous ses degrés et dans toutes ses nuances, depuis le simple sourire jusqu'au rire le plus fou. Il ne rend aucune autre expression : *c'est le muscle de la joie*. » Seulement, ajoute Cruveilher, cette joie paraît fausse, factice ; elle ne devient franche et communicative que par le concours de la moitié inférieure de l'orbiculaire des paupières.

B. Le *petit zygomatique*, qui n'existe pas toujours, s'insère à l'os malaire et à la peau de la lèvre supérieure qu'il relève.

C. Le *releveur superficiel* de l'aile du nez et de la lèvre supérieure s'attache en avant du rebord orbitaire, à la crête de la branche montante du maxillaire supérieur et à la peau de la lèvre supérieure et de l'aile du nez qu'il relève.

D. Le *releveur profond* s'insère à l'os maxillaire supérieur, en dessous du trou sous-orbitaire et à la peau de l'aile du nez et de la lèvre supérieure. Il nous permet de *flairer* en dilatant les narines ; il élève aussi la lèvre supérieure.

Il faut remarquer que ces trois derniers muscles élèvent l'aile du nez. Cette action est très importante, puisque, dans les cas de gène de la respiration, elle facilite celle-ci par la dilatation des narines. Ils concourent aussi à l'expression de la physionomie ; ils indiquent le dédain, le chagrin. D'après Duchenne, l'élévateur superficiel produit le *pleurer à chaudes larmes*, avec le concours du sphincter des paupières. Quand il se contracte seul, il indique le *mécontentement*.

E. Le *canin* est situé dans la fosse canine à la partie supérieure de laquelle il s'insère pour aller à la peau de la lèvre supérieure. Il élève la commissure et la porte en dedans.

F. Le *risorius de Santorini*, qui n'existe pas toujours, s'insère à l'aponévrose parotidienne et à la commissure des lèvres. Il produit plutôt le rictus que le sourire bienveillant.

G. Le *triangulaire des lèvres* part de la face antérieure du maxillaire inférieur pour arriver à la commissure des lèvres qu'il abaisse, exprimant ainsi les passions tristes, le mépris et même le dégoût.

H. Le *carré du menton* s'insère à la ligne oblique externe du maxillaire inférieur d'un côté, et de l'autre à la peau de la lèvre inférieure qu'il abaisse en bas et en dehors. Il exprime l'effroi, la terreur.

I. La *houppe du menton* commence près de la symphyse du maxillaire inférieur et s'épanouit de chaque côté dans la peau du menton. Ses fibres ayant une direction oblique, il attire en haut la peau de cette partie et soulève la lèvre inférieure. « L'excitation électrique, dit Cruveilher, appliquée d'une manière saccadée sur la houppe du menton, produit dans la lèvre supérieure cette succession rapide de mouvements d'élévation et d'abaissement que l'on observe chez les personnes qui récitent des prières à voix basse. »

J. L'*orbiculaire des lèvres* est un sphincter complet situé dans l'épaisseur des lèvres. Il ferme la bouche par sa contraction. C'est le muscle du *baiser*. Il joue, en outre, un grand rôle dans la succion, la mastication, l'articulation du son.

K. Le *buccinateur* (fig. 54-3) forme la paroi latérale des joues: il est quadrilatère. Il rétrécit la cavité buccale, facilite la mastication, le jeu des instruments à vent, d'où son nom (*buccinare*, sonner de la trompette).

5° **Muscles de la mâchoire inférieure.** — Ces muscles sont au nombre de quatre :

A. Le *masséter* (fig. 50-9), muscle épais et quadrilatère, s'insère au bord inférieur de l'arcade zygomatique et à l'angle de la mâchoire (partie voisine de la face externe de la branche verticale). Il est couvert par l'aponévrose massétérine, la parotide en arrière et le nerf facial. Comme son nom l'indique (μασᾶσθαι, mâcher), c'est un muscle masticateur. Il porte la mâchoire en haut et en avant, ce qui facilite la trituration des aliments.

B. Le *temporal* (fig. 51-1), situé dans la fosse temporale, est un muscle large, radié, triangulaire, à base tournée en haut. Il

s'insère à la fosse temporale et à l'apophyse coronoïde. Il est recouvert par l'aponévrose épicrânienne, les muscles auriculaires et l'aponévrose temporale. Il élève la mâchoire inférieure.

C. Le *ptérygoïdien interne* ou *masséter interne* part de la fosse ptérygoïde pour aller à la face interne de l'angle de la mâchoire. Il a la même action que le précédent, et, en plus, il favorise le broiement des aliments.

D. Le *ptérygoïdien externe* (2), très court, épais, conoïde, s'insère, d'une part, à la face externe de l'apophyse ptérygoïde, à la

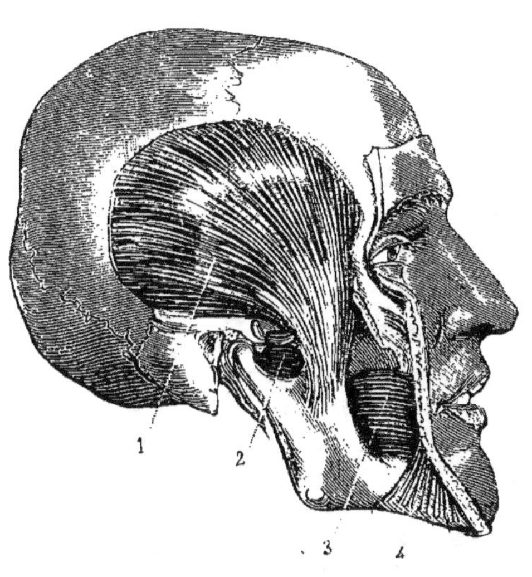

Fig. 51. — 1. Temporal. — 2. Ptérygoïdien externe. — 3. Buccinateur. — 4. Triangulaire des lèvres.

fosse zygomatique et à la crête temporo-zygomatique ; d'autre part, à la partie interne du col du condyle. Il porte ce dernier en avant, et, dans les fractures du col, il le déplace ; enfin, c'est surtout par son action que les aliments sont broyés.

CHAPITRE II

MUSCLES DU DOS ET DE LA NUQUE

Nous allons diviser ces muscles en trois groupes : les muscles superficiels du dos, les muscles de la nuque et les muscles spinaux postérieurs.

§ 1. — Muscles superficiels du dos.

Les muscles superficiels sont situés sur trois plans. Dans le premier, on trouve le *trapèze*, le *grand dorsal* et le *grand rond ;* dans le second, le *rhomboïde ;* dans le troisième, les *petits dentelés supérieur et inférieur.*

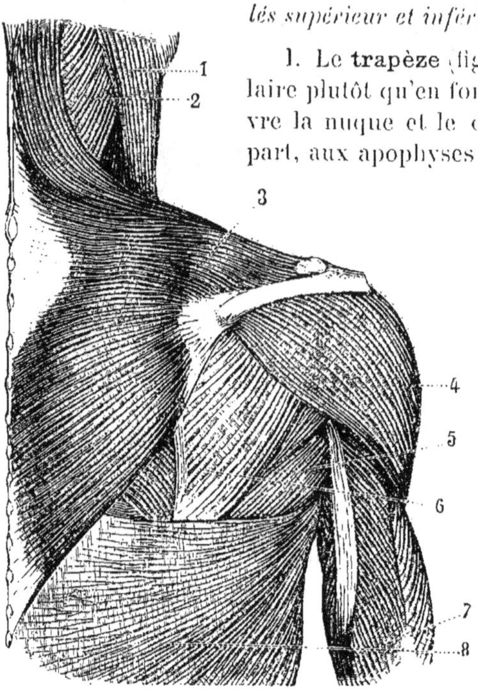

1. **Le trapèze** (fig. 52-3), large, triangulaire plutôt qu'en forme de trapèze, recouvre la nuque et le dos. Il s'insère, d'une part, aux apophyses épineuses des dix premières vertèbres dorsales et aux ligaments interépineux, à l'apophyse épineuse de la 7e cervicale et au tiers interne de la ligne courbe occipitale supérieure ; d'autre part, au tiers externe du bord postérieur de la clavicule, à l'acromion et à la partie interne de l'épine de l'omoplate. — La portion supérieure élève l'épaule si le point fixe est au cou ; si celui-ci est à l'épaule, elle incline la tête latéralement. La portion moyenne porte l'épaule en arrière. La portion inférieure élève le moignon de l'épaule par un mouvement de bascule. Le haussement des épaules indique le doute, le dédain surtout.

Fig. 52. — MUSCLES SUPERFICIELS DU DOS. — 1. Sterno-cléido-mastoïdien. — 2. Splénius. — 3. Trapèze. — 4. Deltoïde. — 5. Grand rond. — 6. Rhomboïde. — 7. Triceps. — 8. Grand dorsal.

II. **Le grand dorsal** (8) est un muscle large, aplati, occupant la région lombaire, une partie de la région dorsale et le bord postérieur de l'aisselle. Il a la forme d'un triangle[1]. Il s'insère, en de-

1. La figure 52 ne représente que la partie supérieure du grand dorsal.

dans, aux six dernières apophyses épineuses dorsales, aux apophyses épineuses lombaires et sacrées, à la crête iliaque et aux

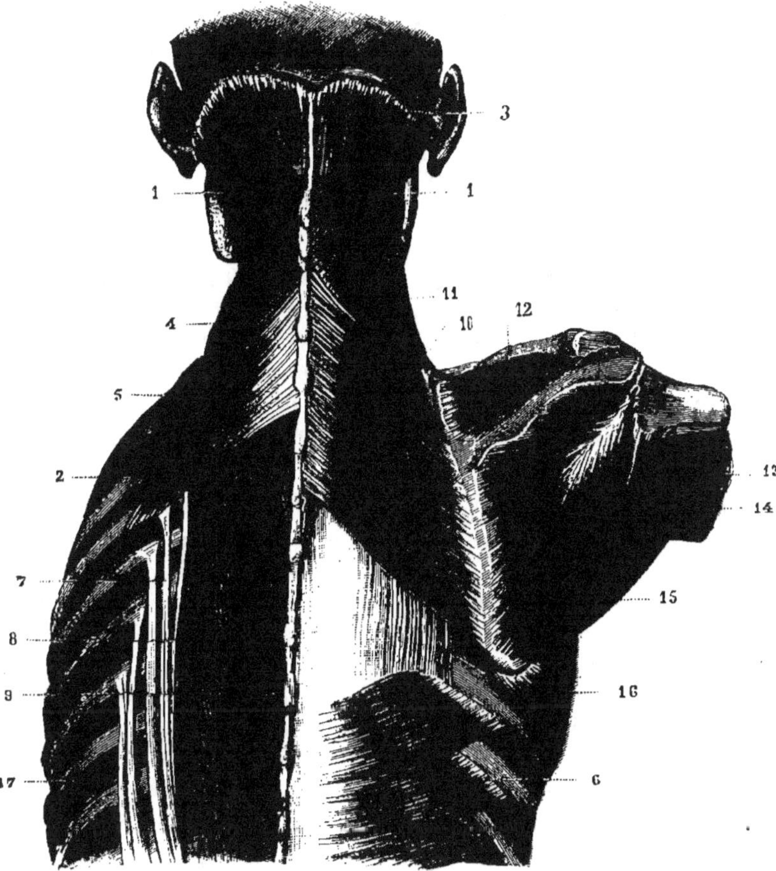

Fig. 53. — Muscles du dos et du cou (seconde et troisième couche). — 1. Le splénius.
— 2. Son insertion inférieure. — 3. Grand complexus. — 4. Transversaire du cou. —
5. Petit dentelé supérieur. — 6. Petit dentelé inférieur. — 7. Sacro-lombaire. — 8. Long
dorsal. — 9. Transversaire épineux. — 10. Rhomboïde. — 11. Angulaire de l'omoplate.
— 12. Sus-épineux. — 13. Sous-épineux. — 14. Petit rond. — 15. Grand rond. — 16. Grand
dentelé. — 17. Intercostaux externes.

trois ou quatre dernières côtes. De ces nombreuses insertions, les
fibres supérieures se dirigent presque horizontalement, les
moyennes obliquement en haut et les plus externes presque ver-

ticalement pour se rendre à un fort tendon qui s'insère au bord postérieur de la coulisse bicipitale, se confondant en partie avec le tendon du *grand rond.*

III. Le **grand rond** (fig. 52-5 et fig. 53-15), muscle épais, fort, *accessoire du précédent,* est situé à la partie postérieure de l'épaule. Il s'insère à la partie inférieure du bord axillaire de l'omoplate; de là, ses fibres vont se réunir au tendon du grand dorsal. — Ces deux muscles sont adducteurs et rotateurs en dedans; ils effacent et redressent le tronc; ils élèvent les côtes, facilitent l'inspiration; enfin, ils soulèvent le tronc et aident à grimper.

IV. Le **rhomboïde** (fig. 52-6 et fig. 53-10), appelé ainsi parce qu'il ressemble assez à un rhombe ou losange, est situé à la région dorsale, au-dessous du trapèze. Ses fibres se dirigent des dernières apophyses épineuses cervicales et des cinq premières dorsales, au bord spinal de l'omoplate qu'il élève et porte en dedans, ce qui amène l'abaissement du moignon de l'épaule.

V. Les **petits dentelés postérieurs** sont au nombre de deux, le *supérieur* (fig. 53-5) et l'*inférieur* (6), et forment la troisième couche. Le *supérieur* a ses fibres qui partent des apophyses épineuses de la 7ᵉ cervicale et des trois premières dorsales et vont s'insérer à la face externe des deuxième, troisième, quatrième et cinquième côtes. L'*inférieur* s'insère à l'apophyse épineuse des deux dernières vertèbres dorsales, des trois premières lombaires et au bord inférieur des quatre dernières côtes. Du bord inférieur du dentelé supérieur part une lame fibreuse qui s'attache au bord supérieur du dentelé inférieur, c'est l'*aponévrose* des petits dentelés. Le supérieur relève un peu les côtes, il est donc inspirateur; l'inférieur les abaisse, il est expirateur.

§ 2. — Muscles de la nuque.

Ces muscles sont placés aussi sur trois plans : le premier est formé par l'*angulaire de l'omoplate* et le *splénius;* le second, par le *grand complexus,* le *petit complexus,* le *transversaire du cou;* le troisième, par les *grands* et *petits droits postérieurs,* les *grands* et *petits obliques.*

I. L'**angulaire de l'omoplate** (fig. 53-11) est situé à la partie postérieure et latérale du cou. Il s'insère en haut aux tubercules postérieurs des apophyses transverses des quatre premières vertèbres cervicales et en bas à l'angle interne de l'omoplate. — Presque toujours, c'est l'insertion supérieure qui est fixe; dans ce cas, il imprime un mouvement de rotation qui abaisse l'épaule. Quand c'est l'insertion inférieure qui est fixe, il incline le cou latéralement.

II. Le **splénius** (fig. 52-2 et fig. 53-1-1) a été comparé à la rate (σπλήν, rate), d'où son nom. Il est situé à la partie postérieure du cou et supérieure du dos. Il s'insère au ligament de la nuque, aux apophyses épineuses de la 7° cervicale et des cinq premières dorsales, d'un côté; de l'autre, à l'apophyse mastoïde et aux deux tiers externes de la ligne courbe occipitale supérieure *(splénius de la tête)*; aux tubercules postérieurs des apophyses transverses de l'atlas, de l'axis et de la 3ᵉ cervicale *(splénius du cou)*. Si les deux splénius, celui situé à droite et celui situé à gauche, se contractent, ils étendent la tête; si c'est un seul, la tête s'incline de ce côté. En somme, le splénius est *extenseur* et *rotateur* de la tête et du cou.

III. Le **grand complexus** (fig. 53-3), situé au-dessous du précédent, est aplati, plus large en haut qu'en bas. Ses fibres étant très obliques, il est extenseur et rotateur de la tête.

IV. Le **petit complexus** s'insère aux apophyses articulaires des cinq dernières cervicales et à l'apophyse mastoïde. Il fléchit la tête latéralement.

V. Le **transversaire du cou** (fig. 53-9) est un petit muscle long et très grêle qui renforce le long dorsal; il est appliqué sur les deux précédents. Il est extenseur et rotateur du cou.

VI. Le **grand droit supérieur de la tête** (fig. 54-4), ou *axoïdo-occipital*, dénomination qui indique ses insertions, est un faisceau cylindrique qui étend la tête sur l'atlas et l'atlas sur l'axis. Quand un seul se contracte, ou le droit ou le gauche, il fait tourner la tête de son côté.

VII. Le **petit droit supérieur de la tête** (3), ou *atloïdo-occipital*, est court, rayonné et il étend la tête.

VIII. Le **grand oblique ou oblique inférieur de la tête** (2), court, épais, naît de l'apophyse épineuse de l'axis et va à l'apophyse transverse de l'atlas. Il est l'agent principal des mouvements de rotation de l'atlas sur l'axis ; il fait, par conséquent, tourner la tête de ce côté.

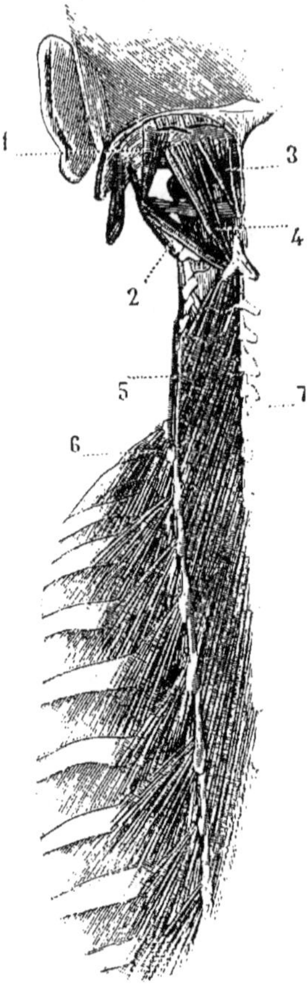

IX. Le **petit oblique** ou **oblique supérieur** (1) va de l'apophyse transverse de l'atlas à l'occipital. Il étend la tête et l'incline latéralement.

§ 3. — Muscles spinaux postérieurs.

Les muscles spinaux postérieurs sont, comme les précédents, situés sur trois plans différents : le plan superficiel est formé par le sacro-lombaire et le long dorsal ; le moyen, par le transversaire épineux ; le profond, par les muscles interépineux et les muscles intertransversaires.

1. Le **sacro-lombaire** (fig. 53-7 et le **long dorsal** 8) naissent par une masse charnue, nommée *masse commune*, et située dans la gouttière lombo-sacrée, sous le grand dorsal. Ils s'attachent en bas, par l'aponévrose spinale, à la tubérosité de l'os iliaque et à la crête sacrée. La masse charnue commune se sépare au niveau de la dernière côte en deux faisceaux : le faisceau externe constitue le *sacro-lombaire* ; l'interne, le *long dorsal*. — Le *sacro-lombaire*, qui s'implante par six ou sept faisceaux à l'angle des six ou sept dernières côtes, se dirige vers la partie externe de l'angle des douze

Fig. 51. — MUSCLES PROFONDS DU DOS ET DU COU. — 1. Oblique supérieur. — 2. Oblique inférieur. — 3. Petit droit supérieur. — 4. Grand droit supérieur. — 5. Intertransversaires. — 6. Sus-costaux. — 7. Interépineux.

côtes et les tubercules postérieurs des apophyses transverses des cinq dernières vertèbres cervicales. — Le *long dorsal* présente des faisceaux de terminaison externes et des faisceaux de terminaison internes ; ceux-ci sont épineux et transversaires.

II. Le **transversaire épineux** (fig. 53-9), grêle à son extrémité inférieure, s'élargit à la région lombaire, devient très grêle à la région dorsale, puis très large à la région cervicale, pour se terminer en pointe à l'axis.

III. Les **muscles interépineux** (fig. 54-7) n'existent guère qu'aux régions cervicale et lombaire. Il sont disposés par paire entre les apophyses épineuses des vertèbres.

IV. Les **intertransversaires** (fig. 54-5) existent aux mêmes régions que les précédents. Au cou, ils forment dans chaque intervalle une paire de muscles, un antérieur et un postérieur. Aux lombes, ils sont simples; il y en a donc cinq de chaque côté. Ils vont d'une apophyse costiforme à l'autre.

Lorsque les muscles spinaux se contractent en même temps, ils sont extenseurs de la colonne vertébrale. S'ils se contractent isolément, ils inclinent la colonne vertébrale de leur côté. Enfin, ils font équilibre au poids de tout le tronc, c'est ce qui explique la fatigue que l'on ressent dans le dos quand on est debout trop longtemps.

Tous ces muscles sont contenus par les *aponévroses de la partie postérieure du tronc*. Ce sont des lames fibreuses divisées en aponévroses de la région cervicale postérieure, de la région dorsale et de la région lombaire. Celle-ci est la plus importante, mais elle doit être considérée plutôt comme un tendon très large, très aplati, que comme une aponévrose.

CHAPITRE III

MUSCLES DU COU

§ I. — Muscles antérieurs du cou.

Les *muscles antérieurs du cou* comprennent, en allant de l'extérieur à l'intérieur, le *peaucier du cou*, le *sterno-cléido-mastoïdien*; le *digastrique*, le *stylo-hyoïdien* et le *mylo-hyoïdien* (muscles sushyoïdiens); le *sterno-hyoïdien*, l'*omo-hyoïdien*, le *sterno-thyroïdien* et le *thyro-hyoïdien* (muscles sous-hyoïdiens), enfin le *génio-hyoïdien*.

I. Le **peaucier du cou** (fig. 50-17) est un muscle large, mince, qui double la peau de la partie antérieure du cou. Il abaisse la lèvre inférieure et un peu la commissure; il exprime par là même les passions tristes, l'effroi; il est tenseur du creux sus-claviculaire et contribue un peu à la flexion de la tête sur la poitrine.

II. Le **sterno-cléido-mastoïdien** (fig. 55-13) s'insère, en bas, comme son nom l'indique, au sternum et à la face supérieure de la clavicule, et, en haut, à l'apophyse mastoïde. Quand il agit d'un seul côté, il fléchit la tête et fait tourner la face du côté opposé ; quand ils agissent tous les deux, ils sont fléchisseurs.

III. Le **digastrique** (3), ainsi nommé parce qu'il est formé de deux faisceaux ou ventres,

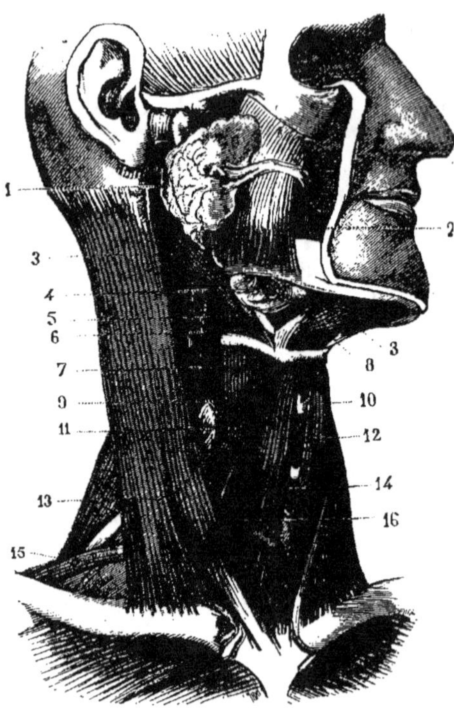

Fig. 55. — Muscles du cou. — 1. Parotide. — 2. Masséter. — 3. Digastrique. — 4. Glande sous-maxillaire. — 5. Staphylo-hyoïdien. — 6. Hyoglosse. — 7. Thyro-hyoïdien. — 8. Mylo-hyoïdien. — 9 et 15. Omo-hyoïdien. — 10. Sterno-hyoïdien. — 11. Glande thyroïde. — 12. Cartilage thyroïde. — 13. Sterno-cléido-mastoïdien. — 14. Cartilage cricoïde. — 15. Omo-hyoïdien. — 16. Sterno-thyroïdien.

est situé à la partie supérieure latérale et antérieure du cou. Il est recourbé sur lui-même. Il part de l'apophyse mastoïde (ventre postérieur) et de la fossette digastrique (ventre antérieur) pour arriver à la partie voisine de la grande corne de l'os hyoïde qu'il élève en se contractant; il abaisse la mâchoire inférieure.

IV. Le **stylo-hyoïdien** va de l'apophyse styloïde au corps de l'os hyoïde qu'il élève.

V. Le **mylo-hyoïdien** (8) part de la ligne mylo-hyoïdienne du maxillaire inférieur et va au corps de l'os hyoïde. Il forme le plancher de la bouche. Quand la mâchoire est fixe, il élève l'os hyoïde; quand c'est celui-ci qui est fixe, il abaisse la mâchoire.

VI. Le **génio-hyoïdien** va des apophyses géni inférieures du maxillaire au corps de l'os hyoïde qu'il tire en avant et en haut.

VII. Le **sterno-hyoïdien** (10) est un muscle aplati, mince, qui abaisse l'os hyoïde.

VIII. Le **scapulo** ou **omo-hyoïdien** (9 et 15) est plus grêle encore; il agit de la même manière.

IX. Le **sterno-thyroïdien** (16) abaisse le cartilage thyroïde.

X. Le **thyro-hyoïdien** (7) élève ce cartilage et abaisse l'os hyoïde.

§ 2. — Muscles latéraux du cou.

Les **scalènes** (de σκαλγνός, boiteux), nommés ainsi parce qu'en géométrie on appelle scalène un triangle dont les trois côtés sont inégaux, sont deux muscles situés sur les parties latérales inférieures et profondes du cou. Le *scalène antérieur* s'insère par quatre tendons aux apophyses transverses des troisième, quatrième, cinquième et sixième vertèbres cervicales, puis ces fibres se réunissent en un faisceau qui va s'insérer à la première côte qu'il élève, ce qui en fait un muscle inspirateur. — Le *scalène postérieur* s'insère aux six dernières vertèbres cervicales et à la première et à la deuxième côte qu'il élève aussi.

§ 3. — Muscles prévertébraux.

Les muscles qui occupent cette région sont au nombre de quatre de chaque côté : le *grand droit antérieur*, le *petit droit antérieur*, le *long du cou* et le *petit droit latéral*. Tous ces muscles sont fléchisseurs et rotateurs.

L'aponévrose cervicale est très compliquée; elle forme d'abord une gaine pour tous les muscles du cou, sauf le peaucier; elle descend ensuite pour engainer les différents muscles.

CHAPITRE IV

RÉGION THORACIQUE ANTÉRIEURE ET LATÉRALE

Les muscles qui occupent la région thoracique antérieure et cervicale sont *extra-thoraciques*, *intercostaux* et *intra-thoraciques*.

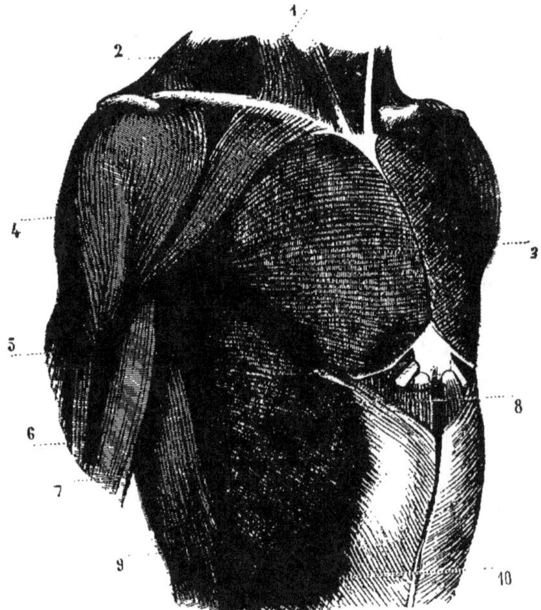

Fig. 56. — MUSCLES DE LA FACE ANTÉRIEURE DE LA POITRINE ET DE L'É-PAULE. — 1. Sterno-cléido-mastoïdien. — 2. Trapèze. — 3. Grand pectoral. — 4. Deltoïde. — 5. Triceps. — 6. Brachial. — 7. Biceps. — 8. Grand dentelé. — 9. Grand droit postérieur. — 10. Oblique externe.

§ 1. — Muscles extra-thoraciques.

I. Le **grand pectoral** (fig. 56-3) est un muscle large, épais, triangulaire, situé à la partie supérieure et antérieure du thorax. Il s'insère, d'une part, aux deux tiers internes du bord antérieur de la clavicule, au sternum, au cartilage des six premières côtes et à l'aponévrose du grand oblique; d'autre part, au bord antérieur de la coulisse bicipitale de l'humérus. — Il porte le bras en avant et le fait tourner en dedans. Le faisceau claviculaire soulève l'épaule; le faisceau sterno-costal l'abaisse. Si le bras est fixe, il

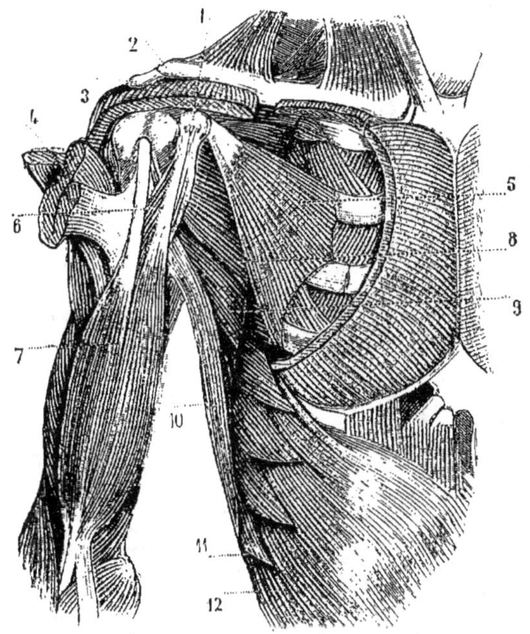

Fig. 57. — PARTIE ANTÉRIEURE DE LA POITRINE *(le grand pectoral et le deltoïde ont été enlevés)*. — 1. Apophyse coracoïde. — 2. Clavicule. — 3. Acromion. — 4. Grand pectoral. — 5. Petit pectoral. — 6. Coraco-brachial. — 7. Biceps, tête externe et tête interne. — 8. Sous-scapulaire. — 9. Grand rond. — 10. Grand dorsal. — 11. Grand dentelé. — 12. Oblique externe.

soulève le tronc et les côtes, il facilite ainsi l'action de grimper et fait inspirer.

II. Le **petit pectoral** (fig. 57-5), mince, aplati, dentelé à son bord interne, est situé au-dessous du précédent. Il naît de la troisième, quatrième et cinquième côtes par trois languettes qui s'insèrent, après s'être réunies, à l'apophyse coracoïde. — Il abaisse le moignon de l'épaule; quand cette dernière est fixée, il est inspirateur puisqu'il relève les côtes.

III. Le **sous-clavier**, caché sous la clavicule à laquelle il s'insère d'une part, et au cartilage de la première côte d'autre part, a pour office d'appliquer la clavicule contre le sternum.

IV. Le **grand dentelé** (fig. 57-11 et fig. 58-3) s'étend comme une sangle musculaire des dix premières côtes au bord spinal de l'omoplate qu'il fixe en le tirant en avant. C'est le muscle qui agit le plus fortement quand nous tirons un fardeau avec nos mains placées derrière le dos. Il est inspirateur quand son point fixe est à l'omoplate.

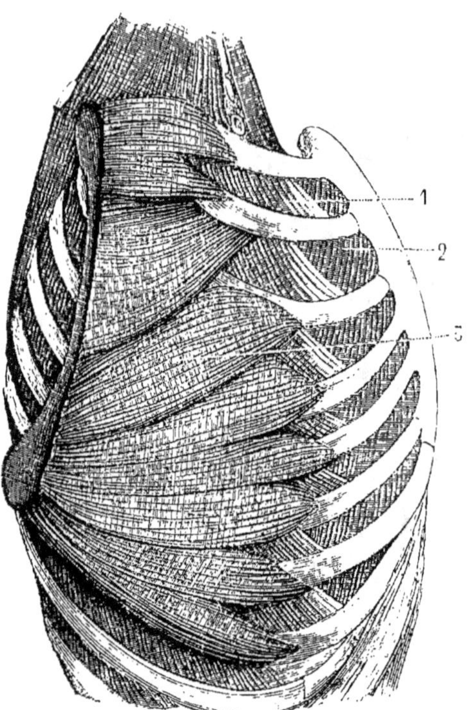

Fig. 58. — PARTIE LATÉRALE DE LA POITRINE. — 1. Intercostaux externes. — 2. Intercostaux internes. — 3. Grand dentelé.

§ 2. — Muscles intercostaux.

Les muscles intercostaux externes et internes (fig. 58-1-2) sont situés entre les côtes. Leurs fibres se dirigent obliquement, les externes d'arrière en avant, les internes d'avant en arrière, elles se croisent donc en X. Ces muscles jouent le rôle de simples ligaments élastiques dans la respiration ordinaire, et, à cause de la disposition des fibres, une couche est toujours tendue quelle que soit la position des côtes.

Les **sous-costaux** sont des languettes musculaires, et les **surcostaux** de petits muscles triangulaires situés à la partie postérieure interne et externe des muscles intercostaux. Ils élèvent les côtes.

§ 3. — Muscles intra-thoraciques.

I. **Le triangulaire du sternum** est dentelé à ses insertions externes. Il est situé à la face postérieure du sternum et des cartilages costaux qu'il abaisse. Il est donc expirateur.

II. **Le diaphragme** (διά, entre, φράγμα, cloison) est un muscle qui forme une cloison séparant la cavité thoracique de la cavité abdominale. On lui considère une partie centrale, *centre phrénique* (de φρένες, diaphragme), qui est aponévrotique et présente trois folioles (*trèfle aponévrotique*). Entre le foliole droit et le moyen est une ouverture pour la veine cave inférieure. — La partie musculaire rayonne vers la circonférence et se divise en trois parties formées par les *fibres vertébrales*, les *fibres sternales* et les *fibres costales*. Les premières présentent des faisceaux charnus qu'on a nommés *piliers du diaphragme* et qui laissent passer entre eux l'aorte en arrière, l'œsophage et les nerfs pneumogastriques. Du tendon d'origine des piliers part un prolongement fibreux, *arcade*, qui va se fixer à l'apophyse transverse de la première vertèbre lombaire; c'est sous cette arcade que passe le psoas. Une autre arcade, externe, connue aussi sous le nom de *ligament cintré* du diaphragme, va de l'apophyse transverse de la même vertèbre à l'extrémité de la douzième côte; sous elle passe le muscle carré des lombes.

En se contractant le diaphragme agrandit le diamètre vertical du thorax aux dépens de la cavité abdominale, ce qui fait que l'air extérieur se précipite dans les poumons; il est donc inspirateur. Mais sa contraction produit encore d'autres effets: l'ouverture œsophagienne, qui est entièrement *musculaire*, se resserre fort heureusement, car l'estomac étant comprimé pendant l'inspiration, ce viscère aurait de la tendance à se vider par l'œsophage. La résistance produite par le resserrement de cette ouverture n'est cependant pas suffisante pour empêcher le vomissement.

Tous les muscles du thorax sont recouverts par l'aponévrose thoracique. La partie superficielle est mince au niveau du grand pectoral et du grand dentelé; elle est très épaisse dans le creux axillaire.

CHAPITRE V

REGION ABDOMINALE ANTÉRIEURE ET LATÉRALE

Cette région comprend les muscles *grand oblique, petit oblique, transverse, grand droit de l'abdomen* et le *pyramidal*; en tout dix muscles, cinq de chaque côté. Elle donne à étudier aussi les aponévroses abdominales antérieures, l'arcade crurale, le canal inguinal, le canal crural et le fascia transversalis.

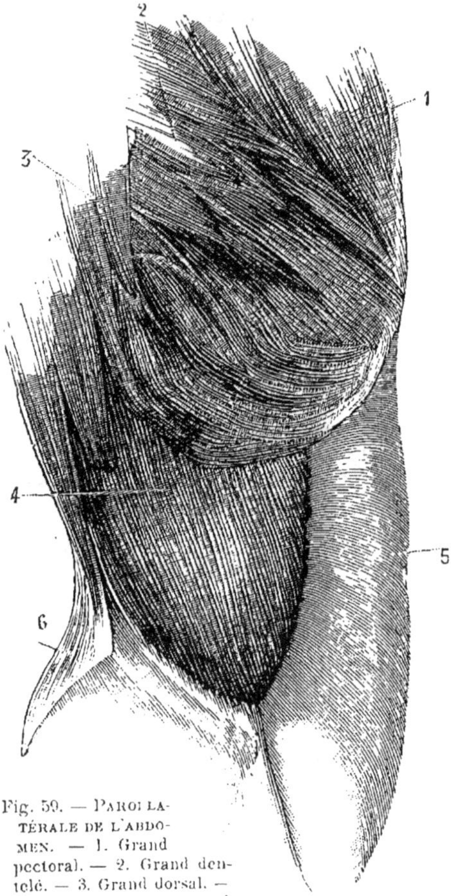

1. Le **grand oblique** (fig. 59-4 et fig. 60-4), large quadrilatère, couvre superficiellement les parois latérales et antérieures de l'abdomen. Il s'insère, en arrière et en haut, aux huit dernières côtes par des digitations qui s'entrecroisent avec celles du dentelé et du grand dorsal; en bas, à la lèvre externe de la crête iliaque par deux digitations, les autres vont à une large aponévrose, nommée *aponévrose du grand oblique*.

Fig. 59. — PAROI LA-
TÉRALE DE L'ABDO-
MEN. — 1. Grand
pectoral. — 2. Grand den-
telé. — 3. Grand dorsal. —
4. Oblique externe ou grand
oblique. — 5. Aponévrose abdominale. — 6. Aponévrose du grand dorsal.

Les fibres supérieures sont transversales; les moyennes,

obliques ; les inférieures, presque verticales ; ces dernières vont s'insérer, par leur aponévrose, à la ligne blanche, à l'arcade crurale et au pubis. — Il rétrécit la cavité abdominale et aide ainsi l'expulsion des matières ; il abaisse les côtes, ce qui le

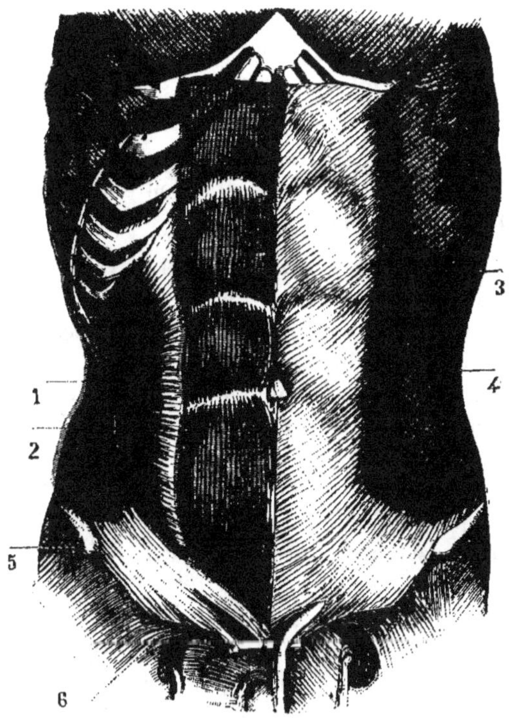

Fig. 60. — PAROI ANTÉRIEURE DE L'ABDOMEN. — 1. Petit oblique. — 2. Grand droit de l'abdomen. — 3. Aponévrose abdominale. — 4. Grand oblique. — 5. Épine iliaque antérieure et supérieure. — 6. Pli falciforme.

rend expirateur ; il imprime au tronc un mouvement de rotation du côté opposé quand un seul se contracte.

II. Le **petit oblique** (fig. 60-1) est situé au-dessous du précédent : il est large et mince. Il comprime les viscères abdominaux ; il rapproche les côtes du bassin et par conséquent fléchit le tronc en avant. Quand un seul se contracte, il fléchit le tronc de son côté.

III. Le **transverse**, large, mince, quadrilatère, est recouvert par le précédent. Toutes ses fibres sont transverses. Il comprime les viscères abdominaux et contribue à l'expiration.

IV. Le **grand droit de l'abdomen** (fig. 60-2) est un muscle long, ayant la forme d'un ruban plus large en haut qu'en bas et occupant la partie antérieure de l'abdomen. Il s'insère en haut à la face antérieure des cartilages des cinquième, sixième et septième côtes, et, en bas, à l'épine du pubis. — Il comprime les viscères abdominaux et fléchit le tronc en abaissant le thorax.

V. Le **pyramidal** est un petit muscle qui n'existe pas toujours ; il est situé à la partie inférieure et antérieure de l'abdomen. Il est tenseur de la ligne blanche.

VI. **Aponévroses abdominales**. — Les parois abdominales sont en partie formées par des muscles, situés sur les côtés, et en partie par des aponévroses. Une est antérieure, c'est l'aponévrose abdominale antérieure (fig. 59-5 et fig. 60-3) ; l'autre est postérieure, c'est l'aponévrose abdominale postérieure dont nous avons parlé. — L'antérieure est formée par la ligne blanche et deux moitiés latérales semblables. La *ligne blanche* est un raphé (de ράπτειν, coudre) fibreux qui s'étend de l'apophyse xiphoïde à la symphyse du pubis. Sur son trajet elle rencontre l'ombilic qui laisse passer, chez le fœtus, les vaisseaux ombilicaux. Du côté externe de cette ligne partent deux feuillets, l'un antérieur et l'autre postérieur au muscle grand droit, auquel ils constituent une gaine résistante. Ces feuillets se subdivisent pour former de nouvelles aponévroses dont la plus importante est celle du grand oblique, parce qu'elle contribue à former l'arcade crurale et le canal inguinal. Les autres aponévroses sont celles du petit oblique, du transverse et le fascia transversalis.

VII. **L'arcade crurale** ou **fémorale**, nommée encore ligament de Vésale, de Fallope, de Poupart, est une bandelette fibreuse étendue entre l'épine iliaque antérieure et supérieure et l'épine du pubis. Elle répond au pli de l'aine, et elle est formée par des fibres propres et des fibres de l'aponévrose du grand oblique. Avant d'arriver au pubis une partie des fibres se portent en arrière et en bas et s'insèrent à la crête pectinéale. Cette portion réfléchie est appelée *ligament de Gimbernat,* parce qu'il en a bien fait comprendre l'importance dans l'étranglement de la hernie crurale.

L'arcade fémorale sépare l'abdomen des membres inférieurs, mais elle forme avec l'os iliaque un vaste espace triangulaire qui établit une communication entre eux. Dans cet espace on trouve le muscle psoas iliaque, le nerf crural, la veine et l'artère fémorales et le muscle pectiné.

Le **canal inguinal** consiste dans un trajet creusé entre les muscles larges de l'abdomen. Il présente deux orifices, un *cutané* et l'autre *abdominal*. Ce dernier est complètement fermé par le péritoine. Le cutané ou externe représente un anneau elliptique ou ovalaire, oblique en bas et en dedans. Les faisceaux qui le limitent latéralement sont appelés piliers. Des fibres qui forment le pilier externe, les unes se réfléchissent en arrière pour former le *ligament de Collas*, d'autres pour le *ligament de Gimbernat*. C'est par le canal inguinal que se font les hernies inguinales.

Le **canal crural** a la forme d'un triangle isocèle; la base est constituée par l'arcade crurale; le bord interne correspond au pectiné, l'externe au psoas iliaque. C'est par ce canal que se produit la hernie crurale.

Le **fascia transversalis** n'est autre chose que la partie inférieure de l'aponévrose sous-péritonéale; il traverse le canal inguinal. Nous en reparlerons dans le quatrième volume.

CHAPITRE VI

RÉGION LOMBO-ILIAQUE

Cette région comprend le psoas iliaque, le petit psoas, le carré des lombes, et les intertransversaires des lombes.

1. Le **psoas iliaque** (ψόας, lombes) (fig. 61-4-6) est un muscle épais, étroit dans la partie supérieure, long et aplati dans sa portion iliaque. Il est situé sur les parties latérales des vertèbres lombaires et dans la fosse iliaque interne. Il s'insère en bas au

petit trochanter, après être sorti du bassin sous l'arcade fémorale dans une gouttière pratiquée sur l'os coxal. C'est sur cette gouttière que le muscle se réfléchit comme une poulie. — Le psoas iliaque fléchit la cuisse sur le bassin ; sa réflexion le rend plus puissant. Quand le fémur est fixe, il ramène en avant la colonne vertébrale et le bassin.

II. Le **petit psoas** est situé en avant du psoas. Il manque souvent. De la douzième vertèbre dorsale, il va s'insérer en bas sur un tendon grêle qui se fixe à l'éminence iléo-pectinée et au *fascia iliaca* dont il est le tenseur.

III. Le **carré des lombes** (5) est quadrilatère, plus large en haut et en bas qu'au milieu. Il est situé à la région lombaire entre les dernières côtes et la crête iliaque. Il abaisse la dernière côte ; il est donc expirateur.

IV. Les **muscles intertransversaires des lombes** sont placés entre chaque apophyse transverse des lombes qu'ils rapprochent, inclinant ainsi latéralement la colonne vertébrale.

L'aponévrose *lombo-iliaque* ou *fascia iliaca* sert de gaine à toute la partie abdominale du muscle psoas iliaque qu'elle accompagne jusqu'au petit trochanter. Elle est placée au-dessus du péritoine.

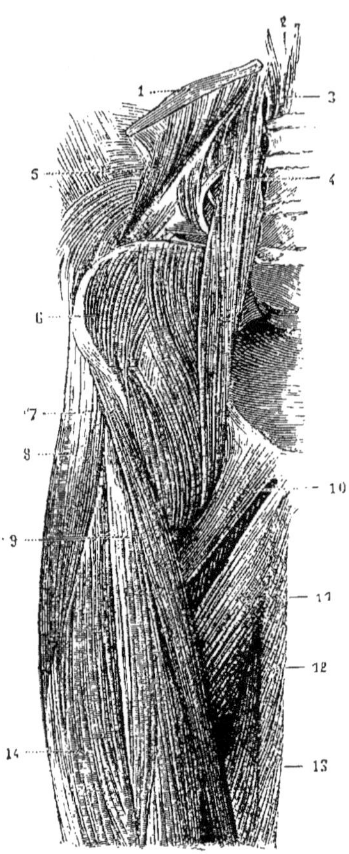

Fig. 61. — MUSCLES INTERNES DE LA HANCHE ET MUSCLES DE LA RÉGION ANTÉRIEURE DE LA CUISSE. — 1. Douzième côte. — 2. Piliers du diaphragme. — 3. Vertèbres lombaires. — 4. Psoas. — 5. Carré des lombes. — 6. Iliaque. — 7. Couturier. — 8. Tenseur du fascia. — 9. Droit antérieur. — 10. Pectiné. — 11. Second adducteur superficiel. — 12. Droit interne. — 13. Grand adducteur profond. — 14. Vaste externe.

CHAPITRE VII

MUSCLES DES MEMBRES SUPÉRIEURS

Les muscles des membres supérieurs se divisent en muscles de l'épaule, du bras, de l'avant-bras et de la main.

§ 1. — Muscles de l'épaule.

Ces muscles sont situés sur trois plans. Le superficiel est formé par le deltoïde; le moyen, par le sus-épineux, le sous-épineux, le petit rond; le profond, par le sous-scapulaire.

I. Le **deltoïde** (fig. 56-4), ainsi nommé à cause de sa forme, est un muscle épais, situé à la partie supérieure et externe du bras. C'est un V qui contourne l'épaule avec sa pointe en bas. Il s'insère en haut à la clavicule et à l'omoplate; en bas, à l'empreinte deltoïdienne de l'humérus. — Il soulève le bras, le porte en avant par ses fibres antérieures, en arrière par ses fibres postérieures, et soulève le tronc quand on grimpe.

II. Le **sus-épineux** (fig. 53-12) remplit la fosse sus-épineuse de l'omoplate. Il est abducteur et un peu rotateur en dedans de l'humérus. Il renforce la capsule articulaire.

III. Le **sous-épineux** (fig. 53-13) occupe la fosse sous-épineuse. Il est rotateur de l'humérus, et, comme le précédent, il applique la tête humérale contre la cavité glénoïde.

IV. Le **petit rond** (fig. 53-14) n'est qu'un faisceau du sous-épineux. Il naît de la fosse sous-épineuse et va à la facette inférieure de la grosse tubérosité. Il a les mêmes usages que le précédent.

V. Le **sous-scapulaire** (fig. 57-8 et fig. 62-5) occupe toute la fosse sous-scapulaire et va à la petite tubérosité de l'humérus qu'il tourne en dedans.

§ 2. — Muscles du bras.

Les muscles antérieurs du bras sont : le biceps, et, au-dessous,
le coraco-brachial et le brachial antérieur. A la région postérieure, il n'y a que le triceps.

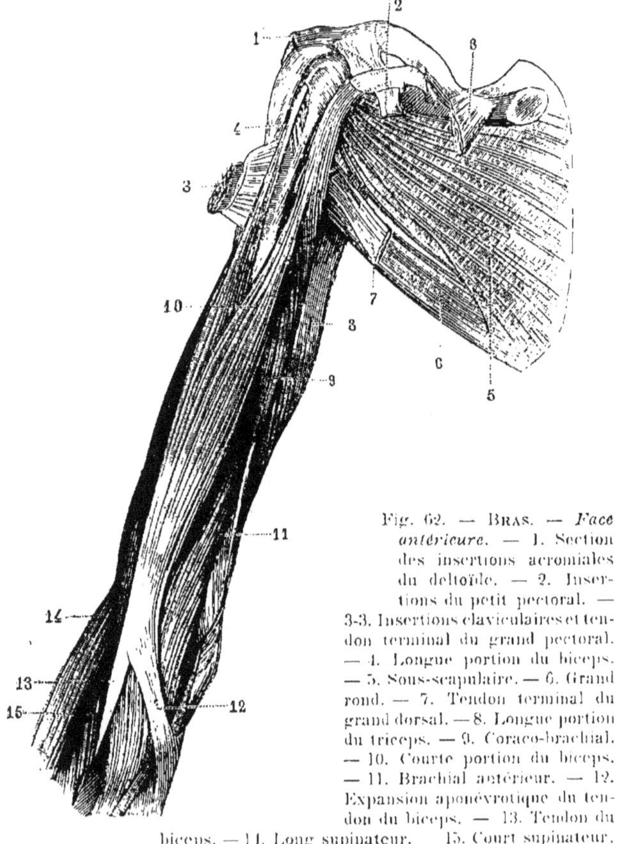

Fig. 62. — Bras. — *Face
antérieure.* — 1. Section
des insertions acromiales
du deltoïde. — 2. Inser-
tions du petit pectoral. —
3-3. Insertions claviculaires et tendon terminal du grand pectoral.
— 4. Longue portion du biceps.
— 5. Sous-scapulaire. — 6. Grand
rond. — 7. Tendon terminal du
grand dorsal. — 8. Longue portion
du triceps. — 9. Coraco-brachial.
— 10. Courte portion du biceps.
— 11. Brachial antérieur. — 12.
Expansion aponévrotique du tendon du biceps. — 13. Tendon du
biceps. — 14. Long supinateur.   15. Court supinateur.

1. Le **biceps** (fig. 57-7) est situé à la partie supérieure du
bras ; il est bifide en haut, d'où son nom, et simple en bas. La
longue portion (fig. 62-4) s'insère à la cavité glénoïde ; la *courte
portion* (fig. 62-10), au sommet de l'apophyse coracoïde ; l'inser-

tion inférieure a lieu à la tubérosité bicipitale. L'artère humérale longe son bord interne. — Ce muscle fléchit l'avant-bras sur le bras ; il élève ce dernier et le porte en avant ; il tend en même temps l'aponévrose antibrachiale.

II. Le **coraco-brachial** (fig. 57-6 et fig. 62-9), situé à la partie interne et supérieure du bras, s'insère à l'apophyse coracoïde et à la face interne de l'humérus. Il élève le bras et le porte en avant et en dedans.

III. Le **brachial antérieur** (fig. 56-6 et fig. 62-11) est un muscle épais, situé derrière le biceps. Il s'insère au-dessous de l'empreinte deltoïdienne et à l'apophyse coronoïde du cubitus. Il fléchit l'avant-bras sur le bras, et protège l'articulation.

IV. Le **triceps** (fig. 56-5) occupe les parties postérieure et latérales du bras. Il s'insère, en haut, à l'omoplate, à la face postérieure de l'humérus au-dessus et au-dessous de la gouttière radiale ; ces trois portions, nommées *long chef*, *vaste externe* et *vaste interne*, vont s'insérer, après leur réunion, à la partie supérieure et postérieure de l'olécrâne. Il étend l'avant-bras sur le bras.

L'*aponévrose brachiale* enveloppe tout le bras et se termine au coude. Sa face profonde fournit des cloisons qui vont isoler les différents muscles.

§ 3. — Muscles de l'avant-bras.

A. Les muscles de la *région antérieure* de l'avant-bras sont, suivant le plan qu'ils occupent : pour le premier plan, le rond pronateur, le grand palmaire, le palmaire grêle et le cubital antérieur ; pour le deuxième, le fléchisseur superficiel ; pour le troisième, le long fléchisseur du pouce, le fléchisseur profond des doigts ; pour le quatrième, le carré pronateur. Le nerf médian les innerve tous excepté le cubital.

I. Le **rond pronateur** (fig. 63-4) forme sous la peau la saillie oblique qui borne en dedans le pli du coude. Il s'insère, en haut, au bord interne de l'humérus et, en bas, au tiers moyen du radius. Il est pronateur, c'est-à-dire qu'il tourne la paume de la main en dedans ; il fléchit en outre l'avant-bras.

II. Le **grand palmaire** ou **radial antérieur** (fig. 63-2) s'insère à l'épitrochlée et à la partie antérieure du deuxième métacarpien.

Il fléchit la main sur l'avant-bras ; il est aussi un peu pronateur.

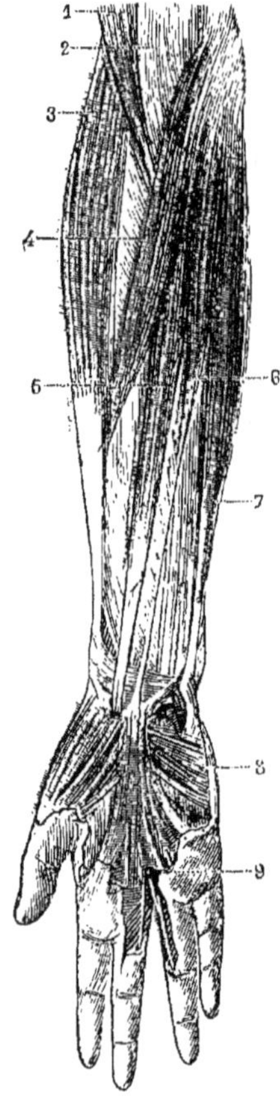

Fig. 63. — MUSCLES DE L'AVANT-BRAS. — *Couche superficielle.* — 1. Triceps. — 2. Brachial antérieur. — 3. Muscles radiaux externes. — 4. Rond pronateur. — 5. Radial antérieur. — 6. Palmaire grêle. — 7. Cubital antérieur. — 8. Palmaire cutané. — 9. Lombrical.

III. Le **palmaire grêle** (6) a la même insertion supérieure que le précédent ; en bas, il s'attache à l'aponévrose palmaire dont il est le tenseur. Il fléchit aussi légèrement la main sur l'avant-bras.

IV. Le **cubital antérieur** (7), le plus interne, s'insère, en haut, à l'épitrochlée, et, en bas, au pisiforme. Il fléchit l'avant-bras et la main qu'il incline du côté du cubitus, il est donc adducteur.

V. Le **fléchisseur superficiel** (fig. 64-10) est large, aplati, divisé en quatre portions inférieurement pour ses quatre insertions aux deuxièmes phalanges des quatre derniers doigts. Il forme à lui seul la seconde couche des muscles de la région antérieure. Il fléchit les deuxièmes phalanges.

VI. Le **fléchisseur profond des doigts** (fig. 64-12), situé au-dessous du précédent, se divise, comme lui, inférieurement, en quatre portions s'insérant à la troisième phalange des mêmes doigts après avoir traversé les portions du superficiel. Il s'attache en haut aux deux tiers supérieurs du cubitus et au ligament interosseux. Il fléchit les troisièmes phalanges.

VII. Le **long fléchisseur du pouce** (11) s'insère en haut aux trois quarts supérieurs du radius et au ligament interosseux, en bas, à la deuxième phalange du pouce qu'il fléchit.

VIII. Le **carré pronateur** (18) est un muscle quadrilatère situé à la partie inférieure de l'avant-bras ; il va du bord interne du cubitus, au bord externe du radius. Il porte la main dans la pronation.

B. Les muscles de la *région externe* sont disposés sur trois couches : 1° le long supinateur ; 2° le premier et le deuxième radial ; 3° le court supinateur. — Le nerf radial les innerve tous.

I. Le **long supinateur**[1] ou **huméro-radial** (fig. 62-14) s'étend du bord externe de l'humérus à l'extrémité inférieure du radius, en dessous de l'apophyse styloïde. Il est à peine supinateur ; il fléchit surtout l'avant-bras.

II. Le **premier radial externe** (fig. 63-3 et 64-7), situé au-dessous du précédent, s'insère à la partie inférieure de l'humérus et au deuxième métacarpien. Il étend la main et l'incline sur le bord radial.

III. Le **deuxième radial externe** (fig. 65-3), plus épais que le premier, au-dessous duquel il est placé, va de l'épicondyle à l'apophyse du troisième métacarpien. Il est extenseur de la main.

IV. Le **court supinateur** (fig. 62-15 et fig. 66-3) est petit, enroulé autour de l'extrémité supérieure du radius qu'il tourne en dehors ; il porte donc l'avant-bras dans la supination.

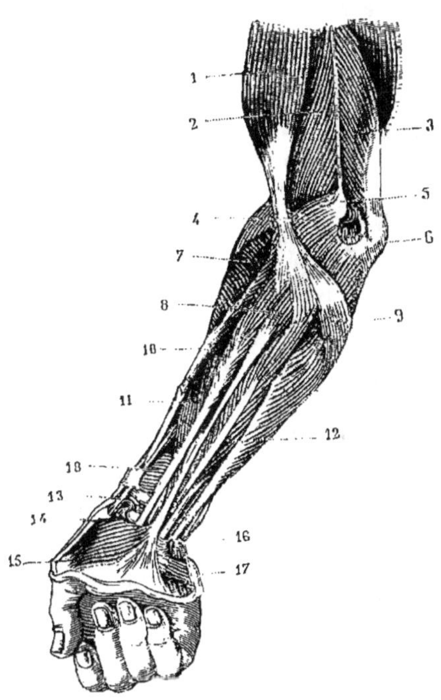

Fig. 61. — MUSCLES DE L'AVANT-BRAS. — *Seconde couche.* — 1. Biceps. — 2. Brachial antérieur. — 3. Triceps. — 4. Rond pronateur. — 5. Condyle. — 6. Olécrâne. — 7. Radial externe. — 8. Long palmaire. — 9. Expansion aponévrotique du biceps. — 10 et 12. Fléchisseur commun des doigts. — 11. Long fléchisseur du pouce. — 13. Long abducteur du pouce. — 14. Court extenseur du pouce. — 15. Court abducteur. — 16. Os pisiforme. — 17. Petit palmaire. — 18. Carré pronateur.

C. Les muscles de la *région postérieure* n'offrent que deux couches. Dans la première se trouvent : l'extenseur commun des

1. De *supinus*, couché à la renverse. La supination est le contraire de la pronation. Dans celle-ci la main est tournée en dedans ; dans la supination, elle est tournée en dehors, de manière que sa face antérieure ou palmaire devient supérieure.

doigts, l'extenseur propre du petit doigt, le cubital postérieur et l'anconé; dans la deuxième : le long abducteur, le court extenseur et le long extérieur du pouce, l'extenseur propre de l'index. Ils sont tous innervés par le radial.

I. L'extenseur commun des doigts (fig. 65-13) va de l'épicondyle à la base de la première phalange par une expansion fibreuse, à la base des deuxièmes phalanges par une languette médiane, et à la base des troisièmes par les languettes latérales. Il est extenseur des phalanges sur le métacarpe; de celui-ci, sur le carpe; de la main, sur l'avant-bras.

II. L'extenseur propre du petit doigt (fig. 65-12) n'est qu'un appendice du précédent. Il étend le petit doigt.

III. Le cubital postérieur (11) est le plus interne des muscles de la région postérieure. De l'épicondyle (tendon commun aux muscles précédents) il va à l'extrémité supérieure du cinquième métacarpien. Il est extenseur de la main qu'il porte dans l'adduction.

IV. L'anconé (10 et fig. 66-2), nommé ainsi à cause de sa situation (ἀγκών, saillie du coude), semble la continuation de la portion interne du triceps. Il étend l'avant-bras sur le bras. En raison de sa direction oblique, il tend à faire exécuter un mouvement de rotation de dehors en dedans.

V. Le long abducteur du pouce (4 et fig. 66-4) est le plus volumineux et le plus externe des muscles de la couche profonde. Du cubitus et du radius, il va au premier métacarpien dont il est abducteur.

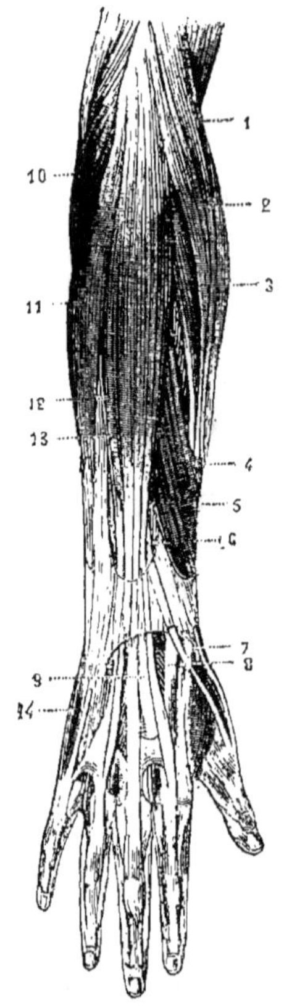

Fig. 65. — AVANT-BRAS ET MAIN. — *Face postérieure.* — 1. Long supinateur. — 2. Premier radial externe. — 3. Deuxième radial externe. — 4. Long abducteur du pouce. — 5. Court extenseur du pouce. — 6. Long extenseur du pouce. — 7. Tendon du premier radial. — 8. Tendon du second radial. — 9. Tendon de l'extenseur propre de l'index. — 10. Anconé. — 11. Cubital postérieur. — 12. Extenseur propre du petit doigt. — 13. Extenseur commun des doigts. — 14. Tendon de l'extenseur propre du petit doigt.

VI. Le **court extenseur du pouce** (5 et fig. 66-5) est situé au-dessous ; il est extenseur de la première phalange du pouce et abducteur.

VII. Le **long extenseur du pouce** (6 et fig. 66-8) va du cubitus et du ligament interosseux à la deuxième phalange du pouce. C'est le tendon de ce muscle qui limite en dedans le creux, nommé *tabatière anatomique*, lequel creux est limité en dehors par les tendons des court extenseur et long abducteur du pouce. Il étend la deuxième phalange du pouce.

VIII. L'**extenseur propre de l'index** (9 et fig. 66-7) s'insère en haut comme le précédent, et, en bas, il s'unit au tendon de l'extenseur commun. C'est à ce muscle que l'index doit son indépendance dans les mouvements d'extension.

L'aponévrose anti-brachiale se continue avec la brachiale. Elle forme des gaines secondaires distinctes pour les différents muscles. Au poignet, elle s'épaissit, forme le *ligament annulaire dorsal du carpe* et constitue, en avant, avec les os, des gouttières qui laissent passer les tendons des muscles.

§ 4. — Muscles de la main.

Les muscles de la main occupent tous la région palmaire, et tous sont fléchisseurs. On les divise : 1° en muscles de la région palmaire moyenne ; 2° en muscles de la région externe, ou de l'éminence thénar (de θεναρ, paume de la main) ; 3° en muscles de la région interne ou de l'éminence hypothénar (ὑπό, sous) ; 4° en muscles interosseux.

I. Les **lombricaux** (fig. 67-10) sont quatre petites languettes situées à la partie moyenne de la paume de la main et annexées aux tendons du fléchisseur profond. Leur action est assez difficile à préciser.

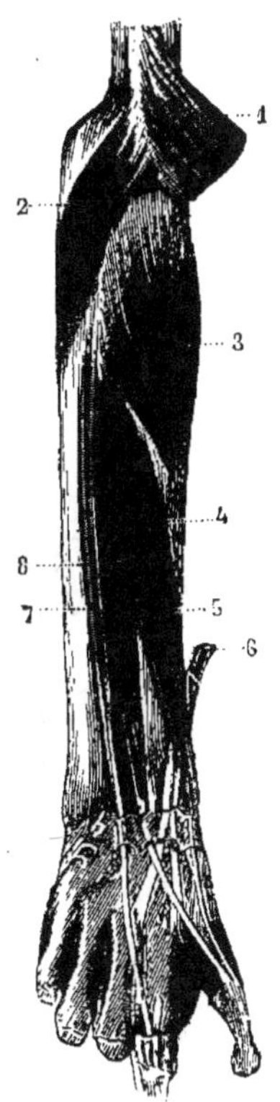

Fig. 66. — AVANT-BRAS. — *Face postérieure :* Muscles profonds. — 1. Origine des muscles radiaux externes. — 2. Anconé. — 3. Court supinateur. — 4. Long abducteur du pouce. — 5. Court extenseur du pouce. — 6. Tendon du premier et deuxième radial externe. — 7. Extenseur propre de l'index. — 8. Long extenseur du pouce.

II. Les muscles de l'*éminence thénar* sont : *a)* Le **court abducteur du pouce** (2-5), ou *scaphoïdo-phalangien ;* il fléchit la première phalange du pouce, et il est plutôt opposant qu'abducteur.

b) Le **court fléchisseur du pouce** (3) est difficile à circonscrire ; il n'est pas fléchisseur, mais bien opposant.

c) L'**opposant du pouce** (4) ou *trapezo-métacarpien* fléchit le premier métacarpien et le porte en dedans.

d) L'**adducteur du pouce** (12) ou *métacarpo-phalangien* est un muscle triangulaire qui est essentiellement adducteur ; il fléchit aussi la première phalange.

III. Les muscles de l'*éminence hypothénar* sont : *a)* Le **palmaire cutané** (fig. 63-8) qui forme la peau du bord cubital : il protège les vaisseaux et les nerfs placés au-dessous.

b) L'**abducteur du petit doigt** (fig. 67-7) ou *pisi-phalangien* fléchit la première phalange et porte le petit doigt dans l'abduction. Mais il est adducteur par rapport au tronc.

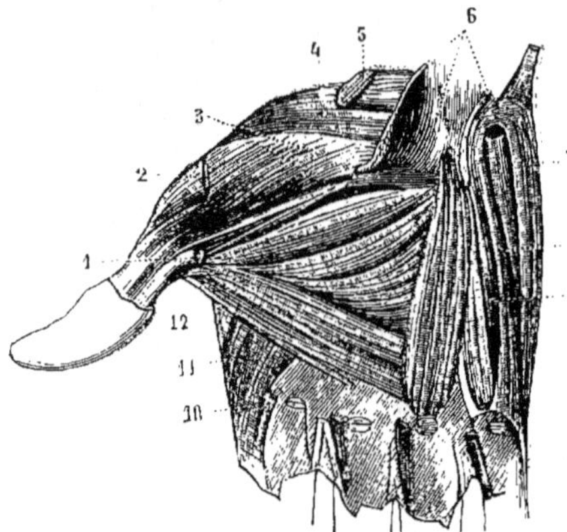

Fig. 67. — MAIN. — *Muscles de la face palmaire.* — 1. Tendon du long fléchisseur du pouce. — 2. Court abducteur du pouce. — 3. Court fléchisseur du pouce. — 4. Opposant du pouce. — 5. Court abducteur du pouce (la portion moyenne a été enlevée). — 6. Ligament annulaire antérieur du carpe, incisé verticalement et écarté des deux côtés. — 7. Abducteur du petit doigt. — 8. Court fléchisseur du petit doigt. — 9. Opposant du petit doigt. — 10. Muscles lombricaux. — 11. Premier muscle interosseux dorsal. — 12. Abducteur du pouce.

c) Le **court fléchisseur du petit doigt** (8) ou *unci-phalangien* s'insère à l'os crochu et à la première phalange. Il fléchit le petit doigt.

d) L'**opposant du petit doigt** (9) ou *unci-métacarpien* porte le petit doigt en avant et en dehors.

IV. Les **muscles interosseux** sont *palmaires* et *dorsaux.* Les premiers sont plus petits que les seconds; ils sont au nombre de trois et occupent la paume de la main. Les dorsaux sont plus volumineux ; on en compte quatre situés entre les espaces interosseux du dos de la main. Ces muscles sont adducteurs des doigts relativement à l'axe du corps. Ils sont, en outre, extenseurs des deux dernières phalanges et fléchisseurs de la première. Ils président aussi aux mouvements de latéralité qui permettent aux doigts de s'écarter ou de se rapprocher les uns des autres.

Les *aponévroses* de la *main* comprennent : 1° le *ligament dorsal du carpe* qui concourt à former la gouttière pour les tendons extenseurs des doigts ; 2° le *ligament annulaire antérieur du carpe* qui forme la gaine du radial antérieur ; 3° l'*aponévrose palmaire* qui fournit sept arcades pour les tendons des muscles fléchisseurs. — Le poignet présente six synoviales distinctes pour les muscles extenseurs : à la partie antérieure, il n'y en a que trois.

CHAPITRE VIII

MUSCLES DES MEMBRES INFÉRIEURS

On divise ces muscles en quatre classes, suivant qu'ils occupent la région du bassin, de la cuisse, de la jambe ou du pied.

§ 1. — Muscles du bassin.

Certains muscles du bassin occupent la région postérieure et supérieure ou *fessière* ; les autres, la région antérieure et inférieure. Les premiers sont les trois fessiers, grand, moyen et petit ; les seconds comprennent le pyramidal, l'obturateur interne, les jumeaux, le carré fémoral et l'obturateur externe. Le psoas a été décrit avec la région lombaire.

A. *Région fessière*. — 1. Le **grand fessier** (fig. 68-2), situé à la partie postérieure, est large, épais, quadrilatère. C'est le plus volumineux de tous les muscles. Il s'insère, d'un côté, à l'os coxal, au sacrum, au coccyx et à la partie postérieure du ligament

sacro-sciatique ; de l'autre, à la ligne âpre du grand trochanter.
Il est à la fois extenseur, abducteur et rotateur en dehors de la
cuisse. Quand le fémur est
fixe, le grand fessier fléchit
le bassin et le tronc et fait
tourner ce dernier du côté opposé.

II. Le **moyen fessier** (fig.
69-2), situé au-dessous, est
large, épais, triangulaire. Il
s'insère à la fosse iliaque externe et à la face externe du
grand trochanter. Il est extenseur, abducteur de la cuisse
et rotateur en dedans par ses
fibres antérieures; celles-ci
peuvent fléchir la cuisse sur
le bassin.

III. Le **petit fessier**, triangulaire aussi, est situé au-dessous du moyen. Ses fibres
partent de la partie antérieure
de la crête iliaque et vont au
grand trochanter. Il est abducteur de la cuisse et rotateur en dedans par ses fibres
antérieures, et en dehors par
ses fibres postérieures.

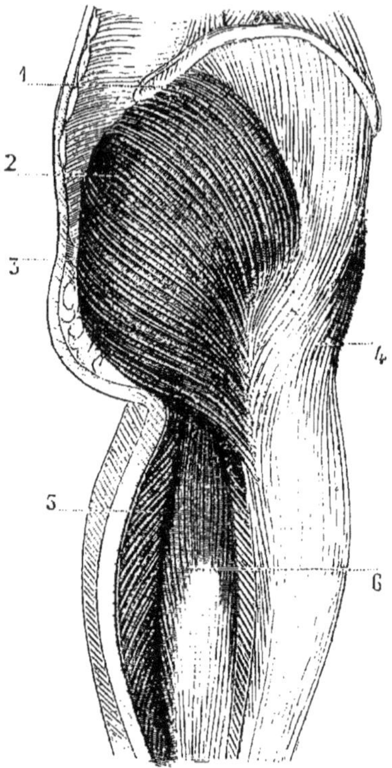

Fig. 68. — RÉGION FESSIÈRE. — 1. Épine
iliaque postérieure et supérieure. — 2.
Grand fessier. — 3. Os coccyx. — 4. Tenseur du fascia lata. — 5. Demi-tendineux.
— 6. Longue portion du biceps.

B. *Région antérieure*. -
I. Le **pyramidal** (fig. 69-3), situé en partie dans la cavité du bassin, a plutôt la forme d'une poire. Il est couché horizontalement
le long du bord inférieur du moyen fessier. Il sort du bassin
par la grande échancrure sciatique et s'insère au grand trochanter. Il tourne la cuisse en dehors.

II. L'**obturateur interne** (fig. 69-4) est triangulaire : il s'étend
de la circonférence interne du trou sous-pubien au bord supérieur du grand trochanter. A sa sortie du bassin, il se réfléchit
à angle droit sur le bord de l'insertion.

III. Les **jumeaux pelviens** sont deux petits faisceaux disposés en forme de gouttière dans laquelle se place l'obturateur interne avec lequel ils s'insèrent au trochanter. Ils sont, ainsi que l'obturateur interne, rotateurs de la cuisse en dehors.

IV. Le **carré fémoral** (fig. 69-6) a la forme d'un parallélogramme et se trouve au-dessous des jumeaux. Il s'insère au bord externe de l'ischion et à la crête intertrochantérienne. Il tourne la cuisse en dehors

V. L'**obturateur externe** est situé à la partie latérale et antérieure du bassin : il est triangulaire, aplati. Du pourtour du trou obturateur, il va s'insérer à la cavité digitale du grand trochanter. Même action que le précédent.

§ 2. — Muscles de la cuisse.

Les muscles de la cuisse sont divisés en muscles de la *région antérieure*, muscles de la *région interne* et muscles de la *région postérieure*. Celle-ci renferme le biceps, le demi-tendineux et le demi-membraneux. La région antéro-externe comprend le tenseur du fascia lata, le couturier et le triceps.

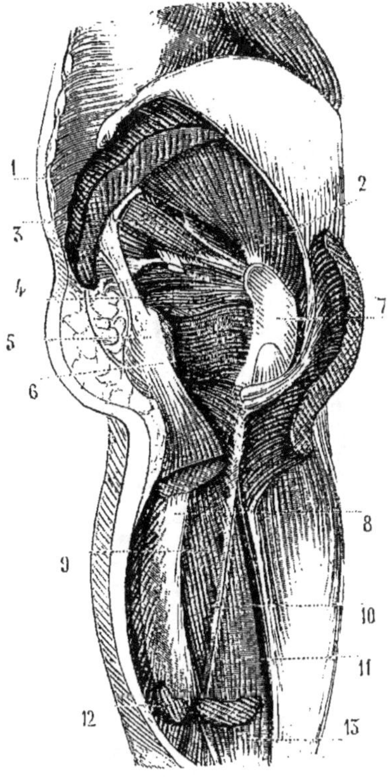

Fig. 69. — RÉGION POSTÉRIEURE DE LA HANCHE. — 1. Grand fessier. — 2. Moyen fessier. — 3. Pyramidal. — 4. Obturateur interne. — 5. Tubérosité ischiatique. — 6. Carré fémoral. — 7. Grand trochanter. — 8. Demi-membraneux. — 9. Grand adducteur. — 10. Ligne âpre. — 11. Courte portion du biceps. — 12. Demi-tendineux. — 13. Longue portion du biceps.

La région interne se compose du droit interne, du pectiné et des trois adducteurs.

A. *Région postérieure*. 1. Le **biceps crural**, situé à la partie postérieure et externe de la cuisse, est simple en bas où il s'insère à la tête du péroné et un peu au tibia, et bifide en haut pour ses insertions à l'ischion (longue portion) (fig. 69-13) et à la ligne âpre du fémur (courte portion) (11). Il est fléchisseur et rotateur en dehors de la jambe ; il étend la cuisse.

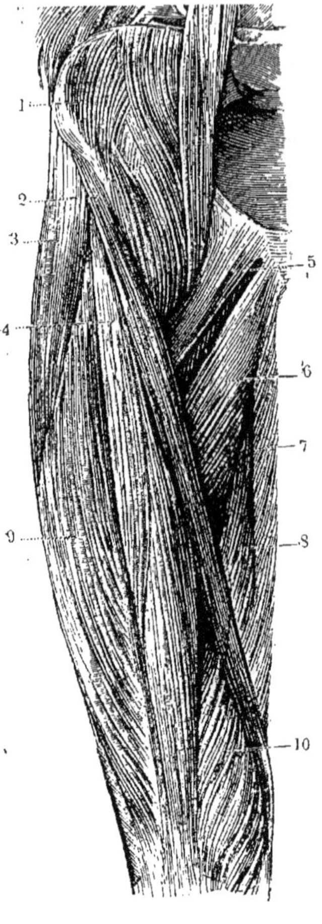

II. Le **demi-tendineux** (fig. 68-5 et fig. 69-12), ainsi nommé à cause de la longueur de son tendon, s'insère à la tubérosité ischiatique et à la tubérosité antérieure du tibia. Son action est la même que celle du biceps.

III. Le **demi-membraneux** (fig. 69-8 et fig. 71-5) est creusé en gouttière en haut pour loger le demi-tendineux ; le tendon inférieur se divise en trois portions et s'insère à la tubérosité interne du tibia. Il a la même action que le précédent.

B. *Région antéro-externe*. — I. Le **tenseur du fascia lata** (fig. 68-4 et 70-3) est aplati, situé à la partie supérieure et externe de la cuisse et contenu entre deux feuillets de l'aponévrose fémorale. Ses fibres naissent de l'épine iliaque antérieure et supérieure et vont au tubercule externe de la tubérosité du tibia par une bandelette qui se confond avec le fascia lata. Il est fléchisseur et rotateur en dedans de la cuisse, tenseur du fascia lata ou aponévrose de la cuisse et fixateur de la rotule.

Fig. 70. — MUSCLES INTERNES DE LA HANCHE ET MUSCLES DE LA RÉGION ANTÉRIEURE DE LA CUISSE. — 1. Iliaque. — 2. Couturier. — 3. Tenseur du fascia. — 4. Droit antérieur. — 5. Pectiné. — 6. Second adducteur superficiel. — 7. Droit interne. — 8. Grand adducteur profond. — 9. Vaste externe. — 10. Vaste interne.

II. Le **couturier** (fig. 70-2), nommé ainsi parce qu'il produit, par sa contraction, l'attitude que les tailleurs font prendre à leurs jambes quand ils s'assoient pour travailler, est le muscle le plus long du corps. Il part de l'épine iliaque antérieure et supérieure, croise la cuisse de dehors en dedans, et va s'insérer à la crête du tibia par un tendon qui forme, avec ceux du droit interne et du demi-tendineux, la *patte d'oie*. C'est le muscle satellite de l'artère fémorale. Il fléchit la jambe sur la cuisse, la renverse en dehors et la *croise* sur la jambe opposée.

III. Le **triceps fémoral** présente une longue portion ou portion moyenne *(droit antérieur des auteurs)* (fig. 70-4), une portion externe *(vaste externe)* (fig. 67-14 et fig. 71-8) et une portion interne *(vaste interne)* (fig. 67-15 et 70-10). En bas, l'insertion se fait au moyen d'une bandelette tendineuse au bord interne et à la face antérieure de la rotule. Il étend la jambe sur la cuisse et il soulève le corps dans la marche et dans le saut. C'est le muscle le plus puissant à cause de ses insertions.

C. *Région interne.* — 1. Le **droit interne** (fig. 71-3), très superficiel, est long, droit et grêle. Il s'insère à la symphyse du pubis et à la crête du tibia. Il est fléchisseur de la jambe et rotateur du tibia en dedans.

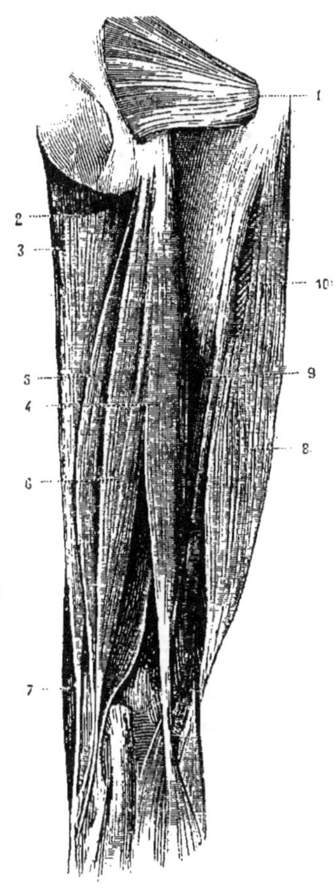

Fig. 71. — MUSCLES DE LA RÉGION POSTÉRIEURE DE LA CUISSE. — 1. Carré fémoral. — 2. Grand adducteur profond. — 3. Droit interne. — 4. Longue portion du biceps. — 5. Demi-membraneux. — 6. Demi-tendineux. — 7. Couturier. — 8. Vaste externe. — 9. Courte portion du biceps. — 10. Tendon du grand fessier.

II. Les **adducteurs de la cuisse** sont au nombre de 4, y compris le pectiné. — *a)* Le *pectiné* (de *pecten*, pubis) (fig. 70-5) s'insère au pubis et en bas au-dessous du petit trochanter. Il est fléchisseur, adducteur et rotateur en dehors de la cuisse; il fait croiser les jambes. — *b)* Le *premier* ou *moyen adducteur* est aplati, triangulaire, il semble contourner le pectiné. Son insertion inférieure a lieu au tiers moyen de la ligne âpre du fémur. — *c)* Le *deuxième* ou *petit adducteur superficiel* (fig. 70-6) naît au-dessous de l'épine du pubis et va à la ligne âpre. — *d)* Le *troisième* ou *grand adducteur profond* (fig. 70-8 et fig. 71-2) s'insère à la tubérosité de l'ischion, et en bas à la ligne âpre et au tubercule interne du fémur. — Tous ces muscles sont rotateurs en dehors, mais leur usage principal est l'adduction. Ils agissent dans l'équitation, car c'est grâce à eux qu'on peut bien serrer le cheval.

L'aponévrose fémorale est de la plus grande utilité, puisqu'elle doit contenir des muscles nombreux, très longs et se réfléchissant plus ou moins autour de l'articulation du genou; aussi elle est très résistante et contient tous les muscles sans les comprimer. Très épaisse en dehors, elle est mince, élastique et criblée de trous au côté interne, au-dessous de l'arcade crurale, d'où le nom de *fascia cribriformis* donné à cette partie.

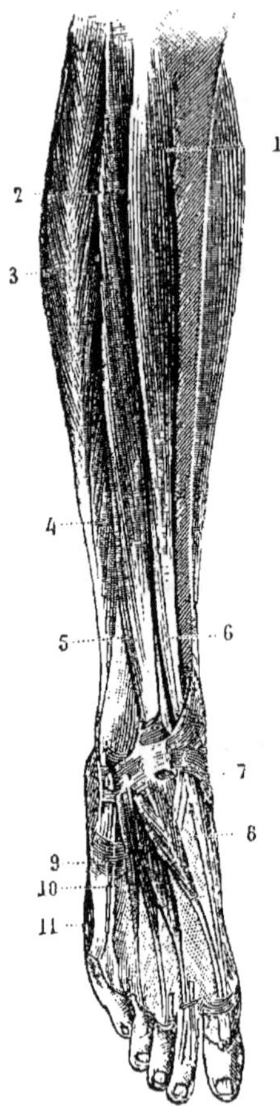

Fig. 72. — FACE ANTÉRIEURE DE LA JAMBE ET DU PIED. — 1. Tibial antérieur. — 2. Extenseur commun des orteils. — 3. Long péronier latéral. — 4. Court péronier latéral. — 5. Péronier antérieur. — 6. Extenseur propre du gros orteil. — 7. Ligament dorsal du pied. — 8. Muscles pédieux. — 9. Tendon d'insertion du péronier. — 10. Tendon que le court péronier latéral envoie au petit orteil. — 11. Opposant du petit orteil.

§ 3. — Muscles de la jambe.

On divise les muscles de la jambe en trois régions: *l'antérieure*, qui comprend le jambier ou tibial antérieur, l'extenseur commun des orteils et l'extenseur propre du gros orteil; *l'externe* où l'on trouve le long et le court péronier latéral, et la *postérieure* qui est formée par le triceps sural (jumeaux et soléaire), le plantaire grêle, le poplité, le jambier postérieur, le long fléchisseur commun des orteils et le long fléchisseur du gros orteil.

A. *Région jambière antérieure.* — I. Le **jambier** ou **tibial antérieur** (fig. 72-1) est situé à la partie antérieure et externe de la jambe. Il s'insère en haut à la crête du tibia et en bas au premier cunéiforme. Il fléchit le pied sur la jambe, élève son bord interne et porte la pointe du pied dans l'adduction.

II. **L'extenseur commun des orteils** (2) s'insère en haut à la tubérosité externe du tibia et en bas aux deuxième et troisième phalanges des quatre derniers orteils. Ce muscle se réfléchit sous le ligament annulaire du tarse (7). Le péronier antérieur, quand il existe, n'est qu'un faisceau accessoire de l'extenseur commun qui, comme son nom l'indique, étend les orteils en même temps qu'il fléchit le pied et l'amène dans l'abduction.

III. **L'extenseur propre du gros orteil** (6) est situé entre les deux précédents. De la face interne du péroné il va à la deuxième phalange du gros orteil qu'il étend; il fléchit aussi le pied et le porte dans l'adduction.

B. *Région externe.* — I. Le **long péronier latéral** (3) est le plus volumineux et le plus superficiel des muscles de la région externe. De la tête du péroné il va à la base du premier métatarsien, après s'être réfléchi derrière la malléole. Il est rotateur en dehors, extenseur et abducteur.

II. Le **court péronier latéral** (4) est situé au-dessous du précédent. Il est moins volumineux, plus court, aplati et réfléchi. Il

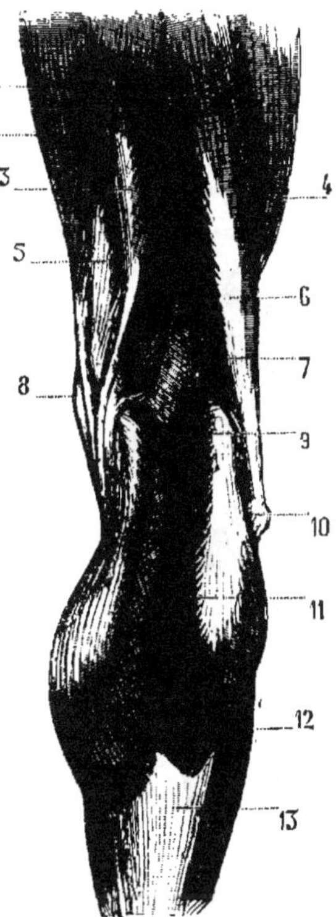

Fig. 73. — MUSCLES SUPERFICIELS DE LA RÉGION POSTÉRIEURE DE LA JAMBE. — 1. Grand adducteur. — 2. Petit adducteur. — 3. Demi-tendineux. — 4. Vaste externe. — 5. Demi-membraneux. — 6. Longue portion du biceps. — 7. Courte portion. — 8. Couturier. — 9. Plantaire grêle. — 10. Tête du péroné. — 11. Jumeaux. — 12. Soléaire. — 13. Tendon d'Achille.

élève le bord externe du pied, tourne sa pointe en dehors, et étend le pied sur la jambe.

C. *Région postérieure.* — I. Les **jumeaux** et le **soléaire** (de *solea*, semelle) (fig. 73-11 et 12) forment un muscle triceps très puissant, constituant le *mollet.* Ils sont unis en bas en un tendon, le *tendon d'Achille* (fig. 73-13). En haut, le jumeau externe s'insère au condyle externe du fémur; l'interne à la terminaison de la bifurcation interne de la ligne âpre, et le soléaire à la tête du péroné et à la ligne oblique du tibia. Les deux bords des jumeaux forment les deux côtés inférieurs du creux poplité ou du jarret. — Le triceps de la jambe est surtout l'agent de la marche et du saut. — Le **plantaire grêle** (fig. 72-9), qui n'est qu'un petit faisceau charnu situé entre les jumeaux et le soléaire, tend la capsule articulaire du genou, sur laquelle il s'insère.

II. Le **poplité** (fig. 74-1) est un petit muscle aplati, triangulaire, placé dans le creux du jarret. Il fléchit la jambe sur la cuisse et lui imprime un mouvement de rotation de dehors en dedans.

III. Le **jambier** ou **tibial postérieur** est le plus profond des muscles de cette région. Il occupe toute la profondeur de l'excavation formée par le tibia, le péroné et le ligament interosseux. Il se réfléchit à la malléole interne pour s'insérer à la tubérosité du scaphoïde et à la base du premier cunéiforme. Il est extenseur du pied sur la jambe et rotateur du pied en dedans.

IV. Le **long fléchisseur commun des orteils** (fig. 73-4) est situé le long de la face postérieure du tibia et sous la plante du pied. Allongé, réfléchi, il se termine inférieurement par quatre tendons qui perforent les tendons du court fléchisseur et s'insèrent

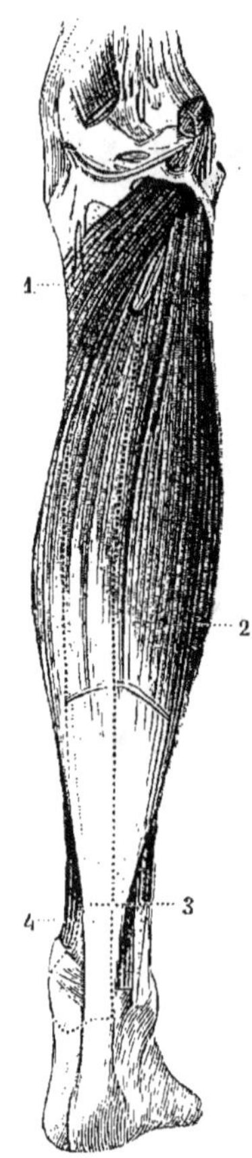

Fig. 74. — MUSCLE POSTÉRIEUR DE LA JAMBE *(les jumeaux et le plantaire grêle ont été enlevés).* — 1. Poplité. — 2. Soléaire. — 3. Tendon d'Achille. — 4. Long fléchisseur profond.

aux phalanges unguéales des quatre derniers doigts. Il fléchit la troisième phalange sur la seconde et il étend le pied sur la jambe.

V. Le **long fléchisseur du gros orteil** est le plus externe des muscles de la jambe. Du péroné il va à l'extrémité postérieure de la phalange unguéale du gros orteil qu'il fléchit; il étend aussi le pied sur la jambe.

L'aponévrose jambière est très résistante et enveloppe tous les muscles de la jambe. Elle s'épaissit en passant au pied et forme les ligaments annulaires antérieur, interne et externe.

§ 4. — Muscles du pied.

Il y a à considérer dans les muscles du pied la face dorsale occupée par le pédieux et la face plantaire comprenant les muscles de la région interne, moyenne et externe, comme à la main.

A. *Région dorsale.* — Le **pédieux** (fig. 72-8) est un muscle mince, aplati, s'insérant, d'une part, au calcanéum et, d'autre part, aux quatre premiers orteils qu'il étend. Il redresse, en outre, l'action oblique de l'extenseur commun.

B. *Région plantaire moyenne.* — 1. Le **court fléchisseur commun des orteils** (fig. 75-1 et 8) est court, épais; il part du calcanéum et se termine par quatre tendons. Il fléchit les dernières phalanges des quatre derniers orteils.

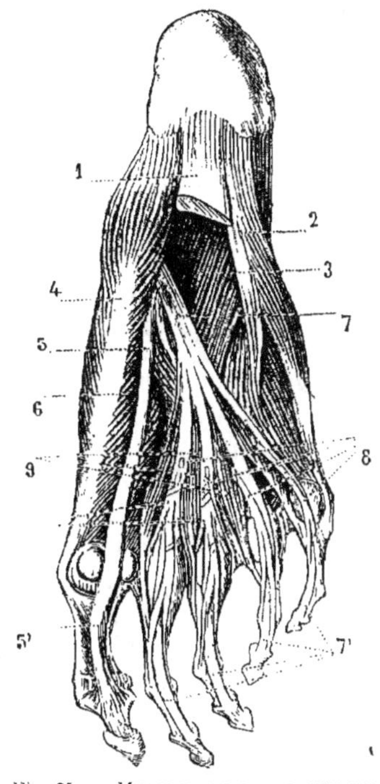

Fig. 75. — MUSCLES DE LA PLANTE DU PIED. — 1. Court fléchisseur des orteils (coupé). — 2. Abducteur du 5e orteil. — 3. Accessoire du long fléchisseur. — 4. Abducteur du gros orteil. — 5. 5'. Long fléchisseur du gros orteil. — 6. Court fléchisseur. — 7. Long fléchisseur des orteils. — 8. Court fléchisseur des orteils. — 9. Lombricaux.

II. L'**accessoire du long fléchisseur** (fig. 75-3) forme une masse charnue, quadrilatère, placée à la partie postérieure de la plante du pied. Il concourt à la flexion des orteils et redresse l'action du long fléchisseur.

III. Les **lombricaux** du pied (fig. 75-9) représentent les lombricaux des doigts et ont la même action.

C. *Région interne.* — I. L'**adducteur du gros orteil** s'insère à l'apophyse interne du calcanéum, au ligament annulaire et à l'aponévrose plantaire, de là à la partie interne de la première phalange. Il est plutôt fléchisseur qu'adducteur.

II. Le **court fléchisseur du gros orteil** a une action semblable à celle du précédent, mais moins efficace.

III. L'**abducteur oblique du gros orteil** (fig. 75-4) est le plus volumineux des muscles plantaires; il porte l'orteil dans l'abduction et la flexion.

IV. L'**abducteur transverse du gros orteil** n'est qu'un appendice du précédent.

D. *Région externe.* — I. L'**abducteur du petit orteil** (2) va du calcanéum à la première phalange du petit orteil dont il est abducteur et fléchisseur.

II. Le **court fléchisseur du petit orteil** s'étend de la deuxième rangée du tarse à la première phalange du petit orteil.

Les **muscles interosseux** représentent exactement ceux de la main.

Les *aponévroses* n'ont rien de particulier.

QUATRIÈME PARTIE

SPLANCHNOLOGIE

La splanchnologie (de σπλάγχνον, viscère) étudie les organes ou viscères qui préparent les principes nécessaires à la conservation de l'individu, et les organes destinés à la reproduction de l'espèce. Cette partie de l'anatomie comprend donc l'étude de l'*appareil digestif*, de l'*appareil respiratoire*, de l'*appareil urinaire* et de l'*appareil génital* (nous parlerons de ce dernier dans un volume à part). Nous terminerons par l'étude des *organes des sens*.

CHAPITRE Ier

APPAREIL DE LA DIGESTION

L'appareil de la digestion (fig. 76) comprend les organes qui reçoivent les aliments et les boissons, leur font subir les préparations nécessaires pour qu'ils servent à la nutrition et rejettent au dehors les parties non nutritives. Cet appareil est formé par un *canal* offrant des dilatations et auquel sont annexées des glandes sécrétant des liquides qui facilitent l'assimilation des aliments. Le canal alimentaire présente une ouverture supérieure, la *bouche;* une ouverture inférieure, *l'anus.* — La bouche est la première dilatation du tube digestif. Elle est séparée du reste du canal par *l'isthme du gosier.* Viennent après le *pharynx* et l'*œsophage,* à la suite duquel est la seconde dilatation, *l'estomac.* A l'extrémité inférieure de celui-ci est une valvule, appelée pylore (de πυλωρός, portier), qui ne laisse passer les aliments dans l'*intestin grêle* que lorsqu'ils ont subi la chymification. L'intestin grêle, divisé en *duodénum, jéjunum* et *iléon,* est pourvu d'un appareil qui puise les principes nutritifs des aliments. Le *gros intestin,* composé par le *cœcum,* le *colon* et le *rectum,* fait suite à l'intestin grêle et se termine à l'anus.

On a évalué la longueur totale du tube digestif à environ dix mètres, c'est-à-dire de cinq à sept fois la longueur du corps. Sa texture comprend quatre membranes ou tuniques qui sont, de dehors en dedans, une *tunique séreuse,* une *tunique musculeuse,* une *tunique fibreuse* et une *membrane muqueuse.* Cette dernière est la plus essentielle; elle présente sur une grande partie des *villosités* qui lui donnent un aspect velouté; son épithélium est pavimenteux et stratifié; il est cylindrique dans l'estomac.

En résumé, on peut diviser le canal digestif en trois portions distinctes : 1° la *portion ingestive,* située au-dessus du diaphragme; 2° la *portion digestive,* qui comprend l'estomac et l'intestin grêle, et 3° la *portion éjective* ou le gros intestin. A ces parties sont annexés : les *glandes salivaires,* le *foie,* le *pancréas* et la *rate.*

§ 1. — Portion ingestive du canal intestinal.

Cette portion comprend : 1° la *bouche* et ses dépendances, la *langue,* le *palais,* les *glandes salivaires;* 2° le *voile du palais* et les *amygdales;* 3° le *pharynx;* 4° l'*œsophage.*

I. — DE LA BOUCHE ET DE SES DÉPENDANCES : GLANDES SALIVAIRES ET DENTS.

Cavité buccale. — La bouche paraît une chose très simple, elle constitue cependant un appareil des plus compliqués, puisque c'est dans cette cavité que s'opèrent la mastication, la gustation, l'insalivation, le commencement de la déglutition et l'articulation des sons. La bouche représente une boîte ayant une forme ovale, dont la grosse extrémité est en avant. Elle est tapissée par une muqueuse recouverte d'un *épithélium pavimenteux stratifié* et elle possède des glandes en grappe. La cavité buccale présente cinq parois : une antérieure, les *lèvres ;* deux latérales, les *joues ;* une supérieure, la *voûte palatine* et le *voile du palais ;* une inférieure formée presque entièrement par la *langue.*

A. Lèvres. — Les *lèvres* sont deux voiles membraneux, mobiles, verticaux, distingués en lèvre supérieure et lèvre inférieure et présentant une face cutanée, une face muqueuse, un bord libre, un bord adhérent et des commissures formées par la réunion des deux lèvres. La *lèvre supérieure* est limitée en haut par la base du nez et le sillon *naso-labial ;* elle présente à sa face cutanée la gouttière verticale *sous-nasale* où se produit le bec de lièvre ; à sa face muqueuse, le *frein de la lèvre.* La *lèvre inférieure* est limitée par le sillon *mento-labial.* — La couche cutanée est dense, très épaisse. La couche muqueuse est mince, transparente et revêt le bord libre des lèvres. La couche glanduleuse, qui n'existe pas au niveau des commissures, est constituée par de petites glandes sphéroïdales. La couche musculeuse est formée par l'orbiculaire des lèvres, auquel viennent aboutir quatorze muscles de la face. — Les lèvres sont nécessaires pour empêcher l'écoulement de la salive au dehors, écoulement qui se produit quand elles sont détruites et qui peut amener l'épuisement et la mort. Elles servent, en outre, à la préhension des liquides, à la succion, à l'action de siffler, de jouer des instruments à vent, à l'articulation des sons. Elles jouent encore un très grand rôle dans l'expression des passions. Ce sont elles surtout qui permettent de faire les grimaces les plus ridicules comme les plus horribles.

B. Joues. — Les joues sont les parties latérales de la bouche. Elles sont limitées en dedans par la réflexion de la muqueuse sur les os maxillaires. A l'extérieur, les limites sont moins tranchées. Elles sont constituées par la *peau,* qui est remarquable par sa finesse et sa vascularité ; une *couche adipeuse,* peu considérable, mais présentant en arrière une boule graisseuse ; une *couche musculaire* formée par le buccinateur, le grand et le petit zygomatique ; une *couche glanduleuse,* composée par les glandules *salivaires, buccales* et *malaires ;* enfin une *couche muqueuse* qui est la continuation de celle des lèvres. Les joues sont traversées

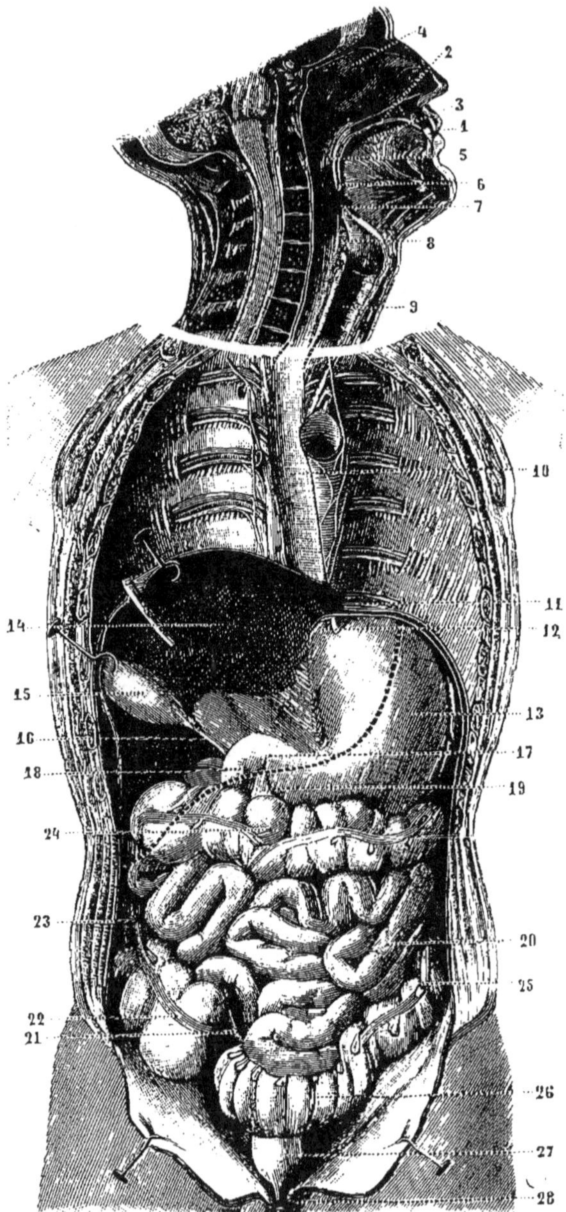

Fig. 76. — Appareil digestif dans son ensemble.
(Voir la légende au bas de la page 111).

par le *canal de Sténon*, conduit excréteur de la glande parotide. Elles servent à la mastication, à la succion, à l'articulation des sons, au jeu des instruments à vent.

C. **Voûte palatine et gencives.** — La *voûte palatine* ou *palais* forme la paroi supérieure de la cavité buccale qu'elle sépare des fosses nasales. Elle est limitée en avant par les gencives et en arrière par le voile du palais. Elle présente sur la ligne médiane un *raphé* saillant, en avant duquel est un tubercule qui répond à l'orifice inférieur du canal palatin. La muqueuse est pâle, épaisse, rugueuse, adhérente au périoste. La couche glanduleuse est formée par les glandes palatines. — Les *gencives* ont une muqueuse très adhérente aussi au périoste, très épaisse et presque cartilagineuse. — La voûte palatine sert de point d'appui à la langue dans la gustation, la mastication, la déglutition et l'articulation des sons. Les gencives ferment complètement l'alvéole. Après la chute des dents, elles deviennent calleuses et les remplacent, *à peu près*, dans la mastication.

D. **Voile du palais et isthme du gosier.** — Le *voile du palais* (fig. 77-4) est une membrane musculo-membraneuse qui sépare la cavité buccale du pharynx. L'*isthme du gosier* est un espace formé par le bord libre du voile, les piliers de ce voile et la base de la langue. La partie antérieure du voile du palais est horizontale et se rattache aux côtés de la langue par les *piliers antérieurs* (fig. 77-5). La partie postérieure ou nasale est convexe; elle présente à son milieu un prolongement considérable, la *luette* (3), et elle se rattache aux parties latérales du pharynx par les *piliers postérieurs* (6). L'espace triangulaire, compris entre les piliers antérieurs et postérieurs, renferme en bas les *amygdales*.

Le voile du palais présente à considérer des *muscles* qui le meuvent, des *glandules*, des *vaisseaux*, des *nerfs* et une *muqueuse*.

Les *muscles* sont : 1° le *palato-staphylin* (de σταφυλή, luette) qui s'étend de l'épine nasale postérieure à la base de la luette qu'il relève; 2° le *péristaphylin interne* qui s'insère au rocher,

La *tête et le cou sont divisés d'avant en arrière et le tronc transversalement.* — 1. Lèvres. — 2. Cavité buccale. — 3. Langue. — 4. Fosses nasales. — 5. Pharynx. — 6. Voile du palais. — 7. Épiglotte. — 8. Orifice pharyngé du larynx. — 9. Trachée. — 10. Œsophage. — 11. Diaphragme. — 12. Cardia. — 13. Estomac. — 14. Foie. — 15. Vésicule biliaire. — 16. Canal cholédoque. — 17. Pylore. — 18. Duodénum. — 19. Tête du pancréas. — 20. Intestin grêle. — 21. Appendice cœcal. — 22. Cœcum. — 23. Colon ascendant. — 24. Colon transverse. — 25. Colon descendant. — 26. S iliaque. — 27. Rectum. — 28. Anus.

près de la trompe d'Eustache, et à la ligne médiane où il rejoint celui du côté opposé; il élève le voile du palais; 3° le *péristaphylin externe*, grêle, aplati, situé dans l'épaisseur du voile du palais dont il est le tenseur; 4° le *pharyngo-staphylin* qui occupe le pilier postérieur à sa partie moyenne: une extrémité va au

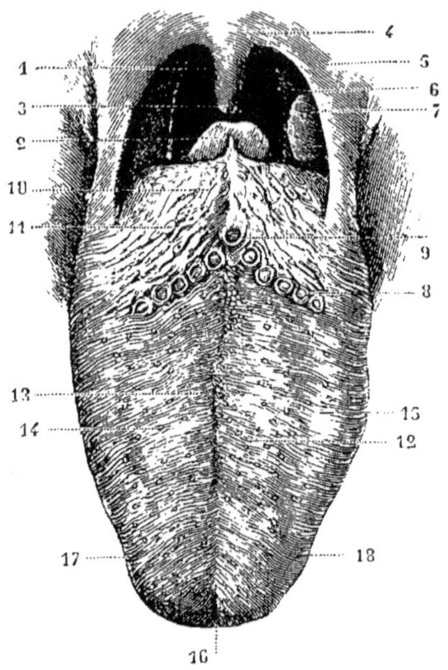

Fig. 77. — LANGUE. — *Face supérieure.* — 1. Pharynx. — 2. Épiglotte. — 3. Luette. — 4. Voile du palais. — 5. Pilier antérieur. — 6. Pilier postérieur. — 7. Amygdales. — 8. Papilles caliciformes formant le V lingual. — 9. Papille caliciforme médiane (sommet du V). — 10. Partie verticale de la face supérieure de la langue. — 11. Glandes folliculeuses. — 12. Portion horizontale de la langue. — 13. Sillon médian. — 14. Papilles fongiformes. — 15. Papilles corolliformes. — 16. Pointe de la langue. — 17. Bord droit. — 18. Bord gauche.

voile du palais, l'autre dans l'épaisseur du pharynx: il élève ce dernier, abaisse le voile du palais et resserre l'isthme pharyngonasal; 5° le *glosso-staphylin* qui est situé dans les piliers antérieurs du voile du palais, qu'il abaisse en même temps qu'il resserre l'isthme.

La *couche muqueuse* est mince, peu adhérente sur la face supérieure; c'est le contraire pour la face inférieure, qui renferme une couche épaisse de glandes en grappe.

Le voile du palais est une vraie soupape contractile très importante pour la déglutition, la succion, l'articulation des sons et la modulation de la voix.

Amygdales ou **tonsilles** (fig. 77-7). — Les amygdales (de ἀμυγδάλη, amande), nommées ainsi à cause de leur forme et de leur grosseur, sont logées, comme nous venons de le dire, entre les piliers du voile du palais. Elles sont constituées par une masse glanduleuse composée de follicules clos. Elles sont sujettes à une foule de variétés congénitales ou accidentelles.

E. **Langue.** — La langue, qui est l'organe principal du goût et qui nous permet de parler, forme la plus grande partie de la paroi inférieure de la bouche par sa partie fixe, tandis que sa partie mobile flotte dans la cavité buccale. Elle est maintenue

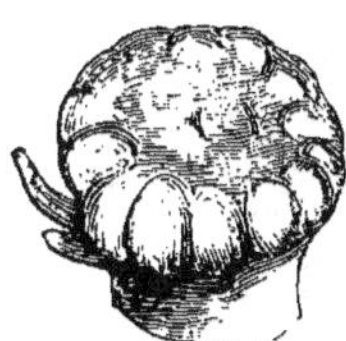

Fig. 78. — Papille
fongiforme.

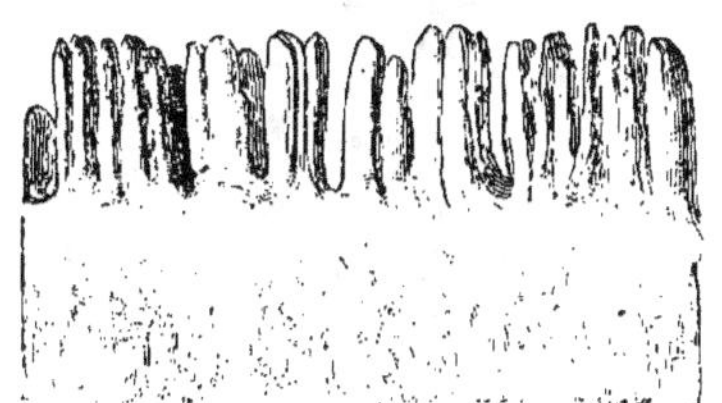

Fig. 79. — Papilles filiformes
d'une langue qui paraissait lisse vue à l'œil.

dans sa position par des ligaments qui l'attachent à l'os hyoïde et par des muscles qui la fixent aussi à ce dernier, ainsi qu'à la mâchoire inférieure et aux apophyses styloïdes. Anatomiquement parlant, il est donc impossible de se donner la mort en avalant sa langue, comme l'ont raconté plusieurs historiens.

La langue a une forme ovale dont la grosse extrémité est en arrière (fig. 77). Sa *face supérieure*, inégale, raboteuse, libre dans toute son étendue, est divisée en deux moitiés par un sillon médian (13). Les inégalités sont formées par des *plis* et par des *papilles*. Celles qui sont situées à la base de la langue, en arrière, *grosses papilles* [1] (fig. 77-8), sont disposées sur deux séries linéaires, obliques, formant un V dont la pointe regarde en arrière. A la réunion du V on voit une papille moins développée logée

---

1. Les grosses papilles sont nommées aussi *caliciformes*, parce que la papille fongiforme (en forme de massue) est entourée d'une rigole circulaire, qui constitue une véritable cupule.

dans une cupule plus profonde que les autres, c'est le *foramen cœcum* de Morgagny; ce *trou borgne* ne paraît avoir aucune fonction spéciale. Les petites papilles sont quelquefois rangées suivant des lignes régulières et donnent à la langue un aspect fendillé; elles sont fongiformes (fig. 78), coniques, filiformes (fig. 79) ou arundinées. — La *face inférieure* n'est libre que dans son tiers antérieur. Elle présente le *frein de la langue* ou *filet* (fig. 80-1). La

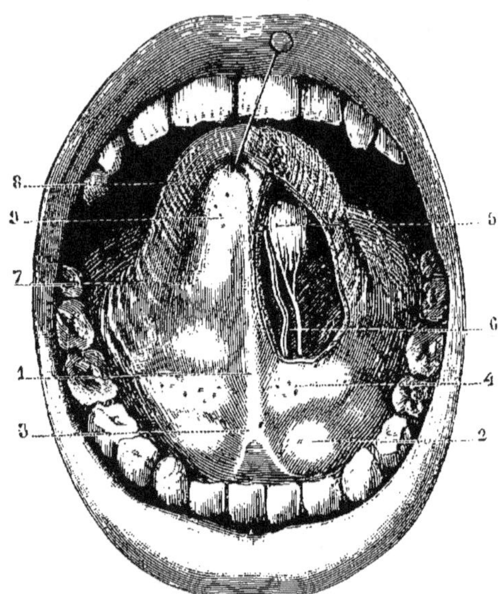

Fig. 80. — LANGUE. — *Face inférieure*. — La langue est fortement relevée. Du côté gauche la muqueuse et les fibres musculaires superficielles ont été enlevées pour montrer la glande de Nuhn ou de Blandin, l'artère ranine et le nerf lingual. — 1. Frein ou filet de la langue. — 2. Muqueuse du plancher buccal soulevée irrégulièrement par les globules des glandes sublinguales. — 3. Éminences où débouchent les conduits de Warton. — 4. Embouchure des conduits de la glande sublinguale.—5. Glande de Blandin. — 6. Artère ranine et nerf lingual. — 7. Veine ranine. — 8. Frange sublinguale. — 9. Conduits excréteurs de la glande de Blandin.

base est fixée à l'os hyoïde. La pointe présente souvent un vestige de bifidité. — La muqueuse linguale a, outre ses papilles, des *glandes en grappe* à la base et sur les bords de la langue, et les *glandes de Blandin* près de la pointe (fig. 80-5). — Dans l'épaisseur de la langue se trouve une cloison fibreuse médiane, *septum lingual* (fig. 81-2), qui s'attache, en arrière, au corps de l'os hyoïde.

Les *muscles* sont tous pairs, sauf le lingual. Ce sont : le *stylo-glosse* qui porte la langue en haut et en arrière ; le *hyo-glosse* qui la rapproche de l'os hyoïde ; le *glosso-staphylin* dont nous avons parlé ; le *lingual supérieur* (fig. 81-1) qui raccourcit la face supérieure de la langue ; le *pharyngo-glosse* ; le *lingual inférieur* ; l'*amygdalo-glosse* ; le *génio-glosse* (17) ; le *lingual transverse* et le *lingual vertical*.

Dépendances de la bouche : *glandes salivaires, dents.*

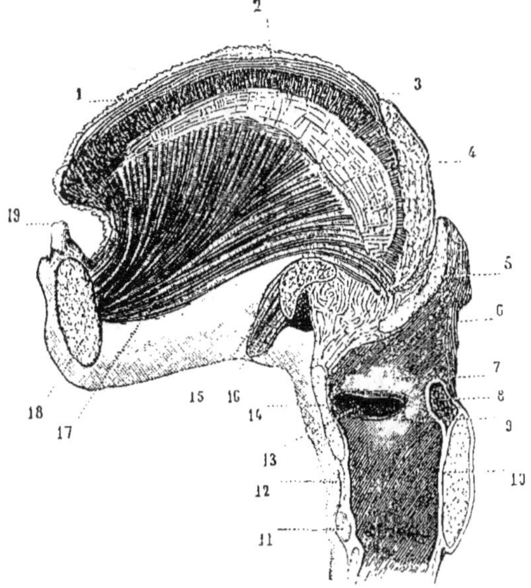

Fig. 81. — Coupe médiane antéro-postérieure de la langue et du larynx. — 1. Lingual supérieur. — 2. Septum lingual. — 3. Foramen cœcum. — 4. Couche glandulaire. — 5. Épiglotte. — 6. Repli ary-épiglottique. — 7. Repli thyro-aryténoïdien supérieur. — 8. Section du muscle aryténoïdien inférieur. — 9. Repli thyro-aryténoïdien inférieur. — 10-11. Section du cartilage cricoïde. — 12. Ligament crico-thyroïdien. — 13. Ventricule du larynx. — 14. Section du cartilage thyroïde. — 15. Muscle génio-hyoïdien. — 16. Section de l'os hyoïde. — 17. Muscle génio-glosse. — 18. Maxillaire inférieur (section). — 19. Dent.

Outre les glandes labiales, buccales, palatines et linguales que nous avons indiquées, il existe encore d'autres glandes, connues sous le nom général de *glandes salivaires* (fig. 82). On en trouve trois de chaque côté : *glandes parotides, glandes sous-maxillaires* et *glandes sublinguales.*

A. *Glandes salivaires*. I. **Parotide.** — La glande parotide (παρά, près, οὖς, ὠτός, de l'oreille), la plus volumineuse des glandes salivaires, est située en arrière du bord postérieur du maxillaire inférieur, au-dessous du conduit auditif externe. C'est une *glande en grappe*, c'est-à-dire qu'elle est formée de *vésicules* qui constituent, par leur réunion, un *lobule*. Plusieurs lobules se réunissent pour former un *lobe* qui reçoit les produits sécrétés par un canal que possède chaque lobule; enfin les canaux de

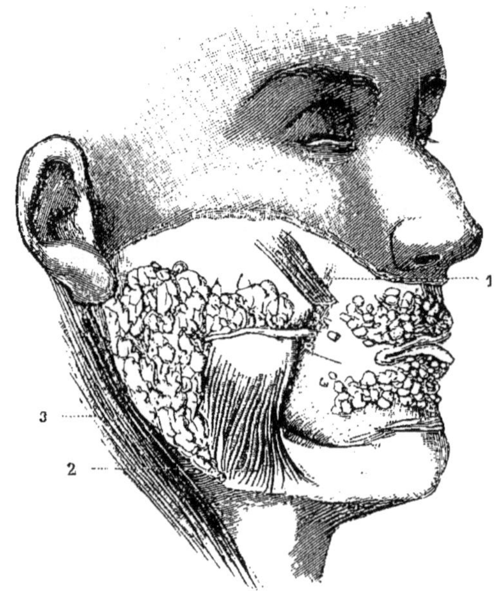

Fig. 82. — Glandes buccales et labiales. — Parotide. - 1. Muscle zygomatique coupé. — 2. Masséter. — 3. Sterno-mastoïdien.

chaque lobe s'ouvrent dans un canal commun, le *canal de Sténon*, qui a son orifice buccal dans l'intervalle qui sépare la première de la deuxième grosse molaire.

II. **Glandes sous-maxillaires.** — Ces glandes sont situées en dedans du corps de la mâchoire. Leur structure est la même que celle de la parotide et le canal excréteur est connu sous le nom de *canal de Warton* (fig. 83-8). Il s'ouvre sur le côté du frein de la langue, derrière les dents incisives.

III. Glandes sublinguales. — Les glandes sublinguales (fig. 83) sont plus petites que les précédentes. Elles sont situées dans la fossette sublinguale du maxillaire inférieur. Les conduits excréteurs, connus sous le nom de *conduits de Rivinus* (9), sont au nombre de sept à douze et s'ouvrent le long de la crête sublinguale. Quelquefois plusieurs de ces canaux se réunissent et forment le *canal de Bartholin*.

Ces glandes reçoivent un très grand nombre de vaisseaux et

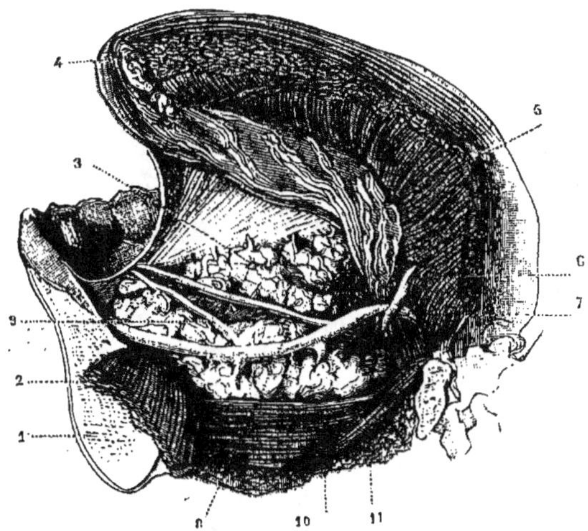

Fig. 83. — Glandes sublinguales (la langue a été écartée du maxillaire pour bien découvrir l'espace situé entre cet os et la muqueuse du plancher buccal). — 1. Section du maxillaire. — 2. Muscle génio-glosse coupé et renversé. — 3. Glandes sublinguales. — 4. Glande de Blandin. — 5. Nerf lingual. — 6. Nerf hypoglosse. — 7. Artère sublinguale. — 8. Canal de Warton. — 9. Canal de Rivinus. — 10. Muscle génio-hyoïdien. — 11. Muscle mylo-hyoïdien divisé transversalement.

de nerfs. Les conduits excréteurs jettent dans toutes les parties de la bouche le liquide qu'elles sécrètent, ce qui constitue l'insalivation. Le liquide fourni par la parotide est limpide, fluide, dépourvu de viscosité; celui des autres glandes est, au contraire, visqueux.

B. **Dents.** — Les dents sont les instruments de la mastication. La première dentition, chez les enfants, se compose de 20 dents. La seconde, chez les adultes, en comporte 32. On distingue la *racine* qui est implantée dans l'alvéole dentaire et la *couronne* qui est la partie libre. Le *collet* sépare la racine de la couronne. Au centre de chaque dent se trouve la *cavité dentaire* qui loge la *pulpe dentaire*. On compte 8 incisives, 4 canines, 8 petites molaires et 12 grosses molaires. Les incisives servent surtout à couper ; les canines, à déchirer ; les molaires, à broyer les aliments. La portion dure de la dent se compose de trois substances : l'*ivoire* ou *dentine*, qui forme la masse principale ; l'*émail*, couche mince qui recouvre la couronne, et le *cément*, qui enveloppe la racine.

II. — DU PHARYNX.

Le pharynx (de φάρυγξ, arrière-bouche), est un demi-canal musculo-membraneux, long de dix à douze centimètres, qui s'étend de l'apophyse basilaire de l'occipital à la cinquième vertèbre cervicale. On peut le considérer comme un vestibule commun aux voies digestives et aux voies respiratoires. Sa *conformation extérieure* présente une *face postérieure* plane, séparée des muscles prévertébraux par un tissu cellulaire lâche, et des *faces latérales* séparées du ptérygoïdien interne par un espace triangulaire qui contient les artères carotides interne et externe, la veine jugulaire interne, les nerfs des neuvième, dixième, onzième et douzième paires, le grand sympathique, les muscles styliens et un prolongement de la parotide. La *conformation intérieure* présente la *voûte* qui est rugueuse ; la *paroi postérieure* qui est plane ; les *parois latérales* où l'on voit, en haut, l'orifice de la trompe d'Eustache, et, en bas, l'amygdale et le pilier postérieur ; la *paroi antérieure* qui offre trois ouvertures, l'*ouverture postérieure des fosses nasales*, l'*isthme du gosier* et l'*ouverture supérieure du larynx*.

Les *muscles* du pharynx (fig. 84) sont *constricteurs* et *élévateurs*. Les premiers sont au nombre de trois, emboîtés comme des cornets et composés de deux moitiés qui se réunissent en arrière ; ce sont le *constricteur inférieur*, le *constricteur moyen* et le *constricteur supérieur* (fig. 84-5-6 et 7). Les seconds sont le *stylo-pharyngien* (11) et le *pharyngo-staphylin*.

La *muqueuse* se continue avec celle des fosses nasales, de la trompe d'Eustache, de la cavité buccale et du larynx. Elle est tapissée par un épithélium pavimenteux facile à détacher.

Le pharynx est l'organe principal de la déglutition; mais il sert encore de passage à l'air nécessaire pour la respiration, et il forme un véritable tuyau vocal qui, en se raccourcissant ou en se contractant, facilite les modulations de la voix.

III. — ŒSOPHAGE.

L'œsophage (de εἴσω, je porte, φάγειν, à manger) est un conduit musculo-membraneux, qui va du pharynx à l'estomac. Il s'étend de la cinquième vertèbre cervicale à la onzième dorsale. Il est contracté sur lui-même, ce qui fait que sa cavité est effacée. Il est composé par une *tunique externe* musculaire, à fibres longitudinales et à fibres circulaires, et par une *muqueuse* à épithélium pavimenteux stratifié. On trouve quelques glandes en grappe. Il a pour fonction de porter les aliments dans l'estomac, ce qu'il fait rapidement, grâce à ses deux ordres de fibres.

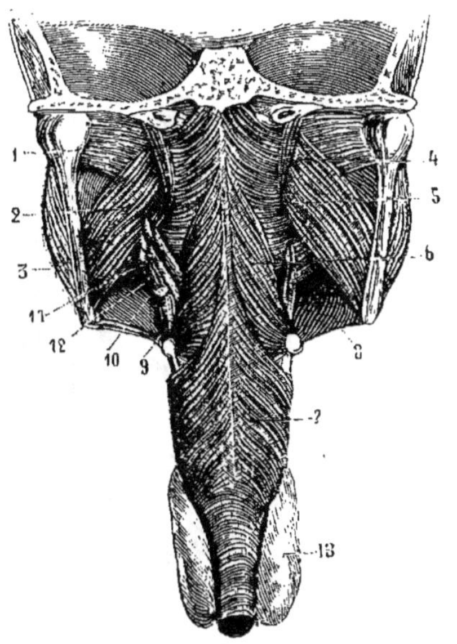

Fig. 81. — PHARYNX. — *Face postérieure.* — *Muscles.* — 1. Ptérygoïdien externe. — 2. Ptérygoïdien interne. — 3. Masséter. — 4. Tenseur du voile du palais. — 5. Constricteur supérieur. — 6. Constricteur moyen. — 7. Constricteur inférieur. — 8. Mylo-hyoïdien. — 9. Digastrique. — 10. Stylo-hyoïdien. — 11. Stylo-pharyngien. — 12. Stylo-glosse. — 13. Glande thyroïde.

§ 2. — **Portion digestive du canal alimentaire.**

Cette portion se compose de *l'estomac,* de la *valvule pylorique* et de *l'intestin grêle.*

I. — ESTOMAC.

L'*estomac* (fig. 85) est une vaste poche, ovoïde, dans laquelle s'amassent les aliments pour y subir le travail de la chymification. Il est situé dans l'hypochondre gauche qu'il remplit presque entièrement; il occupe encore le *creux de l'estomac* et s'avance un peu dans l'hypochondre droit. Il présente deux faces, une antérieure et une postérieure ; une extrémité œsophagienne, *cardia* (fig. 85-1) ; une extrémité duodénale, *pylore* (4) ; deux bords, un supérieur concave, formant la *petite courbure,* un inférieur, convexe, nommé *grande courbure.* A gauche du cardia se trouve le *grand cul-de-sac* (2) ou *grosse tubérosité ;* près du pylore on voit la *petite tubérosité,* ou *petit cul-de-sac,* ou *antre du pylore* 3.

Les parois de l'estomac sont formées par *quatre membranes,* ou tuniques, superposées et présentant une texture et des propriétés différentes. Ce sont, de dehors en dedans : une *membrane séreuse,*

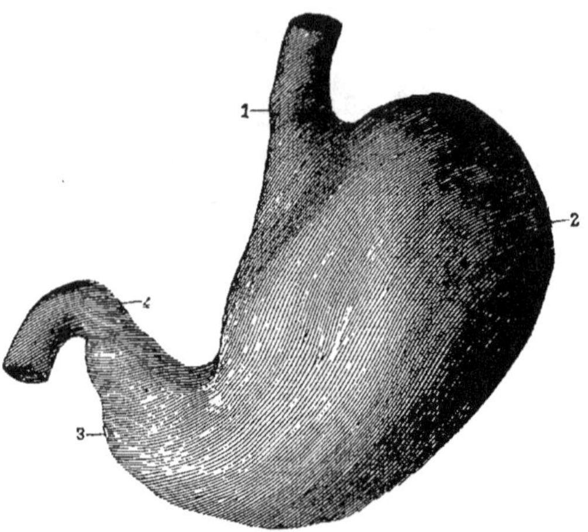

Fig. 85. — Estomac. — Membrane musculaire. — 1. Cardia. — 2. Grand cul-de-sac. — 3. Petit cul-de-sac. — 4. Pylore.

une *musculeuse,* une *celluleuse* et une *muqueuse* très pourvue de glandes. La première est péritonéale. La seconde présente trois plans de fibres, l'un superficiel ou longitudinal, l'autre moyen ou annulaire et le troisième profond ou parabolique.

La membrane celluleuse est réticulée. La muqueuse, d'un blanc grisâtre, devient rosée pendant la digestion ; quand l'estomac est vide elle présente beaucoup de plis transversaux et verticaux ; enfin elle est tapissée par un grand nombre de glandules tubuleuses, simples, plus nombreuses à la région pylorique. On trouve encore des follicules muqueux et des villosités semblables aux villosités intestinales dont nous allons bientôt parler.

II. — VALVULE PYLORIQUE.

Le *pylore* (4) est une ouverture pourvue d'une valvule qui sépare l'estomac du duodénum. Cette valvule, ordinairement circulaire, est formée par un repli de la membrane muqueuse, et un anneau musculaire très fort qui fait relief sur la face interne de l'orifice.

La fonction principale de l'estomac est la sécrétion du *suc gastrique*, dont le principe actif est la *pepsine*. Ce suc transforme les aliments, et ce n'est que lorsque cette transformation est opérée que le pylore les laisse passer dans le duodénum, d'où son nom (πυλωρός, portier).

III. — INTESTIN GRÊLE.

L'intestin grêle se divise généralement en trois parties : le *duodénum*, le *jéjunum* et l'*iléon*; mais on ne sépare plus aujourd'hui les deux dernières parce que leur division ne repose sur aucun fondement sérieux.

Le *duodénum*, ainsi nommé à cause de sa longueur (δώδεκα, douze, δάκτυλος, travers de doigt), a la forme d'un fer à cheval à concavité gauche embrassant la tête du pancréas. Une première portion est couverte par le foie; une deuxième descend à droite des deuxième et troisième vertèbres lombaires, et, en avant du rein droit, elle reçoit les canaux cholédoque et pancréatique; la troisième portion va de droite à gauche. Le péritoine recouvre la partie antérieure.

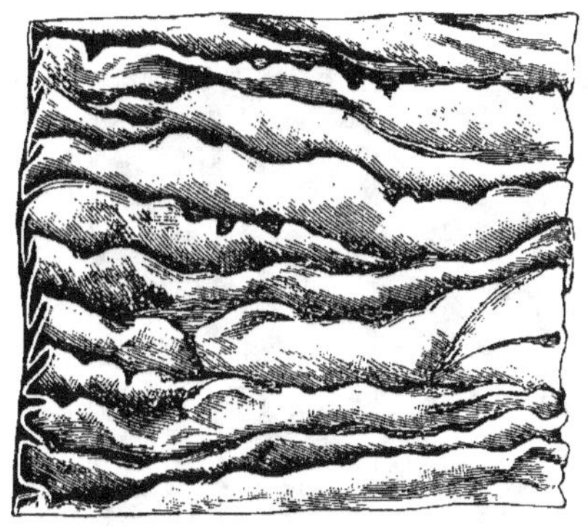

Fig. 86. — DUODÉNUM. — *Surface interne.* — Villosités et orifices glandulaires.

Le *jéjuno-iléon* [1], ou intestin grêle proprement dit, remplit presque tout l'abdomen. Il a de quatre à huit mètres de long. Il forme des circonvolutions ou *anses* qui semblent suspendues à la colonne vertébrale par le *mésentère* (μεσος, au milieu, εντερον, de l'intestin), disposition qui lui permet une grande mobilité nécessaire pour que plusieurs organes puissent se distendre, comme l'utérus par le produit de la conception, la vessie par l'urine, l'estomac par les aliments.

La conformation intérieure de l'intestin grêle présente : 1° une

---

1. Le mot *jéjunum* vient de ce qu'on le trouve habituellement vide; celui d'*iléon* de ce qu'il occupe principalement les fosses iliaques, ou encore parce qu'il est entortillé (ειλειν, tourner, entortiller).

tunique séreuse, mince ; 2° une *tunique musculaire* formée par des fibres longitudinales pour la couche externe, et *circulaires* pour la couche interne ; 3° une *muqueuse* (fig. 87) qui présente : des replis transversaux, nommés *valvules conniventes* (de *connivere,* fermer à demi), des prolongements très fins ou *villosités,* ayant à leur axe un chylifère central, des *follicules solitaires* soulevant la muqueuse, des *plaques de Payer* placées surtout, au nombre de 20 à 25, à la partie inférieure ; elle présente, en outre, des glandes en tube, *glandes de Lieberkühn,* qui sécrètent le suc intestinal, et des glandes en grappe, *glandes de Brunner,* dans le duodénum. Les valvules conniventes ralentissent le cours des matières qui circulent dans l'intestin. — Les villosités renferment des *vaisseaux sanguins* qui forment un réseau capillaire ayant un très grand nombre d'artérioles et tout autant de veinules.

C'est dans l'intestin grêle que les matières alimentaires se transforment complètement en substances assimilables, et qu'elles sont absorbées. Cette transformation se produit au moyen de la bile, du suc pancréatique et du suc intestinal. L'absorption a lieu dans toute son étendue, grâce aux villosités pour les matières grasses et au réseau vasculaire sanguin pour les autres substances. Les fibres longitudinales en se raccourcissant et les fibres circulaires en se contractant font avancer les matières ; mais elles n'avancent que lentement, comme c'est nécessaire pour l'absorption, à cause des circonvolutions, des valvules conniventes et probablement aussi des villosités.

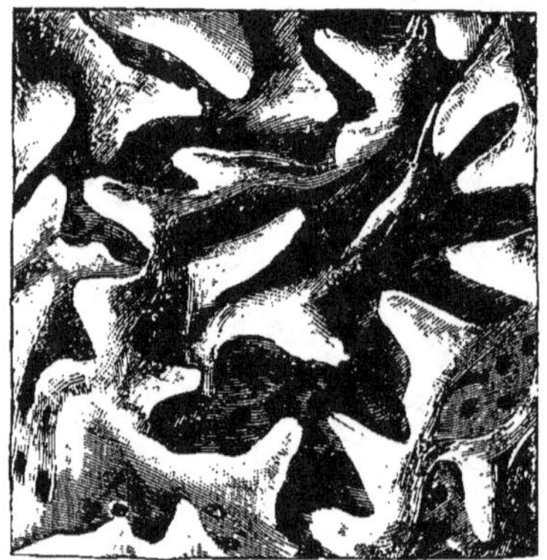

Fig. 87. — Valvules conniventes de la muqueuse de la première partie de l'intestin grêle.

§ 3. — Portion éjective du canal alimentaire.

Cette portion est formée par le *gros intestin,* qui commence dans la fosse iliaque droite par un cul-de-sac *(cæcum),* se porte de bas en haut *(colon ascendant),* se recourbe au niveau du foie pour se diriger transversalement de droite à gauche jusqu'au-dessus de la rate *(colon transverse)*, où il se courbe de nouveau pour se diriger en bas *(colon descendant)* jusqu'à la fosse iliaque gauche; là il s'infléchit sur lui-même, comme une S, s'enfonce dans le bassin, forme ainsi le *rectum* et se termine à l'*anus*, après avoir décrit un cercle presque complet. Sa longueur est de 1ᵐ,50 environ. Il est très mobile, mais moins que l'intestin grêle. Enfin il présente des bosselures et des étranglements produits par un plissement des tuniques de l'intestin.

Le **cœcum** (fig. 88), qui a des bosselures analogues à celles du colon, se termine par un diverticule creux nommé *appendice iléo-cœcal* ou *vermiculaire* (2) et qui s'enflamme souvent. Le péritoine l'entoure.

Le **colon** (de χολύω, j'arrête) offre trois séries de bosselures séparées par trois rubans musculaires longitudinaux, nommés *ligaments du colon*. Le colon transverse est situé sous la grande courbure de l'estomac; il est seul enveloppé par le péritoine.

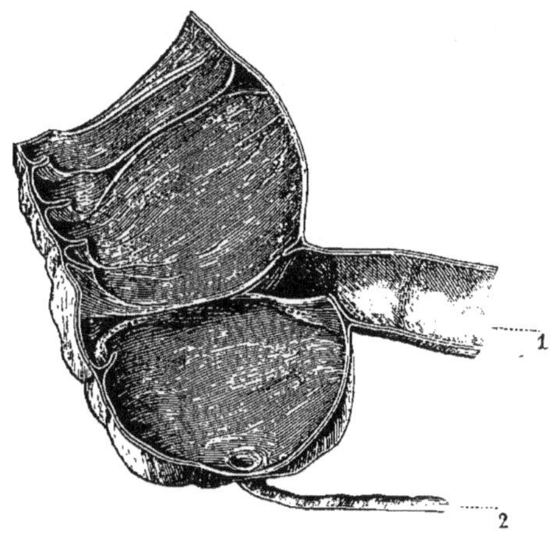

Fig. 88. — SECTION TRANSVERSALE DE LA FIN DE L'INTESTIN GRÊLE ET DU COMMENCEMENT DU GROS INTESTIN. — 1. Intestin grêle. — 2. Appendice vermiculaire.

Le **rectum** commence à l'articulation sacro-iliaque et se termine à l'anus.

Le gros intestin est formé par trois tuniques; une *séreuse* péritonéale; une *musculaire* à fibres externes longitudinales et à fibres internes circulaires; celles-ci sont plus épaisses à la partie inférieure du rectum et forment le *sphincter interne;* une *muqueuse* sans plaques de Payer, sans valvules conniventes et sans villosités. Sa structure générale est la même que celle de l'intestin grêle, seulement les glandes en tube y sont plus volumineuses.

L'intestin grêle se jette presque perpendiculairement sur le gros intestin. A cet endroit se trouve la *valvule iléo-cœcale* ou de *Bauhin*, qui a la forme d'un entonnoir du côté de l'intestin grêle, et la forme d'une boutonnière, à deux lèvres ou replis, du côté du gros intestin. Cette disposition s'oppose au retour des matières du gros intestin dans l'intestin grêle. — A la réunion du tiers moyen et du tiers inférieur du rectum on voit un repli transversal nommé *valvule de Houston*, au-dessus de laquelle est une dilatation, *ampoule rectale*.

L'anus est une ouverture circulaire située en avant et au-dessous du coccyx. Cette ouverture est formée extérieurement par la peau qui s'y enfonce pour se continuer avec la muqueuse. C'est à cette réunion qu'on rencontre de petits culs-de-sac, improprement nommés petits sinus, qui deviennent la cause de fistules à l'anus. Nous décrirons la couche musculaire avec les muscles du périnée.

§ 4. — Annexes du canal alimentaire.

Trois organes sont annexés à la portion digestive du canal intestinal, deux glanduleux qui versent les produits de leur sécrétion dans le duodénum, le *foie* et le *pancréas*, et un troisième, la *rate* dont on connaît moins les fonctions. Nous décrirons après le *péritoine*.

A. — LE FOIE.

Le foie (fig. 89), est un organe glanduleux, impair, de couleur rouge-brun, situé dans la *partie droite et supérieure* de l'abdomen. Il est protégé par les sept ou huit dernières côtes droites, sous lesquelles il se trouve. Il est destiné à la sécrétion de la bile et du sucre. A lui seul, le foie l'emporte en poids et en volume sur la masse totale des glandes du corps humain. Le poids varie de 1 kil. 500 à 2 kil.; mais les maladies peuvent l'augmenter beaucoup. A l'extérieur, le foie présente une forme irrégulière; on peut cependant le comparer à un segment d'ovoïde coupé obliquement suivant sa longueur, épais à droite, terminé en languette à gauche. La *face supérieure*, convexe, est divisée par le *ligament falciforme* ou *ligament suspenseur* du foie, en un lobe droit volumineux (11), et un lobe gauche plus petit (4). La *face inférieure* ou *plane* présente trois sillons disposés en H. Le *sillon longitudinal gauche* va d'un bord à l'autre, c'est le sillon de la *veine ombilicale*. Le *sillon longitudinal droit* loge en avant la vésicule biliaire. Le *sillon transverse*, ou *hile du foie*, loge la veine porte,

l'artère et les canaux hépatiques. En avant de ce sillon se trouve
le *lobe carré* ou *éminence porte antérieure* (2); en arrière, c'est le
lobe de Spigel ou *éminence porte postérieure* (7).

Conformation intérieure. — Le foie est enveloppé par une
membrane fibreuse et mince nommée *capsule de Glisson* et par
le péritoine. Au hile, la capsule engaine les conduits qui pénètrent dans le foie. Ce viscère est essentiellement constitué par
des granulations ou *lobules hépatiques*, formés eux-mêmes par
des *cellules hépatiques*. Des lobules naissent les conduits excré-

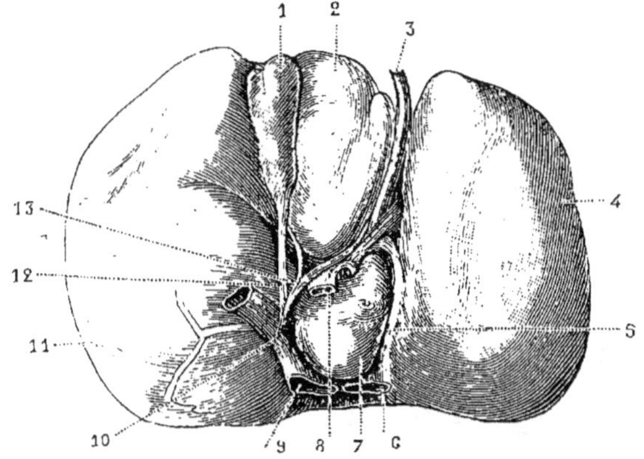

Fig. 89. — FOIE. — *Face inférieure.* — 1. Vésicule biliaire. — 2.Lobe antérieur. — 3. Ligament rond. — 4. Lobe gauche. — 5. Ligament veineux. —
6. Veine hépatique coupée au moment où elle sort du foie. — 7. Lobe postérieur. — 8. Veine porte coupée à son entrée dans le foie. — 9. Veine cave.
— 10. Canal cholédoque. — 11. Lobe droit. — 12. Canal cystique. — 13. Canal
hépatique.

teurs, nommés *canalicules biliaires capillaires*. Ceux-ci, d'abord
intra, puis *interlobulaires*, forment les *canaux biliaires* qui aboutissent à deux conduits, l'un droit, l'autre gauche. Ces deux conduits sortent du hile du foie, se réunissent pour former le *canal
hépatique* (13), qui s'abouche bientôt au canal cystique pour constituer le *canal cholédoque*. La *vésicule biliaire* (1) a son col recourbé en S, et se continue avec le canal cystique; elle contient
environ 30 grammes de liquide. Le *canal cystique* (χύστις, vessie)
(12), canal excréteur de la vésicule, est situé dans l'épiploon gastro-hépatique. Le *canal cholédoque* (χολή, bile, δοχός, qui conduit)
(10) s'accole au canal pancréatique et s'ouvre avec lui dans la

seconde portion du duodénum. Le réseau capillaire du lobule est fourni par l'artère hépatique et par la veine porte (8) dont les branches se trouvent à la périphérie du lobule, constituant les *veines interlobulaires*. Du centre du lobule part une veine, la *veine intralobulaire*, qui va se jeter dans les veines hépatiques.

Le foie est l'organe sécréteur de la bile qui se produit dans les cellules hépatiques. Mais il a encore une autre fonction importante, celle *produire du sucre*. Ce sucre prend naissance dans le foie aux dépens des éléments du sang, aux dépens de la fibrine surtout, grâce à la *substance glycogène* qui se forme tout d'abord et que Claude Bernard a trouvée. Enfin, quelques faits tendraient à prouver que les globules du sang se forment dans le foie.

B. — LE PANCRÉAS.

Le **pancréas** (πάγχρεας, tout chair), est une glande en grappe qui a une grande analogie avec les glandes salivaires (fig. 90). Il est situé derrière l'estomac, entre la rate et le duodénum, couché transversalement sur la colonne vertébrale par sa partie moyenne. On distingue la *tête* du pancréas ou portion droite, le *corps* et la *queue* ou portion splénique ou gastrique. Le canal excréteur est connu sous le nom de *canal pancréatique* (1), ou *canal de Wirsung*;

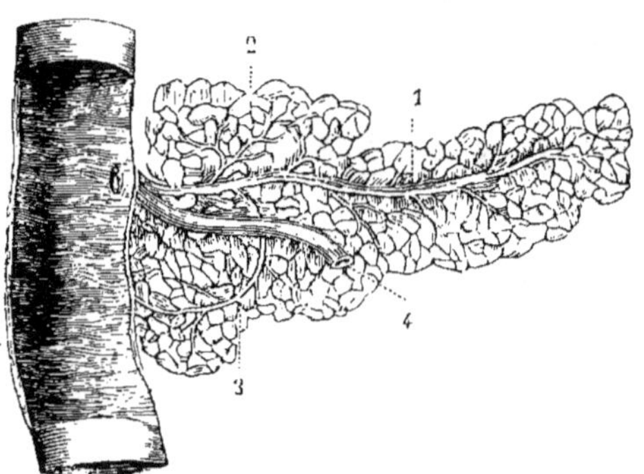

Fig. 90. — PANCRÉAS ET DUODÉNUM. — *Face postérieure.* — 1. Canal pancréatique principal. — 2. Branche du lobe inférieur. — 3. Branche du lobe supérieur ou canal pancréatique accessoire. — 4. Canal cholédoque.

il a toute la longueur de la glande dans l'épaisseur de laquelle il est caché. Il reçoit à chaque instant de petits canaux secondaires, ce qui le fait augmenter successivement de calibre jusqu'au moment où il arrive à son extrémité duodénale. Là, il s'infléchit, se place à gauche du canal cholédoque et s'ouvre avec lui par un orifice distinct dans le duodénum.

Le *suc pancréatique* est un liquide limpide, filant et visqueux,

qui *émulsionne* les corps gras et les rend assimilables ; il transforme, en outre, l'*amidon* en *dextrine* d'abord, puis en *sucre*,
comme la salive, du reste. Cette propriété explique comment des
aliments féculents qui n'ont pas été dissous par la salive, le sont
dans l'intestin et peuvent être ainsi absorbés. Il dissout enfin les
matières albuminoïdes.

C. — LA RATE.

La rate (σπλήν, lien) est un organe spongieux et vasculaire,
situé dans l'hypochondre gauche, entre le diaphragme, le rein
gauche et le grand cul-de-sac de l'estomac, auquel il est fixé par
l'épiploon gastro-splénique. La rate a la forme d'un croissant
dont le grand diamètre est vertical et dont la concavité est à
droite. Ses dimensions moyennes sont : 12 centimètres de longueur, 8 centimètres de largeur et 3 centimètres d'épaisseur. Elle
est constituée par une enveloppe fibreuse et un parenchyme. Celui-ci comprend des cloisons qui circonscrivent des mailles ou
trabécules dans lesquelles se trouve la *pulpe* ou *boue splénique*,
substance molle ayant une couleur lie de vin. C'est elle que les
anciens appelaient *atrabile*. Au milieu de cette boue on trouve de
petites vésicules blanches, *corpuscules de Malpighi*, qui se détruisent très facilement. La rate reçoit l'artère splénique. Cette
artère est très considérable et toute solution de continuité de la
glande amène une hémorragie mortelle. La veine splénique est
quatre fois plus considérable que l'artère.

La principale fonction de la rate paraît être la destruction des
globules rouges. Dans quel but? Les auteurs ne sont pas d'accord
sur ce point, et, en somme, on n'en sait rien.

D. — LE PÉRITOINE.

Le **péritoine** n'est pas une annexe du canal alimentaire, mais
comme cette membrane séreuse tapisse les parois de l'abdomen,
et fournit en même temps des enveloppes à tous les viscères contenus dans cette cavité, viscères que nous venons d'étudier, nous
croyons devoir la décrire ici.

Le *péritoine* (περί, autour, τείνω, j'étends), est la plus grande
et la plus compliquée des membranes séreuses (fig. 91). La portion qui tapisse les parois de l'abdomen porte le nom de *péritoine
pariétal*, celle qui tapisse les organes constitue le *péritoine viscé-*

ral. Comme toutes les membranes séreuses, le péritoine est un sac sans ouverture[1] recouvrant tous les viscères sans les renfermer dans sa cavité. Il présente donc une surface adhérente avec la paroi abdominale ou les viscères, et une surface libre, lisse, se trouvant à l'intérieur du sac et en contact avec elle-même.

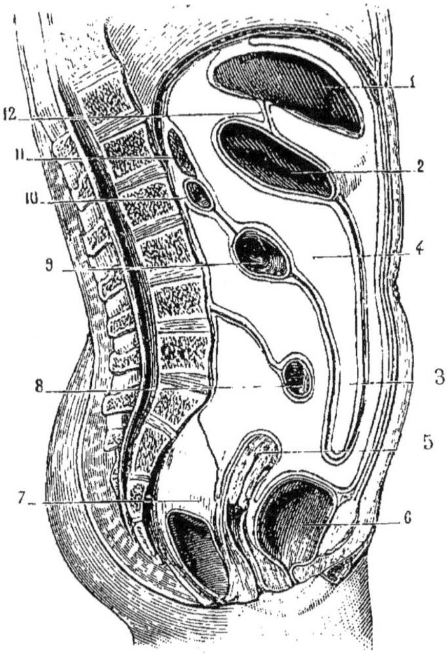

Le *péritoine pariétal* offre quatre parois à étudier : 1° *Paroi antérieure.* De l'ombilic partent quatre replis péritonéaux : le supérieur est le ligament suspenseur du foie, les inférieurs sont formés au milieu par l'ouraque[2], sur les côtés par les cordons fibreux des artères ombilicales et plus en dehors par la saillie des artères épigastriques ; il en résulte trois fossettes inguinales dont l'externe répond à l'anneau inguinal interne : 2° *Paroi postérieure.* Le péritoine tapisse cette paroi, les gros vaisseaux, la face anté-

Fig. 91. — COUPE ANTÉRO-POSTÉRIEURE DE L'ABDOMEN CHEZ LA FEMME. — *Figure schématique où le péritoine est coloré en rouge.* — 1. Foie. — 2. Estomac. — 3. Grand épiploon. — 4. Arrière-cavité. — 5. Utérus. — 6. Vessie. — 7. Rectum. — 8. Intestin grêle. — 9. Colon transverse. — 10. Duodénum. — 11. Pancréas. — 12. Épiploon gastro-hépatique et hiatus de Winslow.

rieure du pancréas, du rein, du duodénum, des capsules surrénales, le tiers antérieur du colon ascendant et descendant et la moitié antérieure du cæcum. Cette paroi fournit le ligament coronaire qui est le principal moyen de fixité du foie, le mésentère, le ligament phrénico-splénique, le mésocœcum et le mé-

1. Chez la femme, cependant, le péritoine communique avec la cavité de la trompe.

2. Chez l'adulte, l'ouraque est un cordon fibreux qui part du sommet de la vessie et se dirige vers l'ombilic ; ce mot vient de οὖρον, urine.

socolon iliaque ; 3° *Parois latérales*. Ces parois n'offrent rien de particulier ; 4° *Paroi supérieure*. Le péritoine tapisse la face inférieure du diaphragme et présente le *ligament falciforme* ou *suspenseur du foie* qui va de l'ombilic au ligament coronaire et au foie ; 5° *Paroi inférieure*. Chez l'homme, le péritoine tapisse le sommet de la vessie, sa paroi postérieure et se réfléchit sur la face antérieure du rectum en formant le cul-de-sac recto-vésical. Chez la femme, après avoir recouvert la vessie, il remonte pour envelopper l'utérus, formant en avant le cul-de-sac utéro-vésical, et en arrière le cul-de-sac recto-utérin. Les parties latérales ou *ligaments larges* se continuent en bas avec le péritoine, la partie supérieure fournit en avant le ligament rond, au milieu un ligament pour la trompe, et, en arrière, un pour l'ovaire.

Péritoine viscéral. — Il faut considérer : 1° les replis péritonéaux qui rattachent les organes aux parois abdominales, et 2° les replis qui rattachent les organes entre eux. — 1° Les premiers comprennent : le *ligament falciforme* ou suspenseur du foie, le *ligament coronaire*, le *ligament hépatico-rénal*, le *ligament phrénico-splénique*, le *ligament phrénico-gastrique*, le *ligament duodéno-rénal*, le *mésentère* (μέσος, au milieu, ἔντερον, de l'intestin), le *mésocæcum*, le *mésocolon transverse*, le *mésocolon iliaque*, le *mésorectum* et les *ligaments larges*. — 2° Les secondes comprennent le *grand épiploon* (ἐπί, sur, πλέω, je flotte), ou *épiploon gastro-colique* (3), le *petit épiploon* ou *épiploon gastro-hépatique* (12) et le ligament gastro-splénique.

L'arrière-cavité des épiploons est distincte de la grande cavité péritonéale, mais elle communique avec elle par une ouverture, *hiatus de Winslow* (12), située à la face inférieure du lobe droit du foie, près du col de la vésicule. Il est facile de voir ces deux cavités sur la figure.

On sait que le péritoine s'enflamme facilement et que cette inflammation donne lieu à la maladie nommée *péritonite*.

CHAPITRE II

APPAREIL DE LA RESPIRATION

L'appareil de la respiration se compose d'un *arbre aérien* qui comprend les *fosses nasales*, l'*arrière-cavité des fosses nasales*, la *partie gutturale du pharynx*, déjà décrits, le *larynx*, la *trachée*, les *bronches*, les *poumons* et enfin, les *plèvres* qui enveloppent ces derniers.

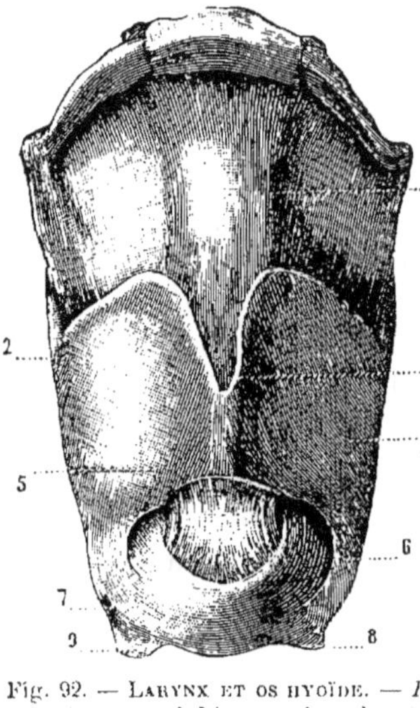

§ 1. — Le larynx.

Le *larynx* est un conduit cartilagineux, composé de plusieurs pièces mobiles, et formant l'organe principal de la voix. Il est situé à la partie antérieure et supérieure du cou, en avant du pharynx et au-dessous de l'os hyoïde. C'est le larynx qui forme ce qu'on appelle communément la *pomme d'Adam*.

Il est constitué par des *cartilages* réunis par des *ligaments* et mis en mouvement par des *muscles*.

1. Cartilages. — Ils sont au nombre de quatre : deux impairs, cartilages *cricoïde* et *thyroïde*, et deux pairs, *cartilages aryténoïdes*. Il y a, en outre, l'*épiglotte* qui est un fibro-cartilage.

Fig. 92. — LARYNX ET OS HYOÏDE. — *Face antérieure.* — 1. Ligament hyo-thyroïdien moyen. — 2. Tubercule du cartilage thyroïde. — 3. Échancrure de ce cartilage. — 4. Cartilage thyroïde. — 5. Angle de son bord inférieur. — 6. Corne inférieure. — 7. Ligament cérato-cricoïdien inférieur. — 8. Cartilage cricoïde. — 9. Saillie servant à l'insertion du muscle constricteur inférieur.

Le cartilage *cricoïde* (de χρίχος, anneau, parce qu'il en a la forme) est le plus inférieur des cartilages du larynx dont il constitue pour ainsi dire la base (fig. 92). L'arc de l'anneau est en avant et le *chaton*, c'est-à-dire la partie élargie, en arrière. A la face externe on voit de chaque côté une saillie qui s'articule avec les petites cornes de l'os hyoïde.

Le *cartilage thyroïde* (fig. 92-4) a été comparé à un bouclier (θυρεός, bouclier). Il est formé de deux lames quadrangulaires soudées en avant. Au bord postérieur, on trouve la *grande corne*, ou la *corne supérieure*, et la *petite corne* ou la *corne inférieure*. Au bord supérieur, on voit l'échancrure médiane (fig. 92-3).

Les *cartilages aryténoïdes* (de ἀρύταινα, entonnoir) sont situés à la partie postérieure et supérieure du larynx (fig. 93). Ils ont la forme d'une pyramide triangulaire, d'où trois faces, trois bords, une base et un sommet. La base s'articule avec le cricoïde : en avant, elle présente l'*apophyse vocale* (5), à laquelle s'insère la corde vocale inférieure, en arrière l'*apophyse* musculaire (6), pour l'insertion de plusieurs muscles. Le sommet, recourbé en dedans, est surmonté d'un noyau cartilagineux, nommé *cartilage corniculé* ou de *Santorini* (fig. 93-1). En avant du bord antérieur, on voit assez souvent un petit fibro-cartilage nommé *cartilage cunéiforme* ou de Wrisberg. La face antérieure et ex-

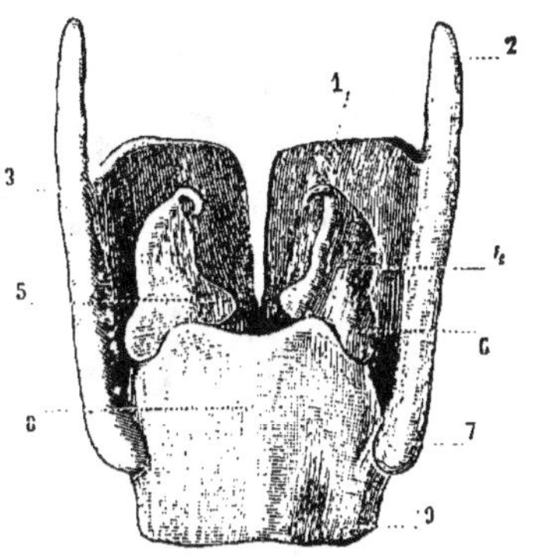

Fig. 93. — CARTILAGES DU LARYNX. — *Face postérieure.* — 1. Cartilage corniculé. — 2. Corne supérieure du cartilage thyroïde. — 3. Cartilage thyroïde. — 4. Angle externe du cartilage aryténoïde. — 5. Apophyse vocale de ce cartilage. — 6. Apophyse musculaire du même cartilage. — 7. Corne inférieure du cartilage thyroïde. — 8. Saillie médiane du cartilage cricoïde. — 9. Cartilage cricoïde.

terne présente une fossette dans laquelle s'insère la corde vocale supérieure.

L'*épiglotte* (ἐπί, sur ; γλωττίς, la glotte) ressemble à une feuille de pourpier. C'est une lame mince, située derrière la base de la langue et formant une vraie soupape mobile (fig. 94-1). Sa direction est verticale ; mais elle devient horizontale au moment de la déglutition ; elle ferme ainsi complètement l'orifice supérieur du larynx, de sorte qu'aucun corps étranger n'y peut pénétrer. Elle présente un grand nombre de fossettes et de pertuis.

II. **Articulations** et **ligaments**. — Le larynx s'unit avec l'os hyoïde par trois ligaments : le *hyo-thyroïdien* (fig. 92-1) et les *ligaments latéraux*. Il s'unit avec la trachée au moyen d'une membrane fibreuse. Les articulations *crico-thyroïdiennes* sont des *arthrodies*; elles présentent, en outre, le ligament crico-thyroïdien moyen et les latéraux. Les articulations *crico-aryténoïdiennes* ont lieu par emboîtement réciproque; les ligaments sont : les ligaments *aryténo-épiglottiques*, les ligaments *thyro-aryténoïdiens supérieurs* ou cordes vocales supérieures (fig. 94-3), les *inférieurs* ou cordes vocales inférieures (4). Il y a quatre cordes vocales, deux de chaque côté, une supérieure et une inférieure moins volumineuse que l'autre; l'espace qui les sépare constitue le *ventricule* du larynx (6).

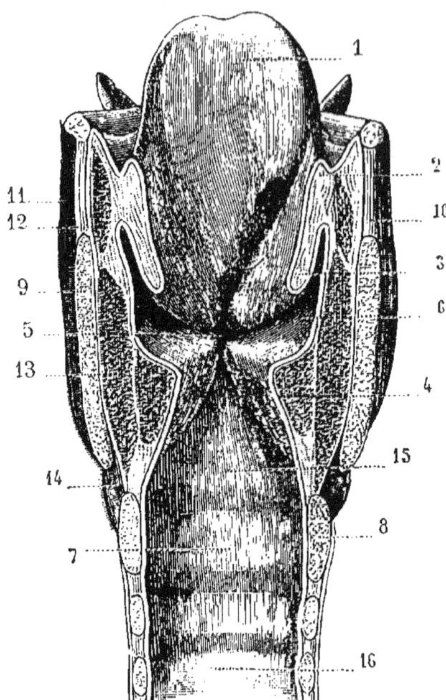

Fig. 91. — Coupe du larynx. — *Face postérieure de la portion antérieure.* — 1. Face postérieure de l'épiglotte. — 2. Repli aryténo-épiglottique. — 3. Corde vocale supérieure. — 4. Corde vocale inférieure. — 5. Fossette centrale. — 6. Ventricule du larynx. — 7. Arc antérieur du cricoïde. — 8. Coupe du même cartilage. — 9. Cartilage thyroïde. — 10. Membrane thyro-hyoïdienne. — 11. Muscle thyro-hyoïdien. — 12. Muscle aryténo-épiglottique. — 13. Muscle thyro-aryténoïdien. — 14. Muscle crico-thyroïdien. — 15. Portion sous-glottique du larynx. — 16. Trachée.

III. Muscles. — Les muscles du larynx sont divisés en *extrinsèques* et *intrinsèques*. Les premiers ont été décrits; les autres sont au nombre de neuf, dont huit pairs et un impair, l'*aryténoïdien*. Les muscles pairs sont : 1° le *crico-thyroïdien* (fig. 94-14 et 95-3), court, épais, triangulaire, situé à la partie antérieure du larynx. En se contractant il rapproche en avant le cartilage cricoïde du cartilage thyroïde; il allonge le diamètre antéro-postérieur de la glotte; il est donc *tenseur des cordes vocales*; 2° le *crico-aryténoïdien postérieur* (fig. 96-3), triangulaire, situé à la partie postérieure du cartilage cricoïde; il dilate la glotte; 3° le *crico-aryténoïdien latéral*, situé sous le cartilage thyroïde; il est

le constricteur de la glotte ; 4° le *thyro-aryténoïdien*, quadrilatère,
situé dans l'épaisseur de la
corde vocale inférieure ; son
action est la même que celle du
précédent ; 5° *l'aryténoïdien*
(fig. 96-2 et 6) est un muscle
impair, court, épais, trapézoïde qui remplit la concavité
des faces postérieures des cartilages aryténoïdes et l'intervalle qui les sépare. La couche
supérieure forme l'aryténoïdien oblique, et la couche

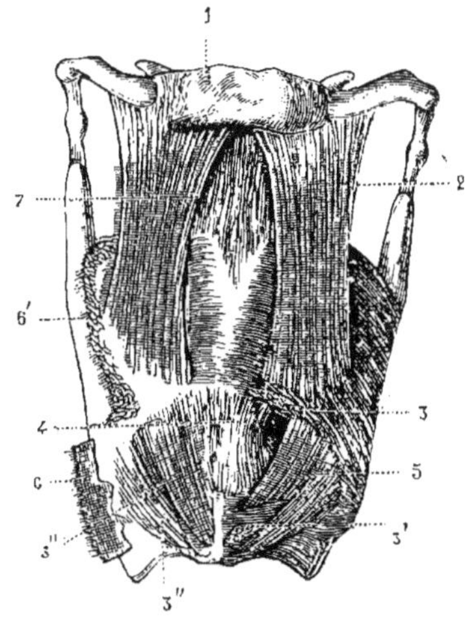

Fig. 95. — LARYNX ET OS HYOÏDE. — *Face antérieure, muscles.* — 1. Os hyoïde. — 2. Muscle thyro-hyoïdien. — 3. Muscle crico-thyroïdien droit (section supérieure). — 3′ Muscle crico-thyroïdien droit (section inférieure). — 3″ Muscle crico-thyroïdien droit (non sectionné). — 4. Membrane crico-thyroïdienne. — 5. Muscle crico-thyroïdien oblique. — 6. 6′. Insertions du muscle constricteur inférieur du pharynx. — 7. Ligament hyo-thyroïdien moyen.

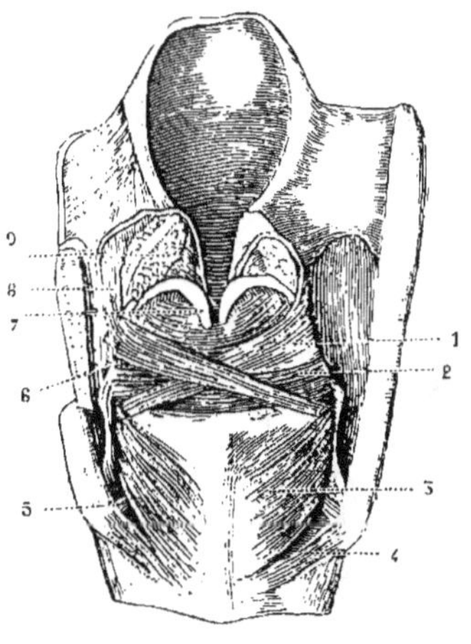

Fig. 96. — LARYNX. — *Face postérieure.* 1. Muscle thyro-ary épiglottique. 2. Aryténoïdien transverse. — 3. Muscle crico-aryténoïdien postérieur. — 4. Muscle cérato-cricoïdien. — 5. Ligament cérato-cricoïdien postérieur et supérieur. — 6. Portion inférieure du muscle aryténoïdien oblique. — 7. Cartilage corniculé. — 8. Faisceau qui se perd dans le repli aryténo-épiglottique. — 9. Glande aryténoïdienne.

inférieure l'aryténoïdien transverse. Il dilate les cordes vocales.

IV. Muqueuse du larynx.

— La muqueuse du larynx, qui
continue celle du pharynx, a une
couleur rose pâle ; elle est très
ténue, mais très adhérente, et
percée de nombreux orifices qui
permettent l'issue des produits
sécrétés par les nombreuses glan-
dules qui sont situées au-dessous. Elle est recouverte par un
épithélium vibratile stratifié, sauf sur les bords des cordes vocales inférieures.

§ 2. — Trachée-artère et bronches.

I. La **trachée-artère**[1] est le tronc commun des canaux aérifères des poumons. Elle s'étend du larynx aux bronches. Elle a environ 12 centimètres de longueur et 2 de largeur. Cylin-

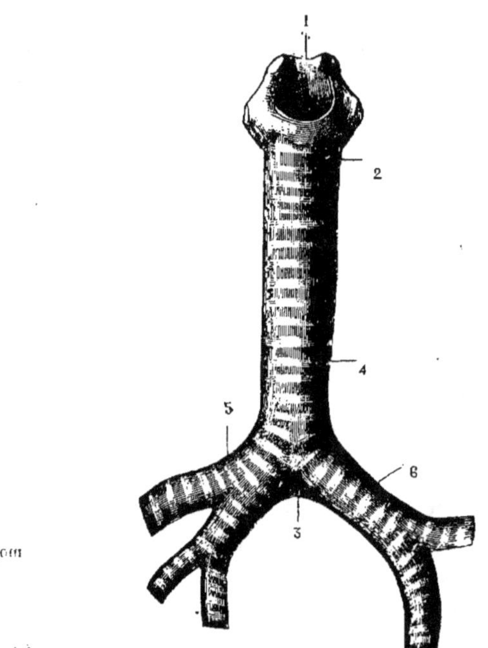

Fig. 97. — Trachée et bronches. — *Face antérieure.* — 1. Cartilage cricoïde. — 2. Premier anneau de la trachée. — 3. Dernier anneau en forme d'éperon. — 4. Empreinte aortique. — 5. Bronche droite bifurquée. — 6. Bronche gauche.

drique en avant, elle est aplatie en arrière où elle répond à l'œsophage. Sa surface interne est de couleur rosée. Elle est constituée, de dehors en dedans : 1° par une *charpente fibro-cartilagineuse* composée de 18 à 20 cerceaux en forme de C, incomplets en

1. *Trachée-artère* vient de τραχύς, âpre, et ἀρτηρία, artère. La trachée est, en effet, rude au toucher, et le mot artère a bien son acception étymologique véritable, puisqu'elle conduit de l'air (ἀήρ, air, τηρεῖν, garder).

arrière et réunis par une membrane fibreuse ; 2° par une *tunique musculaire* qui n'existe qu'en arrière, et 3° par une *muqueuse* à épithélium vibratile contenant des glandes en grappe.

II. **Bronches.** — Arrivée au niveau de la troisième vertèbre dorsale, la trachée se divise en deux branches ; l'une va à droite, l'autre à gauche ; ce sont les *bronches* (βρόγχος, gorge ou gosier).

La *bronche droite* (fig. 97-5), destinée au poumon droit, est plus courte et horizontale.

La *bronche gauche* (6), destinée au poumon gauche, est plus longue et un peu oblique. Elles ont la même structure que la trachée.

§ 3. — **Des poumons.**

Les **poumons** (πνεύμων, de πνέω, je respire) sont les organes essentiels de la respiration (fig. 98 et 99). Formés par un tissu

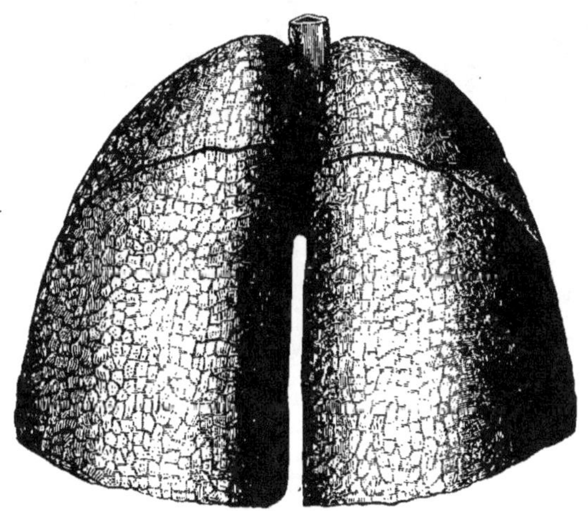

Fig. 98.   POUMON. — *Face postérieure.*

mou, spongieux, crépitant, de couleur rosée ou grise, ils renferment des cellules dont la cavité, remplie d'air, communique avec l'atmosphère par les bronches et la trachée, et dont les parois possèdent des réseaux capillaires qui reçoivent le sang venant des organes, sang devenu impropre à entretenir la vie et qui a besoin d'être revivifié (fig. 99). Le poumon droit est plus volumineux que le gauche. Tous les deux ont la forme d'un demi-cône dont le sommet est en haut et la base en bas répondant au diaphragme.

Le droit est divisé en trois lobes (fig. 99-8-9 et 10); le gau-

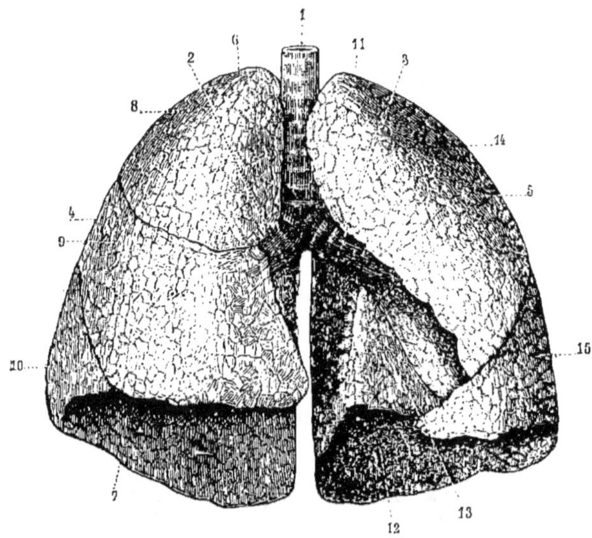

Fig. 99. — POUMON. — *Face antérieure.* — 1. Trachée artère. — 2. Bronche droite. — 3. Bronche gauche. — 4. Poumon droit. — 5. Poumon gauche. — 6. Sommet du poumon droit. — 7. Base. — 8. Lobe supérieur. — 9. Lobe moyen. — 10. Lobe inférieur. — 11. Sommet du poumon gauche. — 12. Base. — 13. La face interne excavée pour loger la pointe du cœur. — 14. Lobe moyen. — 15. Lobe inférieur.

che, en deux, par une *scissure interlobulaire* qui occupe leur face externe.

La face interne, ou médiastine, est concave (13); elle loge le cœur dans sa partie antérieure, l'aorte et la veine azygos dans sa partie postérieure.

Le parenchyme pulmonaire comprend les *divisions bronchiques* et les *lobules pulmonaires.*

I. *Divisions bronchiques.* — Au *hile*[1], la bronche gauche se di-

1. Le hile est la partie de la surface interne des poumons qui les fait communiquer avec la trachée-artère par les bronches, avec le cœur par les artères et par les veines pulmonaires; c'est par le hile que pénètrent aussi les nerfs et les vaisseaux lymphatiques.

vise en deux branches, la droite en trois (fig. 99). Ces branches

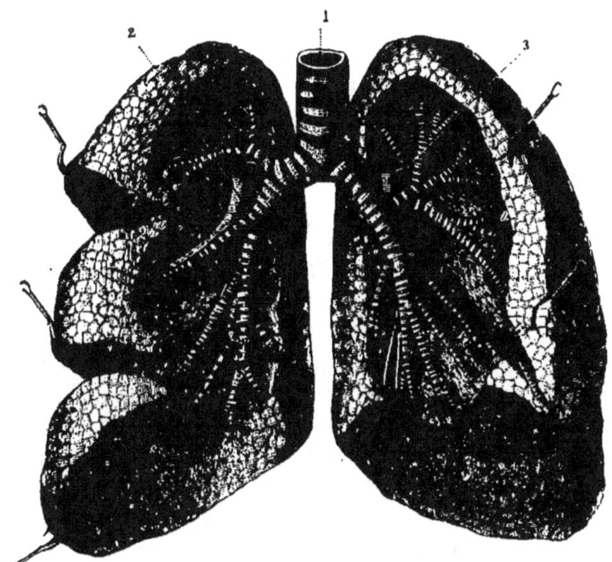

Fig. 100. — RAMIFICATION DE LA TRACHÉE ET DES BRONCHES. — 1. Trachée-artère et
ses bifurcations. — 2. Artère pulmonaire droite. — 3. Artère pulmonaire gauche.

se ramifient successivement (fig. 101) jusqu'aux lobules, formant ainsi des branches primaires, secondaires, tertiaires, terminales. Les tertiaires n'ont que de $0^m,001$ à $0^m,0001$; le cartilage et les glandes ont disparu, il ne reste que la tunique musculaire lisse. Dans les branches terminales, l'épithélium devient aussi simple que possible, c'est-à-dire pavimenteux.

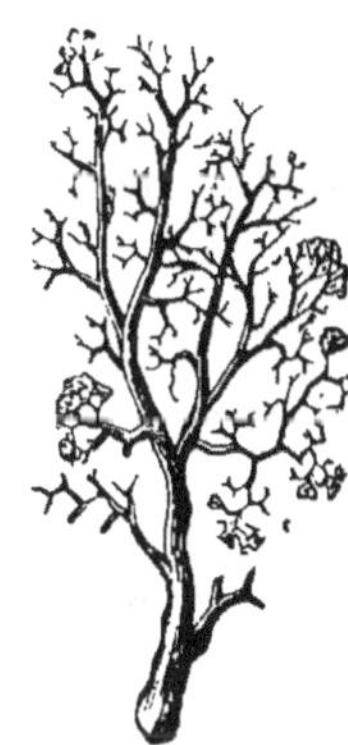

Fig. 101. — RAMIFI-
CATIONS TERMINALES
D'UN RAMEAU BRON-
CHIQUE.

II. *Lobules pulmonaires.* — Ces lobules ont la forme d'un cône dont la base a un centimètre et dont le sommet correspond à une branche terminale. Ils renferment des cavités secondaires, nommées *infundibula,* qui s'ouvrent dans le lobule, et qui sont constituées par des culs-de-sac ou *vésicules pulmonaires,* ou *alvéoles.*

Ces vésicules sont formées par une membrane connective, un réseau capillaire très riche fourni par l'artère pulmonaire et un épithélium pavimenteux.

§ 4. — Plèvres.

Il y a deux plèvres (πλευρά, côté), une pour chaque poumon. Ce sont des membranes séreuses, par conséquent des sacs sans ouverture, tapissant les poumons et les parois du thorax. On peut les comparer à un bonnet de coton dont un côté s'attache aux parois et l'autre aux poumons, et dont les faces internes peuvent glisser l'une sur l'autre, grâce à la sérosité exhalée et absorbée à ces surfaces. Cette disposition permet tous les mouvements nécessaires à la poitrine et aux poumons.

On divise la plèvre en *costale, diaphragmatique, viscérale* et *médiastine*. En se réfléchissant des parois costales sur le diaphragme et de celui-ci vers le hile, elle forme des culs-de-sac ou *sinus*. La plèvre costale, la diaphragmatique et la viscérale n'offrent rien de particulier. La *plèvre médiastine* est celle qui tapisse la face interne des poumons. Les deux plèvres, en se dirigeant de la colonne vertébrale à la racine des poumons, s'adossent et forment une cloison qui contient dans son épaisseur l'aorte, l'œsophage, les nerfs pneumogastriques, le canal thoracique, la veine azygos, la trachée-artère, etc.; cette cloison est connue sous le nom de *médiastin postérieur*. Le *médiastin antérieur* est formé par les plèvres qui vont du sternum au hile; il est évasé en haut et en bas, comme un sablier. L'évasement supérieur renferme le thymus chez le fœtus; l'inférieur contient le cœur, le péricarde et du tissu cellulaire. — La plèvre est formée par une membrane connective et un épithélium pavimenteux.

§ 5. — Annexes de l'appareil respiratoire.
Corps thyroïde. — Thymus.

Le *corps thyroïde* et le *thymus* sont considérés comme des glandes vasculaires sanguines, sans canal excréteur. Quelles sont leurs fonctions? On n'en sait trop rien.

1. Le **corps thyroïde** (fig. 102-5) est placé au-devant des premiers anneaux de la trachée et sur les parties latérales du larynx. C'est lui qui, en grossissant outre mesure, forme ce qu'on appelle le *goitre*. Il est plus volumineux chez la femme. On lui considère deux *lobes latéraux* ou *cornes*, réunis par une partie médiane,

l'*isthme*. Il a une enveloppe fibreuse et un parenchyme jaune rougeâtre, granuleux, contenant des vésicules clos.

II. Le **thymus** est un organe glandulaire situé dans la partie supérieure du médiastin antérieur, derrière le sternum. Très volumineux chez le fœtus, il disparaît presque toujours chez l'adulte.

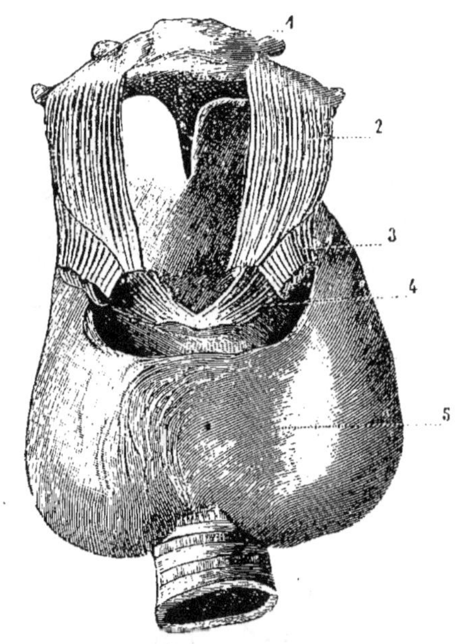

Fig. 102. — LARYNX ET CORPS THYROÏDE. — *Face antérieure.* — 1. Os hyoïde. — 2. Muscle thyro-hyoïdien. — 3. Muscle sterno-thyroïdien coupé. — 4. Muscle crico-thyroïdien. — 5. Corps thyroïde.

Il ressemble aux glandes salivaires, mais sa couleur est plus rosée. Il a la forme d'un triangle irrégulier. Ses fonctions sont probablement relatives au liquide qu'il sécrète; mais, comme cette glande n'a pas de conduit excréteur, il peut se faire que le liquide passe dans les vaisseaux lymphatiques. L'analyse de ce suc ne jette aucune lumière sur cette question.

CHAPITRE III

APPAREIL URINAIRE

Les organes urinaires (fig. 103) forment un appareil de sécré-

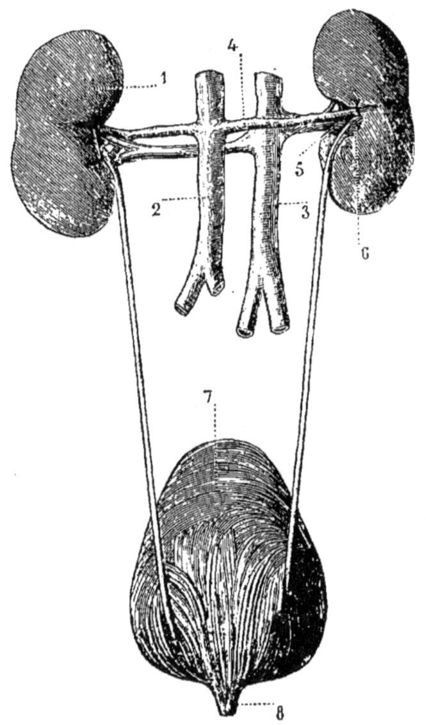

Fig. 103. — Appareil urinaire. — *Face postérieure.* — 1. Rein. — 2. Aorte. — 3. Veine cave. — 4. Artère rénale. — 5. Veine rénale. — 6. Uretères. — 7. Vessie. — 8. Urèthre.

tion assez compliqué. Il se compose : 1° d'un organe sécréteur, le *rein;* 2° de canaux excréteurs des reins, les *uretères;* 3° d'un réservoir, la *vessie,* et 4° d'un second canal excréteur, l'*urèthre.*

§ 1. — Reins.

Les *reins* sont deux organes glanduleux destinés à la sécrétion de l'urine. Il sont situés de chaque côté de la colonne vertébrale, au niveau de la région lombaire, en dehors du péritoine et entourés d'une grande quantité de graisse. La forme est celle d'un

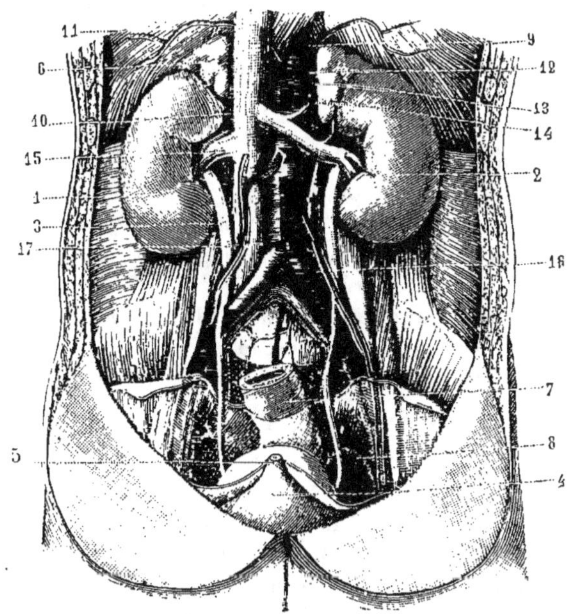

Fig. 101. — REINS ET LEURS CONDUITS EXCRÉTEURS. — *Face antérieure.* — 1. Rein droit. — 2. Rein gauche. — 3. Uretères. — 4. Vessie. — 5. Coupe de l'ouraque. — 6. Capsule surrénale. — 7. Portion prérectale du colon. — 8. Canaux déférents. 9. Aorte. — 10. Veine cave inférieure. — 11. Artère diaphragmatique inférieure. — 12. Tronc cœliaque coupé. — 13. Artère capsulaire moyenne. — 14. Artère mésentérique supérieure. — 15. Vaisseaux rénaux. — 16. Artère spermatique. — 17. Artère mésentérique inférieure.

haricot : le bord interne est concave et constitue le *hile ;* le poids varie entre 60 à 120 grammes.

Les reins sont enveloppés par une capsule fibreuse mince. Le parenchyme est constitué : 1° par une *substance corticale,* rouge jaunâtre, parsemée de points rouges (*corpuscules de Malpighi*), et qui envoie des prolongements entre les pyramides de Malpighi. prolongements appelés *colonnes de Bertin.* Les corpuscules sont

divisés en petites traînées par des faisceaux auxquels on a donné
le nom de *pyramides de Ferrein*; 2° par une *substance médullaire*,
rouge pâle, constituée par 8 à 15 faisceaux coniques, *pyramides
de Malpighi*, dont le sommet ou *mamelon* ou *papille rénale* est
tourné vers le hile et fait saillie dans les calices.

Les *pyramides de Malpighi* représentent les lobules du rein et
sont composées par les *tubes de Bellini* ou *canalicules urinifères*
qui vont s'ouvrir au sommet de la papille. Arrivés à la base de la
pyramide, ils pénètrent sous le nom de *tubes de Ferrein* dans la
substance corticale où ils suivent un trajet très flexueux et s'anastomosent avec les canaux voisins; quelques-uns grossissent et se
terminent en cul-de-sac. — Les *calices* sont de véritables enton-
noirs embrassant le mamelon. Le sommet de ces calices s'ouvre
dans une cavité plus grande, *grand calice*. Il y a trois grands
calices qui aboutissent dans une poche nommée *bassinet*. Cette
poche est située à la partie postérieure du hile, elle constitue la
partie supérieure évasée de l'uretère.

Le rein est un organe très vasculaire; l'artère rénale lui fournit
de nombreuses branches et un réseau capillaire qui entoure les
canalicules. De ce réseau partent les veines qui vont à la veine
rénale.

§ 2. — Uretères.

L'urine, qui est probablement sécrétée dans la substance corticale du rein, est conduite dans un grand réservoir, la vessie.
par un canal nommé *uretère* (οὖρον, urine) (fig. 104-3). Ordinairement il y en a un pour chaque rein; quand il n'y en a qu'un.
les deux reins sont presque toujours réunis en un seul. Le trajet
est oblique de haut en bas et de dehors en dedans. Son calibre
varie entre celui d'une plume de corbeau et celui d'une plume à
écrire; mais il peut se distendre beaucoup quand il existe un
obstacle au cours de l'urine. La structure des uretères, du bassinet et des calices est identique. Elle comprend une tunique
externe fibreuse, une tunique musculaire lisse avec des fibres
externes circulaires et des fibres internes longitudinales, et une
muqueuse à épithélium pavimenteux stratifié.

§ 3. — Vessie.

La *vessie* (fig. 103) est une cavité musculo-membraneuse,
située derrière le pubis, et qui sert de réservoir à l'urine. Elle a

la forme ovoïde dont la grosse extrémité est au fond. Sa capacité est de 500 à 600 centimètres cubes. Elle est fixée dans sa position par le péritoine, des ligaments antérieurs qui vont à la symphyse et des ligaments supérieurs au nombre de trois, un médian et deux latéraux, qui partent de l'ombilic. Le médian n'est que l'*ouraque* dont nous avons parlé, et qui est un reste du canal allantoïdien. — La *muqueuse* vésicale est pâle, lisse. On voit à sa partie inférieure trois ouvertures : une antérieure, *orifice uréthral,* deux postérieures, *orifices des uretères* (fig. 105-3). Ces trois orifices forment les angles d'un triangle connu sous le nom de *trigone vé-*

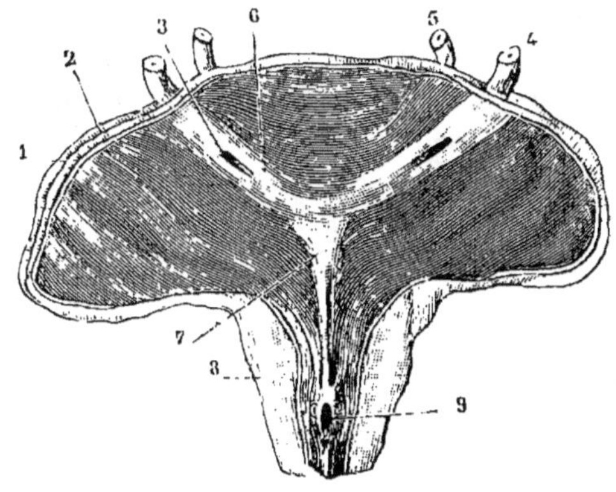

Fig. 105. — Vessie ouverte par une section médiane et étalée ; portion inférieure et commencement de l'uréthre. — 1. Tunique musculeuse. — 2. Muqueuse vésicale. — 3. Orifice vésical de l'uretère. — 4. Uretère. — 5. Canal déférent. — 6. Bourrelet transversal du trigone. — 7. Bourrelet longitudinal. — 8. Section de la prostate. — 9. Orifice du sinus prostatique.

sical ou de *Lieutaud* (6 et 7). — Outre cette muqueuse, qui n'a pour ainsi dire ni papilles, ni glandes, les parois de la vessie comprennent une *membrane séreuse,* très incomplète, et une *tunique musculaire lisse* qui est formée par des fibres longitudinales superficielles, des fibres moyennes transversales et des fibres réticulées. Toutes ces fibres ont pour but de vider la vessie.

§ 4. — Urèthre.

L'*urèthre* est le canal qui permet de rejeter l'urine au dehors. Nous en parlerons dans le dernier volume avec les organes génitaux.

§ 5. — **Annexes. — Capsules surrénales.**

Les *capsules surrénales* (fig. 104-6) sont deux petits organes glanduliformes, situés au-dessus des reins, dont ils sont indépendants. On les a comparés à un bonnet phrygien. Leur base, concave, s'applique sur la partie interne de l'extrémité supérieure du rein. Le hile est situé sur la face antérieure. Ces capsules sont constituées par une *substance corticale* jaunâtre et par une *substance médullaire*, plus spongieuse que la précédente et ayant une couleur gris blanchâtre. La *membrane fibreuse* qui les enveloppe est résistante et envoie des lamelles dans la substance corticale, lamelles qui circonscrivent des loges cylindriques. Les capsules surrénales sont très vasculaires. Elles n'ont pas de canal excréteur. Il se passe sûrement dans leur intérieur des phénomènes importants. Mais lesquels ? on n'en sait rien.

CHAPITRE IV

ORGANES DES SENS

Les *organes des sens* sont destinés à nous mettre en relation avec le monde extérieur. Ils reçoivent les impressions qui viennent du dehors et les transmettent au cerveau par l'intermédiaire des nerfs. Ils se composent d'un appareil particulier en rapport avec la sensation qui doit être perçue, et des nerfs spéciaux qui font communiquer cet appareil avec la moelle épinière et le cerveau. On admet cinq sens : 1° le *toucher* ou la *peau ;* 2° le *goût* ou la *langue ;* 3° l'*organe de l'olfaction* ou les *fosses nasales ;* 4° l'*organe de la vue* ou l'*œil ;* 5° l'*organe de l'ouïe* ou l'*oreille.*

§ 1. — **De la peau ou le toucher.**

La *peau*, organe du toucher, est une membrane résistante qui enveloppe tout le corps pour le protéger et qui renferme des organes d'inhalation et d'exhalation, c'est-à-dire qu'elle absorbe des fluides appliqués à sa surface et qu'elle débarrasse l'économie des matériaux qui peuvent lui être nuisibles ou inutiles. — La *surface extérieure* ou *libre* présente des orifices et des plis. Les orifices sont situés aux ouvertures naturelles. Les plis sont dus à plusieurs causes, à la locomotion, au froncement produit par la contraction des muscles, à la vieillesse, à l'amaigrissement. La *surface profonde* est doublée au cou et à la face par les muscles peauciers, et partout ailleurs par une couche de tissu cellulaire qui s'épanouit en une membrane très mince, *fascia superficialis*, et renfermant du tissu adipeux. Ce dernier est plus ou moins abondant suivant la région. Quand la peau est en rapport avec les éminences osseuses, si elle doit être mobile, elle en est séparée par des bourses séreuses.

Structure. — La peau (fig. 106) est composée par le *derme* ou chorion (χόριον, enveloppe) et l'*épiderme*. Ces deux couches sont parfaitement délimitées sur une coupe de la peau, et on les sépare facilement lorsqu'on applique un vésicatoire, puisque l'épiderme seul se soulève : 1° Le *derme* est la couche la plus profonde de la peau. Son épaisseur varie suivant les individus et suivant les parties du corps. Sa *face profonde* renferme des alvéoles coniques dont le sommet se dirige vers la surface libre. La *face extérieure* présente

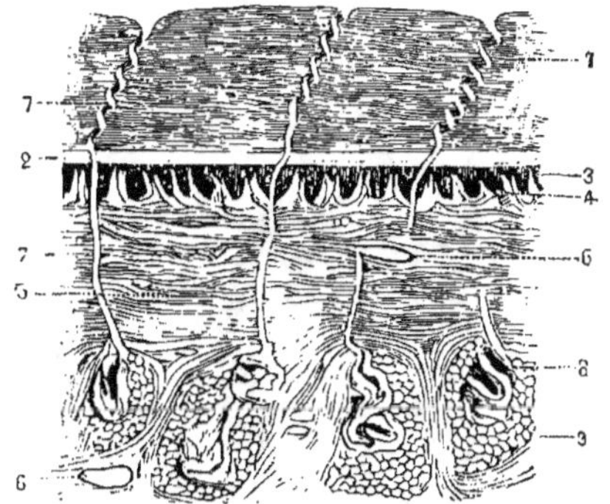

Fig. 106. — Peau de la pulpe d'un doigt. — 1. Couche cornée ou épiderme. — 2. Partie profonde de cette couche. — 3. Couche muqueuse. — 4. Papilles. — 5. Derme. — 6. Section d'un vaisseau. — 7. Canal excréteur des glandes sudoripares. — 7. Le même canal dans le derme. — 8. Glomérules glanduleux. — 9. Tissu adipeux sous-cutané.

une foule de petites éminences. *papilles* (fig. 106-4). où viennent aboutir les nerfs cutanés fournis par 31 paires nerveuses.

C'est donc à ces papilles que la peau doit sa sensibilité. Leur sommet est en rapport avec l'épiderme. Le derme, très riche en lymphatiques, est composé par des faisceaux de tissu fibreux et élastique entrecroisés ; 2° L'*épiderme,* formé tout simplement par des cellules épithéliales, renferme deux couches, l'une superficielle, épiderme proprement dit ; l'autre située au-dessous, *corps muqueux* ou *couche muqueuse de Malpighi* (3). C'est une lamelle cornée, insensible, se moulant exactement sur les papilles. La *surface externe* présente les plis et les sillons que nous avons indiqués, des ouvertures pour laisser passer les poils et les orifices des canaux sudorifères et des follicules sébacés. La *surface interne* adhère à la surface papillaire enveloppant les papilles au moyen des petites alvéoles dont elle est creusée. De cette face partent des prolongements chevelus qui sont les canaux excréteurs des glandes sudoripares s'ouvrant au dehors. La couche interne, creusée de fossettes recevant les papilles, est composée de petites cellules à noyaux. L'épiderme proprement dit forme un tout continu, il est constitué aussi par des cellules à noyau qui s'aplatissent en devenant superficielles et disparaissent. L'épiderme se reproduit donc par sa face interne au fur et à mesure qu'il se détruit par sa face externe.

Ongles. — Les ongles (fig. 107), dus à une production épider-

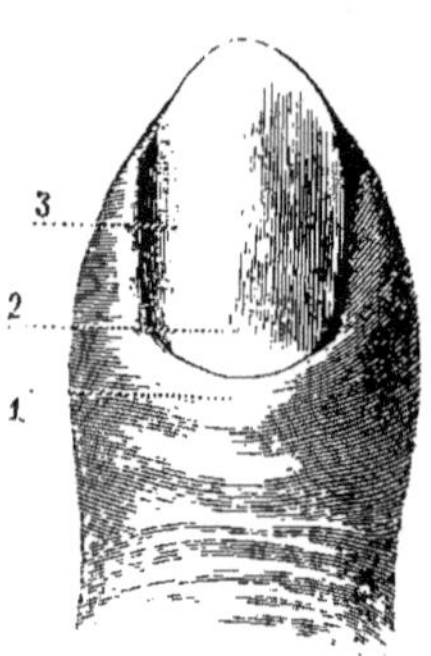

Fig. 107. — ONGLE DU POUCE. — *Face dorsale.* — 1. Repli cutané sus-unguéal. — 2. Lunule. — 3. Corps de l'ongle.

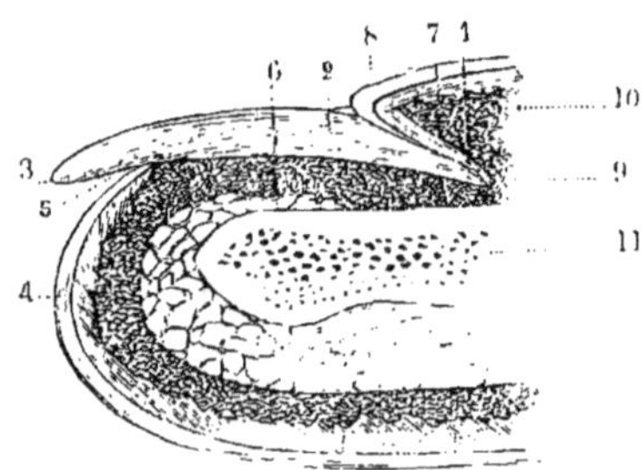

Fig. 108. — ONGLE. — *Coupe longitudinale.* — 1. Racine de l'ongle. — 2. Corps de l'ongle et lunule. — 3. Extrémité libre. — 4. Pulpe du doigt. — 5. Angle de l'ongle. 6. Derme sous-unguéal. — 7. Derme sus-unguéal. — 8. Rainure unguéale. — 9. Lit de l'ongle. 10. Matrice de l'ongle. — 11. Troisième phalange.

mique, sont des écailles dures, flexibles, élastiques et demi-transparentes qui recouvrent la face dorsale de la dernière phalange des doigts et des orteils et qui sont reçues dans un repli de la peau formant la *matrice* de l'ongle (fig. 108-10). La face supérieure est lisse ; la face profonde est creusée de sillons longitudinaux s'engrenant avec les crêtes correspondantes à la matrice de l'ongle. L'extrémité postérieure ou *racine* (fig. 108-1) est logée dans la matrice, sauf quelquefois sa partie antérieure semi-lunaire et qui forme la *lunule* (fig. 107-2) que l'on aperçoit à la base de l'ongle. Celui-ci se compose d'une couche muqueuse et d'une couche cornée, absolument comme la peau.

Pigmentation ou *matière colorante de la peau*. — Il y a entre l'épiderme et le derme, ou mieux dans le corps muqueux de Malpighi, une couche de matière colorante qui donne à la peau la teinte particulière aux races, et qu'on nomme *pigmentum*. L'épaisseur du pigment est en rapport direct avec la coloration des poils ; en effet, les personnes qui ont les cheveux noirs, ont la peau brune ; tandis que celles qui les ont blonds, ont la peau très blanche. Les albinos n'ont pas de pigment. Les nègres l'ont naturellement très épais. Le *pigmentum* est constitué par des *cellules pigmentaires* de formes diverses.

Réseau lymphatique. — Ce réseau se trouve situé entre l'épiderme et les papilles. Il est formé par une grande quantité de petits vaisseaux lymphatiques entrelacés. Un autre réseau plus profond existe au-dessous du derme et communique avec les vaisseaux lymphatiques profonds.

Glandes sudoripares. — Ces glandes en tube constituent un véritable appareil sécréteur de la main. On les trouve partout, excepté aux lèvres et aux bords des paupières. Elles sont très nombreuses à la paume de la main et aux pieds. Dans le conduit auditif externe, elles forment les *glandes cérumineuses*. Elles se composent d'un *glomérule* (5) constitué par l'enroulement sur lui-même du canal sécréteur terminé en cul-de-sac, et d'un

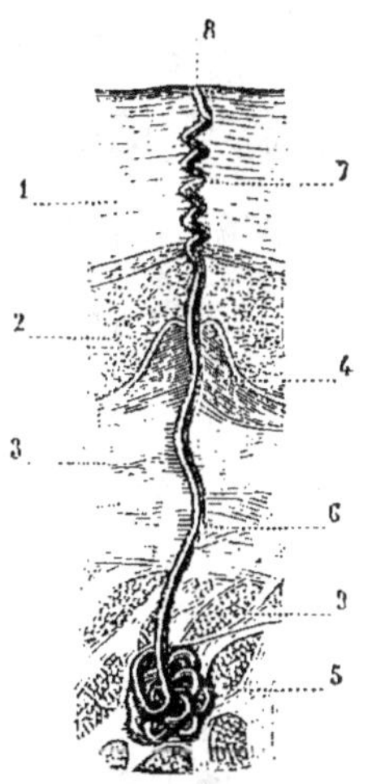

Fig. 109. — GLANDE SUDORIPARE DE LA PAUME DE LA MAIN. — 1. Épiderme. — 2. Couche de Malpighi. — 3. Derme. — 4. Papille du derme. — 5. Glomérule sudoripare. — 6. Canal excréteur de ce glomérule. — 7. Partie de ce canal traversant la couche cornée. — 8. Son orifice à la surface de la peau. — 9. Cellules graisseuses du tissu sous-cutané.

conduit excréteur (6) qui traverse le derme, puis l'épiderme. Dans son trajet, il s'enroule en spirale et il va s'ouvrir à la surface de la peau par un orifice très étroit.

Glandes sébacées. — Ces glandes (fig. 110 et 111), du volume d'un grain de mil, sont logées dans l'épaisseur du derme. Très abondantes aux ailes du nez, à l'aisselle, à l'aine, au niveau des orifices naturels, elles sécrètent une matière grasse qui entretient la souplesse de la peau. Ce sont des glandes en grappe.

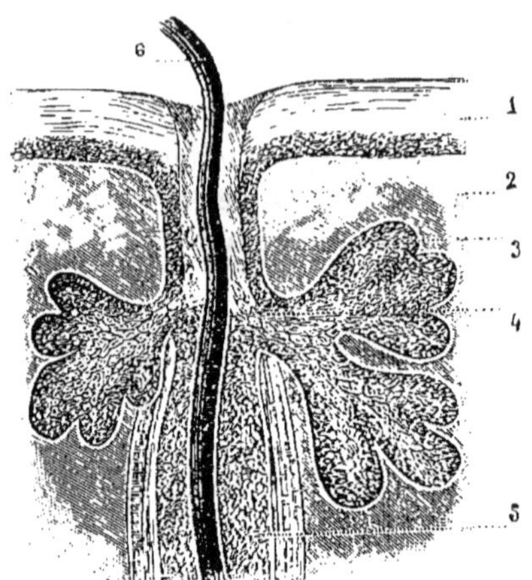

Fig. 110. — GLANDES SÉBACÉES S'OUVRANT DANS UN FOLLICULE PILEUX. — 1. Épiderme. — 2. Derme. — 3. Cul-de-sac de la glande sébacée. — 4. Canal excréteur — 5. Follicule pileux. — 6. Poil.

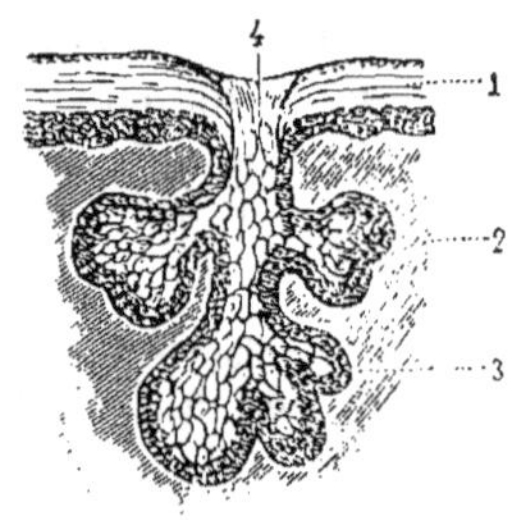

Fig. 111. — GLANDE SÉBACÉE INDÉPENDANTE. — 1. Épiderme. — 2. Derme. — 3. Cul-de-sac de la glande. — 4. Canal excréteur.

Poils et follicules pileux. — Les poils (fig. 112) sont des productions de l'épiderme.

On les rencontre sur toute la surface du corps, excepté à la paume de la main, à la plante des pieds et au bord des lèvres.

Mais les poils proprement dits sont groupés dans certaines parties du corps pour des usages particuliers; et ils prennent des noms différents suivant les endroits qu'ils occupent : cheveux, cils, sourcils, vibrisses, moustaches, etc.

Le poil prend son origine d'un *follicule pileux* (7), situé dans l'épaisseur du derme et contenant la *papille pileuse* (6) qui le sécrète.

Il traverse le derme et sort à l'extérieur. La *racine* du poil (4) est implantée dans le follicule pileux; sa partie inférieure, molle, renflée, constituant le *bulbe pileux* (5), est creusée d'une dépression qui reçoit la *papille* du poil.

Aux follicules pileux, sont annexées des fibres musculaires

lisses (11) qui, en se contractant, redressent ces follicules, lui font faire saillie au-dessus de la surface de la peau et donnent la *chair de poule*.

§ 2. — Le goût.

La langue est l'organe essentiel du goût, elle est aussi un organe de tact. Sa structure musculaire la rend propre surtout à la mastication et à l'articulation des sons, mais elle contribue aussi à la gustation, en ce sens qu'il est nécessaire que les corps sapides soient promenés sur toute sa surface et en particulier sur la *membrane papillaire*. C'est, en effet, dans les *papilles* que se trouve le sens du goût. Il n'est pas d'organe qui, sous un volume donné, reçoive autant de nerfs que la langue ; mais on ne doit considérer comme nerfs gustatifs que le lingual et le glosso-pharyngien qui se distribuent aux papilles. Tous les autres sont principalement des nerfs moteurs.

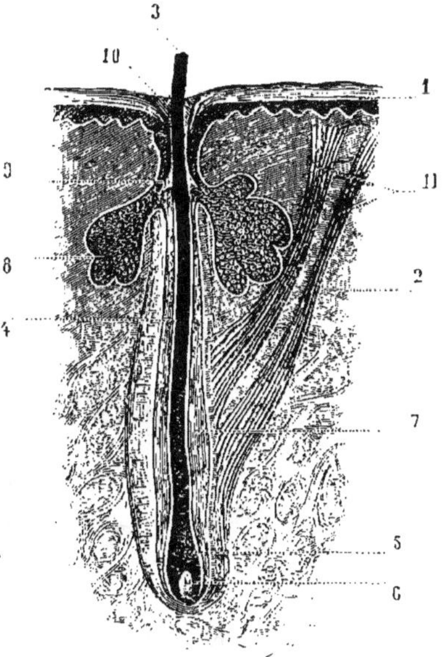

Fig. 112. — LE POIL ET SON FOLLICULE. — 1. Épiderme. — 2. Derme. — 3. Tige du poil. — 4. Sa racine. — 5. Son bulbe. 6. Sa papille. — 7. Follicule pileux. — 8. Glandes sébacées. — 9. Conduits excréteurs de ces glandes. — 10. Espace libre permettant l'écoulement de la matière sébacée. — 11. Muscles redresseurs du poil.

§ 3. — L'odorat.

L'organe de l'odorat est composé de deux parties : 1° d'un appareil destiné à protéger l'organe de l'olfaction et à diriger les odeurs vers la partie possédant la sensibilité olfactive, c'est-à-dire le *nez*, et 2° de l'organe propre de l'olfaction, c'est-à-dire les *fosses nasales*, deux cavités tapissées d'une membrane muqueuse appelée *pituitaire*, sur laquelle se déposent les molécules odorantes qui s'échappent des corps.

1. Le nez. — Le nez a la forme d'une pyramide triangulaire. Sa forme varie beaucoup, mais elle n'a aucune influence sur l'olfaction. En bas, de chaque côté, se trouve l'*aile du nez*. Le *dos* est formé par la réunion en avant des deux faces latérales. Le *lobe* est l'éminence, le plus souvent arrondie, quelquefois pointue, qui termine inférieurement le dos du nez (fig. 113-9). La *racine* est au sommet de la pyramide. La *base* présente deux orifices, les *narines*, séparées par une cloison antéro-postérieure et garnies de

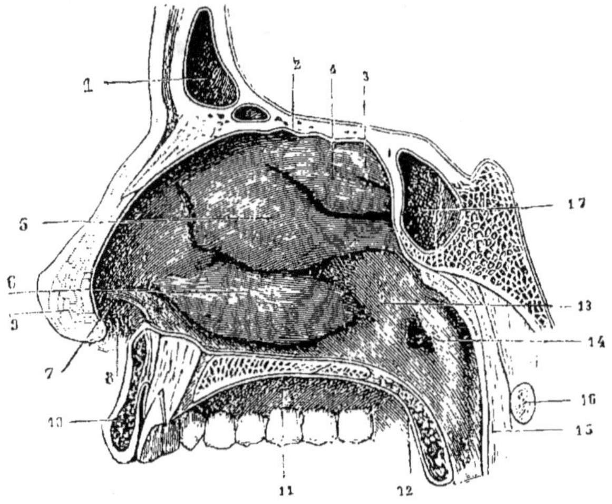

Fig. 113. — FOSSES NASALES. — *Paroi externe.* — 1. Sinus frontal. 2. Lame criblée de l'ethmoïde. — 3. Cornet de Santorini. — 4. Cornet supérieur. — 5. Cornet moyen. — 6. Cornet inférieur. — 7. Narines. — 8. Vibrisses. — 9. Lobule du nez. — 10. Lèvre supérieure. — 11. Voûte palatine. — 12. Voile du palais. — 13. Gouttière naso-pharyngienne. — 14. Orifice pharyngien de la trompe d'Eustache. — 15. Paroi postérieure du pharynx. — 16. Arc antérieur de l'atlas. — 17. Sinus sphénoïdal.

poils roides, *vibrisses* (8), dont le but est d'empêcher l'introduction dans le nez des corpuscules qui voltigent dans l'air. — Le nez est formé par une charpente ostéo-cartilagineuse, par des muscles, par des vaisseaux et des nerfs ; il est enfin recouvert en dehors par la peau, et en dedans par la membrane pituitaire. La *charpente osseuse* comprend les os propres du nez qui ont été décrits dans l'*Ostéologie*. La *charpente cartilagineuse* est constituée par *deux cartilages latéraux* qui forment les parties latérales du nez, *deux cartilages des ailes du nez* et *un cartilage médian* ou de la *cloison*. La couche cutanée ne présente rien de particulier.

Elle est cependant très riche en glandes sébacées. La couche muqueuse fait partie des fosses nasales.

II. Fosses nasales. — Elles sont constituées par la charpente ostéo-cartilagineuse et par la *membrane pituitaire* ou *membrane de Schneider*, qui se continue dans les sinus que nous avons décrits (page 23) et dont elle rétrécit les orifices de communication avec les fosses nasales. Dans la région olfactive, c'est-

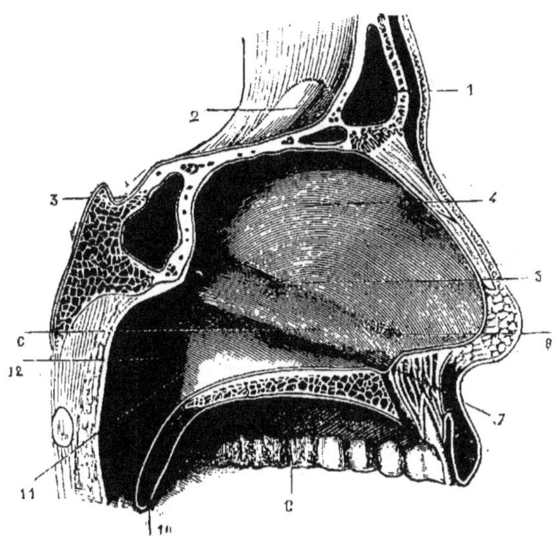

Fig. 114. — FOSSES NASALES. *Paroi interne.* — 1. Sinus frontal — 2. Apophyse crista-galli. — 3. Sinus sphénoïdal. — 4. Paroi interne des fosses nasales. — 5. Gouttière répondant à une saillie du côté opposé. — 6. Saillie répondant au cartilage vomérien. — 7. Cul-de-sac naso-palatin. — 8. Orifice de l'organe de Jacobson. — 9. Voûte palatine. — 10. Voile du palais. — 11. Bord postérieur du vomer. — 12. Trompe d'Eustache.

à-dire celle où se distribue le nerf olfactif, la muqueuse est jaune brunâtre, molle et tapissée par un épithélium cylindrique. Dans la région respiratoire elle est épaisse, rosée et tapissée par un épithélium vibratile. Les nerfs viennent du nerf olfactif, de la branche ophtalmique de Willis et du maxillaire supérieur.

§ 4. — Appareil de la vision.

Cet appareil est constitué par les *yeux* et par des organes accessoires destinés à les protéger contre les agents extérieurs, à les mouvoir en divers sens et à lubrifier leur surface ; ces *tutamina oculi* de Haller comprennent donc : un appareil de *protection*, un appareil *moteur* et un appareil *lacrymal* .

A. L'ŒIL. — L'œil (fig. 115 et 116) est situé dans la cavité orbitaire et maintenu par des muscles, le nerf optique, la conjonctive, les paupières et l'aponévrose orbito-oculaire. Il a la forme sphéroïde dont la partie antérieure *(cornée)* est plus bombée, ce

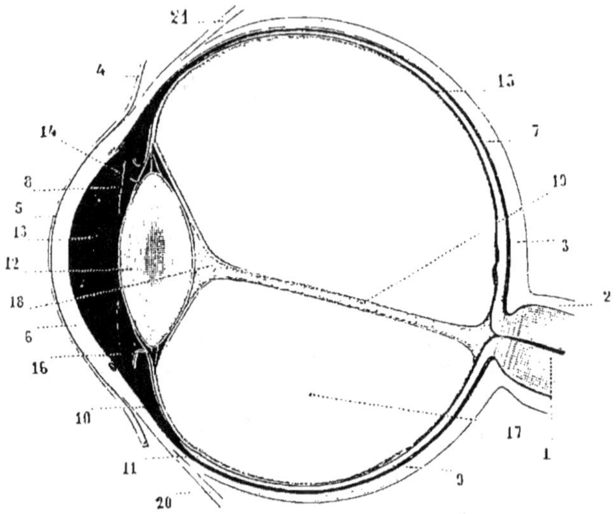

Fig. 115. — COUPE HORIZONTALE DE L'ŒIL. — *Moitié inférieure.* — La membrane fibreuse est représentée en blanc ; la vasculaire, en rouge : la nerveuse, en jaune. — 1. Nerf optique. — 2. Gaine fibreuse. — 3. Sclérotique. — 4. Conjonctive scléroticale. — 5. Conjonctive commune. — 6. Cornée. — 7. Choroïde (en rouge). — 8. Zone ciliaire (en rouge). — 9. Rétine (en jaune). — 10. La partie ciliaire. — 11. Ora serrata. — 12. Cristallin. — 13. Chambre antérieure. — 14. Chambre postérieure. — 15. Membrane hyaloïde (en bleu). — 16. Canal godronné de Petit. — 17. Corps vitré. — 18. Fovea patellaris. — 19. Canal hyaloïdien. — 20. Insertion du tendon du muscle droit interne. — 21. Insertion du tendon du muscle droit externe avec la sclérotique.

qui fait que son *axe* ou diamètre antéro-postérieur l'emporte d'un millimètre sur les autres diamètres. L'œil se compose de membranes enveloppantes : la *sclérotique*, la *cornée*, la *choroïde*, *l'iris* et la *rétine*, et de milieux transparents : *l'humeur aqueuse*, le *cristallin* et le *corps vitré*.

MEMBRANES ENVELOPPANTES. — 1. **Sclérotique**. — La sclérotique est blanche ou blanc bleuâtre et opaque. Les tendons des muscles de l'œil s'attachent à sa face externe. A sa partie posté-

rieure, le nerf optique la traverse ; en avant, elle se continue avec
la cornée. C'est un type de membrane fibreuse, épaisse et forte.

II. Cornée. — La cornée est transparente et occupe la partie
antérieure de l'œil. Elle parait enchâssée dans l'ouverture de la
sclérotique comme un verre de montre dans son cadre. Un canal
circulaire, *canal de Schlemm* ou de *Fontana*, se trouve à la réu-

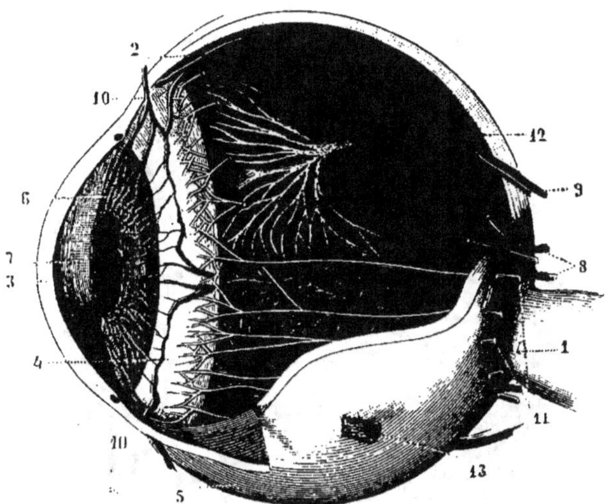

Fig. 116. — Vaisseaux et nerfs de la membrane irido-choroïdienne (La sclérotique et la cornée ont été enlevées en partie, afin de montrer la choroïde,
la zone ciliaire et l'iris).— 1. Nerf optique. — 2. Sclérotique.   3. Coupe de
la cornée. — 4. Muscles ciliaires. — 5. Sclérotique. — 6. Iris. — 7. Chambre
antérieure de l'œil. — 8. Artères ciliaires courtes postérieures. —9. Artères
ciliaires longues antérieures. — 10. Artères ciliaires antérieures. — 11. Nerfs
ciliaires. — 12. Grosse veine de la choroïde. — 13. Même veine sortant de la
sclérotique.

nion de ces deux membranes. Elle est formée d'un *épithélium* pavimenteux stratifié, d'une *lame élastique antérieure*, d'une *lame
propre*, d'une *lame élastique postérieure*, connue sous les noms de
membrane de Demours, de *Descemet*, *membrane vitrée*, très cas-
sante, et d'une *couche simple d'épithélium polygonal*. La cornée n'a
pas de vaisseaux ; ses nerfs proviennent des nerfs ciliaires.

III. Choroïde. — La choroïde (de χόριον, enveloppe, εἶδος,
forme) est la seconde membrane de l'œil (fig. 116). Elle va depuis
l'entrée du nerf optique jusqu'à la cornée où elle se continue avec

l'iris. On la divise en deux parties, une partie *postérieure* ou *choroïdienne* et une partie *antérieure* ou *ciliaire*. Ces parties sont séparées par une ligne dentelée nommée *ora serrata* (fig. 115-11). — La face externe de la *partie choroïdienne* est brune, peu adhérente à la sclérotique dont elle est séparée par des cellules pigmentaires, *lamina fusca*. La face interne foncée, lisse, très vasculaire, s'applique sur la rétine dont elle est séparée aussi par une couche de cellules pigmentaires. — La *partie ciliaire* forme un anneau de 6 millimètres de largeur à la partie antérieure de

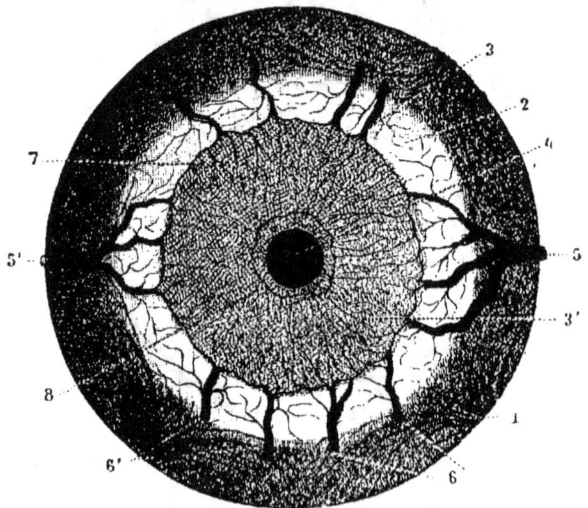

Fig. 117. — Iris vu antérieurement avec son grand et petit cercle artériel. — 1. Choroïde. — 2. Muscle ciliaire. — 3. Iris. — 4. Pupille. — 5-5. Artères ciliaires longues. — 6-6. Artères ciliaires antérieures. — 7. Grand cercle artériel de l'iris. — 8. Petit cercle artériel disposé autour de la pupille.

la choroïde. Elle est grisâtre et adhère à la sclérotique. Elle comprend deux parties, une externe, ou *muscle ciliaire*, et une interne, plissée, *couronne ciliaire*. Le muscle ciliaire est un anneau prismatique, grisâtre; on lui donne encore les noms de *tenseur de la choroïde*, de *ligament* ou de *cercle ciliaire*, de muscle de Brücke. Il se compose de fibres lisses antéro-postérieures et circulaires. La couronne ciliaire est composée de 70 à 80 replis (*procès ciliaires*) à tissu mou, vasculaire et de forme triangulaire; leur face interne a une couche épaisse de pigment.

IV. **Iris**. — L'iris (fig. 117-3), ainsi nommé à cause de la cou-

leur si variée qu'il présente, est un diaphragme membraneux,
percé d'une ouverture circulaire, nommée *pupille* (4); il est placé
en avant du cristallin et séparé de la cornée par un espace appelé
chambre antérieure [1] de l'œil et remplie par l'*humeur aqueuse*. Par
sa grande circonférence il adhère au muscle ciliaire. — L'iris est
formé par une couche épithéliale simple, une membrane propre,
contenant des fibres lisses pour le resserrement de la pupille
(*sphincter de la pupille*), et peut-être? des fibres radiées (*dilatateur de la pupille*), et une *membrane pigmentaire* ou *uvée* composée d'une cou-
che de cellules pig-
mentaires, don-
nant à l'iris sa
couleur. Celui-ci
se dilate ou se
resserre suivant
la quantité de
rayons lumineux
qu'il doit laisser
entrer dans l'œil.

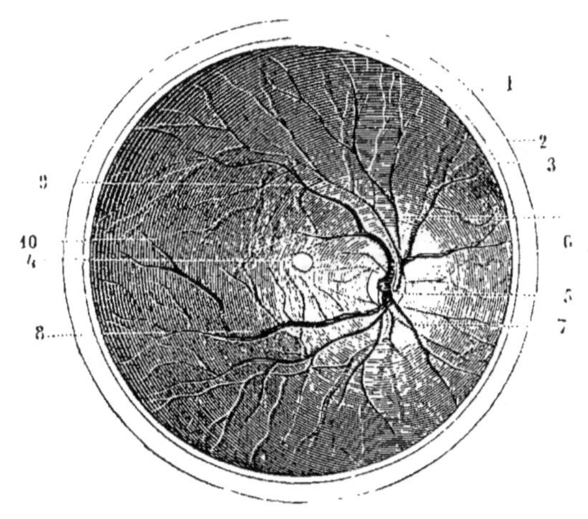

V. Rétine. —
La rétine (fig.
118) est la troi-
sième membrane
de l'œil; elle est
mince et molle,
transparente, très
altérable. C'est

Fig. 118. — Rétine. — *Face concave.* — 1. Sclérotique. — 2.
Choroïde. — 3. Rétine. — 4. Tache jaune. — 5. Papille du
nerf optique. — 6. Artère nasale supérieure. — 7. Artère nasale inférieure. — 8. Artère temporale inférieure. — 9. Artère temporale supérieure. — 10. Côté temporal.

sur elle que se forme l'image des objets extérieurs. Le nerf optique la met en communication avec l'encéphale. A l'entrée de ce
nerf elle présente la *papille optique* (5); en dehors se trouve la
tache jaune (4) dont la partie centrale, transparente, *fosse centrale*, ressemble à un trou. — La rétine contient de dehors en
dedans : 1° la *membrane de Jacob* ou *couche des bâtonnets* et des
cônes; 2° la *membrane limitante externe*; 3° la *couche granuleuse*

---

1. Un très grand nombre d'auteurs admettent une chambre antérieure
et une chambre postérieure. Celle-ci se trouverait entre la face postérieure de
l'iris et le cristallin. Mais l'iris s'applique directement sur ce dernier, il ne
peut donc y avoir de chambre proprement dite, mais seulement un petit espace circulaire correspondant à la périphérie du cristallin.

externe; 4° la couche intermédiaire; 5° la couche granuleuse interne; 6° la couche moléculaire; 7° la couche ganglionnaire; 8° la couche des fibres du nerf optique; 9° la membrane limitante interne.

MILIEUX TRANSPARENTS. — I. **Humeur aqueuse.** — C'est un liquide incolore situé dans la chambre antérieure de l'œil, dont nous avons parlé à propos de l'iris. Son rôle paraît être de maintenir la forme de la cornée et de favoriser les mouvements de l'iris et du cristallin.

II. **Cristallin.** — Le cristallin (fig. 119) est une lentille biconvexe dont la face postérieure est plus bombée que l'antérieure. Le centre ou *noyau* est dur (5); la surface, *humeur de Morgagni,* est molle et une *capsule cristalline* (4) ou cristalloïde la recouvre. La substance propre de cette lentille est formée de fibres transparentes, prismatiques, s'emboîtant les unes dans les autres.

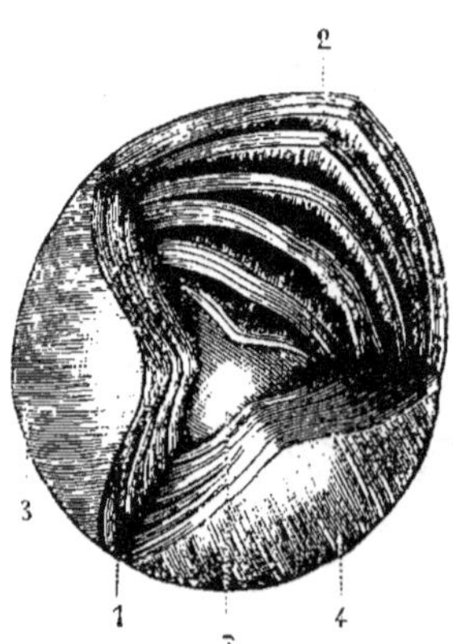

Fig. 119. — CRISTALLIN. — *Segmentation de sa face postérieure.* — 1. Rayon stellaire. — 2. Lamelles du cristallin divisées. — 3. Lamelles non séparées. — 4. Capsule. — 5. Noyau.

III. **Corps vitré.** — Le corps vitré a la forme d'une sphère transparente, creusée en avant d'une fossette qui reçoit le cristallin. Il est enveloppé par la rétine. Il se compose d'une membrane mince, *hyaloïde* (ὕαλος, verre) et d'une masse gélatineuse, filante et très transparente, nommée *humeur vitrée.* A l'*ora serrata* l'hyaloïde s'épaissit, puis se divise en un *feuillet postérieur* qui tapisse la fossette lenticulaire et se soude à la partie postérieure du cristallin, et en un *feuillet antérieur (zone de Zinn)* se soudant aux procès ciliaires et s'attachant à la partie antérieure du cristallin qu'il fixe ainsi solidement.

B. ORGANES ACCESSOIRES. — Ces organes comprennent, comme nous l'avons dit, un *appareil de protection,* un *appareil moteur* et un *appareil lacrymal.*

1. APPAREIL DE PROTECTION. — *a)* **Sourcils.** — Les sourcils sont constitués par des poils qui forment une arcade au-dessus de l'orbite. La peau est très épaisse et intimement unie aux muscles frontal, orbiculaire et sourcilier. Les sourcils protègent l'œil; ils

arrêtent, en s'abaissant, les rayons lumineux qui arrivent en trop grande quantité et ils empêchent la sueur du front de gagner la paupière supérieure. Ils concourent aussi à l'expression de la physionomie.

b) **Paupières.** — Les paupières sont deux voiles mobiles placés au-devant de l'œil. Elles présentent une *face externe* ou *cutanée;* une *face interne* ou *oculaire*, tapissée par la conjonctive; un *bord adhérent;* un *bord libre* coupé horizontalement et garni de poils nommés *cils;* un *angle interne*, ou grand angle de l'œil, au voisinage duquel on voit un tubercule percé d'un trou (*point lacrymal)* et un angle externe. — Les paupières sont formées par la *peau*, une *couche musculaire (orbiculaire des paupières)*, le *cartilage tarse*, lame fibreuse, simple, semi-lunaire qui se trouve au bord libre de la paupière, la *couche* de *glandes de Meibonius* et la *conjonctive*. Celle-ci tapisse non seulement la face postérieure des paupières, mais encore la face antérieure de l'œil; en se réfléchissant des paupières sur le globe oculaire elle forme le cul-de-sac conjonctival supérieur et le cul-de-sac conjonctival inférieur. La partie oculaire est mince, transparente et se continue sur la cornée; la partie palpébrale est épaisse, très adhérente et très vasculaire. Les paupières protègent l'œil contre la lumière, l'air et les corpuscules dont il est rempli.

II. Appareil moteur. — Cet appareil (fig. 120) est constitué par six muscles : *4 droits* et *2 obliques*. On en trouve un septième pour la paupière supérieure qu'il relève. Tous ces muscles, sauf

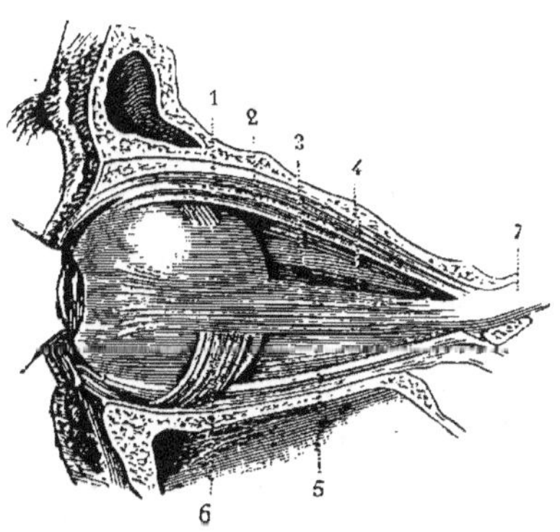

Fig. 120. — Muscles de l'œil. — 1. Élévateur de la paupière. — 2. Muscle droit supérieur. — 3. Muscle droit interne. — 4. Muscle droit externe. — 5. Muscle droit inférieur. — 6. Muscle petit oblique. — 7. Nerf optique.

le petit oblique, s'attachent dans le fond de la cavité orbitaire. — *a*) Le *releveur de la paupière supérieure* (1) part de la gaine du nerf optique et va au cartilage tarse. — *b*) Les *muscles droits* sont au nombre de 4 : le *supérieur* (2), l'*inférieur* (5), l'*externe* (4) et l'*interne* (3) : leur action est facile à comprendre. — *c*) Le *grand oblique* s'insère à la gaine du nerf optique, se dirige vers l'angle interne et supérieur de l'orbite; là ses fibres s'unissent à un tendon qui se réfléchit pour aller s'attacher à la partie supérieure et externe du globe de l'œil. Il porte cette partie de l'organe de la vision en haut, en dedans et en avant. — *d)* Le *petit oblique* (6) part de la partie externe du rebord orbitaire et va à la partie postérieure et externe de la sclérotique; il dirige le regard en haut et en dehors.

III. Appareil lacrymal. — Cet appareil (fig. 121) comprend la *glande lacrymale* et les *voies lacrymales* qui sont composées des *conduits lacrymaux*, du *sac lacrymal* et du *canal nasal*. — *a)* La *glande lacrymale* est une glande en grappe située à la partie supérieure et externe de l'orbite. On lui considère une *partie orbitaire* logée dans la fossette lacrymale et une *partie palpébrale* qui occupe l'épaisseur de la paupière supérieure. Elle a de 3 à 5 conduits excréteurs. Sa structure est la même que celle des glandes salivaires. — *b)* Les *points lacrymaux* (1), orifices des canaux lacrymaux, sont au nombre de deux, un pour chaque paupière. Les *conduits lacrymaux* (2) sont de petits canaux capillaires qui vont des *points* au *sac lacrymal;* ils sont tapissés par une membrane muqueuse. — *c)* Le *sac lacrymal* (3) occupe la gouttière lacrymale: il a la forme d'un cylindre un peu aplati. Sur le côté externe et au milieu de sa hauteur se trouve l'orifice des conduits lacrymaux. Sa muqueuse a un épithélium vibratile qui présente des replis, *valvules de Rosenmüller*. — *d)* Le *canal nasal* (4) s'étend du sac lacrymal au méat inférieur des fosses nasales. Il a de 12 à 20 millimètres de longueur. Sa forme est cylindrique, un peu aplatie sur les côtés; la direction est verticale. Son épithélium est vibratile.

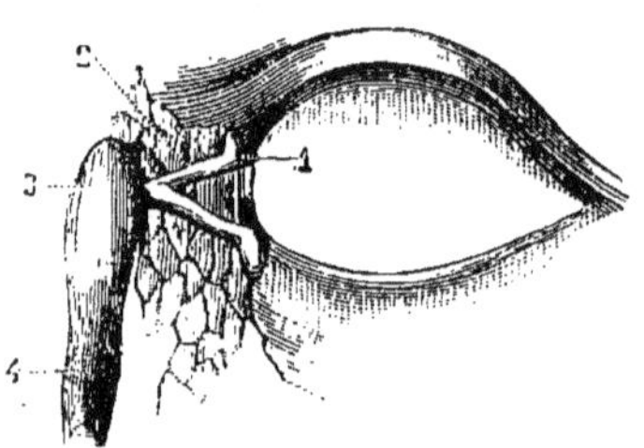

Fig. 121. — Appareil lacrymal. 1. Points lacrymaux. — 2. Conduits lacrymaux. — 3. Sac lacrymal. — 4. Canal nasal.

§ 5. — Appareil de l'ouïe.

L'ouïe est le sens qui nous fait percevoir les vibrations de l'air ou *sons.* Cet appareil se compose de trois parties : *l'oreille externe,* *l'oreille moyenne* et *l'oreille interne.*

A. OREILLE EXTERNE. — L'oreille externe a pour but de rassembler et de conduire les sons. Elle comprend le *pavillon de l'oreille* et le *conduit auditif externe*.

I. Le **pavillon de l'oreille** (fig. 122) est une lame élastique, ovalaire et diversement plissée sur elle-même. Sa *face externe* présente 4 saillies : l'*hélix* (ἕλιξ, ligne spirale) (1) qui entoure le pavillon et se termine dans la cavité de la conque ; l'*anthélix* (2), saillie concentrique à l'hélix et divisée en avant de la conque en deux branches qui interceptent la *fossette scaphoïde* (4) ; le *tragus* (τράγος, bouc) (5), petite languette triangulaire placée en avant de la conque et recouverte souvent de poils, d'où son nom ; l'*antitragus* (6) situé en arrière de la conque, en face le tragus et plus petit que lui. Toutes ces saillies donnent naissance à trois cavités : à la *conque* (7), au fond de laquelle se trouve l'orifice du conduit externe ; la *gouttière de l'hélix*, située entre l'hélix et l'anthélix ; la *fossette scaphoïde* ou *triangulaire*. L'extrémité inférieure du pavillon présente le *lobule de l'oreille* (8) qui se distingue par sa mollesse. — Le pavillon est formé par le *cartilage auriculaire*.

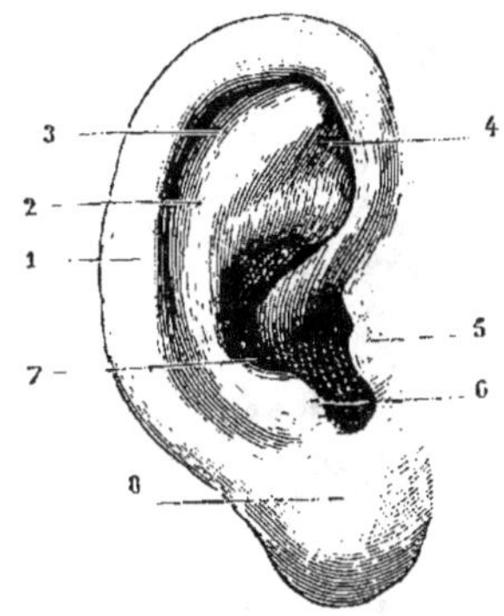

Fig. 122. — PAVILLON DE L'OREILLE. — 1. Hélix. — 2. Anthélix. — 3-3. Gouttière de l'hélix. — 4. Fossette scaphoïde de l'anthélix. — 5. Tragus. — 6. Antitragus. — 7. Cavité de la conque. — 8. Lobule.

Des ligaments le rattachent en avant au tubercule de l'apophyse zygomatique et, en arrière, à l'apophyse mastoïde. — Plusieurs muscles sont situés à la face externe du pavillon ; ce sont : le *muscle du tragus*, le *grand* et le *petit muscle de l'hélix*, et le *muscle de l'antitragus*. Les *muscles transverse* et *oblique* sont situés à la face interne du pavillon. Ces muscles sont peu développés et ne peuvent pas exercer de modification appréciable sur la forme du pavillon.

II. Le **conduit auditif externe** (fig. 123-2) est un canal cartilagineux et osseux qui va de la conque à la membrane du tympan ; il a une longueur de 3 centimètres environ. Le cartilage forme une gouttière ouverte en haut dont la partie supérieure et externe se continue avec le cartilage du pavillon. La peau de ce conduit contient les *glandes cérumineuses* qui sécrètent une humeur jaune, épaisse et amère, nommée *cérumen*.

B. Oreille moyenne. — L'oreille moyenne (fig. 123) se compose d'une cavité appelée *tympan* située en dedans du conduit auditif externe et d'un canal, la *trompe d'Eustache*, qui fait communiquer le tympan avec le pharynx.

I. Tympan ou caisse du tympan (4).

— C'est une cavité creusée dans le rocher située entre le conduit auriculaire et le labyrinthe. Sa *paroi externe* présente une ouverture circulaire fermée par la *membrane du tympan* (3). Sa *paroi interne* offre une saillie, nommée *promontoire*, dont la base correspond à l'origine du limaçon. Au-dessus l'on voit la *fenêtre ovale* (7) qui conduit au vestibule et, au-dessous, la *fenêtre ronde* (8) qui mène au limaçon. En arrière du promontoire on voit la *pyramide* qui est

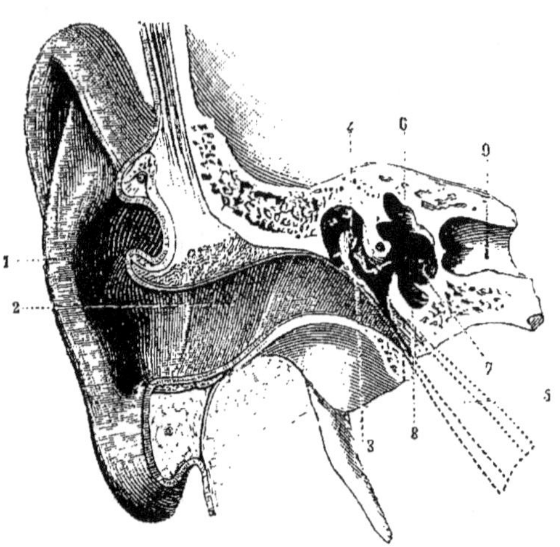

Fig. 123. — Appareil de l'ouïe. — Coupe montrant ses trois portions : Oreille externe (*en rose*); Oreille moyenne (*en bleu*); Oreille interne (*en rouge*). 1. Pavillon de l'oreille. — 2. Conduit auditif externe. — 3. Membrane du tympan. — 4. Caisse du tympan avec les osselets. — 5. Trompe d'Eustache. — 6. Oreille interne. — 7. Fenêtre ovale. — 8. Fenêtre ronde. — 9. Conduit auditif interne.

percée d'un petit trou; celui-ci est l'orifice d'un canal qui va vers l'aqueduc de Fallope et s'ouvre à la base du rocher. — Sa circonférence présente en haut le *toit du tympan*; en arrière, l'ouverture des *cellules mastoïdiennes* qui sont creusées dans l'épaisseur de l'apophyse mastoïde; en avant, l'orifice de la trompe d'Eustache.

La caisse du tympan est traversée par une chaîne de petits os, nommés *osselets de l'ouïe* (4). Ce sont : le *marteau*, l'*enclume*, l'*os lenticulaire* et l'*étrier*. Ils sont unis par des ligaments et mus par des muscles.

Le *marteau*, le plus externe des osselets, présente une tête, un manche, un col et deux apophyses, l'apophyse grêle de Raw et l'apophyse externe. La tête arrondie s'articule en arrière avec le corps de l'*enclume*. Celui-ci, qui a été comparé à une dent molaire, présente un corps et deux apophyses ou branches, supérieure et inférieure. Cette dernière, plus longue et plus grêle, présente une facette concave qui reçoit l'*os lenticulaire*, os tout petit, comme son nom l'indique, et intermédiaire entre l'enclume et l'étrier. L'*étrier*, ainsi nommé à cause de sa forme, se dirige horizontalement vers la fenêtre ovale. — Tous ces osselets sont réunis par des articulations avec capsule fibreuse, et ils sont maintenus en place par des ligaments qui rattachent le marteau et l'enclume aux parois de la caisse. L'étrier est fixé dans la fenêtre ovale.

Les *muscles* sont au nombre de trois : le *muscle interne du marteau* qui tend la membrane du tympan et refoule la base de l'étrier dans la fenêtre ovale ; le *muscle externe du marteau* qui attire cet os en avant et relâche la membrane ; le *muscle de l'étrier* qui imprime à celui-ci un mouvement de bascule, de telle sorte que l'extrémité postérieure de la base s'enfonce dans la fenêtre ovale ; en se contractant, il relâche en outre la *membrane du tympan*. — Cette membrane (*tympanum*, tambour) est mince, transparente et adhère au manche du marteau.

Elle comprend, de dehors en dedans, trois couches : une épidermique, une trame fibreuse, et une muqueuse avec un épithélium pavimenteux.

II. Trompe d'Eustache. — La trompe d'Eustache (fig. 123-5) est un canal rectiligne qui va de la caisse du tympan au pharynx. Sa partie postéro-supérieure est osseuse et creusée dans l'os temporal ; sa partie antéro-inférieure est fibro-cartilagineuse. A la réunion de ces deux parties le canal se rétrécit. L'*orifice tympanique* est un peu évasé et l'*orifice pharyngien* ou *pavillon de la trompe* est dilaté en entonnoir, d'où son nom. Cet orifice est situé sur la partie latérale et supérieure du pharynx, en arrière du cornet inférieur, à 7 centimètres de l'ouverture des fosses nasales. La trompe est tapissée par une muqueuse qui a de nombreuses *glandes acineuses* (en forme de grain de raisin) et un épithélium vibratile. — Elle permet non seulement aux mucosités de la caisse de s'écouler dans le pharynx, mais encore elle fait que l'équilibre de pression est maintenu constamment entre les deux faces du tympan.

C. Oreille interne ou labyrinthe. — L'oreille interne (figure 124) contient l'appareil de l'audition proprement dit. Elle est logée dans l'épaisseur du rocher, par conséquent entourée d'os qui la protègent. Elle comprend le *labyrinthe osseux* et le *labyrinthe membraneux*.

I. Le **labyrinthe osseux** (fig. 124) renferme le *conduit auditif interne*, le *vestibule*, les *canaux demi-circulaires* et le *limaçon*. — *a)* Le *conduit auditif interne* (fig. 123-9) va transversalement de la face postérieure du rocher au vestibule et à la base du limaçon. — *b)* Le *vestibule* est une cavité ovoïde dont les parois ont

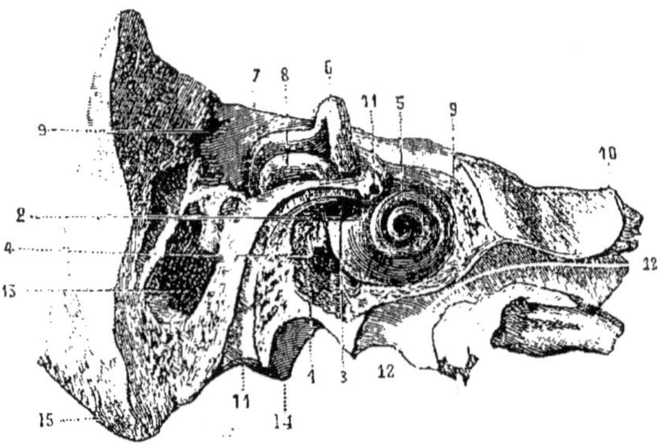

Fig. 124. — Oreille interne. — *Éléments osseux.* — (Les parties osseuses qui la recouvrent ont été enlevées.) — 1. Caisse du tympan. — 2. Pyramide. — 3. Fenêtre ovale. — 4. Fenêtre ronde. — 5. Limaçon. — 6. Canal demi-circulaire supérieur. — 7. Canal demi-circulaire postérieur. — 8. Canal demi-circulaire horizontal. — 9-9'. Partie du rocher enlevée pour dégager les canaux et le limaçon. — 10. Sommet du rocher. — 11. Aqueduc de Fallope. — 12. Canal carotidien. — 13. Cavités mastoïdiennes. — 14. Fosse jugulaire. — 15. Apophyse mastoïde.

un grand nombre d'ouvertures qui le font communiquer avec le tympan, les canaux demi-circulaires et le limaçon, ou bien qui livrent passage à des nerfs et à des vaisseaux. — *c)* Les *canaux demi-circulaires* (fig. 124) sont au nombre de trois : le supérieur, le postérieur, qui sont verticaux, et l'horizontal. Chaque canal a deux orifices, dont l'un est dilaté *(orifice ampullaire);* les deux canaux verticaux ont l'orifice non ampullaire réuni en un seul. Tous ces orifices s'ouvrent dans le vestibule. — *d)* Le *limaçon* fig. 125) est situé en avant du vestibule et du conduit auditif interne et en arrière de la trompe d'Eustache. Le *canal du limaçon* s'en-

roule en spirale autour de *l'axe* ou *columelle* (7) et sa cavité est
divisée en deux demi-cavités ou *rampes* par une cloison nommée *lame spirale* 2). La *lame des contours* (3) est la lame qui forme la coquille du limaçon. La base du canal correspond à la fenêtre ronde et au plancher du vestibule.

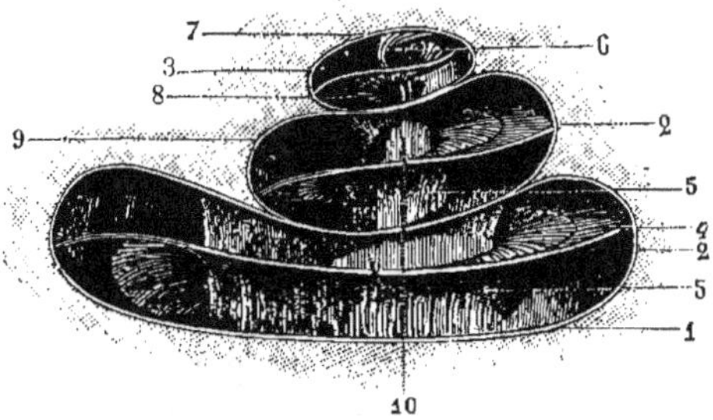

11. **Le labyrinthe membraneux** (fig. 126), constitué par les

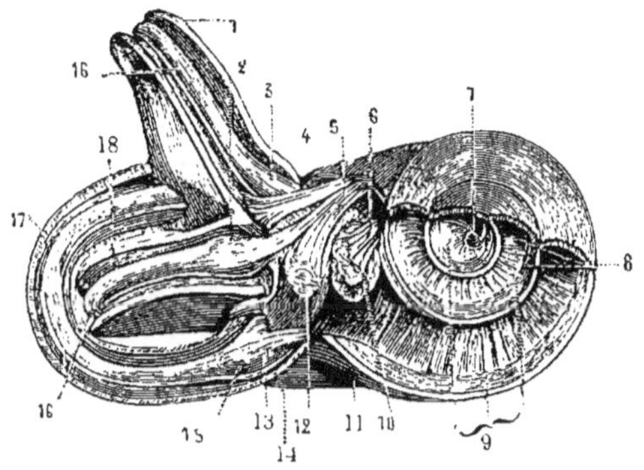

Fig. 125. — LIMAÇON. — 1. Base du limaçon. — 2. Lame spirale. — 3. Paroi interne de la lame des contours. — 4. Anses nerveuses des nerfs sur la lame spirale. — 5. Nerf du second tour. — 6. Sommet du limaçon. — 7. Axe ou columelle. — 8. Nerf du troisième demi-tour. — 9. Second tour. — 10. Nerf du premier.

parties molles du labyrinthe, comprend l'*utricule* (12) et les *canaux demi-circulaires* (1, 17 et 18), le *saccule* (10) et le *limaçon*. C'est

Fig. 126. — LABYRINTHE MEMBRANEUX. 1. Canal demi-circulaire supérieur. — 2. Ampoule du canal demi-circulaire inférieur. — 3. Ampoule du canal demi-circulaire supérieur. — 4. Partie supérieure du vestibule. — 5. Nerf utriculaire. — 6. Nerf sacculaire. — 7. Axe ou columelle. — 8. Grande lame des contours. — 9. Lame spirale. — 10. Saccule. — 11. Fenêtre ronde. — 12. Utricule. — 13. Nerf ampullaire. — 14. Partie inférieure du vestibule. — 15. Ampoule du canal demi-circulaire horizontal. — 16. Canaux demi-circulaires membraneux. — 17. Canal demi-circulaire horizontal. — 18. Canal demi-circulaire inférieur.

l'organe essentiel de l'ouïe. Le nerf auditif, arrivé au fond du conduit interne, se divise en 2 branches, une antérieure qui pénètre dans l'axe du limaçon, c'est le *nerf du limaçon*, l'autre

postérieure, *nerf vestibulaire*, qui envoie un rameau à l'utricule
(5) et aux ampoules des canaux demi-circulaires supérieur et
horizontal (13), un second au saccule (6), un troisième à l'ampoule du canal demi-circulaire inférieur. — L'*utricule* est une
vésicule elliptique dans laquelle s'ouvrent les *canaux demi-circulaires membraneux* par cinq orifices distincts. Un liquide, la
périlymphe, sépare ces canaux de la paroi osseuse, et ils contiennent un liquide clair, nommé *endolymphe*. — Le *saccule*, plus
petit que l'utricule, est une vésicule sphérique de 1 millimètre 6.

Le *limaçon* est constitué par la lame spirale osseuse complétée
par deux lamelles membraneuses, dont une inférieure, *membrane
basilaire*, et une supérieure, *membrane de Corti*. Ce qui fait qu'il
y a une *rampe moyenne* comprise entre les rampes vestibulaire
et tympanique. Cette rampe moyenne renferme l'*organe de Corti*
composé de 3,000 petits arcs élastiques tendus sur la membrane
basilaire.

CINQUIÈME PARTIE

ANGÉIOLOGIE

Cœur, artères, veines, lymphatiques.

L'angéiologie (de ἀγγεῖον, vaisseau) a pour objet l'étude des organes de la circulation (fig. 126). Elle comprend une partie centrale, le *cœur ;* des vaisseaux qui portent le sang dans toutes les parties du corps, les *artères ;* des vaisseaux qui ramènent ce même sang au cœur, les *veines ;* et enfin des vaisseaux qui versent dans le système veineux un liquide puisé dans le corps, les *vaisseaux lymphatiques.* D'où 4 sections : 1° *cœur ;* 2° *artères ;* 3° *veines ;* 4° *vaisseaux lymphatiques.*

PREMIÈRE SECTION

DU CŒUR

Le *cœur* (καρδία) est le centre de l'appareil circulatoire. C'est une cavité musculaire, à plusieurs compartiments, qui chasse par les artères le sang qu'elle a reçu par les veines.

Le cœur est situé dans le médiastin antérieur, derrière le sternum qu'il déborde à gauche et au-dessus du diaphragme. Il est maintenu dans sa position, relativement du moins, par le péricarde, les plèvres et les gros vaisseaux qui sortent du cœur ou s'y rendent. Son volume et son poids varient beaucoup suivant

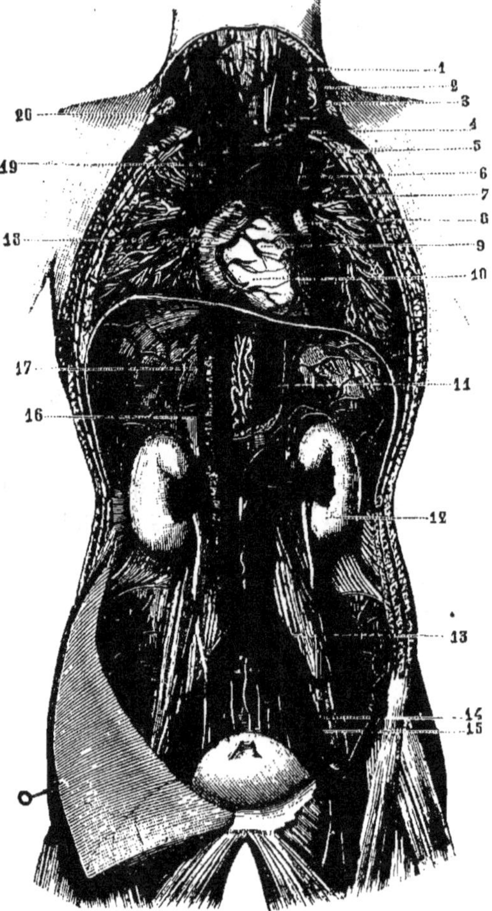

Fig. 127. — Vue générale du système circulatoire. — 1. Carotide primitive. — 2. Veine jugulaire interne. — 3. Veine jugulaire externe. — 4. Tronc brachio-céphalique. — 5. Artère sous-clavière. — 6. Aorte. — 7. Artère pulmonaire. — 8. Oreillette droite. — 9. Cœur. — 10. Ventricule droit. — 11. Aorte. — 12. Rein. — 13. Artère iliaque primitive. — 14. Artère iliaque externe. — 15. Artère iliaque interne. — 16. Canal thoracique. — 17. Veine cave inférieure. — 18. Oreillette gauche. — 19. Veine cave supérieure. — 20. Artère sous-clavière droite.

les individus. Il a ordinairement la grosseur du poing du sujet, mais certaines maladies l'hypertrophient d'une manière considé-

rable. Tout le monde connaît sa forme, qui est celle d'un cône
aplati dont l'axe est obliquement dirigé de haut en bas, de droite
à gauche et d'arrière en avant, avec la pointe en bas. Le poumon gauche est profondément excavé pour le recevoir.

Conformation extérieure. — La *face antérieure,* convexe, présente en avant les ventricules, les vaisseaux cachant les oreillettes; elle est divisée en deux parties inégales par un sillon dans

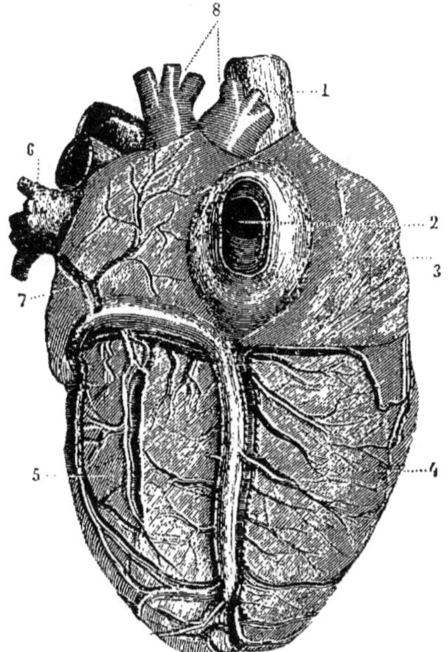

Fig. 128. — Cœur. — *Face postérieure.* — 1. Veine cave supérieure — 2. Veine
cave inférieure. — 3. Oreillette droite. — 4. Ventricule droit. — 5. Ventricule gauche. — 6. Veines pulmonaires gauches. — 7. Oreillette gauche.
— 8. Veines pulmonaires droites.

lequel sont logées l'artère et la veine cardiaques antérieures. Sur
la *face postérieure* (fig. 128), qui est plane pour les ventricules,
convexe pour les oreillettes, on voit un sillon transversal *inter-
auriculo-ventriculaire* et un autre *interventriculaire,* perpendiculaire au précédent; les oreillettes sont séparées aussi par un sillon
interauriculaire. La *base* du cœur est en haut derrière le sternum.
La *pointe* est en bas, à gauche, en rapport avec les cartilages des
5e et 6e côtes.

Conformation intérieure. — Le cœur présente quatre cavités : deux ventricules et deux oreillettes. On distingue un ventricule et une oreillette droits, communiquant ensemble au moyen d'une valvule ; un ventricule et une oreillette gauches, communiquant aussi ensemble. Les deux cavités d'un même côté sont séparées des deux autres par une cloison complète. Il y a donc, sous ce rapport, deux cœurs : le droit ou *cœur à sang noir* ou *cœur veineux*, et le gauche ou *cœur à sang rouge*, ou *cœur artériel* ou *cœur aortique*, parce qu'il pousse le sang dans l'aorte en se contractant.

Le **ventricule droit** a la forme d'une pyramide triangulaire ; il occupe le côté droit antérieur et inférieur du cœur. Les faces internes sont hérissées de *muscles papillaires* dont les petits tendons vont s'insérer au bord de la valvule tricuspide, et de *colonnes charnues* (fig. 129) détachées de la paroi ou adhérentes. A la base, on voit deux ouvertures circulaires : l'*auriculo-ventriculaire*, munie de la *valvule tricuspide*, c'est-à-dire à trois pointes ; et l'*orifice pulmonaire*, muni de trois *valvules sigmoïdes* ou *semi-lunaires* (nommées ainsi à cause de leur forme), dont le bord inférieur est adhérent, tandis que l'autre est libre et contient la *nodule* fibro-cartilagineuse de *Morgagni*. Ces valvules ressemblent à trois nids de pigeon, obturent complètement la lumière du vaisseau et empêchent le retour du sang dans le ventricule.

Le **ventricule gauche** (fig. 129) a ses parois plus épaisses, mais sa cavité a une grande analogie avec celle du ventricule droit : ses faces sont garnies de nombreuses colonnes charnues et de deux muscles papillaires (3) avec beaucoup de tendons. L'orifice *auriculo-ventriculaire* est muni de la *valvule mitrale* (2), nommée ainsi parce que son bord libre est découpé en deux valves irrégulières. L'orifice aortique a des *valvules sigmoïdes* identiques à celles du ventricule droit.

L'**oreillette droite** ressemble à un segment d'ovoïde. Elle présente 4 ouvertures : 1° l'*orifice auriculo-ventriculaire*, dont nous avons parlé ; 2° l'*orifice de la veine cave supérieure* (fig. 128-1) circulaire et dépourvu de valvules ; 3° l'*orifice de la veine cave inférieure* (fig. 128-2) s'ouvrant horizontalement dans l'oreillette et possédant la *valvule d'Eustachi*, qui est semi-lunaire et ferme très incomplètement la veine ; 4° l'*orifice de la veine coronaire* placé en avant et pourvu de la *valvule Tebérius*. Chez le fœtus, il y a une cinquième ouverture, c'est le *trou de Botal* qui fait communiquer les deux oreillettes. Ce trou est fermé après la naissance et donne lieu à la *fosse ovale*, limitée en avant par un anneau musculaire, *anneau de Vieussens*, qui se continue en avant et en bas avec la valvule d'Eustachi. A l'extrémité supérieure de l'oreillette se trouve l'*auricule* garnie de colonnes charnues comme les ventricules.

L'oreillette gauche présente à sa face supérieure les quatre ou-

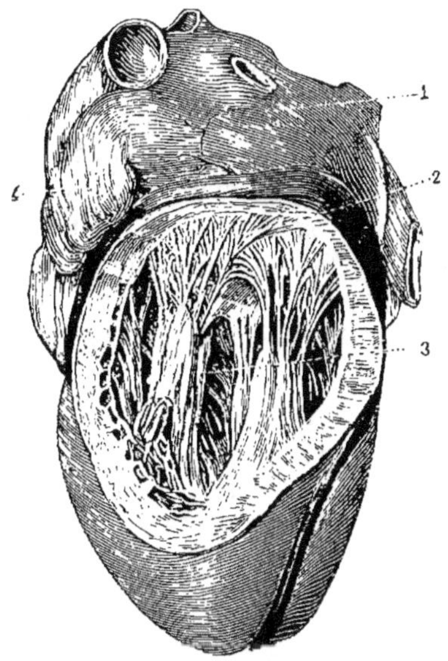

Fig. 129. — VENTRICULE GAUCHE OUVERT. — 1. Oreillette gauche. — 2. Valvule mitrale. — 3. Ventricule gauche présentant deux colonnes charnues. — 4. Auricule gauche.

vertures des veines pulmonaires (fig. 128-6), disposées deux par deux et n'ayant pas de valvules. L'auricule est plus distincte (fig. 129-4), sa cavité ressemble à un doigt de gant. L'orifice auriculo-ventriculaire est moins considérable que le droit.

Structure du cœur. — Le cœur est un véritable muscle creux formé de fibres striées qui se ramifient et s'anastomosent entre elles. Les fibres musculaires des ventricules partent des anneaux fibro-cartilagineux qui se trouvent à la base du cœur ; elles sont superficielles et profondes. Les premières se dirigent en spirale de droite à gauche vers la pointe du cœur où elles forment un tourbillon ; elles remontent de là par la cloison pour constituer les colonnes charnues et les muscles papillaires du ventricule gauche. Les secondes appartiennent séparément à chaque ventricule, et, après s'être enroulées en spirale, elles forment la cloison et les colonnes charnues du ventricule droit. — Les fibres musculaires des oreillettes partent aussi des anneaux fibreux, mais forment des anses. Les profondes constituent la cloison et l'anneau de Vieussens.

Péricarde et endocarde.

Le **péricarde** (fig. 130-6) est un sac fibro-séreux qui enveloppe le cœur. Il a la forme d'un cône tronqué dont la base est en bas, soudée sur le centre phrénique du diaphragme, et le sommet en haut. Il se dédouble en s'appliquant sur les vaisseaux à peu de distance de leur origine. La lame externe est fibreuse et se continue avec la tunique externe de ces vaisseaux ; la lame interne est séreuse ; elle se réfléchit sur le cœur et adhère plus ou moins aux fibres musculaires. Le péricarde est constitué par des fibres élastiques minces, entrecroisées et souvent anastomosées.

L'**endocarde** est une membrane transparente qui tapisse exactement les parois des cavités du cœur et les valvules, et qui se continue avec la tunique interne des artères et des veines. Il est formé par du tissu connectif avec un épithélium pavimenteux.

DEUXIÈME SECTION

DES ARTÈRES

CHAPITRE Ier

CONSIDÉRATIONS GÉNÉRALES

Les *artères*[1] sont des vaisseaux membraneux, élastiques et contractiles qui naissent des ventricules du cœur et vont porter le sang dans tout le corps jusqu'aux capillaires. Il y a donc deux systèmes d'artères : 1° celui qui part du ventricule droit et se ramifie dans les poumons, 2° celui qui part du ventricule gauche et se distribue à tous les organes. L'*artère pulmonaire*, qui commence au ventricule droit, charrie du sang noir. L'*aorte*, qui part du ventricule gauche, charrie du sang rouge. Ces deux troncs principaux se divisent et se subdivisent comme un arbre, de telle sorte qu'ils forment des branches, des rameaux et des ramuscules. Le diamètre d'un tronc est toujours inférieur à la somme des diamètres de ses branches.

Les artères sont cylindriques sur le vivant et aplaties après la mort. Elles sont le plus souvent rectilignes et placées profondément au-dessous des muscles. Dans les membres, elles sont toujours du côté de la flexion. Ordinairement, une couche musculaire les sépare des os, mais elles sont quelquefois en contact avec eux, ou même les traversent. Elles cheminent souvent dans les interstices, et, si elles doivent traverser une aponévrose, celle-ci leur présente un anneau fibreux afin qu'elles ne soient pas comprimées. Les veines, et quelquefois les nerfs, les accompagnent. Au tronc, le long de la colonne vertébrale, l'aorte est à gauche et les grosses veines sont à droite.

Afin d'assurer la circulation dans les organes par voie indi-

---

1. Le mot *artère* vient de ἀήρ, air, et τηρεῖν, garder, parce que les anciens, trouvant ces vaisseaux vides et béants sur le cadavre, pensaient qu'ils contenaient de l'air pendant la vie.

recte, lorsque la voie directe est gênée ou interrompue, — ce qui arrive dans les opérations nécessitant des ligatures, — il existe des *anastomoses* qui font communiquer les branches artérielles entre elles. Il y a plusieurs genres d'anastomoses : *l'anastomose par inosculation* ou *par arcade* quand les vaisseaux, venant d'un sens opposé, s'abouchent par leur extrémité et forment une arcade ; l'anastomose par *communication transversale* lorsque deux troncs parallèles sont réunis au moyen d'une branche perpendiculaire à leur direction ; *l'anastomose par convergence*, lorsque deux artères se réunissent à angle aigu pour former un vaisseau plus considérable. — Les artères aboutissent aux capillaires.

Tous les vaisseaux, excepté les capillaires, sont constitués par trois tuniques superposées : une externe, une moyenne et une interne. La *tunique externe* ou *tunique celluleuse* est formée de tissu connectif avec des fibres entrecroisées ; c'est elle qui résiste dans les ligatures. La *tunique moyenne* ou *tunique musculo-élastique* est de beaucoup la plus épaisse. Jaune dans les gros vaisseaux, rougeâtre dans les autres, elle est extensible et élastique dans tous les sens. Elle est composée de fibres musculaires lisses, circulaires et de fibres élastiques. Celles-ci sont d'autant plus nombreuses que l'artère est plus grosse. La *tunique interne*, continuation de l'endocarde, est une pellicule transparente, très ténue, composée d'un épithélium et d'une membrane élastique. — Les parois artérielles reçoivent elles-mêmes des ramuscules qui les nourrissent ; ce sont les *vasa-vasorum*.

CHAPITRE II

DES ARTÈRES EN PARTICULIER

§ 1. — Artère pulmonaire.

L'*artère pulmonaire* (fig. 127-7) part du ventricule droit, se dirige vers les deux poumons et se divise en deux branches dans la concavité de la crosse aortique. La branche droite, plus longue que la gauche, longe le bord inférieur de la bronche droite. La

branche gauche croise la bronche correspondante et est croisée
d'avant en arrière par la crosse de l'aorte. A son origine, l'artère
pulmonaire présente à l'intérieur trois valvules sigmoïdes qui, en
s'abaissant, empêchent le sang de revenir dans le cœur.

§ 2. — Artère aorte.

L'*aorte* (ἀορτή, artère), *arteriarum omnium mater*, origine de

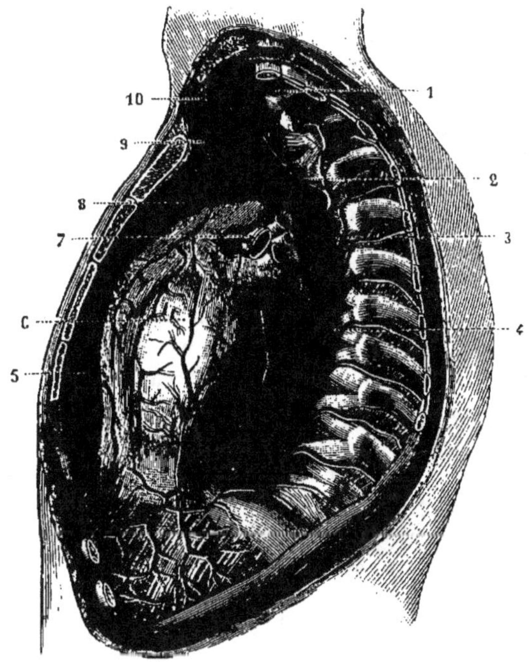

Fig. 130. — ARTÈRES DU TRONC ET PÉRICARDE. — 1. Artères intercostales
supérieures. — 2. Aorte. — 3. Veines pulmonaires. — 4. Artère pulmonaire. — 5. Feuillet droit du médiastin. — 6. Péricarde. — 7. Bronche
droite. — 8. Artère diaphragmatique supérieure. — 9. Artère mammaire
interne. — 10. Trachée.

toutes les artères, s'étend du ventricule gauche jusqu'au niveau
de la quatrième lombaire où elle se divise. On distingue la *crosse
de l'aorte*, l'aorte *thoracique* et l'aorte *abdominale*. A l'endroit où
elle commence on voit trois ampoules, *sinus de l'aorte*, qui correspondent aux valvules sigmoïdes. — La *crosse de l'aorte* (fig.
130-2) est la partie comprise entre son origine et le point où elle

se trouve en rapport avec la bronche gauche. Elle présente, depuis son origine jusqu'à sa partie horizontale, où elle fournit les artères de la tête, du cou et des membres supérieurs, un calibre beaucoup plus grand que dans le reste de son étendue. — *L'aorte thoracique* va de la bronche gauche à l'anneau du diaphragme qui lui sert de passage. Elle longe la colonne vertébrale sur le côté gauche des vertèbres. L'œsophage, situé en haut en dedans, passe plus bas en avant. — *L'aorte abdominale* se place au-devant de la colonne vertébrale; elle fournit des branches très volumineuses, de telle sorte que son calibre se réduit considérablement. Elle est recouverte par l'intestin grêle. Chez les sujets maigres, on peut la comprimer sur le corps des troisième ou quatrième vertèbres lombaires. C'est à ce niveau qu'elle se divise en *iliaques primitives*. Elle se continue par une branche grêle, *artère sacrée moyenne*.

L'aorte fournit 17 branches. Les voici dans leur ordre en partant du cœur : 1° artères cardiaques; 2° artères bronchiques; 3° tronc brachio-céphalique; 4° carotide gauche; 5° sous-clavière gauche; 6° artères œsophagiennes et médiastines postérieures; 7° les intercostales; 8° les diaphragmatiques inférieures; 9° tronc cœliaque; 10° mésentérique supérieure; 11° capsulaires moyennes; 12° rénales; 13° spermatiques; 14° mésentérique inférieure; 15° la série des lombaires; 16° iliaques primitives; 17° sacrée moyenne.

Nous allons voir d'abord les artères qui se rendent au tronc et aux organes qui y sont contenus; nous étudierons ensuite les artères de la tête et des membres supérieurs ; nous verrons enfin celles des membres inférieurs.

A. — *Branches du tronc.*

Nous devons diviser ces branches en : 1° branches sus-diaphragmatiques viscérales; 2° branches sous-diaphragmatiques viscérales et 3° branches pariétales.

Branches sus-diaphragmatiques viscérales. — 1° *Artères coronaires* ou *cardiaques.* — Ces artères, nommées *coronaires* parce qu'elles entourent le cœur comme une couronne, sont au nombre de deux et naissent au-dessus des valvules sigmoïdes. On les distingue en *artère cardiaque gauche* et *artère cardiaque droite.* Elles occupent les sillons du cœur, et s'anastomosent par inosculation. Elles sont les *vasa-vasorum* du cœur.

2° *Artères bronchiques*. — Elles sont en nombre variable, deux, trois et même quatre. Elles naissent de la concavité de la crosse, se rendent à chaque bronche et fournissent des rameaux à l'œsophage, au péricarde et au médiastin.

3° *Artères œsophagiennes*. — Leur nombre varie aussi de trois à sept. Elles naissent de la partie antérieure de l'aorte thoracique et vont à l'œsophage où elles s'anastomosent. — Les *médiastines*

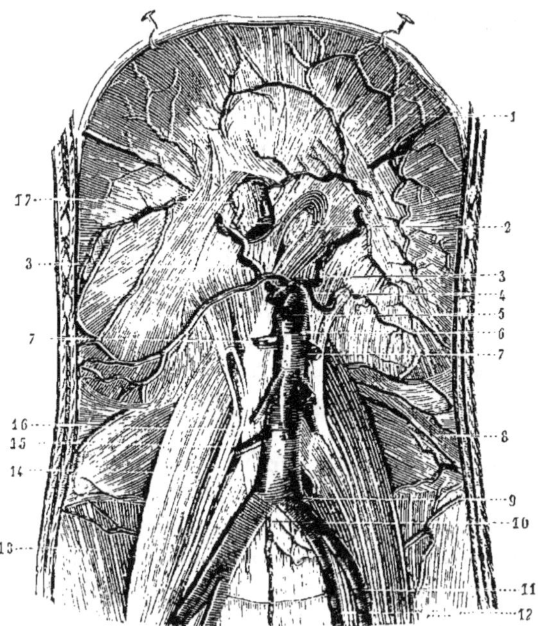

Fig. 131. — AORTE ABDOMINALE. — 1. Diaphragme. — 2. Œsophage. — 3. Artère diaphragmatique inférieure. — 4. Tronc cœliaque. — 5. Artère mésentérique supérieure. — 6. Aorte. — 7. Artère rénale. — 8. Muscle transverse de l'abdomen. — 9. Artère iliaque primitive. — 10. Artère sacrée moyenne. — 11. Artère iliaque externe. — 12. Artère iliaque interne. — 13. Muscle iliaque. — 14. Muscle psoas. — 15. Artère lombaire. — 16. Artère mésentérique inférieure. — 17. Veine cave inférieure.

postérieures sont fournies aussi par l'aorte ; elles sont très petites et vont au médiastin où elles s'anastomosent avec les médiastines antérieures.

Branches sous-diaphragmatiques viscérales. — 1° *Artères diaphragmatiques inférieures* (fig. 131-3). — Au nombre de deux, elles naissent au-dessous de l'anneau du diaphragme. Chacune fournit deux branches, une externe et une interne, qui s'anastomosent entre elles en arcade et avec les intercostales.

2° *Artère tronc cœliaque* (4). — Très volumineuse, elle naît au-dessous des précédentes, et se divise aussitôt en trois branches : la *coronaire stomachique*, l'*hépatique* et la *splénique*; c'est le *trépied cœliaque* ou de *Haller*. — a) L'*artère coronaire stomachique* gagne l'orifice œsophagien, se recourbe sur la petite courbure et s'anastomose avec la pylorique. Elle fournit des rameaux œsophagiens, cardiaques et gastriques. — b) L'*artère hépatique* se porte de gauche à droite et va au sillon transverse du foie, où elle se divise en deux branches pour les deux lobes. Elle donne : 1° l'*artère pylorique;* 2° la *gastro-épiploïque droite* qui s'anastomose avec sa congénère et qui fournit à son tour des *rameaux épiploïques* ainsi que l'artère *pancréatico-duodénale*, et 3° la *cystique* pour la vésicule biliaire. — c) L'*artère splénique,* la plus volumineuse, se porte de gauche à droite et va à la scissure de la rate où elle se divise en cinq ou six branches qui se perdent dans le parenchyme de l'organe. Elle donne les *pancréatiques*, la *gastro-épiploïque gauche* et les *vaisseaux courts* qui vont au grand cul-de-sac de l'estomac.

3° *Artère mésentérique supérieure*. — C'est l'artère de l'intestin grêle et de la moitié droite du gros intestin (fig. 132-4). Elle naît au-dessous du tronc cœliaque, derrière le pancréas, passe entre son bord inférieur et le duodénum devant lequel elle se place et gagne le mésentère en décrivant une courbe. Elle donne de 15 à 20 branches qui s'anastomosent deux par deux, constituant ainsi des arcades, de la convexité desquelles partent deux ou trois nouveaux rameaux pour former des arcades secondaires, qui forment à leur tour des arcades tertiaires. Celles-ci fournissent les dernières ramifications qui se rendent à l'intestin. De la concavité partent deux ou trois branches, les *coliques droites* (3 et 6), supérieure, moyenne et inférieure, qui cheminent dans le mésocolon ascendant. Elles fournissent le sang artériel à tout l'intestin grêle, au cœcum et au colon ascendant.

4° *Artères capsulaires moyennes*. — Ce sont deux branches qui se portent sur la capsule surrénale et s'anastomosent avec les capsulaires supérieure et inférieure.

5° *Artères rénales*. — Au nombre de deux, elles naissent à angle droit au niveau de la 2ᵉ lombaire et se dirigent vers le hile de chaque rein, où elles se divisent en plusieurs branches. Elles fournissent la capsulaire inférieure.

6° *Artère spermatique.* — Nous en parlerons dans le dernier volume.

7° *Artère mésentérique inférieure.* — Moins volumineuse que la supérieure, elle naît sur le côté gauche de l'aorte et se termine au

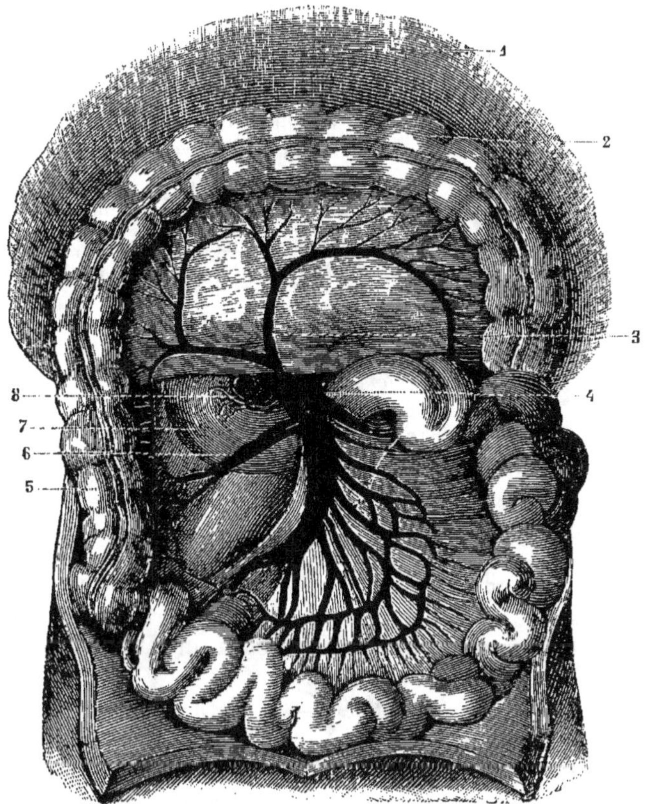

Fig. 132. — Artère mésentérique supérieure. — 1. Grand épiploon. — 2. Colon transverse. — 3. Artère colique moyenne. — 4. Artère mésentérique supérieure. — 5. Colon ascendant. — 6. Artère colique droite. — 7. Duodénum. — 8. Artère pancréatique duodénale.

mesorectum par les *hémorroïdales internes supérieures*, après avoir fourni les *trois coliques gauches* supérieure, moyenne et inférieure.

Branches pariétales de l'aorte. — Ces artères naissent à partir du troisième espace intercostal jusqu'à la 4° lombaire. Elles forment de chaque côté des demi-ceintures qui s'anastomosent à la ligne médiane. On les divise en *artères intercostales aortiques* et en *artères lombaires*. — Les *intercostales* (fig. 130-1) se logent dans la gouttière du bord inférieur de la côte, passent entre les deux muscles intercostaux, donnent une branche qui longe le bord supérieur de la côte placée en dessous et communiquent avec les rameaux des mammaires interne et externe, de l'épigastrique et de la diaphragmatique inférieure. — Les *lombaires* continuent la série des précédentes et vont s'anastomoser avec des rameaux de l'épigastrique, des intercostales et de la circonflexe iliaque. — Toutes ces artères fournissent une *branche dorso-spinale*, divisée en rameau *dorsal* pour les muscles des gouttières vertébrales et en rameau *spinal*, qui passe par le trou de conjugaison, donne un petit rameau au corps des vertèbres et un autre à la moelle.

B. — Branches ascendantes de l'aorte ou branches de la tête et des membres supérieurs.

La crosse de l'aorte fournit trois troncs destinés à la tête et aux membres supérieurs. Ce sont, de droite à gauche : 1° le *tronc brachio-céphalique* ; 2° *l'artère primitive gauche* ; 3° *l'artère sous-clavière gauche.*

I. **Tronc brachio-céphalique.** — Ce tronc, appelé aussi *tronc innominé*, naît de la convexité de la crosse, tout près de la carotide gauche ; il ne fournit aucune branche et se divise en *carotide* et *sous-clavière droites.*

1° *Artères carotides primitives.* — Ce sont les artères de la tête : l'une est située à droite, l'autre à gauche. Celle de droite naît du tronc précédent ; celle de gauche, de la crosse de l'aorte, elle est donc plus longue. Au niveau du bord supérieur du cartilage thyroïde, elles se divisent toutes deux en *carotide externe* et en *carotide interne.*

a) La *carotide externe* (fig. 133-1) est surtout destinée à la face ; elle n'est recouverte à l'origine que par la peau et le peaucier. Elle se dirige en haut jusqu'au niveau du col du condyle de la mâchoire où elle se termine en se divisant en *artère temporale* (10) et en *artère maxillaire interne*. Dans son trajet elle fournit un grand nombre de branches destinées au cou et à la figure : 1° la *thyroïdienne supérieure* (22) qui se divise, au corps thyroïde, et

fournit : une branche au sterno-mastoïdien, *l'artère laryngée
supérieure* et *l'artère laryngée inférieure* ou *crico-thyroïdienne ;*
2° *l'artère linguale* (3) qui se termine par la *ranine* et fournit la
dorsale de la langue et la *sublinguale ;* 3° *l'artère faciale* (4) ou

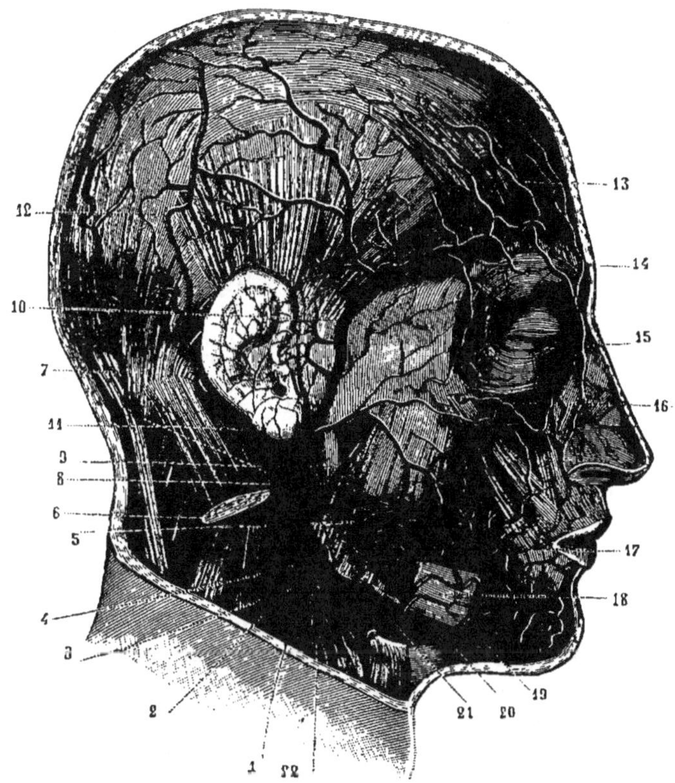

Fig. 133. — Artères superficielles de la tête. — 1. Carotide externe. — 2. Carotide interne. — 3. Linguale. — 4. Faciale. — 5. Muscle masséter. — 6. Muscle
sterno-cléido-mastoïdien coupé. — 7. Artère occipitale. — 8. Artère auriculaire
postérieure. — 9. Branche du maxillaire supérieur. — 10. Artère temporale. —
11. Artère transversale de la face. — 12. Muscle occipital. — 13. Muscle frontal. —
14. Artère frontale. — 15. Artère nasale. — 16. Artère sous-orbitaire. — 17. Artère
buccale. — 18. Os maxillaire inférieur. — 19. Artère sous-mentale. — 20. Ventre
antérieur du muscle digastrique. — 21. Muscle mylo-hyoïdien. — 22. Artère thyroïdienne supérieure.

maxillaire externe qui se distribue à la plus grande partie de la
face et se termine près du grand angle de l'œil en s'anastomosant
avec des branches de l'ophtalmique et avec la sous-orbitaire ;

elle fournit : la *palatine ascendante* ou *inférieure*, la *sous-mentale* (19), la *coronaire labiale inférieure*, la *coronaire labiale supérieure*, et la *naso-lobaire ;* 4° l'*artère occipitale* (7) qui donne des rameaux aux muscles de la région et fournit l'*artère mastoïdienne* allant à la dure-mère en pénétrant dans le crâne par le trou mastoïdien ; 5° l'*artère auriculaire postérieure* (8) qui est destinée au pavillon de l'oreille, à l'oreille interne, et fournit la *stylo-mastoïdienne* qui pénètre dans le tympan et le labyrinthe ; 6° l'*artère pharyngienne inférieure* qui remonte le long du pharynx et fournit des rameaux à la nuque, à la trompe d'Eustache et à la dure-mère.

Les deux branches terminales de la carotide sont, nous l'avons vu, l'*artère temporale* et l'*artère du maxillaire interne.*

1. L'*artère temporale* (10) continue le trajet primitif et se termine vers la partie moyenne de la région temporale en se divisant en deux branches, l'une *frontale* (14), l'autre *temporo-occipitale ;* ces deux branches se distribuent aux régions correspondantes et s'anastomosent entre elles, avec leur congénère et avec les branches de l'ophtalmique en avant, et l'occipitale en arrière. La temporale fournit des *rameaux parotidiens,* la *tranversale de la face* (11) des *rameaux auriculaires antérieurs* et la *temporale moyenne.*

2. L'*artère maxillaire interne* (fig. 134-13) s'enfonce entre le condyle de la mâchoire et l'apophyse styloïde. Elle se dirige d'abord horizontalement, puis elle se porte en haut pour aller se terminer dans la fosse ptérygo-maxillaire où elle forme les artères *sphéno-palatines* (9). Elle fournit un très grand nombre de branches : la *tympanique,* qui va à la caisse du tympan ; la *petite méningée,* qui passe par le trou ovale et va à la dure-mère ; la *méningée moyenne* (5), qui traverse le trou petit rond ; la *temporale profonde postérieure* (6), qui va à la face profonde du muscle temporal ; la *temporale profonde antérieure,* qui s'anastomose avec la précédente et la temporale moyenne ; la *dentaire inférieure* (2), qui va en bas pour sortir par le trou mentonnier et fournit le rameau *mylo-hyoïdien* et les rameaux *dentaires inférieurs ;* la *massétérine,* pour le masséter ; la *buccale* (3), qui va au buccinateur et s'anastomose avec la faciale ; les *ptérygoïdiennes* (4) pour le muscle de ce nom ; l'*alvéolaire,* qui donne des rameaux aux dents, aux gencives, à la muqueuse du sinus maxillaire ; la *sous-orbitaire* (fig. 133-16), qui donne un rameau *orbitaire,* lequel fournit à son

tour les rameaux *dentaires antérieurs* pour les incisives et les canines ; la *palatine descendante*, qui donne des branches allant au voile du palais ; la *vidienne* (7), pour le pharynx et la trompe d'Eustache ; la *pharyngienne supérieure*, qui va au pharynx ; enfin, la branche terminale ou *sphéno-palatine* (9), qui se divise en *branche interne* pour la cloison, et en *branche externe* pour les cornets, les méats et les sinus.

L'*artère maxillaire interne* est, comme on le voit, très importante, puisqu'elle fournit des branches aux organes de la masti-

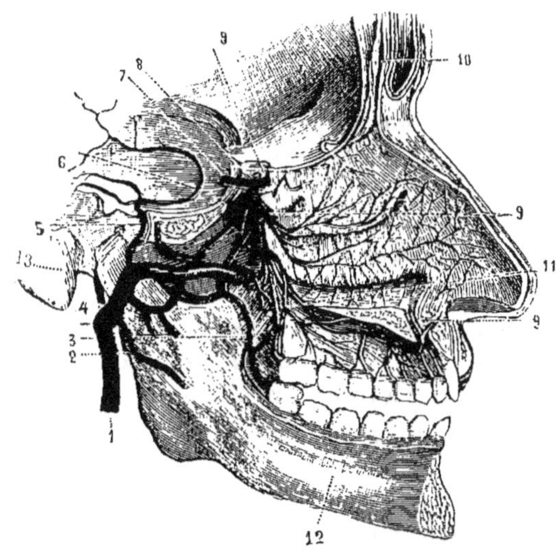

Fig. 131. — ARTÈRE MAXILLAIRE INTERNE.   1. Carotide externe. — 2. Artère dentaire inférieure. — 3. Artère buccale. — 4. Branches ptérygoïdiennes. — 5. Artère méningée moyenne. — 6. Artère temporale profonde. — 7. Artère vidienne. — 8. Ptérygo-palatine.   9. Sphéno-palatine. — 10. Ethmoïdale. — 11. Palatine supérieure. — 12. Maxillaire inférieur. — 13. Artère maxillaire interne.

cation et de la déglutition, aux fosses nasales, à la face, à l'organe de l'ouïe, aux os du crâne et à la dure-mère.

b) La *carotide interne* (fig. 133-2) se distribue à la partie antérieure du cerveau, à l'œil et à ses dépendances. Elle a à peu près le même volume que la carotide externe. Située d'abord en arrière et en dehors de celle-ci, elle se dirige ensuite en dedans et en avant, puis remonte verticalement jusqu'au rocher, traverse le canal carotidien, pénètre dans les sinus caverneux, gagne l'apophyse clinoïde antérieure, traverse la dure-mère près du bord externe des nerfs optiques, et se divise au niveau de la scissure de Sylvius, pour former : 1° *l'artère cérébrale antérieure*, qui chemine entre les deux lobes frontaux et fournit les rameaux cérébraux et calleux ; 2° *l'artère cérébrale moyenne* ou *sylvienne*, qui va à la scissure de Sylvius et donne des rameaux au lobe moyen, au lobe antérieur et à l'insula ; 3° *l'artère communicante postérieure*, qui s'anastomose avec la cérébrale postérieure ; 4° *l'artère du plexus choroïde*, très grêle, qui va dans le ventricule latéral ; 5° *l'artère ophtalmique*, qui pénètre dans l'orbite par le trou optique et qui est remarquable moins par son volume qui est petit, que par ses nombreuses branches. Au niveau de la poulie du grand oblique, elle se divise en *artère nasale* et en *artère frontale interne*. Dans son trajet, elle donne : la *lacrymale ;* la *centrale de la rétine ;* la *sus-orbitaire*, qui fournit quelquefois les ciliaires antérieures ; les *ciliaires courtes* ou *choroïdiennes*, au nombre de deux, d'où partent quinze à vingt branches qui traversent la sclérotique et vont à la choroïde ; les *ciliaires longues* ou *iriennes* (fig. 117-5,5), dont les branches ascendante et descendante forment un cercle complet à l'iris ; la *musculaire supérieure*, pour les muscles de l'œil ; la *musculaire inférieure ; l'ethmoïdale postérieure*, qui donne des rameaux à la pituitaire ; *l'ethmoïdale antérieure ;* la *palpébrale inférieure* et la *supérieure*.

II. Artère sous-clavière. — Les artères sous-clavières sont destinées aux membres supérieurs, à la partie postérieure du cou et du cerveau, au cervelet et à la partie antérieure et latérale du thorax. Elles naissent, la droite, du tronc brachio-céphalique ; la gauche, de la crosse de l'aorte, et se terminent au moment où, passant sous la clavicule, elles prennent le nom d'*axillaire*. L'artère sous-clavière fournit sept branches, dont deux supérieures : *vertébrale* et *thyroïdienne inférieure ;* deux inférieures : *mammaire interne* et *intercostale supérieure*, et trois externes : *cervicale transverse*, *sus-scapulaire* et *cervicale profonde*.

L'*artère vertébrale* est destinée à la moelle, à la protubérance annulaire, au cervelet et à la partie postérieure du cerveau. C'est la branche la plus volumineuse. Elle naît au moment où la sous-clavière se recourbe sur le sommet du poumon ; elle arrive à la septième cervicale, pénètre dans le canal creusé dans l'apophyse transversale des vertèbres cervicales, se porte en haut en donnant,

à chaque trou de conjugaison, un rameau spinal jusqu'à l'atlas,
pénètre dans le crâne par le trou occipital et va se réunir avec sa
congénère pour former le *tronc basilaire*, au niveau du sillon qui
sépare le bulbe de la protubérance annulaire. Elle fournit : l'artère méningée moyenne, la spinale postérieure pour la face postérieure de la moelle, la spinale antérieure, l'artère cérébelleuse
inférieure et la postérieure.

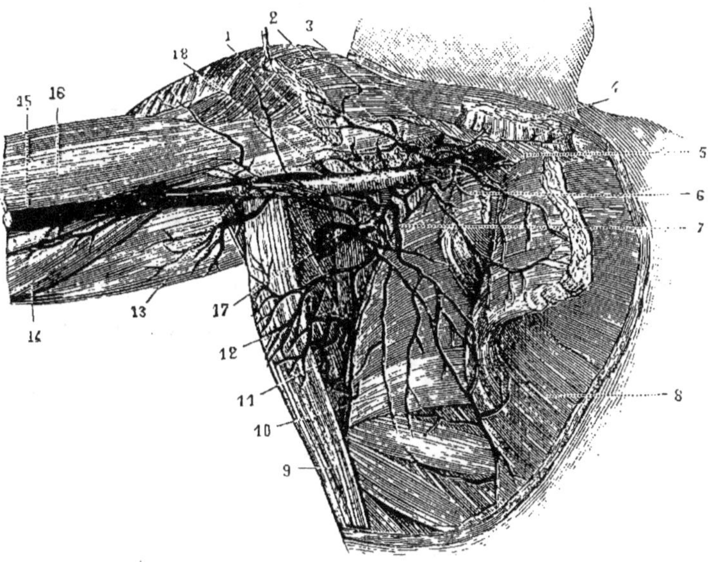

Fig. 135. — ARTÈRES DE L'AISSELLE. — 1. Artère axillaire. — 2. Artère circonflexe
postérieure. — 3. Artère circonflexe antérieure. — 4. Muscle grand pectoral
coupé. — 5. Muscle sous-clavier. — 6. Artère thoracique supérieure. — 7. Artère
thoracique inférieure. — 8. Muscle grand pectoral. — 9. Muscle grand dorsal. —
10. Muscle grand dentelé. — 11. Muscle grand rond. — 12. Muscle sous-scapulaire. — 13. Muscle coraco-brachial. — 14. Muscle triceps. — 15. Artère humérale. — 16. Biceps. — 17. Artère scapulaire inférieure. — 18. Artère acromio-
thoracique.

Le *tronc basilaire*, formé par la réunion des deux vertébrales,
se divise, au niveau du bord antérieur de la protubérance, en deux
artères cérébrales postérieures. Dans son trajet, il fournit : la
cérébelleuse inférieure, l'antérieure et la supérieure, et des rameaux à la protubérance.

L'*artère thyroïdienne inférieure* naît au même niveau que la
vertébrale ; elle se porte en haut et en dedans, décrit une courbe

d'où part une branche cervicale ascendante pour les muscles prévertébraux, passe derrière la carotide primitive et se rend à la glande thyroïde, où elle s'anastomose avec sa congénère et la thyroïdienne supérieure.

L'artère mammaire interne descend le long du bord du sternum jusqu'à la sixième côte, où elle se divise en branche externe et en branche interne. Elle donne à chaque espace intercostal une branche intercostale ; de plus, elle fournit la diaphragmatique supérieure.

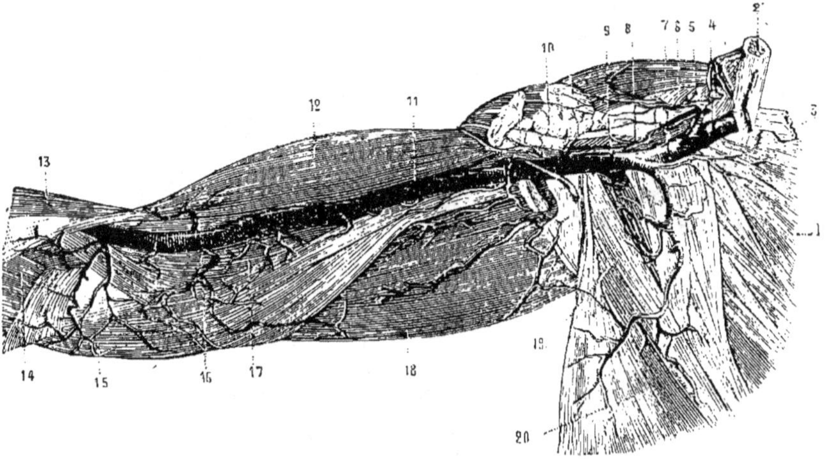

Fig. 136. — ARTÈRE HUMÉRALE. — 1. Muscle sous-scapulaire. — 2. Clavicule. — 3. Muscle scapulo-hyoïdien. — 4. Artère axillaire. — 5. Artère acromiale. — 6. Muscle deltoïde. — 7. Artère scapulaire inférieure ou commune. — 8. Artère circonflexe antérieure. — 9. Artère circonflexe postérieure. — 10. Muscle grand pectoral coupé. — 11. Artère humérale. — 12. Biceps. — 13. Muscle long supinateur. — 14. Rond pronateur. — 15. Olécrâne. — 16. Artère collatérale interne. — 17. Muscle brachial antérieur. — 18. Triceps. — 19. Muscle grand rond. — 20. Muscle grand dorsal.

L'artère intercostale supérieure est pour les deux premiers espaces intercostaux. *L'artère sus-scapulaire* va aux muscles sus et sous-épineux ; *l'artère cervicale transverse* fournit les muscles de la nuque et du cou ; *l'artère cervicale profonde* est destinée aux muscles de la même région.

III. **Artère axillaire.** — Cette artère (fig. 135-1 et 136-4), qui commence à la clavicule, fait suite à la sous-clavière et finit au bord inférieur du grand pectoral, pour se continuer par l'humérale. Elle traverse le creux de l'aisselle et fournit cinq branches :

1° l'*artère acromio-thoracique* (fig. 135-18), qui va à l'acromion et
aux muscles pectoraux ; 2° l'*artère grande thoracique inférieure* ou *mammaire externe* (fig. 135-7), qui fournit le grand dentelé, le grand pectoral et la glande mammaire ; 3° l'*artère sous-scapulaire* ou *scapulaire inférieure* (17), qui donne des rameaux thoraciques ; 4° l'*artère circonflexe postérieure* (2), qui se distribue au deltoïde et à l'articulation scapulo-humérale ; 5° l'*artère circonflexe antérieure* (3), destinée à l'humérus.

IV. Artère humérale. — Nommée encore *brachiale* (fig. 135-15 et fig. 136-11), elle s'étend de la partie inférieure de l'aisselle jusqu'au pli du coude, où elle se divise en *artère cubitale* et en *artère radiale*. Elle longe le bord interne du biceps. Outre des branches musculaires, elle donne l'*artère humérale profonde* ou *collatérale externe* et l'*artère collatérale interne* (fig. 136-16) qui fournissent tous les muscles du bras.

a) **Artère radiale.** — La *radiale* (fig. 137-20 et fig. 138-11) est la branche externe de bifurcation de l'humérale. Arrivée à l'extrémité de l'apophyse du radius, elle gagne le côté externe du carpe et, à l'extrémité supérieure du premier espace métacarpien, elle pénètre d'arrière en avant dans la paume de la main, où elle constitue l'*arcade palmaire profonde* (fig. 138-6). C'est

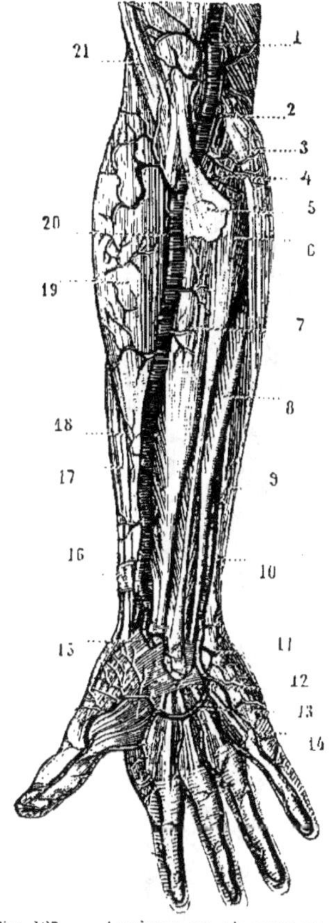

Fig. 137. — ARTÈRES DE L'AVANT-BRAS ET DE LA MAIN. — 1. Triceps. — 2. Artère humérale. — 3. Épitrochlée. — 4. Muscle carré pronateur. — 5. Expansion aponévrotique du biceps. — 6. Muscle petit palmaire. — 7. Muscle grand palmaire.   8. Muscle fléchisseur superficiel des doigts. — 9. Artère cubitale.   10. Muscle cubital antérieur. — 11. Artère cubito-radiale. — 12. Ligament annulaire du carpe.— 13. Arcade palmaire superficielle. — 14. Artères collatérales des doigts. — 15. Artère radio-palmaire. — 16. Ligament dorsal. — 17. Muscle long abducteur du pouce.   18. Long fléchisseur du pouce. — 19. Long supinateur. — 20. Artère radiale. — 21. Muscle brachial antérieur.

l'artère radiale que l'on tâte pour l'exploration du pouls. Dans son trajet elle fournit la *récurrente radiale antérieure* (fig. 138-10) pour les muscles de l'avant-bras ; la *transverse antérieure du carpe ;* la *radio-palmaire* (137-15), qui complète l'arcade palmaire superficielle ; la *dorsale du pouce ;* l'*artère transverse dorsale du carpe,* qui s'anastomose avec une branche analogue de la cubitale pour former l'*arcade dorsale du carpe,* de laquelle partent les *rameaux interosseux dorsaux* destinés aux muscles de ce nom, aux articulations et à la peau des doigts ; l'*interosseuse du premier espace,* qui donne la *collatérale interne du pouce* et l'*externe de l'index ;* enfin, la *collatérale externe du pouce.* L'*arcade palmaire profonde* fournit quatre *perforantes supérieures,* communiquant avec les interosseuses dorsales et les interosseuses palmaires ; elles émettent chacune une *perforante inférieure.*

b) **Artère cubitale.** — C'est la branche interne de bifurcation de l'humérale (fig. 138-2). Au poignet, elle se porte en dehors du pisiforme, gagne la paume de la main et forme l'*arcade palmaire superficielle* (7). Elle fournit : 1° la *récurrente cubitale antérieure* (3) ; 2° la *postérieure ;* 3° le *tronc commun des interosseuses ;* 4° l'*artère dorsale cubitale du carpe ;* 5° l'*artère transverse antérieure du carpe,* et 6° l'*artère cubitale palmaire profonde,* qui va compléter l'arcade de ce nom. L'*arcade palmaire superficielle* fournit quatre ou cinq *branches métacarpiennes,* qui donnent à leur tour, à la racine des doigts, les artères collatérales de chaque doigt (fig. 137-14), au bout desquels elles s'anastomosent en formant des arcades.

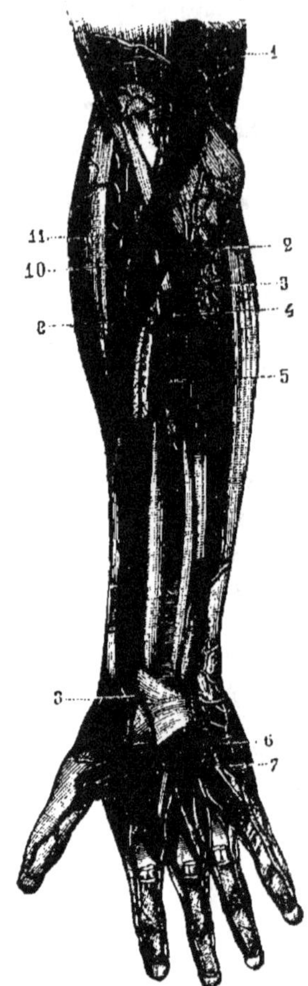

Fig. 138. — ARTÈRES PROFONDES DE L'AVANT-BRAS ET DE LA MAIN. — 1. Artère humérale. — 2. Artère cubitale. — 3. Artère récurrente cubitale. — 4. Artère interosseuse. — 5. Artère interosseuse antérieure. — 6. Arcade palmaire profonde. — 7. Arcade palmaire superficielle. — 8. Artère radio-palmaire. — 9. Artère interosseuse postérieure. — 10. Artère récurrente radiale. — 11. Artère radiale.

C. — *Artères terminales inférieures de l'aorte.*

Ces artères sont au nombre de trois : la *sacrée moyenne* et les deux *iliaques primitives*.

Artère sacrée moyenne. — Cette artère (fig. 139-6) est la continuation de l'aorte qu'elle termine au coccyx et où elle se divise en deux branches qui s'anastomosent avec les sacrées latérales.

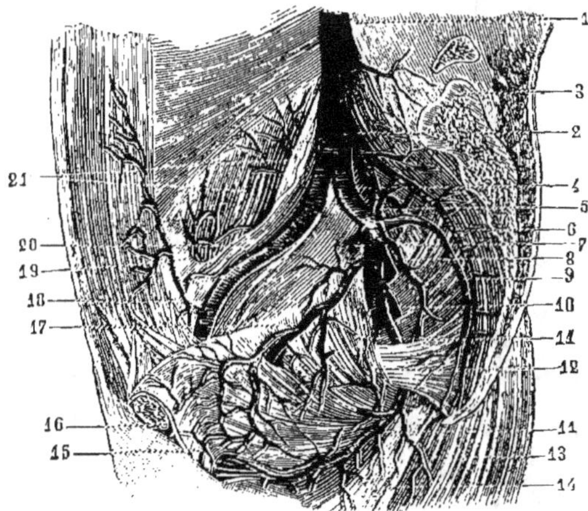

Fig. 139.   ARTÈRE ILIAQUE INTERNE. — 1. Aorte. — 2. Artère iliaque primitive. — 3. Sacrum. — 4. Artère iliaque interne. — 5. Artère ilio-lombaire.   6. Artère sacrée moyenne. — 7. Artère ombilicale. — 8. Artère fessière. — 9. Artère sacrée latérale. — 10. Artère ischiatique. — 11. Artère honteuse interne. — 12. Petit ligament sacro-sciatique. — 13. Muscle grand fessier. — 14. Grand ligament sacro-sciatique. — 15. Symphyse du pubis.   16. Section de la branche horizontale du pubis. — 17. Artère obturatrice.   18. Artère épigastrique. — 19. Artère circonflexe iliaque. — 20. Artère iliaque externe. — 21. Muscles psoas et iliaque.

Artères iliaques primitives. — L'aorte se bifurque au niveau de la quatrième lombaire et forme les *artères iliaques primitives* (fig. 139-2), qui se dirigent en bas et en dehors, longent le psoas, et se divisent à leur tour au niveau de l'articulation sacro-vertébrale, en *artère iliaque interne*, destinée au bassin et aux organes qu'il contient, et en *iliaque externe*, destinée aux membres inférieurs. Elles n'ont pas de branches collatérales.

1. Artère iliaque interne ou hypogastrique. — Cette artère (fig. 139-4) s'enfonce dans le bassin et se divise en neuf branches chez l'homme et en onze chez la femme. Ces branches sont *intra-pelviennes viscérales et pariétales et extra-pelviennes*. Les *branches intra-pelviennes viscérales* sont : *l'artère ombilicale* (fig. 139-7), chez le fœtus ; *l'artère vésico-prostatique ; l'artère hémorroïdale moyenne ; l'artère utérine* et *l'artère vaginale*. Les branches *intra-pelviennes pariétales* sont : *l'artère ilio-lombaire* (5), qui fournit le psoas, le carré lombaire, le muscle iliaque, et *l'artère sacrée latérale* (9). Les *branches extra-pelviennes* sont : *l'obturatrice* (17), qui se place entre les deux muscles obturateurs ; la *fessière* (8), qui sort par la grande échancrure sciatique pour se rendre aux trois fessiers ; *l'ischiatique* (10), qui va aussi aux muscles de la fesse, et la *honteuse interne* (11).

II. Artère iliaque externe. — Cette artère (fig. 139-20) s'étend jusqu'à l'arcade crurale où elle prend le nom d'*artère fémorale*. Elle fournit *l'artère épigastrique* (18), qui gagne le muscle grand droit, et *l'artère circonflexe iliaque* (fig. 139-19 et fig. 140-17),

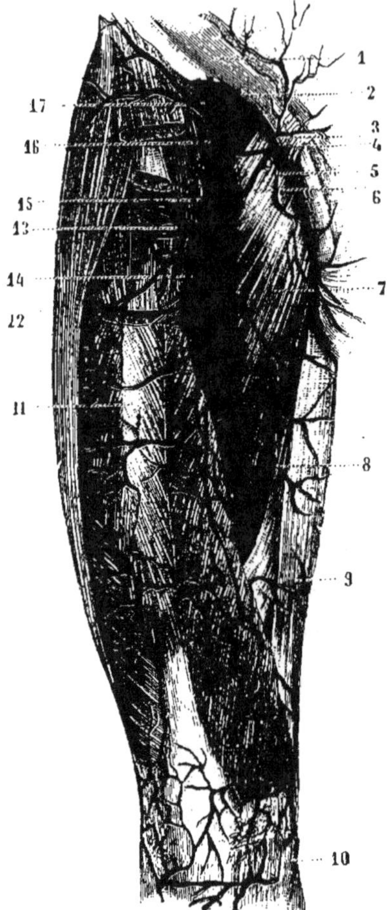

Fig. 140. — Artère fémorale. — 1. Artère fémorale. — 2. Artère iliaque externe. — 3. Artère sous-cutanée abdominale. — 4. Anneau inguinal externe. — 5. Artère honteuse externe supérieure. — 6. Artère honteuse externe inférieure. — 7. Muscle moyen adducteur. — 8. Muscle grand adducteur. — 9. Muscle droit interne. — 10. Muscle couturier. — 11. Muscle droit antérieur. — 12. Fascia lata. — 13. Artère fémorale profonde. — 14. Artère circonflexe externe. — 15. Artère grande musculaire. — 16. Artère fémorale. — 17. Artère circonflexe iliaque.

qui fournit aux muscles grand et petit oblique, et à l'iliaque.

III. Artère fémorale. — L'artère fémorale (fig. 140-16) part de l'arcade crurale pour se terminer à l'anneau du 3ᵉ adducteur ; elle occupe la partie antérieure et interne de la cuisse, et fournit : l'*artère sous-cutanée abdominale* (3), qui va à la peau de l'abdomen ; la *honteuse externe* (5) ; l'*artère grande musculaire* (15), pour le muscle triceps ; l'*artère fémorale profonde* (13) qui donne les *trois artères perforantes* pour les muscles internes de la cuisse ; l'*artère circonflexe interne ;* l'*externe* (14) et la *grande anastomotique.*

IV. Artère poplitée. — Cette artère (fig. 141-2), située dans le creux poplité ou jarret, continue la fémorale. Elle s'étend donc de l'anneau du troisième adducteur jusqu'à la partie supérieure de la jambe, où elle se divise en deux branches : l'*artère tibiale antérieure* et le *tronc tibio-péronier.* Elle fournit : les *artères jumelles externe* et *interne* (5,5) pour les muscles jumeaux, soléaire et plantaire grêle : les *artères articulaires supérieures, inférieures et moyennes* (3, 4, 6, 8 et 9), qui s'anastomosent entre elles.

V. Artère tibiale antérieure. — L'artère tibiale antérieure (fig. 142-2) traverse en haut le ligament interosseux, puis se porte en bas en suivant la face externe du tibia. Au niveau du ligament dorsal du tarse, elle prend le nom d'*artère pédieuse.* Elle donne des rameaux musculaires : l'*artère récurrente tibiale antérieure* et les *artères malléolaires externe* et *interne.* — L'*artère pédieuse* ou *dorsale du pied* se termine à la plante de ce dernier. Elle fournit : l'*artère dorsale du tarse,* celle du *méta-*

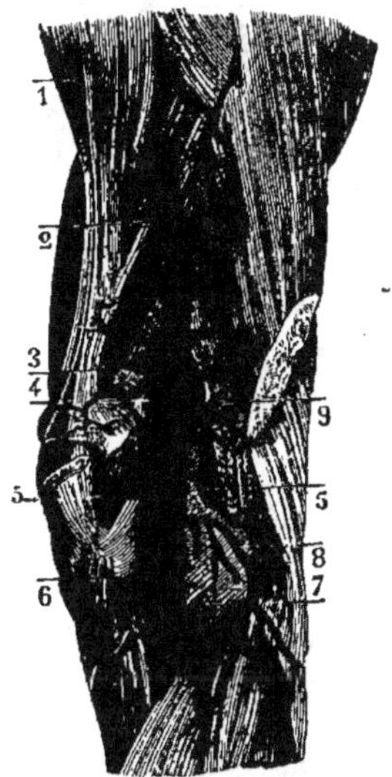

Fig. 141. — **Artère poplitée.** — 1. Muscle grand adducteur. — 2. Artère poplitée. — 3. Artère articulaire supérieure interne. — 4. Artère articulaire moyenne. — 5,5. Artères jumelles. — 6. Artère articulaire inférieure interne. — 7. Muscle soléaire. — 8. Artère articulaire inférieure externe. — 9. Artère articulaire supérieure externe.

tarse, de laquelle naissent les trois interosseuses dorsales, qui se divisent en collatérales dorsales des orteils, et l'*artère dorsale interosseuse* du premier espace, qui naît au moment où la pédieuse s'enfonce dans le premier espace interosseux.

VI. Tronc tibio-péronier. — Ce tronc (fig. 142-3) est la continuation de l'artère poplitée au point de vue de la direction. Il se

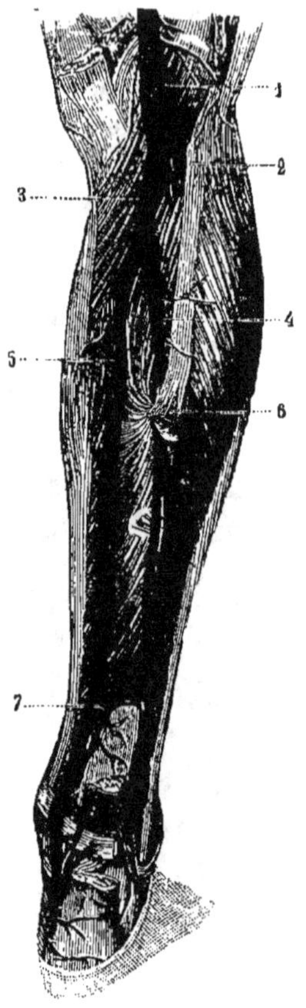

Fig. 142. — Artères de la jambe. — 1. Artère poplitée. — 2. Artère tibiale antérieure. — 3. Tronc tibio-péronier. — 4. Artère péronière postérieure. — 5. Artère tibiale postérieure. — 6. Long fléchisseur du gros orteil coupé. — 7. Artère péronière antérieure.

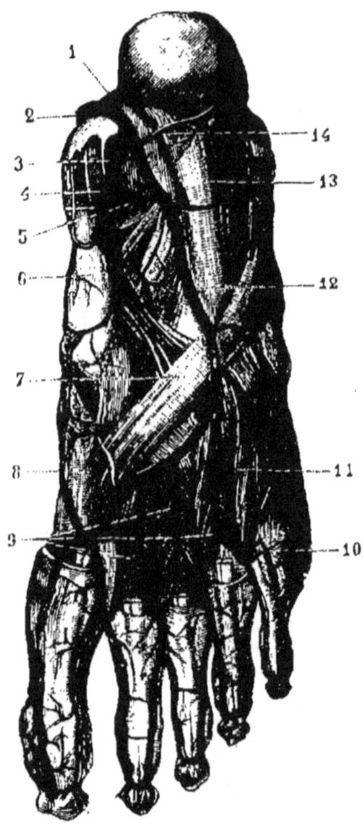

Fig. 143. — Artères de la plante du pied. — 1. Artère calcanéenne interne. — 2. Artère tibiale postérieure. — 3. Artère plantaire interne. — 4. Sa branche interne. — 5. Sa branche externe. — 6. Tendon du jambier postérieur. — 7. Tendon du long péronier latéral. — 8. Premier métatarsien. — 9. Artères collatérales. — 10. Tendons fléchisseurs des orteils. — 11. Muscles interosseux. — 12. Artère plantaire externe. — 13. Ligament calcanéo-cuboïdien. — 14. Artère calcanéenne inférieure.

divise presque aussitôt en *artère tibiale postérieure* et en *artère péronière.*

a) L'*artère tibiale postérieure* (5) longe la partie postérieure de la jambe, elle se divise, à la gouttière calcanéenne, en deux branches : l'*artère plantaire interne* (fig. 143-3) et l'*artère plantaire externe* (fig. 143-12). La première se termine dans les muscles ; la seconde forme l'*arcade plantaire*, à convexité antérieure ; cette arcade fournit les *perforantes*, les *collatérales des orteils* (9) et les *interosseuses*.

b) L'*artère péronière* (fig. 142-4), moins volumineuse, suit le péroné et se divise à la malléole externe en *péronière antérieure* (fig. 142-7), qui s'anastomose avec la malléolaire externe, et en *péronière postérieure* (4), qui fournit toutes les parties externes et postérieures du pied.

TROISIÈME SECTION

DES VEINES

CHAPITRE Ier

VAISSEAUX CAPILLAIRES. — CONSIDÉRATIONS GÉNÉRALES SUR LES VEINES

Les *vaisseaux capillaires* sont de tout petits vaisseaux très fins qui font communiquer les dernières ramifications des artères avec les premières ramifications des veines, et cela d'une manière insensible. Leurs parois sont si minces, que les principes dissous avec lesquels ils sont en contact les traversent, et ainsi se produisent les échanges entre le sang et les tissus, échanges respiratoires au niveau des capillaires pulmonaires, échanges nutritifs au niveau des capillaires de tous les tissus. Au point de vue physiologique, ces vaisseaux constituent donc la partie la plus importante de l'appareil circulatoire.

Les *veines* ramènent le sang de toutes les parties du corps aux oreillettes. Celles qui se rendent à l'oreillette gauche charrient du sang rouge ; celles qui vont à l'oreillette droite contiennent du sang noir. Les premières forment le *système veineux pulmonaire ;* les secondes, le *système veineux général.* Il existe un troisième système, *système de la veine porte,* formé par toutes les veines de l'appareil digestif réunies en un seul tronc, et un quatrième système veineux, particulier au fœtus, *système de la veine ombilicale.*

Presque toujours deux veines accompagnent une artère ; on les appelle les *satellites* de cette artère et elles en portent le nom. Certaines régions ont, en outre, un très grand nombre de veines superficielles, séparées des artères. Le nombre des veines est donc beaucoup plus considérable que celui des artères. Leur forme est cylindrique, mais sinueuse, à cause des valvules qui se trouvent dans leur intérieur. Quand deux veines accompagnent une artère, celle-ci est au milieu. Quand il n'y a qu'une veine pour une artère, la veine est d'ordinaire plus superficielle. Si un nerf les accompagne, c'est le nerf qui est le plus superficiel. Les *veines profondes* sont enlacées par des vaisseaux lymphatiques nombreux ; les *superficielles* sont placées dans le tissu celluleux sous-cutané. — Les anastomoses se font, comme dans le système artériel, en *arcades*, par *convergence*, par *communication transversale* et, de plus, par *communication longitudinale*. Cette anastomose est très fréquente dans les veines superficielles des membres. — Les *plexus* ne sont que des anastomoses *mixtes* ou *composées*, formant des réseaux compliqués et se trouvant aux endroits où la circulation de retour peut être difficile.

Les parois des veines sont formées par trois tuniques : 1° une *tunique* interne, constituée par un épithélium et par une couche élastique à fibres longitudinales; 2° une *tunique moyenne*, composée de fibres élastiques et musculaires lisses; 3° une *tunique externe* connective, dont l'épaisseur varie suivant la grosseur des veines; elle contient des fibres musculaires lisses longitudinales et des fibres élastiques. C'est la tunique interne qui constitue surtout la veine, puisque les autres peuvent manquer. Dans l'intérieur, on voit des *valvules*, disposées généralement par paire ; elles présentent une forme semi-lunaire dont le bord adhérent regarde les extrémités, et le bord libre le cœur. Elles empêchent le sang de revenir en arrière. C'est pour cette raison qu'elles sont plus nombreuses là où le cours normal du sang est gêné. Elles n'existent pas dans les veines caves pulmonaires, la veine porte et dans les branches qui font communiquer les plans veineux superficiels avec les profonds. Les parois des veines ont des veinules *(vasa vasorum)* et elles reçoivent des filets nerveux très fins

CHAPITRE II

VEINES PULMONAIRES

Les veines pulmonaires sont les veines de la petite circulation ; leur trajet est, en effet, très court, puisqu'elles vont des poumons au cœur. Elles sont au nombre de quatre, deux pour chaque poumon, et elles se rendent isolément dans l'oreillette gauche. Quelquefois, cependant, le poumon droit en a trois. Elles naissent, dans chaque lobule, du réseau capillaire des alvéoles pulmonaires et se réunissent de manière à constituer un tronc pour chaque lobe. Elles n'ont pas de valvules et charrient du sang rouge.

CHAPITRE III

VEINES DE LA GRANDE CIRCULATION

Trois veines se rendent dans l'oreillette droite. Ce sont : la *veine coronaire*, la *veine cave supérieure* et la *veine cave inférieure*.

§ 1. — Veines coronaires ou cardiaques.

Il y a une *grande veine coronaire* et des *petites*. La grande commence à la pointe du cœur et s'ouvre dans l'oreillette, près de la cloison interauriculaire. Elle n'a qu'une seule valvule (*valvule de Tébésius*). Les petites veines cardiaques ou de Galien viennent du ventricule droit et s'ouvrent dans la partie antérieure de l'oreillette droite.

§ 2. — Veine cave supérieure.

La *veine cave supérieure* (fig. 144-14) est le tronc commun de toutes les veines de la moitié supérieure du corps. Formée par

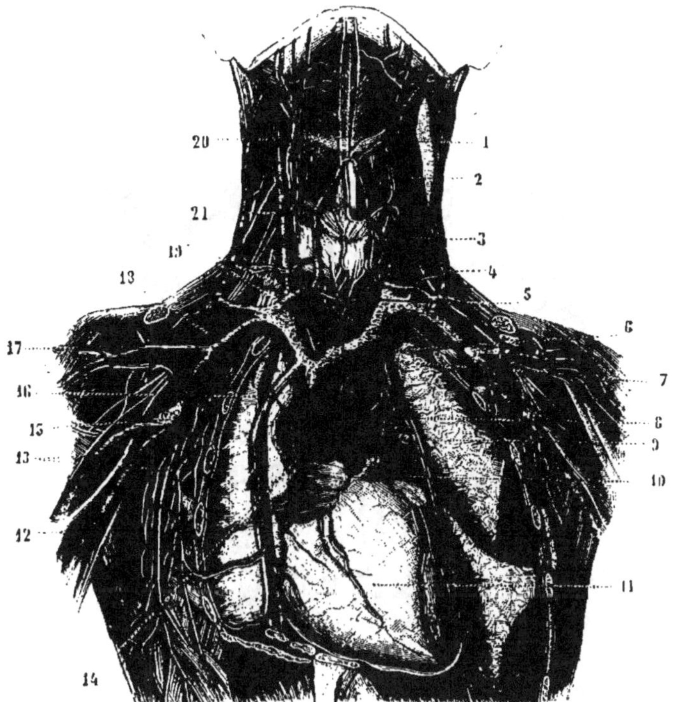

Fig. 144. — VEINE CAVE SUPÉRIEURE ET SES BRANCHES. — 1. Veine faciale. — 2. Veine thyroïdienne supérieure. — 3. Veine jugulaire antérieure. — 4. Veine jugulaire externe. — 5. Artère carotide primitive. — 6. Veine mammaire interne. — 7. Tronc brachio-céphalique. — 8. Veine diaphragmatique supérieure. — 9. Poumon. — 10. Artère pulmonaire. — 11. Cœur. — 12. Veine basilique. — 13. Veine mammaire externe. — 14. Veine cave supérieure. — 15. Veine axillaire. — 16. Veine mammaire interne droite. — 17. Veine céphalique. — 18. Veine sous-clavière. — 19. Veine thyroïdienne inférieure. — 20. Veine jugulaire interne. — 21. Veine jugulaire antérieure droite.

la réunion des *deux troncs veineux brachio-céphaliques*, elle se jette dans la partie supérieure de l'oreillette droite. Elle reçoit la veine azygos.

A. Troncs veineux brachio-céphaliques. — Au nombre de deux (7), ils sont formés des deux côtés par la *veine jugulaire interne* et la *veine sous-clavière* qui, à leur tour, sont formées par la réunion des veines des bras et de la tête. Ils reçoivent : la veine jugulaire postérieure, la vertébrale, la thyroïdienne inférieure, les deux mammaires externes, les deux diaphragmatiques supérieures, les thymiques, les péricardiques et les médiastines.

1. **Veines jugulaires.** — Les veines jugulaires (de *jugulum*,

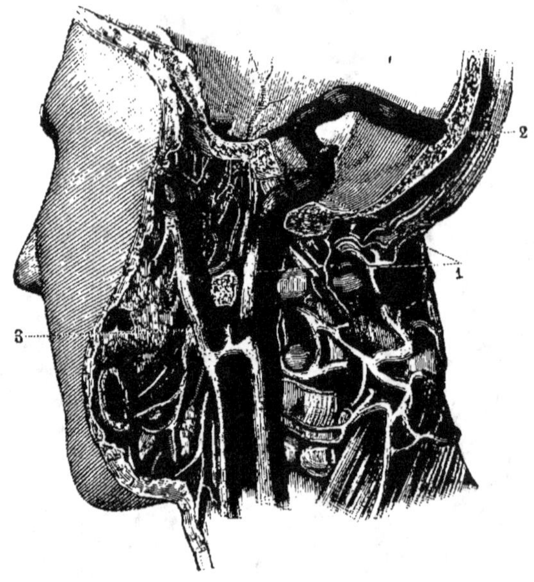

Fig. 115. — Veine jugulaire interne, son origine. — 1. Veine jugulaire interne. — 2. Sinus latéral. — 3. Artère carotide interne.

gorge) sont au nombre de trois : l'*externe*, l'*antérieure* et l'*interne*.

a) La *veine jugulaire externe* (4) est sous-cutanée et se jette dans la sous-clavière ; elle reçoit les veines occipitales superficielles, les scapulaires supérieure et postérieure. Elle est formée par la *veine temporale* et la *veine maxillaire interne* dont elle est la suite.

b) La *veine jugulaire antérieure* (3) naît des petites branches auriculaires et cutanées de la région sus-hyoïdienne ; elle se jette dans la sous-clavière.

c) La *veine jugulaire interne* (20 et fig. 145-1) reçoit le sang de toutes les veines de l'intérieur du crâne et de presque toute la face et le cou. Elle commence au trou déchiré postérieur, où elle présente une dilatation, nommée *golfe de la veine jugulaire*, et finit au tronc brachio-céphalique. Elle reçoit en haut la condylienne supérieure, puis l'occipitale, les linguales dorsale et inférieure ou ranines, la pharyngienne et les thyroïdiennes supérieures.

Veines encéphaliques et sinus de la dure-mère ou *veines d'origine de la jugulaire interne.* — *Les sinus de la dure-*

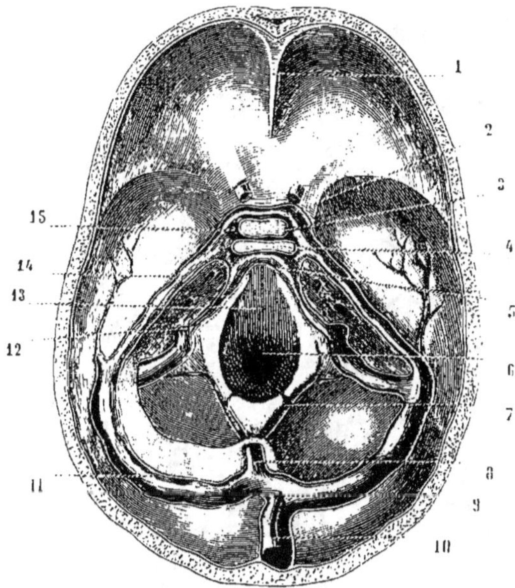

Fig. 146. — Sinus de la dure-mère. — 1. Apophyse crista-galli. — 2. Sinus coronaire ou circulaire. — 3. Fosse pituitaire. — 4. Apophyse clinoïde postérieure. — 5. Sinus occipital transverse. — 6. Trou occipital. — 7. Sinus occipital postérieur. — 8. Sinus droit. — 9. Confluent des sinus. — 10. Sinus longitudinal supérieur coupé. — 11. Sinus latéral. — 12. Sinus pétreux inférieur. — 13. Gouttière basilaire. — 14. Sinus pétreux supérieur. — 15. Sinus caverneux.

mère (fig. 146) sont des canaux fibreux creusés dans l'épaisseur de cette membrane. Ils sont triangulaires, et la base correspond aux os du crâne, qui sont creusés d'une gouttière pour les recevoir. Ils communiquent entre eux et aboutissent tous aux sinus latéraux qui s'ouvrent dans la jugulaire interne. On les divise

en *sinus longitudinal supérieur* (10), *sinus longitudinal inférieur*
(fig. 147-6), *sinus droit* (8), *sinus latéraux* (11), *sinus caverneux*
(15), *sinus circulaire de la selle turcique* (2), *sinus transverse* (5),
sinus pétreux supérieur (14), *sinus pétreux inférieur* (12), *sinus*

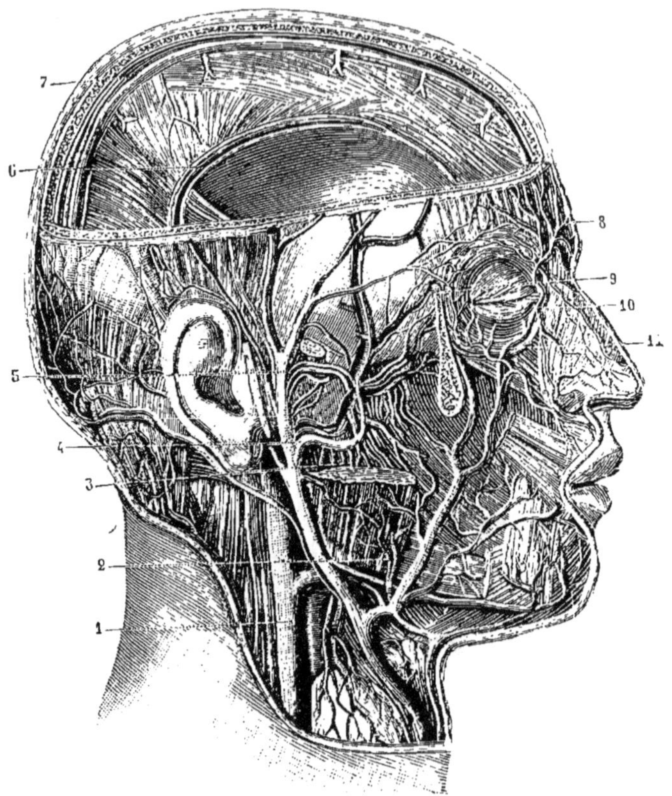

Fig. 147. — VEINES DE LA TÊTE. — 1. Veine jugulaire interne. — 2. Veines mas-
sétérines. — 3. Plexus temporal. — 4. Veine maxillaire interne. — 5. Veine
temporale. — 6. Sinus longitudinal inférieur. — 7. Sinus longitudinal supérieur. — 8. Veine frontale. — 9. Veine temporale profonde. — 10. Veine angulaire. — 11. Veine faciale.

*circulaire du trou occipital, sinus occipitaux antérieur et posté-
rieur* (7). — Les *veines diploïques* sont des canaux veineux creusés dans les os du crâne ; on distingue de chaque côté une veine
diploïque frontale, une temporale antérieure, une postérieure
et une occipitale. Toutes se jettent dans les sinus.

Veines d'origine des jugulaires. — Ce sont : 1° la *faciale*
(fig. 144-1 et fig. 147-11) ou *maxil-
laire externe*, qui commence au front,
sous le nom de *frontale* ou *préparate*,
prend ensuite le nom d'*angulaire* (10)
à l'angle de l'œil, enfin celui de *faciale*. Elle reçoit le *tronc veineux alvéolaire*, le *plexus alvéolaire* et toutes
les veines de la région ; 2° la *veine* ou
tronc temporo-maxillaire, qui est formé par la réunion de la *veine temporale* (5) et de la *maxillaire interne* (4),
elle se continue presque toujours avec
la jugulaire externe ; 3° la *veine auriculaire postérieure*, qui se jette dans
la jugulaire externe ; 4° la *veine occipitale*, qui reçoit les veines mastoïdiennes ; 5° les *veines linguales*,
dont les superficielles prennent le
nom de *ranines* ; 6° les *veines pharyn-
giennes* ; 7° les *thyroïdiennes supérieure* (fig. 144-2) *et moyenne* ; enfin, les *diploïques*.

II. **Veine sous-clavière** et veines
des membres supérieurs. — Les
veines des membres supérieurs sont
profondes ou superficielles. Les profondes suivent les artères et sont généralement doubles. Elles communiquent largement entre elles et avec
les veines superficielles. — La *veine
sous-clavière* s'étend de la clavicule
au tronc veineux brachio-céphalique.
Elle reçoit les veines du membre supérieur, mais pas celles du cou. Les
jugulaires antérieure et externe s'y
abouchent ordinairement.

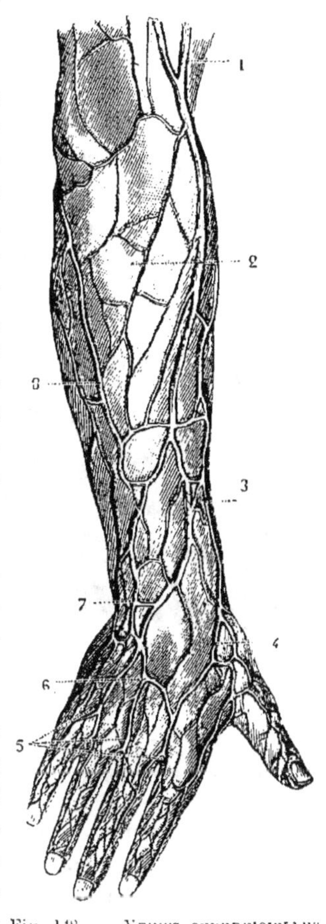

Fig. 148 — VEINES SUPERFICIELLES
DE L'AVANT-BRAS ET DE LA MAIN. —
1. Veine céphalique. — 2. Aponévrose de la région postérieure de
l'avant-bras. — 3. Veine radiale
superficielle. — 4. Veine céphalique du pouce. — 5. Veines collatérales des doigts. — 6. Arcade
veineuse dorsale. — 7. Veine salvatelle. — 8. Veine cubitale superficielle.

Les *veines superficielles du membre supérieur* sont sous-cutanées. A la *main*, elles sont très développées à la face dorsale.

Chaque doigt a une *collatérale interne* et une *collatérale externe* (fig. 148-5) qui se réunissent en arcade au niveau des articulations métacarpo-phalangiennes et qui, de là, vont aboutir à la convexité d'une arcade dorsale plus ou moins complète, de laquelle partent beaucoup de rameaux, parmi lesquels la *veine salvatelle* (fig. 148-7) qui répond au cinquième métacarpien et la *veine céphalique du pouce*. Le mot *salvatelle* (de *salvare*, sauver), indique l'importance que les Anciens attachaient à la saignée faite sur cette veine pour la guérison de certaines maladies. Toutes ces veines se réunissent pour former les *veines super-*

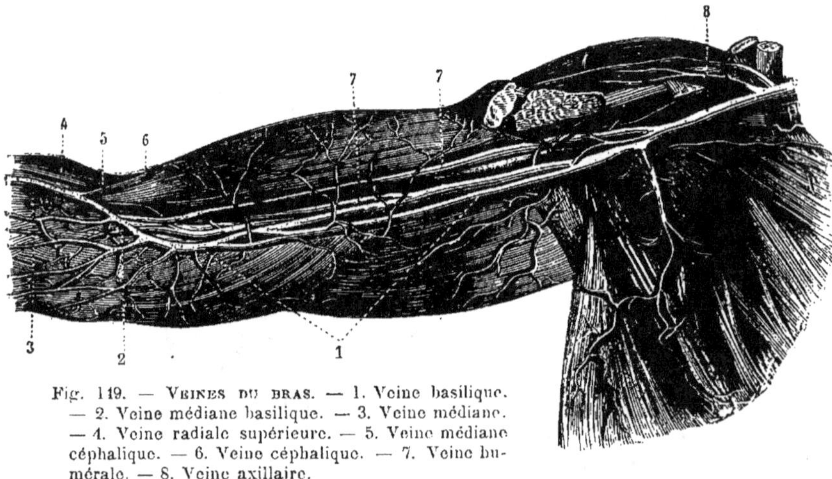

Fig. 119. — VEINES DU BRAS. — 1. Veine basilique. — 2. Veine médiane basilique. — 3. Veine médiane. — 4. Veine radiale supérieure. — 5. Veine médiane céphalique. — 6. Veine céphalique. — 7. Veine humérale. — 8. Veine axillaire.

ficielles de l'avant-bras, qui sont : en dehors, les *veines radiales* (fig. 148-3); en dedans, les *veines cubitales* (fig. 148-8), et au milieu, la *veine médiane* (fig. 149-3). Celle-ci, en arrivant au pli du coude, se divise en *médiane basilique interne* (2) et *médiane céphalique externe* (5). Les veines radiales se réunissent à la médiane céphalique pour former au pli du coude la *veine céphalique* (6), qui longe le bord externe du biceps et va s'ouvrir dans l'axillaire. Les veines cubitales se réunissent à la médiane basilique et forment la *veine basilique* (1), qui va se jeter dans la brachiale ou l'axillaire. La médiane basilique n'est séparée, au pli du coude, de l'artère humérale que par une expansion aponévrotique ; c'est pour cette raison que, dans la saignée, on ouvre de préférence la médiane céphalique. On ne s'expose pas ainsi à léser l'artère.

§ 3. — Veine cave inférieure ou ascendante.

La veine cave inférieure est un gros tronc veineux qui ramène au cœur le sang de toutes les parties situées sous le diaphragme. Elle est formée par la réunion des *veines iliaques primitives* au niveau de la cinquième lombaire. Elle traverse le diaphragme par

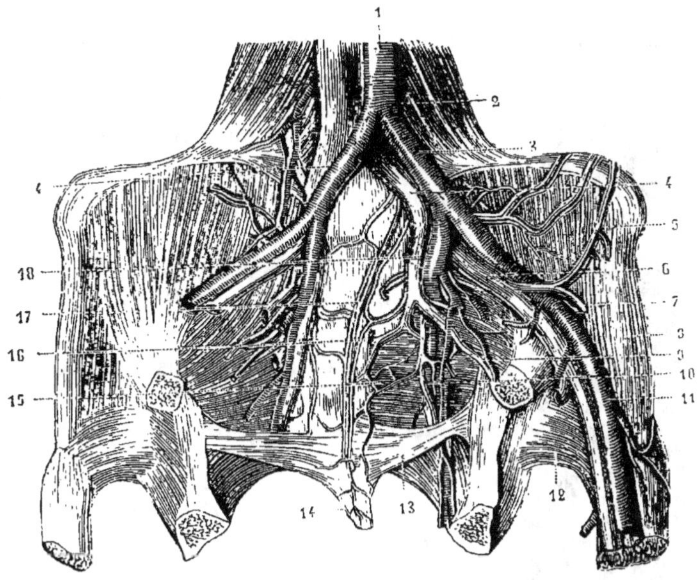

Fig. 150. — VEINES DU BASSIN.   1. Aorte. — 2. Muscle carré des lombes. — 3. Artère iliaque primitive. — 4. Veine iliaque primitive. — 5. Veine circonflexe iliaque. — 6. Veine iliaque externe. — 7. Veine épigastrique. — 8. Muscle psoas-iliaque. — 9. Veine obturatrice. — 10. Veine honteuse interne. — 11. Veine fémorale. — 12. Articulation coxo-fémorale. — 13. Ligament sacro-sciatique. — 14. Coccyx. — 15. Veine sacrée latérale. — 16. Veine fessière. — 17. Veine sacrée moyenne. — 18. Veine iliaque interne.

une ouverture spéciale et s'ouvre dans l'oreillette droite ; elle n'a pas de valvules. Cette veine reçoit les sus-hépatiques qui font partie de la veine porte, les vertébro-lombaires, les rénales, les capsulaires moyennes, les diaphragmatiques inférieures et trois autres dont nous parlerons dans le dernier volume. Les *veines vertébro-lombaires* naissent par deux branches, l'une lombaire, l'autre dorso-spinale. La réunion de ces deux branches forme un tronc qui se jette dans la veine cave. — Les *veines rénales* ou *émulgentes* (de *emulgere*, traire, épurer) sont volumineuses, mais inégales en calibre, longueur et obliquité. Elles naissent dans l'épaisseur du rein par une foule de divisions qui se réunissent en un tronc vers le hile. — Les *veines capsulaires moyennes* gauches s'ouvrent dans les rénales ; les droites, dans la veine cave. — Les *diaphragmatiques* se jettent dans la veine cave au-dessus des veines sus-hépatiques.

A. **Veines iliaques primitives.** — Ces veines (fig. 150-4), naissent au niveau de l'articulation sacro-vertébrale par suite de la réunion des *veines iliaques externe et interne*. Elles se réunissent à leur tour pour former la veine cave inférieure. La veine iliaque droite est plus courte et plus verticale que la gauche. Celle-ci reçoit la *veine sacrée moyenne* (17).

I. La *veine iliaque interne* ou *hypogastrique* (18) répond à l'artère du même nom qu'elle accompagne. Elle reçoit les veines fessières (16), les ischiatiques, les obturatrices (9), les ilio-lombaires, les sacrées latérales (15) et celles des organes génito-urinaires et du rectum.

II. La *veine iliaque externe* (6) suit l'artère de ce nom ; elle reçoit la veine épigastrique (7) et la circonflexe iliaque (5).

B. **Veines des membres abdominaux.** — Ces veines sont profondes et superficielles.

I. Les *veines profondes* de la jambe et du pied accompagnent les artères. Un seul tronc veineux répond à l'artère poplitée, à la fémorale et à l'iliaque externe. — Les *veines plantaires externe et interne* constituent par leur réunion la *veine tibiale postérieure* qui suit le trajet de l'artère de ce nom. En se confondant avec la *veine péronière*, elle forme le *tronc tibio-péronier*. D'un autre côté, la *veine pédieuse* est continuée par la *veine tibiale antérieure*, qui s'unit au tronc tibio-

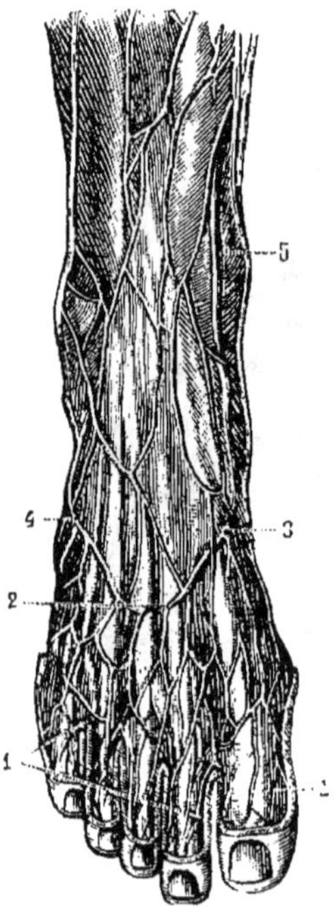

Fig. 151. — VEINES DU PIED ET DE LA JAMBE. — 1. Veines collatérales. — 2. Arcade veineuse dorsale du pied. — 3. Veine dorsale interne. — 4. Veine dorsale externe. — 5. Veine saphène interne.

péronier pour former la *veine poplitée* (fig. 153-1). Celle-ci est

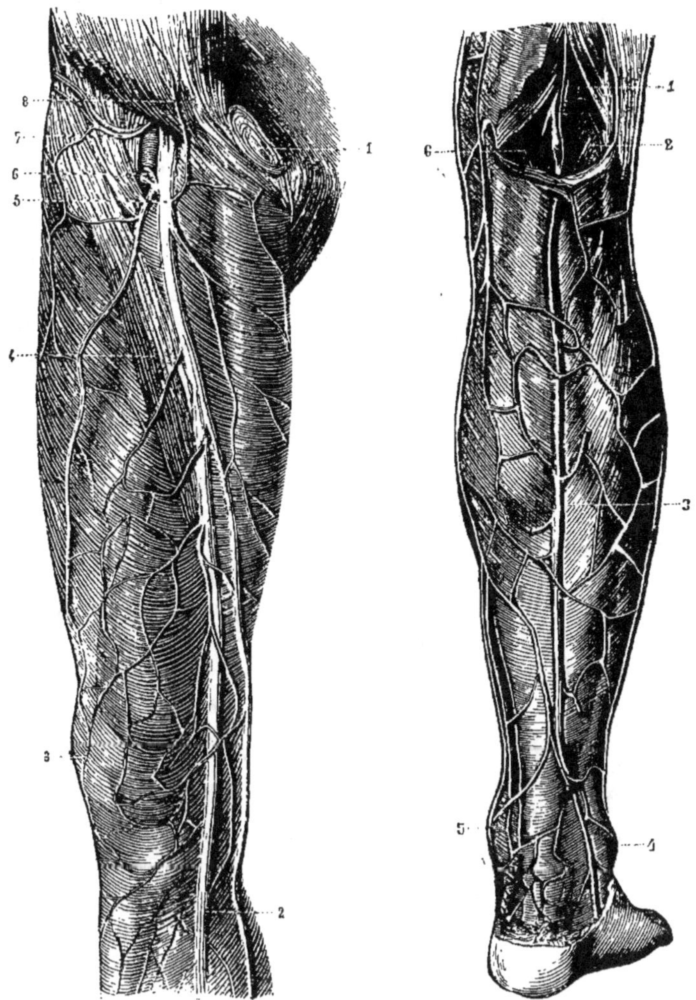

Fig. 152. — VEINES SUPERFICIELLES DE LA CUISSE.
— 1. Symphyse pubienne. — 2. Veine saphène
interne. — 3. Rotule. — 4. Muscle couturier.
— 5. Veine saphène interne (extrémité supérieure). — 6. Veine honteuse externe. — 7.
Veine circonflexe. — 8. Veines sous-cutanées
abdominales.

Fig. 153. — VEINES SUPERFICIELLES
POSTÉRIEURES DE LA JAMBE. —
1. Veine poplitée. — 2. Muscle
jumeau externe. — 3. Veine saphène externe. — 4. Malléole externe. — 5. Malléole interne. —
6. Muscle jumeau interne.

placée derrière l'artère ; ses parois sont très épaisses. Elle reçoit les veines jumelles, les articulaires et la saphène externe. — La *veine fémorale* continue la poplitée et se termine en haut à l'arcade crurale en s'ouvrant dans la veine iliaque externe. Elle reçoit les veines qui correspondent aux rameaux artériels. Toutes ces veines ont d'autant moins de valvules qu'elles se rapprochent de l'iliaque externe.

II. Les *veines superficielles* se développent beaucoup avec l'âge. Chez les individus qui restent constamment debout, ou qui sont prédisposés, elles forment les *varices*. Toutes aboutissent à deux troncs veineux : le *saphène interne* (fig. 152-2 et 5) et le *saphène externe* (fig. 153-3). — Les veines superficielles du pied occupent la face dorsale. Les *collatérales* (fig. 152-1) des orteils sont comme les collatérales des doigts, elles se rendent à l'arcade dorsale du pied. De l'extrémité interne de cette arcade part la *veine dorsale interne* du pied, qui donne naissance à la *saphène interne*, et de l'extrémité externe part la *dorsale externe*, qui est l'origine de la *saphène externe*.

La *veine saphène interne* (fig. 152-2 et 5) commence au premier métatarsien, longe le côté antérieur et interne de la jambe, remonte la cuisse et se jette dans la veine fémorale. Elle reçoit presque toutes les veines des parties internes et postérieures de la jambe et de la cuisse. Elle communique largement avec les veines profondes. — La *veine saphène externe* ou *postérieure* (fig. 153-3) longe le bord externe du pied, passe derrière la malléole externe et gagne le milieu de la face postérieure de la jambe pour s'ouvrir dans la poplitée. Chemin faisant, elle reçoit un grand nombre de vaisseaux.

§ 4. — Veines du rachis.

Les *veines du rachis* comprennent les veines qui entourent la colonne vertébrale et celles qui sont situées dans l'intérieur du canal rachidien. Elles sont donc *intra* ou *extra-rachidiennes*.

I. Les *veines extra-rachidiennes* sont antérieures et postérieures. Les antérieures comprennent la grande veine azygos, la petite ou demi-azygos, le tronc commun des intercostales supérieures droites, celui des intercostales gauches, les veines lombaires et iléo-lombaires, les sacrées latérales et sacrées moyennes; enfin, au cou, les veines cervicales ascendantes et les veines vertébrales.

La *grande veine azygos*, nommée ainsi parce qu'elle est impaire
(13) (ἄζυγος, veine sans pareille), est placée sur le côté droit de la
colonne vertébrale. Elle naît
par la veine lombaire ascendante, qui vient de l'iliaque
primitive, remonte jusqu'au
diaphragme qu'elle traverse
avec l'aorte, se recourbe pour
embrasser la bronche droite
et s'ouvre dans la veine cave
supérieure. Elle reçoit les intercostales droites, la demi-
azygos et le tronc des intercostales supérieures gauches.

La *veine petite azygos* (5)
naît comme la précédente,
mais à gauche. Après avoir
reçu les lombaires et les cinq
ou six dernières intercostales, elle se jette dans la
grande azygos.

Les *veines intercostales supérieures* (12) forment en réalité, par leur tronc, comme
la moitié supérieure de la demi-azygos inférieure, dans laquelle ce tronc se jette quelquefois, et quelquefois aussi
dans la grande azygos.

Les *veines lombaires* (11) *et
vertébro-lombaires* se rendent
isolément ou par un tronc
commun à la veine cave inférieure.

La *veine iléo-lombaire* s'ouvre dans la veine iliaque primitive, après avoir reçu les
veines de cette région.

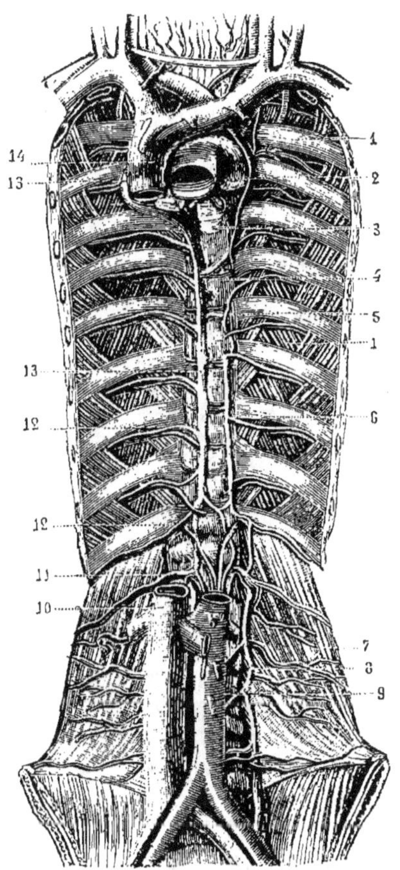

Fig. 151. — VEINE AZYGOS. — 1. Muscles intercostaux internes. 2. Aorte. — 3. Bronches. —
4. Colonne vertébrale. — 5. Petite veine azygos supérieure. — 6. Demi-azygos. — 7. Muscle carré des lombes. — 8. Veine lombaire
ascendante. — 9. Aorte abdominale. 10.
Veine cave inférieure. — 11. Veines lombaires.
— 12. Veines intercostales. — 13. Grande
azygos. — 14. Veine cave supérieure.

Les *veines sacrées moyennes et latérales* sont des veines azygos
sacrées.

Elles forment un plexus au-devant du sacrum et communiquent avec les veines intra-rachidiennes.

Les *veines extra-rachidiennes postérieures* naissent de la peau et des muscles des gouttières vertébrales. Elles se réunissent dans ces gouttières, forment des arcades communiquant par les trous de conjugaison avec les intra-rachidiennes postérieures. Elles constituent de véritables plexus qui reçoivent au cou les *veines jugulaires postérieures.*

II. Les *veines intra-rachidiennes* occupent toute la longueur du canal rachidien, depuis le trou occipital jusqu'au coccyx. Elles comprennent les veines propres de la moelle épinière, les veines ou plexus longitudinaux antérieurs et postérieurs. enfin. les veines ou plexus transverses qui font communiquer le plexus antérieur avec le postérieur.

Les veines du rachis établissent une communication ininterrompue entre les veines de toutes les parties du corps.

§ 5. — Système de la veine porte.

Le système de la veine porte est un appareil veineux particulier, appendice du système veineux général et représentant un arbre circulatoire complet. La première

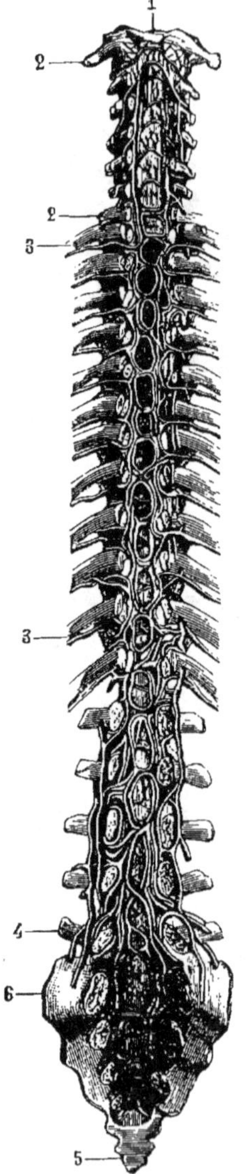

Fig. 155. — Veines internes rachidiennes. — Plexus longitudinaux antérieurs. Le corps des vertèbres a été enlevé par une section faite sur leur pédicule. — 1. Arc antérieur de l'atlas. — 2.2. Apophyses transverses des vertèbres cervicales. — 3. Côtes. — 4. Apophyses transverses des six dernières vertèbres lombaires. — 5. Coccyx. — 6. Sacrum.

moitié (portion veineuse) a son origine dans la rate, le pancréas et les organes digestifs. La seconde moitié (portion artérieuse) se ramifie dans le foie comme des artères. Les veines sus-hépatiques reçoivent le sang des capillaires du foie et le versent dans la veine cave inférieure.

Trois troncs veineux constituent la *veine porte ;* ce sont : la *veine mésentérique inférieure* ou *petite veine mésaraïque* (μέσος, au milieu, ἀραιά, bas-ventre) : la *veine mésentérique supérieure* ou *grande mésaraïque* et la *veine splénique.* Ces deux dernières forment, par leur réunion derrière l'extrémité droite du pancréas, le **tronc de la veine porte** qui, arrivé au sillon transverse du foie, se divise en deux branches, l'une pour le lobe droit, l'autre pour le gauche. Ces deux branches se ramifient, se capillarisent, se reconstituent et forment les *veines sus-hépatiques,* qui ramènent le sang de la veine porte et de l'artère hépatique. Ces veines se réunissent en deux ou trois troncs, et se jettent dans la veine cave inférieure. — Ce système n'a pas de valvules.

QUATRIÈME SECTION

DES VAISSEAUX LYMPHATIQUES

Les *vaisseaux lymphatiques* sont des canaux transparents, petits, étroits, noueux comme des bambous à cause des valvules dont ils sont pourvus. Ils ramènent à la circulation veineuse la *lymphe* qu'ils ont puisée dans l'intimité des tissus, et le *chyle* qu'ils ont pris au niveau de l'intestin. Dans leur trajet, ils rencontrent de petits corps arrondis nommés *ganglions lymphatiques*. Les vaisseaux qui se rendent à ces ganglions sont dits *afférents*, ceux qui en partent, *efférents*. — Les lymphatiques naissent de réseaux ou de culs-de-sac. Les réseaux ou *capillicules*, plus nombreux, sont situés sur la peau, les muqueuses, les séreuses, dans les glandes. Les culs-de-sac sont dans les villosités intestinales, les papilles de la peau et de la langue. Des ramuscules qui naissent ainsi, les uns vont profondément, les autres accompagnent les veines superficielles, et ils ne s'anastomosent pas entre eux avant leur entrée dans les ganglions. A leur sortie (vaisseaux efférents), ils sont moins nombreux, ce qui fait qu'ils finissent par se réduire à deux troncs au moment de se déverser dans le système veineux. Ces vaisseaux ont une structure à peu près semblable à celle des vaisseaux sanguins : une tunique interne avec épithélium ; une tunique moyenne à fibres lisses transversales et à fibres élastiques ; une tunique externe avec des fibres longitudinales et des fibres élastiques. Les radicules n'ont pas de paroi propre ; elles se trouvent dans les lacunes du tissu connectif.

Les *ganglions lymphatiques*, en nombre variable, sont superficiels et profonds. On les rencontre surtout aux membres dans le sens de la flexion, au cou, dans l'abdomen, dans la poitrine. Ils sont généralement très petits, souvent invisibles à l'œil nu ; mais quand ils sont malades, ils deviennent très gros (1). Ils sont for-

(1) Les grosseurs que l'on voit fréquemment au cou des enfants et quelquefois des grandes personnes ne sont autre chose que des ganglions enflammés. Quand l'inflammation est trop grande, ils grossissent encore davantage et finissent par suppurer.

més par des capillaires lymphatiques constitués par la division

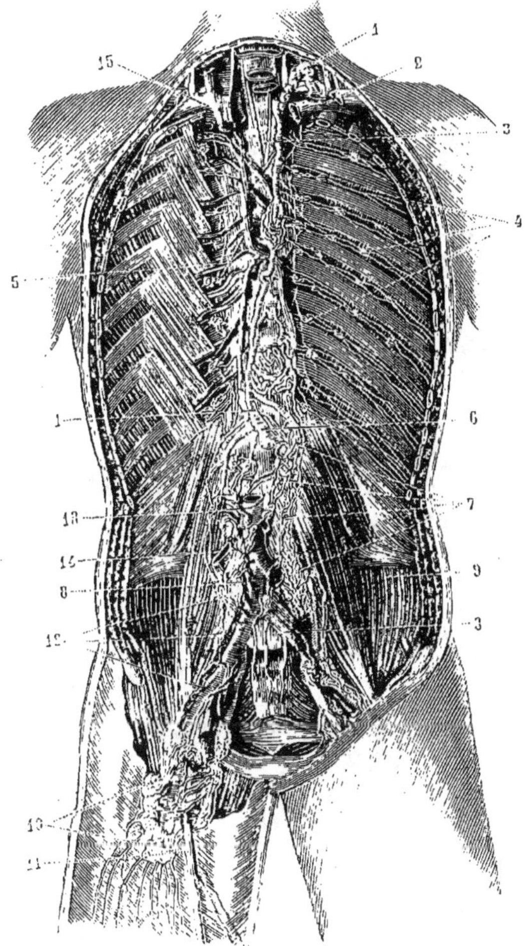

Fig. 156. — Canal thoracique. — 1. Canal thoracique. — 2. Veine sous-
clavière gauche. — 3. Colonne vertébrale. — 4. Ganglions intercostaux.
— 5. Veine azygos. — 6. Citerne de Pecquet. — 7. Ganglions lombaires.
— 8. Artère iliaque primitive. — 9. Muscle iliaque. — 10. Ganglions
inguinaux. — 11. Veine saphène interne. — 12. Ganglions pelviens. —
13. Extrémité inférieure de l'aorte. — 14. Veine cave inférieure. — 15.
Veine sous-clavière droite.

des vaisseaux afférents et par l'origine des vaisseaux efférents.

Tous ces capillaires s'entrelacent et s'anastomosent dans l'épaisseur des ganglions. On y trouve des veines et des artères.

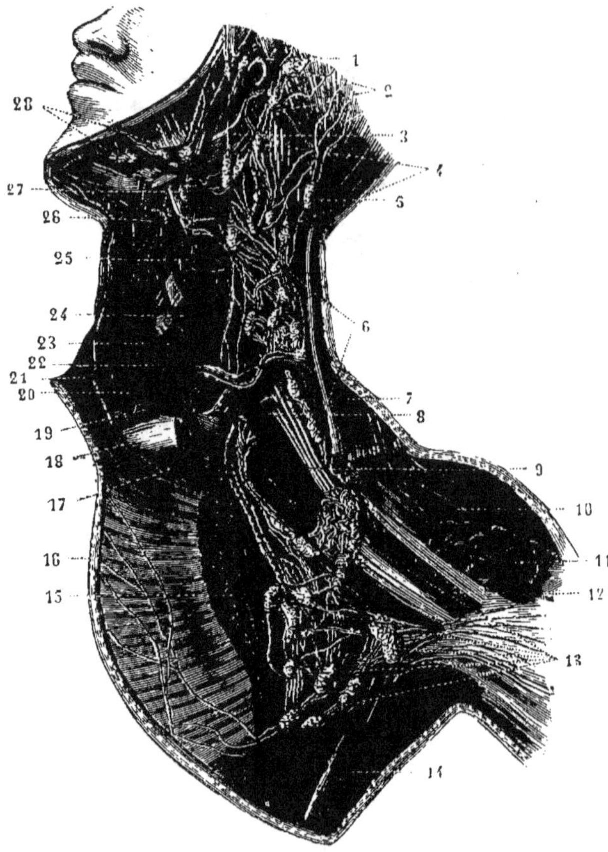

Fig. 157. — Vaisseaux et ganglions lymphatiques du cou et de l'aisselle. — 1. Ganglions parotidiens. — 2. Ganglions mastoïdiens. — 3. Muscle digastrique. — 4. Ganglions cervicaux profonds supérieurs. — 5. Ganglion occipital. — 6. Ganglions cervicaux profonds inférieurs. — 7. Muscle trapèze. — 8. Jugulaire antérieure. — 9. Artère et veine sous-clavières. — 10. Muscle deltoïde. — 11. Muscle grand pectoral sectionné. — 12. Muscle coraco-brachial. — 13. Ganglions axillaires. — 14. Grand dorsal. — 15. Muscle petit pectoral. — 16. Muscle grand pectoral. — 17. Muscle sous-clavier. — 18. Clavicule. — 19. Veine jugulaire interne. — 20. Veine jugulaire antérieure. — 21. Muscle sterno-cleïdo-mastoïdien. — 22. Artère carotide primitive. — 23. Nerf pneumogastrique. — 24. Corps thyroïde. — 25. Jugulaire interne. — 26. Os hyoïde. — 27. Jugulaire externe. — 28. Ganglions sous-maxillaires.

Les *lymphatiques* se terminent par deux troncs : 1° le *canal thoracique* (fig. 156-1) qui réunit les lymphatiques de la partie sous-diaphragmatique du corps, de la moitié gauche du diaphragme, du cœur, du poumon gauche, du membre supérieur gauche, de la moitié gauche du thorax, du cou, de la tête, et se jette dans le confluent des veines sousclavière et jugulaire interne ; 2° la *grande veine lymphatique droite*, qui reçoit les lymphatiques de tout ce côté et se jette dans la sous-clavière droite. Elle a tout au plus 2 centimètres de longueur.

Ces deux troncs sont situés le long du rachis. Le canal thoracique est le plus long ; il naît au niveau de la première vertèbre lombaire de plusieurs troncs qui se jettent dans une dilatation ou ampoule, nommée *citerne de Pecquet* (fig. 156-6).

Les *ganglions de la tête et du cou* forment une véritable chaîne accompagnant les veines du cou. On distingue, en avant, les *ganglions sous-maxillaires* fig. 157-28 ; en arrière, les *ganglions sous-occipitaux* ; en haut, les *ganglions parotidiens* (1.

Les *ganglions axillaires* 13 sont très nombreux et d'un volume assez considérable ; ils sont logés dans le creux de l'aisselle, formant autour des artères et des veines une sorte de chapelet. Ils se relient aux ganglions thoraciques, aux sous-claviculaires, aux sous-scapulaires et reçoivent les vaisseaux lymphatiques du bras, des lombes, des parties latérales du cou, de la partie antérieure de la poitrine et des mamelles. Les *vaisseaux lymphatiques* du bras naissent de réseaux très développés des téguments de la dernière phalange des doigts et remontent le bras profondément et superficiellement.

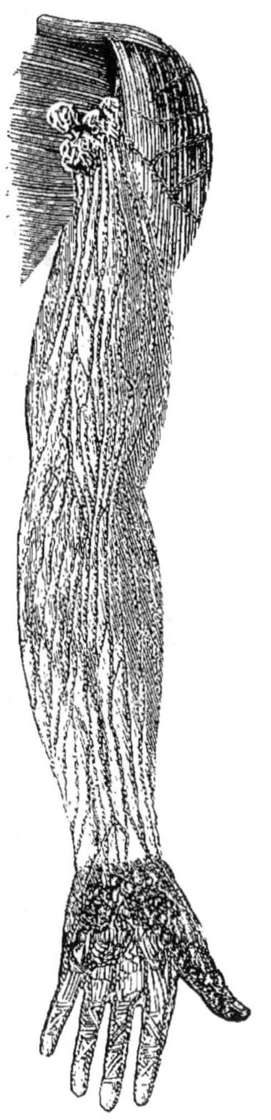

Fig. 158. — VAISSEAUX LYMPHATIQUES SUPERFICIELS DU BRAS.

Les *ganglions sternaux* et *médiastinaux antérieurs* sont situés le long de l'artère mammaire interne et reliés à ceux qui se trouvent dans le médiastin antérieur; ils reçoivent les lymphatiques mammaires, les lymphatiques de la face convexe du foie, du péricarde, du cœur et du thymus. — Les *ganglions médiastinaux postérieurs et bronchiques* sont placés le long de l'aorte, de l'œsophage, autour des bronches et de la bifurcation de la trachée. Les vaisseaux lymphatiques qu'ils reçoivent sont intercostaux, œsophagiens et pulmonaires.

Les *ganglions sus-aortiques* longent l'aorte abdominale et ils se relient aux ganglions de tous les organes et annexes du tube digestif. Ils reçoivent tous les vaisseaux lymphatiques de l'estomac, du rein, du foie, de la rate, du mésentère.

Ceux de l'intestin naissent des villosités intestinales; on les nomme *vaisseaux chylifères*.

Les *ganglions*

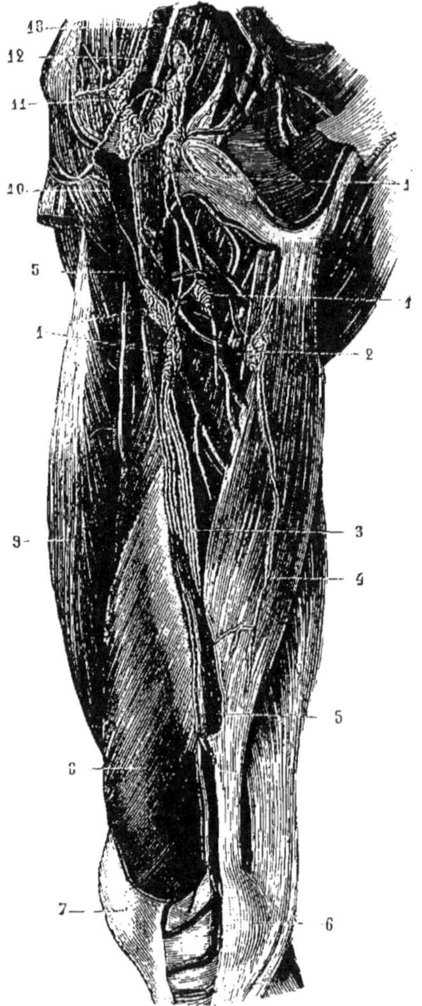

Fig. 159. — Vaisseaux lymphatiques du membre inférieur. — 1. Ganglions inguinaux profonds. — 2. Ganglion inguinal superficiel. — 3. Lymphatiques accompagnant la veine fémorale. — 4. Lymphatiques superficiels. — 5. Veine fémorale. — 6. Ligament latéral interne du genou. — 7. Rotule. — 8. Vaste interne. — 9. Droit antérieur. — 10. Artère fémorale. — 11. Ganglions iliaques externes. — 12. Artère iliaque externe. — 13. Veine iliaque externe.

lombaires (fig. 156-7) forment un chapelet au-devant du psoas et reçoivent les lymphatiques de l'utérus, de la trompe, de l'ovaire, du rein et des capsules surrénales. Les efférents se rendent à la citerne de Pecquet.

Les *ganglions pelviens* (12) se relient aux précédents, après avoir formé le plexus iliaque externe. Ils reçoivent les lymphatiques du rectum, de la vessie, les lymphatiques fessiers, ischiatiques et obturateurs.

Les *ganglions inguinaux* (10) superficiels, placés au pli de l'aine, sont au nombre de sept à douze; les profonds (fig. 159-1), au nombre de deux ou trois. Les *vaisseaux lymphatiques* de la jambe naissent par des réseaux des téguments des deux dernières phalanges des orteils, de ceux de la plante du pied et de la partie antérieure de la jambe et de la cuisse. Ils sont superficiels et profonds. Ceux-ci accompagnent les vaisseaux et se jettent dans les *ganglions poplités*. Les superficiels se comportent comme ceux des doigts, se groupent en deux séries pour accompagner les veines saphènes; les internes se rendent aux ganglions inguinaux; les externes vont en partie aux ganglions poplités, en partie aux lymphatiques internes.

SIXIÈME PARTIE

NÉVROLOGIE

CONSIDÉRATIONS GÉNÉRALES

La *névrologie* a pour objet l'étude de l'appareil nerveux. Considéré dans son ensemble, cet appareil se compose : 1° d'une partie centrale constituée par la *moelle épinière*, l'*isthme de l'encéphale*, le *cervelet*, le *cerveau* ; 2° d'une partie périphérique formée par les *nerfs*, dont les uns président à la *sensibilité* et les autres à la *motilité*, au mouvement, et 3° d'une autre catégorie de nerfs qui se rendent aux organes de la vie végétative et constituent le *nerf grand sympathique*.

Aucune partie du corps n'est aussi bien protégée que le centre nerveux encéphalo-médullaire. En effet, outre la colonne vertébrale et le crâne, il est enveloppé par trois membranes ou *méninges* (μηνιγξ, membrane), divisées en *méninges craniennes* et *méninges rachidiennes*, mais identiques au point de vue de leur structure. Elles sont formées par la réunion de trois enveloppes membraneuses : l'une, externe, appelée *dure-mère* ; une, interne, nommée *pie-mère* et une, moyenne, connue sous le nom d'*arachnoïde*.

Nous allons décrire d'abord ces membranes, puis nous étudierons les centres nerveux, c'est-à-dire la moelle épinière, le bulbe rachidien, l'encéphale ; les nerfs viendront après et enfin le nerf grand sympathique.

PREMIÈRE SECTION

DES MÉNINGES

CHAPITRE Ier

DURE-MÈRE

La *dure-mère* [1] est une membrane fibreuse très résistante. La partie rachidienne est un véritable fourreau qui va du trou occipital à la fin du canal sacré. Elle n'adhère pas aux vertèbres; elle en est séparée par de la graisse et les veines intra-rachidiennes. Elle envoie des prolongements aux diverses paires de nerfs. En bas, elle se dilate en ampoule et forme la *queue de cheval*. Enfin, elle reçoit des artères et des nerfs.

La *dure-mère cranienne* adhère par sa face externe aux os du crâne surtout au niveau des sutures, des parties saillantes et des trous osseux. Elle envoie des prolongements aux nerfs qui sortent de la base du crâne et se confond avec le périoste de l'os au dehors du trou. Les vaisseaux méningés font une saillie sur cette face. La surface interne est tapissée par l'arachnoïde; elle présente en divers points de petits corps jaunâtres, nommés *granulations de Pacchini*. De cette surface partent quatre prolongements, ou cloisons incomplètes qui séparent les parties de l'encéphale.

Ces prolongements sont : I. La *faux du cerveau* (fig. 160-1), lame fibreuse, placée transversalement entre les hémisphères du cerveau et s'étendant de l'apophyse crista-galli à la tente du cervelet. Elle a la forme d'une faux ou d'un croissant. Son bord supérieur contient dans son épaisseur le sinus longitudinal supérieur (14); — II. La *tente du cervelet* (6), voûte membraneuse qui sépare le cervelet des lobes postérieurs du cerveau. Sa cir-

---

1. Il est probable que le nom de *mère* vient de l'idiome arabe qui désigne sous le nom de mère tout ce qui enveloppe un corps.

conférence postérieure s'insère aux gouttières latérales et contient les sinus latéraux et pétreux supérieurs ; — III. La *faux du cervelet*, petit repli vertical placé entre les hémisphères du cervelet : son extrémité inférieure se bifurque pour entourer le

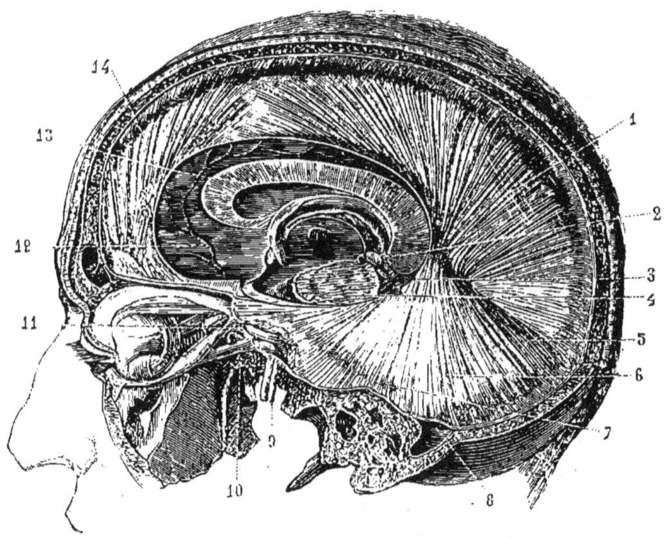

Fig. 160. — SURFACE INTERNE DE LA DURE-MÈRE. — 1. Faux du cerveau. — 2. Glande pinéale. — 3. Veines de Galien. — 4. Pédoncules du cerveau. — 5. Sinus droit. — 6. Tente du cervelet. — 7. Sinus pétreux. — 8. Sinus latéral. — 9. Nerf maxillaire inférieur. — 10. Nerf maxillaire supérieur. — 11. Nerf ophtalmique de Willis. — 12. Artère cérébrale antérieure. — 13. Corps calleux. — 14. Sinus longitudinal supérieur.

trou occipital : — IV. La *tente du corps pituitaire*, repli qui constitue une loge complète à la glande pituitaire.

Les artères de la dure-mère sont les trois méningées : antérieure, moyenne et postérieure : elles sont accompagnées de deux veines satellites qui se rendent dans les sinus.

CHAPITRE II

ARACHNOÏDE

L'*arachnoïde* (de ἀράγνη, toile d'araignée) est une membrane séreuse ayant par conséquent un feuillet pariétal et un feuillet viscéral. L'espace compris entre les deux feuillets se nomme *espace intra-arachnoïdien*.

L'*arachnoïde rachidienne* a son feuillet pariétal très adhérent à la dure-mère. Le feuillet viscéral forme aux nerfs rachidiens une gaine qui les accompagne jusqu'à la dure-mère. Il est d'une ténuité excessive, d'une capacité supérieure au volume de la moelle et se prolonge autour du faisceau de nerfs connu sous le nom de *queue de cheval,* laissant un espace assez considérable nommé espace sous-arachnoïdien.

L'*arachnoïde cranienne* a son feuillet viscéral qui passe comme un pont au-dessus des circonvolutions et de la base du cerveau, ce qui constitue au-dessous de lui de véritables canaux ou *espaces sous-arachnoïdiens,* qui communiquent avec les espaces arachnoïdiens du rachis et qui renferment le *liquide encéphalo-rachidien.* Ce liquide a pour but de former autour de la moelle et de l'encéphale comme un bain protecteur, et en outre de permettre au cerveau une certaine dilatation, au moment où le sang s'y accumule, sans souffrir d'une compression qui empêcherait son fonctionnement régulier.

CHAPITRE III

PIE-MÈRE

La pie-mère est une toile ou mieux un réseau vasculaire très délié enveloppant directement le centre nerveux. On y voit tous

les vaisseaux qui se rendent au cerveau, vaisseaux qui se ramifient dans son épaisseur et se subdivisent à l'infini avant de se
rendre à la pulpe nerveuse. Les veines qui partent de celle-ci se
rendent aussi à la pie-mère.

La *pie-mère rachidienne* est dense et se termine par un fil fin,
arrondi, *filum terminale* s'insérant au coccyx. Sur le côté et dans
toute la longueur de la moelle elle émet des languettes triangulaires, *ligaments dentelés* de la moelle, qui fixent celle-ci dans une
position stable et séparent les racines antérieures des postérieures.

La *pie-mère cérébrale* pénètre dans toutes les anfractuosités de
la surface externe de l'encéphale et dans son intérieur. Au niveau
de la grande fente de Bichat, elle entre dans les ventricules et
forme la toile choroïdienne et les plexus choroïdes.

DEUXIÈME SECTION

DU CENTRE NERVEUX ENCÉPHALO-MÉDULLAIRE

CHAPITRE Ier

MOELLE ÉPINIÈRE

La moelle épinière est une tige nerveuse, blanche, cylindrique, un peu aplatie d'avant en arrière, s'étendant depuis le collet du bulbe jusqu'au niveau de la première lombaire, où elle se termine en pointe. Elle présente un *renflement cervical* et un *renflement lombaire*. Cette augmentation du volume de la moelle est en rapport avec le volume et le nombre de nerfs qui en émanent ou qui s'y perdent et avec l'activité fonctionnelle des organes innervés. Or, les bras correspondent au renflement cervical, et les jambes au renflement lombaire. Au niveau des dernières vertèbres dorsales partent les nerfs du plexus crural et du plexus sciatique qui remplissent le canal rachidien et forment un faisceau de nerfs disposés en éventail, c'est la *queue de cheval* au milieu de laquelle est le *filum terminale*.

La moelle épinière est divisée en deux moitiés par des sillons médians, l'un *antérieur* et l'autre *postérieur*. Le premier pénètre le tiers du diamètre et, au fond, on voit la *commissure blanche antérieure*. Le second est plus profond et présente au fond la *commissure grise postérieure*. Chaque moitié est subdivisée en trois cordons, antérieur, latéral et postérieur, par les lignes d'insertion des racines antérieures et postérieures des nerfs qui partent de la moelle. A la région cervicale on trouve un *sillon postérieur intermédiaire* qui forme le cordon des pyramides postérieures.

Si on sectionne la moelle, on voit qu'elle est composée de deux substances : l'une centrale, *substance grise;* l'autre entourant celle-ci, *substance blanche.* La forme de cette section est un carré long renflé à ses quatre coins ; ces renflements constituent les *cornes antérieures* et les *cornes postérieures* qui donnent naissance aux racines nerveuses. Au centre, se trouve le *canal central de la moelle* tapissé par une membrane très mince appelée *épendyme* (ἐπί, sur, ἔνδυμα, vêtement). Les cordons postérieurs sont recouverts à leur extrémité par une substance molle, jaunâtre, *substance gélatineuse de Rolando.*

La substance blanche est formée par des fibres nerveuses et la substance grise par des cellules nerveuses entremêlées de fibres.

Ces éléments sont maintenus par une trame connective, appelée *névroglie,* reliée à la pie-mère et à l'épendyme

---

CHAPITRE II

BULBE RACHIDIEN

A sa partie supérieure, la moelle épinière présente un renflement qui augmente jusqu'à la protubérance annulaire dont il est séparé par un sillon, c'est le *bulbe rachidien* (fig. 161-1). Il a la forme d'un cône tronqué à base supérieure. Sur sa face antérieure, on voit la continuation du sillon médian de la moelle terminé en haut par une fossette, *trou borgne de Vicq d'Azyr.* De chaque côté du sillon médian, se trouvent deux cordons blancs renflés en haut et dont les faisceaux s'entrecroisent au tiers inférieur du bulbe, c'est l'*entrecroisement des pyramides antérieures* (4). En dehors et en haut, on voit les *olives* (3) séparées des pyramides par un sillon. La *fossette olivaire* est entre le bord de la protubérance et le sommet de l'olive.

La face postérieure du bulbe est formée de chaque côté par deux cordons, un volumineux externe, l'autre petit interne, et séparés en bas par le sillon médian. Ces deux moitiés s'écartent en haut et montrent la substance grise qui fait partie du plancher du quatrième ventricule. L'angle de séparation forme le *bec du calamus scriptorius*, nommé ainsi à cause de son aspect.

Le gros cordon postérieur externe prend le nom de *corps restiforme* (10 et fig. 162-2) l'interne se renfle à sa partie supérieure en forme de mamelon et se nomme *pyramide postérieure* (fig. 162-1).

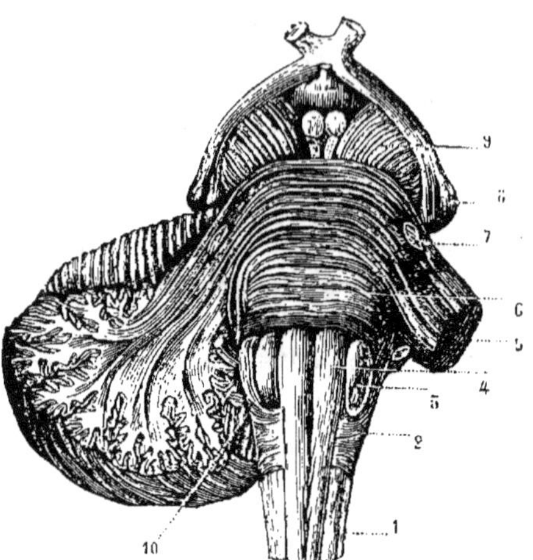

Fig. 161. — MOELLE ALLONGÉE 1, face inférieure. — 1. Bulbe. — 2. Tubercule cendré de Rolando. — 3. Olive. — 4. Pyramide antérieure. — 5. Pédoncule cérébelleux moyen. 6. Protubérance annulaire. — 7. Nerf trijumeau. — 8. Corps genouillé. — 9. Pédoncule cérébral. — 10. Corps restiforme.

CHAPITRE III

ISTHME DE L'ENCÉPHALE

L'isthme de l'encéphale comprend : 1° la protubérance annulaire ; 2° les pédoncules cérébraux et 3° les tubercules quadrijumeaux.

1. On donne le nom de moelle allongée à la protubérance, aux pédoncules cérébraux, aux pédoncules cérébelleux moyens et au bulbe rachidien.

I. La **protubérance annulaire** (fig. 161-6), nommée ainsi parce qu'elle embrasse comme un anneau les prolongements du bulbe rachidien, nommée encore *pont de Varole* parce que cet anatomiste l'avait comparée à un pont sous lequel plusieurs bras de rivière, représentés par le *bulbe* et les *pédoncules,* viendraient se confondre, est blanche et quadrilatère. La face inférieure convexe présente l'origine du trijumeau (fig. 161-7). La face supérieure complète la paroi du quatrième ventricule. La face antérieure repose sur la gouttière basilaire et présente un sillon médian pour le tronc basilaire. Les parties latérales blanches portent le nom de *pédoncules cérébelleux moyens* (fig. 161-5 et 165-5). — La protubérance est blanche à l'extérieur et grise à l'intérieur, mais mêlée de fibres blanches.

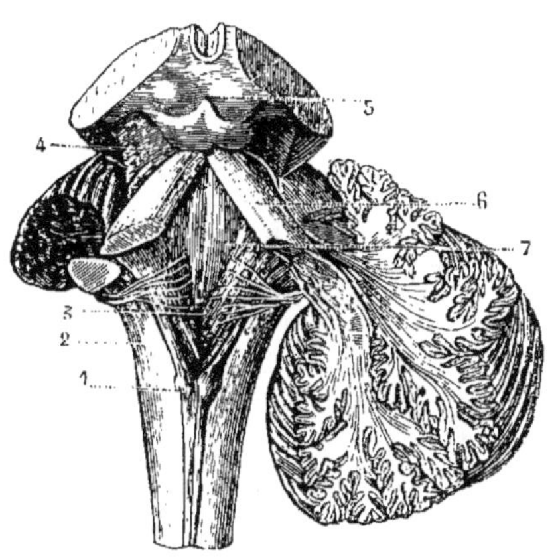

Fig. 162. — MOELLE ALLONGÉE, face supérieure. — 1. Pyramide postérieure. — 2. Corps restiforme. — 3. Sillon médian. — 4. Faisceau triangulaire latéral de l'isthme. — 5. Tubercules quadrijumeaux. — 6. Pédoncule cérébelleux supérieur. — 7. Sinus rhomboïdal.

II. Les **pédoncules cérébraux** (fig. 161-9) sont de gros cordons blancs qui s'aplatissent au fur et à mesure qu'ils s'écartent en se dirigeant en haut et en dehors et qui laissent ainsi un espace nommé *interpédonculaire* et rempli par une lame triangulaire blanche, *lame perforée interpédonculaire.* On voit dans leur épaisseur une ligne noire, *locus niger,* formée de cellules nerveuses.

III. Les **tubercules quadrijumeaux** (fig. 162-5) forment quatre petites éminences disposées deux par deux et séparées par des sillons. Les deux antérieures (*éminences nates*) de couleur grise, et ovoïdes, sont plus volumineuses que les postérieures; la *glande pinéale* (fig. 167-18) se trouve dans le sillon qui les sépare. Les deux postérieures (*éminences testes*) sont plus petites, plus blanches. Un cordon blanc relie les premières aux corps genouillés externes et les secondes aux corps genouillés internes (fig. 161-8). — Le *ruban de Reil* ou *faisceau triangulaire latéral* de l'isthme (fig. 162-4) n'est qu'une bandelette blanche qui s'étend du sillon latéral de l'isthme aux éminences testes.

CHAPITRE IV

CERVELET

Le *cervelet* est placé à la partie postérieure et inférieure du crâne, dans les fosses occipitales postérieures. Son volume est plus considérable chez l'homme que chez les animaux. Sa forme est celle d'un ellipsoïde aplati de haut en bas, ou d'un cœur de carte à jouer dont l'échancrure est en arrière. Il présente deux lobes latéraux, réunis par un lobe médian. Sur sa face supérieure convexe on voit une saillie médiane divisée en anneaux par des sillons transversaux qui lui donnent l'apparence d'un ver, d'où

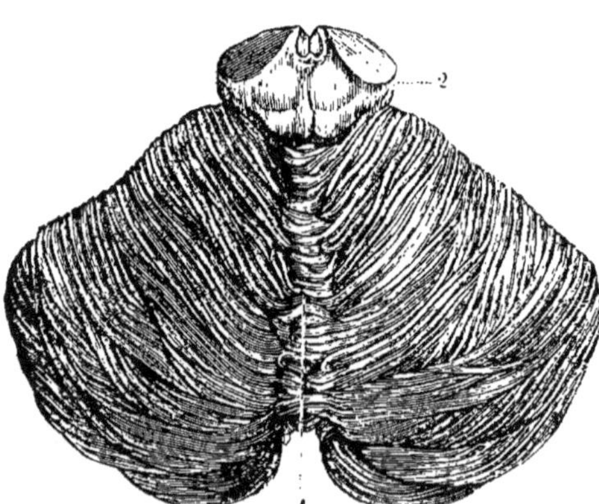

Fig. 163. — Cervelet, face supérieure. et tubercules quadrijumeaux. — 1. Vermis supérieur. — 2. Tubercules quadrijumeaux.

son nom *vermis supérieur* (fig. 163-1). La face inférieure recouvre le bulbe dans sa partie moyenne et présente sur la ligne médiane un sillon profond qui sépare les deux lobes et reçoit la faux du cervelet. Dans le fond, se trouve une saillie, c'est le *vermis infé-*

rieur, à la partie antérieure duquel se trouve un petit mamelon qui pénètre dans le ventricule et qu'on appelle *éminence mamillaire* ou *luette du cervelet*. Des bords externes de celle-ci partent les *valvules de Tarin*, deux replis qu'on a comparés au bord inférieur libre du voile du palais. Sa circonférence présente une échancrure en avant, une autre en arrière sur la ligne médiane, et des sillons plus ou moins profonds qui divisent le cervelet en lobules ; ceux-ci se subdivisent en segments secondaires, ces segments forment des lames, et les lames forment des lamelles.

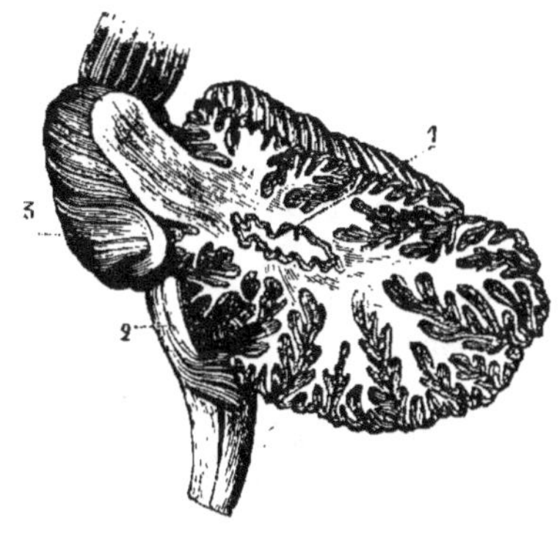

Fig. 164. — CERVELET, COUPE VERTICALE ANTÉRO-SUPÉRIEURE D'UN HÉMISPHÈRE. — 1. Corps rhomboïdal. — 2. Olive. — 3. Protubérance annulaire.

Le lobule qui se trouve de chaque côté du bulbe s'appelle *tonsille* ou *amygdale* et cache la valvule de Tarin. — Le cervelet est composé d'une substance *grise*, superficielle, et d'une substance *blanche*, centrale. Celle-ci est en moindre quantité que la grise ; elle présente un noyau central, renflé dans les lobes, et entouré de substance grise, c'est le *corps rhomboïdal* ou *dentelé* (fig. 164-1). Des coupes verticales montrent bien la distribution de ces diverses substances. On y distingue la figure connue sous le nom d'*arbre de vie*, que l'on trouve dans le lobe médian et dans les

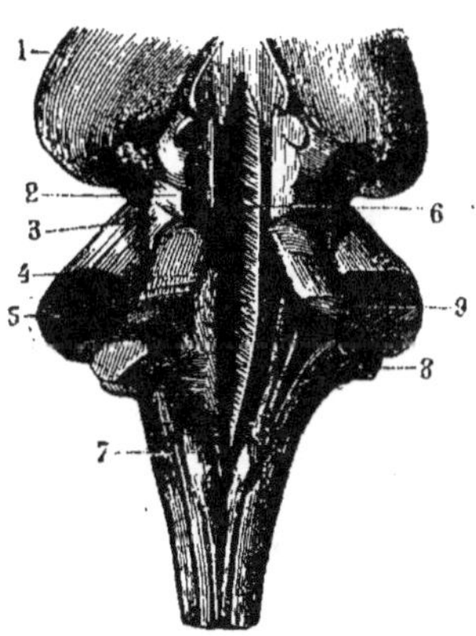

Fig. 165. — BULBE ET PROTUBÉRANCE, QUATRIÈME VENTRICULE. (Les tubercules quadrijumeaux et la glande pinéale ont été sectionnés et écartés.) — 1. Couche optique. — 2. Tubercules quadrijumeaux. — 3. Faisceau triangulaire latéral. — 4. Valvule de Vieussens. — 5. Pédoncule cérébelleux moyen. — 6. Quatrième ventricule avec les barbes du calamus. — 7. Corps restiforme. — 8. Pédoncule cérébelleux inférieur. — 9. Pédoncule cérébelleux supérieur.

bre de vie, que l'on trouve dans le lobe médian et dans les lobes latéraux. Du noyau central, ou corps dentelé, partent les *pédoncules cérébelleux supérieurs* (fig. 165-9) qui unissent le cervelet au cerveau; les *pédoncules cérébelleux moyens* (5) qui font communiquer les deux lobes du cervelet entre eux, et les *pédoncules cérébelleux inférieurs* (8) qui unissent le cervelet au bulbe.

Quatrième ventricule. — Entre le cervelet et la face postérieure de la protubérance annulaire et du bulbe rachidien, se trouve une cavité, à forme losangique, connue sous le nom de *quatrième ventricule* (6). La paroi inférieure, ou plancher, est formée par la substance grise du bulbe. Sur la ligne médiane on voit un sillon, *tige du calamus*, et, sur les côtés, des stries transversales, *barbes du calamus* (6). La paroi supérieure, ou plafond, est constituée en avant par la valvule de Vieussens (4); en arrière, par les valvules de Tarin et la luette. L'extrémité antérieure se continue avec l'aqueduc de Sylvius.

CHAPITRE V

CERVEAU

Le cerveau est situé dans la cavité cranienne; il a une forme ovoïde dont la grosse extrémité est dirigée en arrière. Il est constitué par deux hémisphères réunis entre eux par deux lames transversales: l'une, supérieure, blanche, nommée *corps calleux* (fig. 167-2); l'autre, inférieure, grise, faisant partie de la base du cerveau. Sur la face supérieure de celui-ci on voit des circonvolutions grises à l'extérieur, blanches en dedans, et séparées au milieu par la fente interhémisphérique antéro-postérieure qui divise complètement le cerveau en avant et en arrière, mais qui est limitée au tiers moyen par le corps calleux. Le long de celui-ci, on voit toujours une circonvolution identique, c'est la circonvolution de l'ourlet qui se continue en arrière avec l'extrémité du pied d'hippocampe. — La *face inférieure* présente trois lobes pour chaque hémisphère : le lobe antérieur, ou *frontal* (fig. 166-1), le lobe moyen, ou *sphénoïdal* (fig. 166-25), séparé du précédent par la *scissure de Sylvius* (fig. 166-3), au fond de laquelle on voit

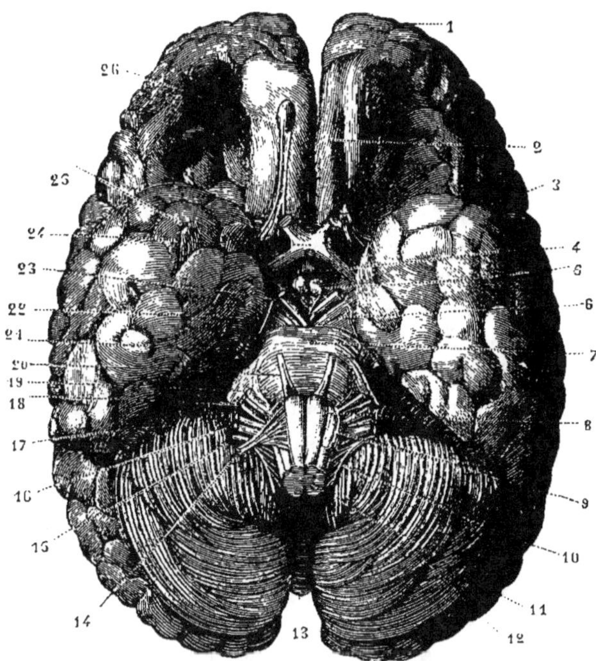

Fig. 166. — ENCÉPHALE, SA FACE INFÉRIEURE. — 1. Lobe frontal du cerveau. — 2. Circonvolution interne de l'olfactif. — 3. Scissure de Sylvius. — 4. Tuber cinereum. — 5. Tubercules mamillaires. — 6. Pédoncules cérébraux. — 7. Protubérance annulaire. — 8. Pyramides antérieures 9. Olive. — 10. Corps restiforme. — 11. Bulbe. — 12. Cervelet — 13 Vermis inférieur. — 14. Nerf hypoglosse. — 15. Nerf spinal. — 16. Nerf pneumogastrique. — 17. Nerf glosso-pharyngien. — 18. Nerf acoustique. — 19. Nerf facial. — 20. Nerf moteur oculaire externe. — 21. Nerf trijumeau. — 22. Nerf pathétique. — 23. Nerf moteur oculaire commun. — 24. Nerf optique. — 25. Lobe sphénoïdal du cerveau. — 26. Nerf olfactif.

le *lobule de l'insula* ou du *corps strié*, et, en arrière, au-dessus du cervelet, le lobe *occipital*.

Les deux *lobes moyens* ou sphénoïdaux sont réunis par une *lame grise* qui présente d'avant en arrière : 1° l'*extrémité antérieure du corps calleux*, ou genou du corps calleux ; 2° l'*espace perforé antérieur* ; 3° le *chiasma des nerfs optiques* ; 4° le *tuber ci-*

nereum ou *corps cendré* (fig. 166-4), au centre duquel se trouve la *tige pituitaire* dont le sommet répond au corps pituitaire (fig. 167-9); 5° les *tubercules mamillaires* (10) placés au-devant de l'espace interpédonculaire ; 6° les *pédoncules cérébraux* (fig. 166-6) et, enfin, 7° le *bourrelet* ou l'*extrémité postérieure du corps calleux*. Le bourrelet se continue de chaque côté avec les hémisphères et forme la *grande fente de Bichat* qui embrasse les pédoncules cérébraux, fait communiquer les ventricules cérébraux avec l'extérieur et y laisse entrer la pie-mère.

Le *corps calleux* (fig. 167-2) (de *callus*, callosité) a la forme d'une voûte tendue au-dessus des ventricules latéraux et moyens. A son centre, on voit un noyau blanc, *centre ovale*, enveloppé de substance grise et qui envoie des prolongements dans chaque circonvolution cérébrale. La face supérieure présente de chaque côté deux *tractus blancs longitudinaux* dits de *Lancisi*. L'extrémité antérieure, recourbée, forme le *genou du corps calleux* qui se termine par le *bec*. L'extrémité postérieure se divise en deux, une partie recouvre le prolongement occipital du ventricule, c'est le *forceps major* ; l'autre recouvre le prolongement sphénoïdal, c'est la *corne sphénoïdale* ou *tapetum*. — La face inférieure présente : 1° en arrière, le *trigone cérébral* (fig. 167-3) ou *voûte à trois* et même *quatre piliers*, formé par l'adossement de deux cordons blancs dont la séparation en avant et en arrière constitue les piliers; l'axe du triangle est formé de fibres antéro-postérieures et, dans son milieu, de fibres transversales, d'où les noms de *lyre*, *corpus psalloïdes*, *psalterium* ; les piliers antérieurs embrassent les tubercules mamillaires ; ils forment en avant le troisième ventricule ; — 2° en avant, la *cloison transparente*, *septum lucidum* (fig. 167-4), lame grisâtre triangulaire qui sépare les ventricules latéraux ; cette cloison est formée de deux lamelles adossées latéralement, mais laissant entre elles un petit espace libre, *ventricule de la cloison*.

Au-dessus du trigone, on voit une toile vasculaire, nommée toile choroïdienne, dans laquelle cheminent les veines de Galien, qui reçoivent toutes les veines du cerveau. Cette toile est formée de deux lames entre lesquelles se trouve la *glande pinéale* de *pinea*, pignon, pomme de pin) (fig. 167-18) et qui est placée entre les deux tubercules quadrijumeaux antérieurs.

Au centre de chaque hémisphère se trouve le noyau *cérébral* d'où partent les fibres blanches rayonnant vers les circonvolutions. Ce noyau comprend deux masses grises : 1° les *couches optiques* (21), renflements volumineux, ovoïdes, en arrière desquels on voit les *corps genouillés externe et interne*, reliés aux tubercules quadrijumeaux par des cordons blancs ; 2° les *corps striés*, ainsi nommés à cause des stries blanches qui les traversent et placés au-devant des couches optiques dont ils sont séparés par un sillon dans lequel on trouve : la *lame cornée*, la *veine du corps strié*, la *bandelette semi-circulaire*, ou *tænia semi-circulaire*, ban-

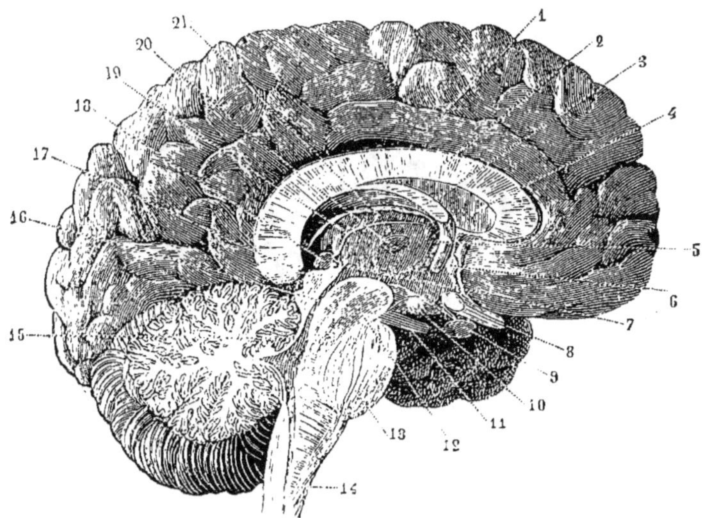

Fig. 167. — ENCÉPHALE. SECTION MÉDIANE. — 1. Circonvolution du corps calleux. — 2. Corps calleux. — 3. Trigone. — 4. Cloison transparente. — 5. Trou de Monro. — 6. Commissure antérieure. — 7. Pédoncule postérieur de la glande pinéale. — 8. Nerf optique. — 9. Glande pituitaire. — 10. Tubercule mamillaire. — 11. Nerf moteur oculaire commun. — 12. Pédoncule cérébral. — 13. Protubérance. — 14. Bulbe. — 15. Valvule de Vieussens. — 16. Aqueduc de Sylvius. — 17. Tubercules quadrijumeaux. — 18. Glande pinéale. — 19. Pédoncule antérieur de la glande pinéale. — 20. Commissure molle. — 21. Couche optique.

delette blanche entourant en partie l'espace circumpédonculaire.

Les diverses parties du cerveau circonscrivent des espaces libres nommés *ventricules*.

Le *ventricule moyen* ou *troisième ventricule* est une cavité étroite comparée à un entonnoir, dont le sommet, constitué par la tige pituitaire, est en bas. Il est situé à la partie inférieure du cerveau entre les couches optiques, en avant des tubercules quadrijumeaux. Il communique, à sa partie antérieure, avec les ventricules latéraux par les *trous de Monro* (fig. 167-5) et en arrière avec le quatrième ventricule, par l'aqueduc de Sylvius.

Les *ventricules latéraux* sont deux cavités considérables creusées dans les hémisphères cérébraux et séparées entre elles par le *septum lucidum* ou cloison transparente (fig. 167-4). On peut les considérer comme formant un canal dans lequel font saillie les corps striés et les couches optiques. Ils offrent chacun trois prolongements, un pour chaque lobe des hémisphères : l'antérieur

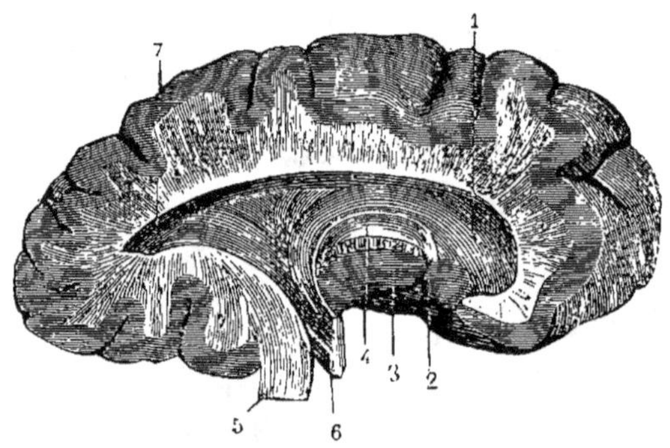

Fig. 168. — COUPE PRATIQUÉE SUR LE LOBE SPHÉNOÏDAL ET SUR LE LOBE OCCIPITAL METTANT A NU LA PAROI INFÉRIEURE DE LA CORNE DU VENTRICULE LATÉRAL ET LA CAVITÉ DIGITALE. — 1. Corne d'Ammon. — 2. Circonvolution de l'hippocampe. — 3. Corps godronné. — 4. Corps frangé. — 5. Pilier postérieur de la voûte. — 6. Bourrelet du corps calleux. — 7. Cavité digitale.

ou frontal forme la *corne frontale ;* l'inférieur forme la *corne sphénoïdale,* sur la paroi de laquelle on voit une circonvolution retournée, c'est-à-dire grise au centre et blanche à la périphérie, et connue sous le nom de *corne d'Ammon* (fig. 168-1) ou *pied d'hippocampe ;* dans la convexité de cette corne on voit le *corps bordant* ou *frangé* (4), bandelette blanche au-dessous de laquelle se trouve une lamelle grise nommée *corps godronné* ou *dentelé* (3 : le troisième prolongement, *corne occipitale,* présente aussi une circonvolution retournée appelée *ergot de Morand.* On voit encore dans ces ventricules de petits cordons rougeâtres, *plexus choroïdes,* qui contiennent des artérioles et des veinules. Ils communiquent en arrière avec le dehors par la fente de Bichat.

TROISIÈME SECTION

NERFS DE L'ENCÉPHALE ET DU RACHIS

CHAPITRE Ier

NERFS EN GÉNÉRAL

Les nerfs se présentent sous l'aspect de cordons blancs formés par l'association de fibres nerveuses, et s'étendant des parties latérales de l'axe cérébro-spinal aux organes dans lesquels ils se distribuent. Leur *origine apparente* se trouve à l'endroit où ils sortent, comme des racines, de la substance nerveuse; mais l'*origine réelle,* peu connue encore, est le point exact où les cellules nerveuses émettent les filets nerveux qui constituent chaque nerf. — Ceux qui passent par les trous de la base du crâne sont dits *nerfs craniens;* ils présentent beaucoup de variétés dans le volume, la longueur et la direction de leurs racines. Ceux qui passent par les trous de conjugaison sont les *nerfs rachidiens;* ils naissent par deux racines : l'antérieure est affectée au mouvement, la postérieure au sentiment. Les deux faisceaux se confondent après avoir traversé la dure-mère et forment un tronc nerveux.

Les nerfs craniens suivent la même loi. Tous ceux qui naissent des faisceaux antérieurs de prolongement de la moelle sont destinés au mouvement, ceux qui naissent des faisceaux postérieurs président à la sensibilité. Mais les racines ne fusionnent pas comme dans les nerfs rachidiens; les craniens sortent séparément des trous de la base du crâne. Il faut, du reste, remarquer que les nerfs rachidiens, quoique réunis sous le même névrilème, conservent leur indépendance physiologique, et qu'ils se séparent à leur terminaison, les nerfs du mouvement se rendant aux muscles, les nerfs du sentiment aux parties douées de sensibilité. Il y a encore à distinguer les nerfs de la sensibilité spéciale qui vont aux organes des sens, et les *nerfs de la vie végétative* ou *organique* qui constituent le *système du grand sympathique.*

Tous les nerfs vont à la peau, aux muscles, aux os, dans les membranes muqueuses, fibreuses et séreuses, dans les glandes et sur les parois des vaisseaux. — Les cordons nerveux sont enveloppés par une lame connective nommée *névrilème.* S'ils se divisent, les fibres se séparent, mais jamais une fibre ne se bifurque. Les anastomoses nerveuses ne sont donc que des accolements. Quand un grand nombre de fibres se croisent, elles forment un *plexus.*

Sur le trajet des filets nerveux on voit souvent des renflements gris, *ganglions nerveux*, formés de cellules et de fibres nerveuses avec un stroma connectif. Les nerfs suivent un trajet direct et cheminent ordinairement avec les vaisseaux, constituant ainsi un *paquet vasculo-nerveux ;* mais quand les artères s'infléchissent, les nerfs vont tout droit. Généralement ils sont plus superficiels que les veines.

Il est probable que les nerfs de la sensibilité spéciale se terminent dans des cellules nerveuses périphériques. Les nerfs de la sensibilité générale ont leur terminaison dans les *corpuscules de Meissner* ou *de Pacini.* Quant aux nerfs moteurs, voici comment ils se terminent, d'après Ch. Rouget : à très petite distance de la fibre musculaire à laquelle elle est destinée, la fibre nerveuse s'étrangle, puis se divise en un pinceau de fibrilles qui aboutissent à un amas granuleux disposé en *plaque terminale.*

CHAPITRE II

NERFS CRANIENS

Les nerfs craniens sont au nombre de douze paires qui naissent de la base du cerveau et sur les côtés de l'isthme et du bulbe.

Ire paire. — **Nerf olfactif.** — Ce nerf naît de la partie postérieure du lobe antérieur du cer-
veau, au fond de la scissure de
Sylvius, par trois racines, deux
blanches et une grise située entre les deux blanches. Constitué
ainsi, il se porte en avant, se
gonfle, au niveau des gouttières
ethmoïdales, pour former le *bulbe ethmoïdal* d'où partent les
filets nerveux qui traversent la
lame criblée de l'ethmoïde et
vont à la partie supérieure des
cornets et de la cloison des
fosses nasales.

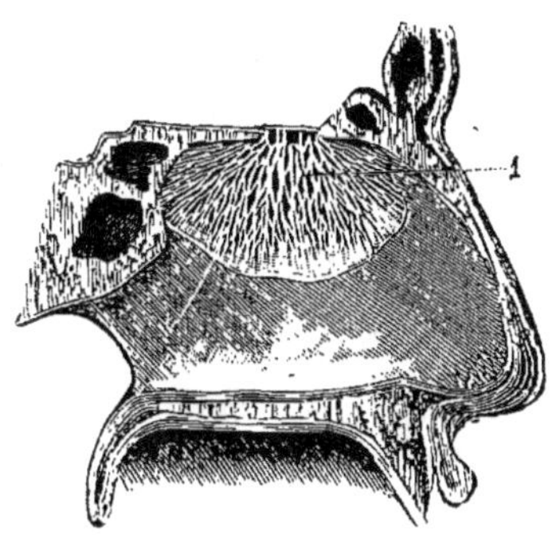

Fig. 169. — DISTRIBUTION DU NERF OLFAC-
TIF SUR LA CLOISON DES FOSSES NASALES.
— 1. Nerf olfactif.

IIe paire. — **Nerf optique.** — Il naît des tubercules quadrijumeaux et des corps genouillés, forme la bandelette optique
contournant le pédoncule cérébral et se réunit à celle du côté opposé pour constituer le *chiasma des nerfs optiques* (fig. 170). Les
fibres les plus externes formant le chiasma ne s'entre-croisent

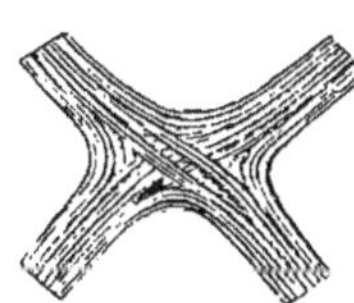

pas; les fibres internes, et ce sont les plus
nombreuses, s'entre-croisent; les fibres formant
le bord postérieur du chiasma se continuent
d'un côté à l'autre comme une commissure,
et les fibres antérieures forment une autre
commissure unissant les deux nerfs optiques.
Ceux-ci partent des angles antérieurs du
chiasma, pénètrent dans l'orbite (fig. 171-5)
par le trou optique, traversent la sclérotique,

Fig. 170. — CHIASMA
DES NERFS OPTIQUES.
- Texture des
fibres.

la choroïde et s'épanouissent sur la rétine.

IIIe paire. — **Nerf moteur oculaire commun.** — Ce nerf,
qui se distribue à tous les muscles de l'orbite, sauf le grand
oblique et le droit externe, naît de la face interne du pédoncule
cérébral. Il passe dans la paroi externe des sinus caverneux, pénètre dans l'orbite par la fente sphénoïdale (fig. 171-3) et se divise en un *rameau supérieur* (7) pour les muscles droit supérieur
et releveur de la paupière, et un *inférieur* (12) pour les muscles
droit inférieur, droit interne et petit oblique. Il fournit enfin un

filet moteur au ganglion ophtalmique présidant à la contraction de l'iris.

IVe paire. — **Nerf pathétique.** — C'est le plus grêle des nerfs craniens ; il est destiné au seul muscle grand oblique de l'œil. Il naît de la valvule de Vieussens, pénètre dans l'orbite par la fente sphénoïdale et va au grand oblique. Son nom lui vient de ce qu'on regarde le muscle qu'il innerve comme exprimant l'amour et la pitié.

V^e paire. — **Nerf trijumeau.** — Ce nerf, appelé encore *trifacial* (fig. 171-1), préside à la sensibilité de la face et aux con-

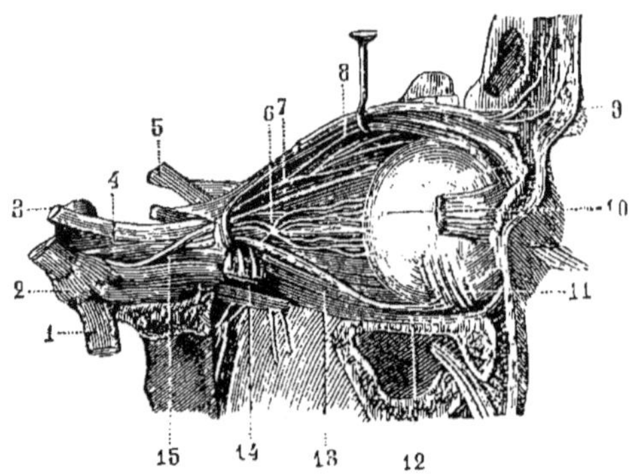

Fig. 171. — CAVITÉ ORBITAIRE (la paroi interne a été enlevée). — 1. Trijumeau. — 2. Ganglion de Gasser. — 3. Nerf moteur oculaire commun. — 4. Nerf moteur oculaire externe. — 5. Nerf optique. — 6. Ganglion ophtalmique. — 7. Branche supérieure du moteur oculaire commun se rendant à l'élévateur de la paupière supérieure et au droit supérieur, 8. — 9. Nerf frontal. — 10. Nerf ciliaire. — 11. Muscle petit oblique. — 12. Branche inférieure du moteur oculaire commun. 13. Muscle droit inférieur. — 14. Muscle droit externe. — 15. Nerf nasal.

tractions des muscles de la mastication. Il naît sur le côté de la protubérance par deux racines, l'une supérieure, motrice, l'autre inférieure, plus grosse, sensitive. Toutes deux sortent ensemble du cerveau, et, arrivées dans une dépression du sommet du rocher, la racine sensitive forme le *ganglion semi-lunaire de Gasser* (fig. 171-2 et 172-1) qui fournit trois branches : 1° l'*ophtalmique de Willis* ; 2° le *nerf maxillaire supérieur* ; 3° le *nerf maxillaire inférieur*. C'est à ce dernier que s'unit la portion motrice nommée *nerf masticateur*.

I. — La *branche ophtalmique de Willis* (3) se porte dans la
paroi externe des sinus caverneux et se divise en 3 rameaux : *a)*
le *nerf frontal interne* (3) destiné à la peau de la région ; et le
frontal externe qui va par le trou sous-orbitaire à la peau de la
paupière supérieure et du front ; — *b)* le *nerf nasal externe* (fig.
171-15) qui va à la peau voisine du grand angle de l'œil, à la
conjonctive, au sac lacrymal et à la caroncule, et l'*interne* qui

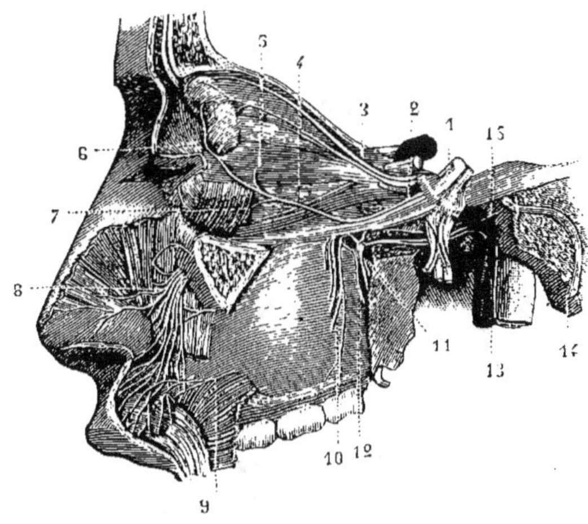

Fig. 172. — NERF MAXILLAIRE SUPÉRIEUR, RAMEAU ORBITAIRE ; GANGLION
SPHÉNO-PALATIN ET SES BRANCHES ; NERFS ALVÉOLO-DENTAIRES POSTÉ-
RIEURS. — 1. Ganglion de Gasser. — 2. Nerf maxillaire supérieur. —
3. Nerf ophtalmique de Willis, et deux de ses divisions : le nerf lacrymal et le nerf frontal. — 4. Rameau orbitaire du maxillaire supérieur.
— 5. Rameau temporal coupé. — 6. Rameau lacrymo-palpébral s'anastomosant avec le rameau palpébral de l'ophtalmique de Willis. — 7.
Rameau malaire coupé près de son origine. — 8. Nerfs sous-orbitaires
s'anastomosant avec le nerf facial. 9.— 10. Nerfs alvéolo-dentaires postérieurs. — 11. Nerfs palatins. — 12. Ganglion de Meckel. — 13. Filet
carotidien du nerf vidien. — 14. Nerf facial. — 15. Filet pétreux du
nerf vidien.

entre dans les fosses nasales pour fournir à la muqueuse de la cloison et des cornets : — *c)* le *nerf lacrymal* (fig. 172-3) pour la
glande du même nom. — Le *ganglion ophtalmique* (fig. 187-31)
est un petit renflement situé à 4 ou 5 millimètres du trou optique,
au fond de l'orbite, au milieu de beaucoup de graisse. Il reçoit
en arrière une petite racine motrice du moteur oculaire commun,
une racine sensitive du nasal, et une racine sensitive du plexus
caverneux. Il émet en avant un grand nombre de filets ciliaires
destinés au muscle de ce nom, à l'iris et à la conjonctive oculaire.

II. — Le *nerf maxillaire supérieur* (fig. 172-2) s'engage dans le trou grand rond et gagne le canal sous-orbitaire; après l'avoir parcouru il se recourbe de haut en bas et s'épanouit dans la joue. Il fournit un *rameau orbitaire* (fig. 172-4) qui s'anastomose

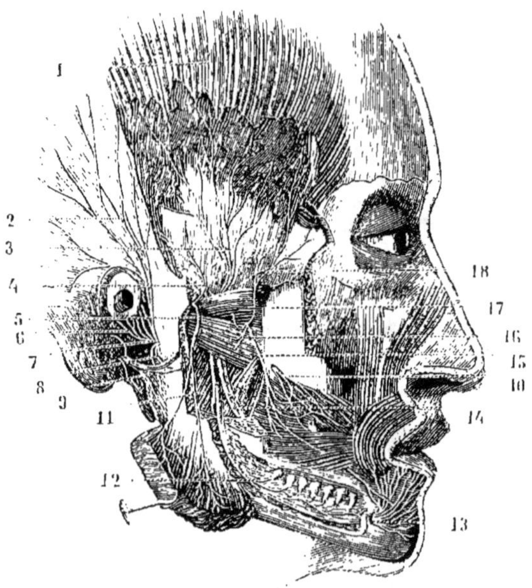

Fig. 173. — Branches collatérales du nerf maxillaire inférieur, vues par la face externe. — 1. Muscle temporal. — 2. Nerf temporal superficiel. — 3. Nerf temporal profond moyen. — 4. Nerf temporal profond postérieur. — 5. Muscle masséter et nerf massétérin. — 6. Rameau auriculaire. — 7. Nerf auriculo-temporal. — 8. Rameau anastomotique avec le facial. — 9. Nerf facial coupé. — 10. Nerf facial (extrémité). — 11. Muscle ptérygoïdien interne. — 12. Nerf dentaire inférieur. — 13. Nerf mentonnier. — 14. Nerf lingual. — 15. Nerf buccal. — 16. Nerf du ptérygoïdien externe. — 17. Muscle ptérygoïdien externe. — 18. Nerf temporal antérieur.

avec un rameau lacrymal et donne naissance à un *rameau temporo-malaire* dont le *filet malaire* traverse le trou de ce nom pour se rendre à la pommette, et dont le *filet temporal* va se distribuer à la peau de la fosse temporale. Il fournit encore des filets sensitifs au ganglion de Meckel, des rameaux dentaires postérieurs et un dentaire antérieur.

Le *ganglion sphéno-palatin* ou de *Meckel* (fig. 172-12) est rougeâtre, lenticulaire et situé dans la fosse ptérygo-maxillaire. Il reçoit des rameaux sensitifs et une racine motrice venue du filet carotidien pour former le nerf vidien. Il émet un nerf pharyngien, les trois nerfs palatins et le nerf sphéno-palatin qui va aux cornets moyens, supérieurs, et à la cloison.

III. — Le *nerf maxillaire inférieur* sort du crâne par le trou ovale avec le nerf masticateur et se divise en sept branches : le *nerf temporal profond moyen* (fig. 173-3); le *nerf massétérin* (5); le *nerf buccal* qui donne le temporal profond antérieur (4); le *nerf du muscle ptérygoïdien interne; le nerf auriculo-temporal* ou *superficiel* (2); le *nerf dentaire inférieur* (12) et le *nerf lingual* (14 et fig. 175-16).

Le *ganglion otique* ou d'*Arnold* (fig. 187-29), petit, rougeâtre, est situé au-dessous du trou ovale. Il reçoit une racine motrice du nerf masticateur et du facial; une racine sensitive du glosso-pharyngien et une racine sympathique des filets qui accompagnent l'artère méningée moyenne. Il émet un rameau pour le muscle péristaphylin interne et un filet pour le muscle du marteau.

La portion ganglionnaire du trijumeau anime la peau de presque toute la face et ses muqueuses. La conjonctive, la pituitaire, les muqueuses linguale, buccale, du tympan et de la trompe d'Eustache lui doivent leur sensibilité. Enfin elle fournit à tous les muscles de la face.

VIe paire. — **Nerf moteur oculaire externe.** — Ce nerf, destiné au muscle droit externe, naît dans le sillon qui sépare la protubérance du bulbe; il pénètre dans l'orbite par la fente sphénoïdale et se perd dans le muscle droit externe. Sa paralysie produit le *strabisme interne*, c'est-à-dire fait loucher en dedans.

VIIe paire. — **Nerf facial.** — Le nerf facial (fig. 174-19), destiné à animer tous les muscles peauciers de la face et du cou, naît de la fossette sus-olivaire du bulbe, tout près du nerf auditif, avec lequel il se rend jusqu'au fond du conduit auditif interne. Entre les deux se trouve le *petit nerf intermédiaire de Wrisberg* qui se perd dans le ganglion géniculé. Ce ganglion, accolé au facial, émet le *nerf grand pétreux superficiel;* celui-ci reçoit le *pétreux profond*, forme le *nerf vidien* qui se jette dans le ganglion de Meckel, et le *nerf petit pétreux superficiel* qui va au ganglion otique.

A sa sortie du crâne par le trou stylo-mastoïdien, le facial se divise en deux branches terminales : 1° la *temporo-faciale* (21) qui forme le plexus sous-parotidien et fournit des rameaux tempo-

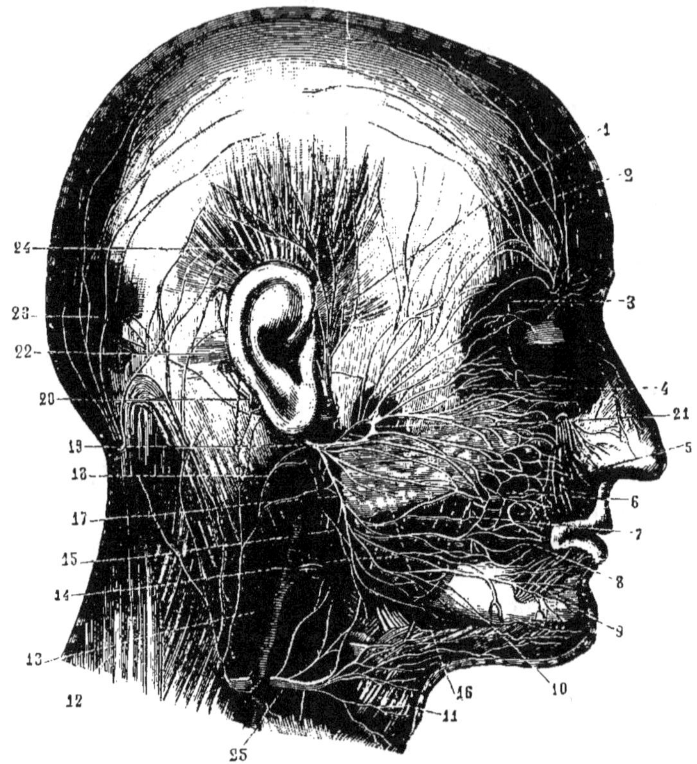

Fig. 174. — Distribution du nerf facial a sa sortie du trou stylo-mastoïdien. 1. Muscle auriculaire antérieur. — 2. Muscle frontal. — 3. Muscle orbiculaire des paupières. — 4. Muscle grand zygomatique coupé près de son insertion. — 5. Plexus sous-orbitaire. — 6. Muscle buccinateur. — 7. Rameaux buccaux de la 5e paire. — 8. Orbiculaire des lèvres. — 9. Rameaux mentonniers du trijumeau. — 10. Plexus facial. — 11. Muscle peaucier. — 12. Muscle trapèze. — 13. Muscle sterno-cléido-mastoïdien. — 14. Muscle masséter. — 15. Muscles stylo-hyoïdien et digastrique. — 16. Parotide. — 17. Branche cervicale faciale. — 18. Filet auriculaire. — 19. Nerf facial. — 20. Nerf auriculaire. — 21. Branche temporo-faciale. — 22. Muscle auriculaire postérieur. — 23. Muscle occipital. — 24. Muscle auriculaire supérieur. — 25. Branche cervicale transverse.

raux, frontaux, palpébraux, sous-orbitaires et buccaux, pour les muscles de ces parties de la face; — 2° la *cervico-faciale* (17) qui donne des rameaux buccaux inférieurs, des rameaux mentonniers et des rameaux cervicaux.

Dans son trajet, le nerf facial fournit **dans** l'aqueduc de Fallope : le *rameau du muscle de l'étrier*, la *corde du tympan*, le *rameau de la fosse jugulaire*, une *anastomose au glosso-pharyngien*. Tout près du trou stylo-mastoïdien, il donne : le *rameau du digastrique*, le rameau auriculaire postérieur, et le rameau lingual de Hirschfeld.

Le trijumeau est le nerf du sentiment de la face, le facial est le nerf du mouvement, de l'expression. Ce dernier exerce aussi une action considérable sur la sécrétion des glandes salivaires. Le nerf de Wrisberg paraît être une racine sympathique.

VIIIe paire. —
Nerf auditif. — Ce nerf se sépare du précédent à l'entrée de l'aqueduc de Fallope et se divise en deux branches dont l'antérieure est destinée au limaçon, et la postérieure au vestibule et aux canaux demi-circulaires.

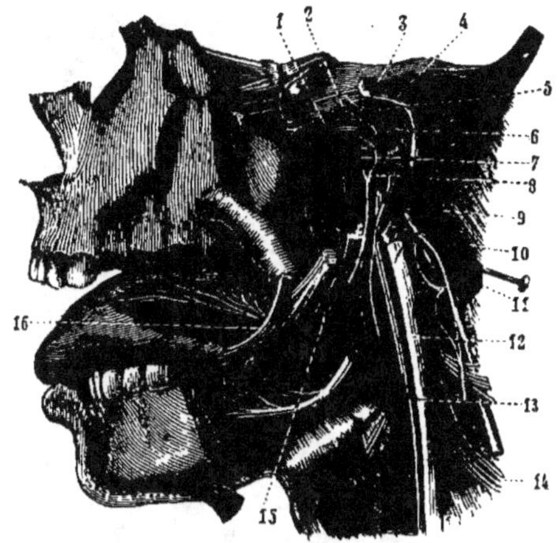

Fig. 175. — GLOSSO-PHARYNGIEN ET RAMEAU DE JACOBSON. — 1. Filet de la trompe d'Eustache. — 2. Petit pétreux superficiel. — 3. Petit pétreux profond. — 4. Nerf facial. — 5. Filet de la fenêtre ovale. — 6. Filet de la fenêtre ronde. — 7. Rameau carotidien. — 8. Ganglion d'Andersh. — 9. Nerf spinal. — 10. Nerf hypoglosse coupé en partie. — 11. Veine jugulaire. — 12. Ganglion cervical supérieur. — 13. Nerf pneumogastrique. — 14. Plexus cervical. — 15. Nerf glosso-pharyngien. — 16. Nerf lingual.

IXe paire. — **Nerf glosso-pharyngien.** — Destiné au pharynx et à la langue, il naît du sillon latéral du bulbe entre l'auditif et le pneumogastrique (fig. 175-15 et fig. 176-1). Il sort du crâne par le trou déchiré postérieur, forme aussitôt le *ganglion d'Andersh* (8) et va se terminer dans la muqueuse du tiers postérieur de la langue. — Le *ganglion d'Andersh* donne le *rameau de Jacobson* (fig. 187-1) qui pénètre dans la caisse du tympan et fournit six branches : à la fenêtre ronde (6); à la fenêtre ovale (5); à la trompe d'Eustache (1); aux filets carotidiens; le grand pétreux et le petit pétreux profonds (3) qui s'unissent aux superficiels. Il donne encore un rameau anastomotique au ganglion cervical

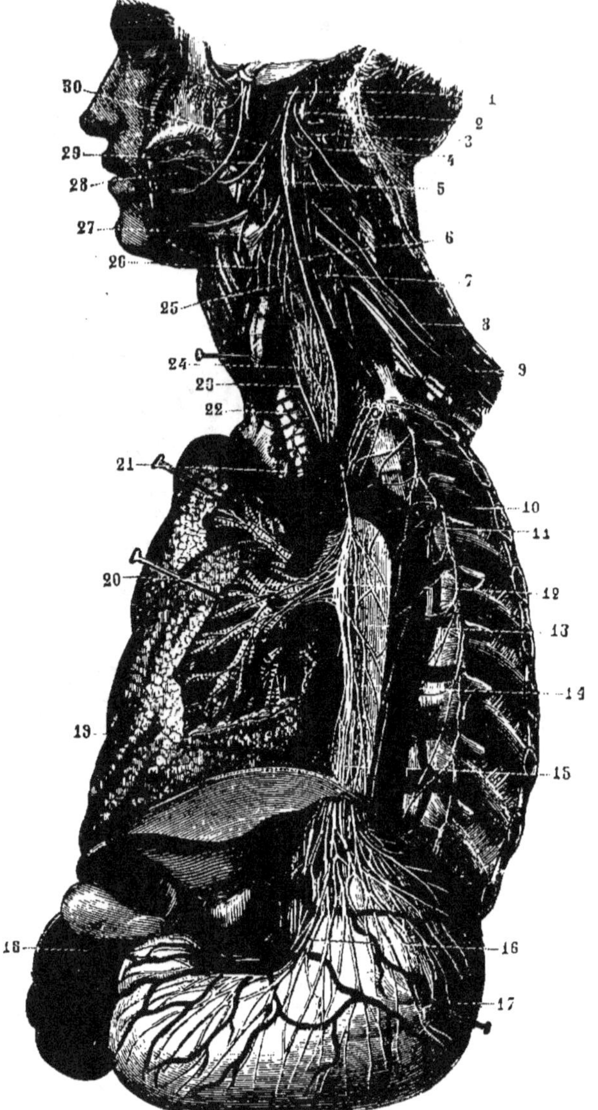

Fig. 176. — Nerf pneumogastrique gauche.

1. Nerf glosso-pharyngien. — 2. Branche interne du spinal. — 3. Branche externe. — 4. Anastomose du pneumogastrique avec l'hypoglosse. — 5. Rameau du stylo-pharyngien. — 6. Pneumogastrique. — 7. Grand sympathique, portion cervicale. — 8. Branche du spinal allant au trapèze. — 9. Anastomose du plexus central. — 10. Grand sympathique, portion thoracique. — 11. Crosse de l'aorte. — 12. Ganglion pulmonaire. — 13. Œsophage. — 14, 16. Pneumogastrique. — 15. Plexus œsophagien. — 17. Estomac. — 18. Foie. — 19. Poumon. — 20. Plexus pulmonaire postérieur. — 21. Nerf cardiaque moyen. — 22. Trachée. — 23. Nerf laryngé inférieur. — 24. Nerf cardiaque supérieur. — 25. Plexus laryngé. — 26. Nerf laryngé externe. — 27. Nerf laryngé supérieur. — 28. Branche linguale du glosso-pharyngien. — 29. Rameau pharyngien du pneumogastrique. — 30. Branche pharyngienne du glosso-pharyngien.

postérieur. Le glosso-pharyngien émet le rameau des muscles digastrique et stylo-mastoïdien ; le filet du muscle stylo-glosse ; les rameaux carotidiens (fig. 175-7), les rameaux pharyngiens (fig. 176-30) et les rameaux tonsillaires.

Ce nerf est probablement mixte. Il est sensitif et sensoriel du goût ; les rameaux musculaires viennent du facial.

X° paire. — **Nerf pneumogastrique** ou **vague**. — C'est un des nerfs les plus remarquables de l'économie à cause de son étendue et de l'importance des organes auxquels il est destiné ; il fournit, en effet, au larynx, aux poumons, au cœur, au pharynx, à l'œsophage, à l'estomac, au foie et au plexus solaire. Il naît du bulbe, sort, avec le spinal, par le trou déchiré postérieur et se divise en trois portions : *cervicale, thoracique* et *abdominale.* — La *portion cervicale* (6) forme le *ganglion jugulaire,* le *plexus gangliforme,* et donne les nerfs *laryngés supérieur* (27) et *inférieur* ou *récurrent* (23). — La *portion thoracique* (14) fournit dans la poitrine des *rameaux cardiaques, pulmonaires* et *œsophagiens.* — La *portion abdominale* (16) gauche se distribue sur la face antérieure de l'estomac et du foie ; la droite ou postérieure va à la face postérieure de l'estomac et aboutit au ganglion semi-lunaire droit, où arrive le nerf splanchnique du sympathique. Ces deux nerfs et le ganglion constituent l'*anse mémorable de Wrisberg.*

Le pneumogastrique est un nerf sensitif et moteur. Il préside à la sensibilité de la muqueuse des voies respiratoires, d'une partie des voies digestives et des voies biliaires. Il modère les mouvements du cœur. Il imprime des mouvements au larynx. Il influe enfin sur les contractions des vaisseaux, sur la sécrétion du suc gastrique et sur la glycogénie.

XI° paire. — **Nerf spinal.** — Ce nerf (fig. 177-23) naît par des racines bulbaires et par des racines médullaires. Le tronc ainsi formé remonte par le trou occipital, traverse le trou déchiré postérieur, donne des filets au ganglion jugulaire et se divise en deux branches : une *interne,* qui va au plexus gangliforme et fournit au pharynx et au larynx ; l'autre *externe* qui donne des filets au sterno-mastoïdien et se termine dans le trapèze. C'est un nerf *purement moteur,* jouant un grand rôle dans la phonation.

XII° paire. — **Nerf grand hypoglosse.** — C'est un nerf considérable qui s'étend du bulbe aux muscles de la langue et

de la région sous-hyoïdienne. Il naît dans le sillon qui sépare
l'olive de la pyramide, traverse le trou condylien postérieur,
donne des filets au plexus gangliforme, reçoit des rameaux de
l'anse formée par les racines antérieures des deux premiers nerfs
cervicaux et un filet du ganglion cervical du grand sympathique.

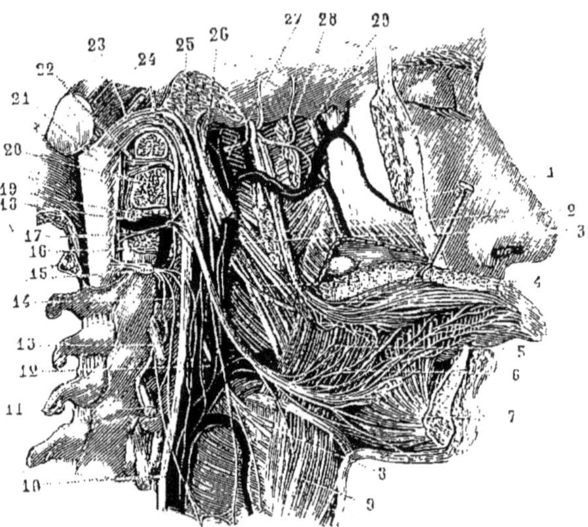

Fig. 177. — Nerf grand hypoglosse. — 1. Muscle ptérygoïdien interne. — 2. Nerf lingual. — 3. Muscle stylo-glosse. — 4. Muscle stylo-pharyngien. — 5. Muscle hyoglosse. — 6. Filets de l'hyo-glosse. — 7. Muscle génio-glosse. — 8. Nerf laryngé supérieur. — 9. Muscle thyro-hyoïdien. — 10. Nerf pathétique. — 11. Artère carotide externe. — 12. Artère linguale. — 13. Nerf moteur oculaire commun. — 14. Branche descendante interne. — 15. Nerf optique. — 16. Atlas. — 17. Nerf olfactif. — 18. Artère vertébrale. — 19. Anastomose entre l'hypoglosse et les branches antérieures des deux premières paires cervicales. — 20. Condyle occipital. — 21. Nerf grand hypoglosse. — 22. Bulbe rachidien. — 23. Nerf spinal. — 24. Pneumogastrique. — 25. Nerf glosso-pharyngien. — 26. Apophyse styloïde. — 27. Artère temporale. — 28. Artère maxillaire interne. — 29. Muscle ptérygoïdien interne.

décrit une arcade et va se terminer dans la langue. Le canal de
Warton est entre ce nerf et le lingual. Dans son trajet il donne
une branche descendante, un rameau thyro-hyoïdien et un rameau génio-hyoïdien. C'est le nerf moteur de la langue ; il préside donc à l'articulation des sons.

CHAPITRE III

NERFS RACHIDIENS

Le nombre des *nerfs rachidiens* est exactement le même que celui des trous de conjugaison des vertèbres cervicales, 8 ; dorsales, 12 ; lombaires, 5 et sacrées, 6. La première paire sort entre l'occipital et l'atlas, la dernière entre le sacrum et le coccyx. Tous ces nerfs naissent, comme nous l'avons déjà dit, de la moelle épinière par deux racines, une antérieure motrice (2), une postérieure sensitive (4). Avant que ces deux racines se réunissent pour former le nerf rachidien, la racine postérieure présente un *ganglion intervertébral* qui lui est exclusivement affecté. Les paires destinées à former les nerfs des membres supérieurs et inférieurs sont les plus grosses. Chaque nerf se divise en *branches antérieures* qui innervent les parties latérales et antérieures du tronc et les membres, et en *branches postérieures* pour la région postérieure de la tête, de la nuque et du dos.

Toutes ces branches postérieures, sauf les deux premières cervicales, ont des *rameaux musculaires* et des *rameaux cutanés*.

La branche de la première cervicale va aux muscles grand et petit droit postérieurs, grand et petit oblique de la tête. La branche de la deuxième forme le *grand nerf occipital*, qui donne des rameaux à presque tous les muscles de cette région et va s'épa-

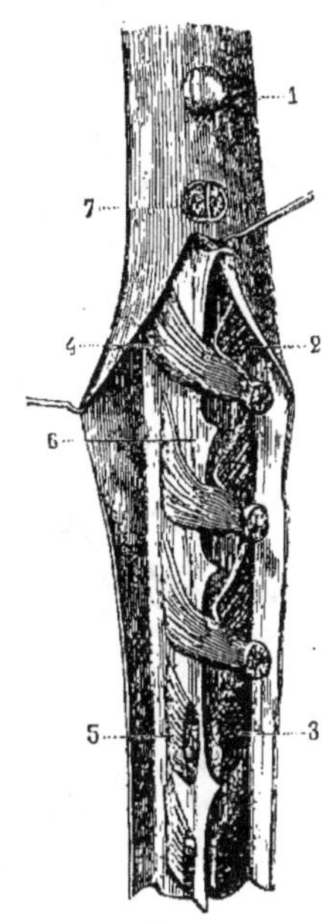

Fig. 178. — MOELLE ÉPINIÈRE ENTOURÉE DE SES ENVELOPPES FENDUES DANS PRESQUE TOUTE LEUR LONGUEUR. — 1. Gaine fournie par la dure-mère aux ganglions. — 2. Racine antérieure. — 3. Même racine coupée. — 4. Racine postérieure. — 5. Même racine coupée. — 6. Ligament dentelé. — 7. Section verticale de la gaine des racines antérieures et postérieures, lame fibreuse qui les sépare.

nouir dans le cuir chevelu. — Les branches antérieures sont plus développées que les postérieures. A la région cervicale, elles s'anastomosent pour former le *plexus cervical* et le *plexus brachial*. Les branches des quatre premières lombaires forment le *plexus lombaire* et celles des quatre premières sacrées, le *plexus sacré*. Les plexus émettent les branches terminales.

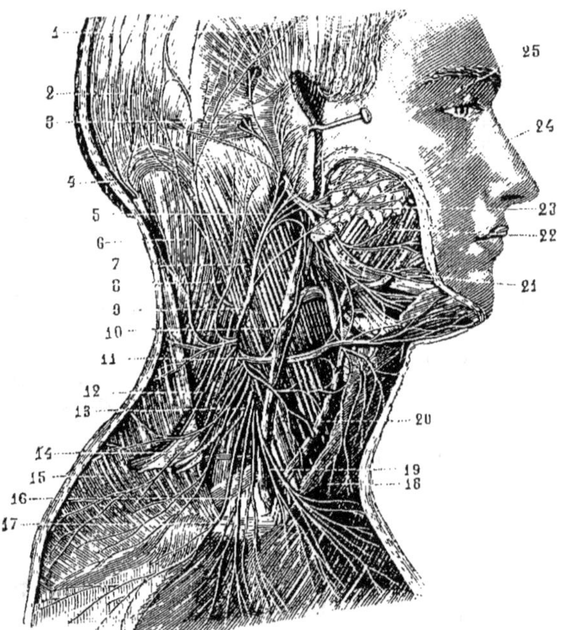

Fig. 179. — PLEXUS CERVICAL SUPERFICIEL. — 1. Muscle auriculaire supérieur. — 2. Muscle occipital. — 3. Muscle auriculaire postérieur. — 4. Nerf occipital interne. — 5. Nerf auriculaire interne. — 6. Muscle splénius. — 7. Muscle sterno-cléido-mastoïdien. — 8. Nerf petit mastoïdien. — 9. Nerf auriculaire. — 10. Veine jugulaire externe. — 11. Branche cervicale superficielle. — 12. Nerf spinal. — 13. Branches descendantes superficielles. — 14. Nerf du trapèze. — 15. Muscle trapèze. — 16. Branche sus-claviculaire. — 17. Branche sus-acromiale. — 18. Peaucier. — 19. Branches sus-sternales. — 20. Veine jugulaire antérieure. — 21. Branche cervico-faciale. — 22. Masséter. — 23. Nerf facial. — 24. Glande parotide. — 25. Rameau auriculaire externe traversant l'oreille.

§ 1. **Plexus cervical.** — Ce plexus (fig. 179) est formé par les anses nerveuses des quatre premières paires cervicales. Il est situé sur la partie latérale du cou et communique avec le grand hypoglosse, le spinal et le plexus brachial. Il fournit des branches superficielles et des branches profondes. — Les *branches superficielles* sont au nombre de cinq : la *branche mastoïdienne* (8); la *branche auriculaire* (9) qui va aux deux faces du pavillon de l'oreille ; la *branche cervicale transverse* qui innerve la peau du cou, de l'angle de la mâchoire, du menton et du sternum ; la *branche sus-claviculaire* (16); la *branche sus-acromiale* (17) qui va à la peau de la partie antérieure et externe de l'épaule. — Les *branches profondes* sont au nombre de huit : la *branche des muscles droit antérieur et droit latéral ;* la *branche du grand droit antérieur ;* la *branche du long du cou ;* la *branche du sterno-mastoïdien ;* la *branche du trapèze* (14); la *branche du muscle angulaire et du rhomboïde ;* la *branche descendante interne* qui s'anastomose avec la branche descendante de l'hypoglosse pour former l'*anse de l'hypoglosse ;* le *nerf phrénique* ou diaphragmatique qui naît par trois racines et va s'épanouir sur le diaphragme.

§ 2. **Plexus brachial.** — Le plexus brachial est constitué par les quatre derniers nerfs cervicaux et le premier dorsal. De leurs anastomoses partent des filets pour les scalènes et les intertransversaires du cou, des branches collatérales et des branches terminales. — Les *branches collatérales,* au nombre de douze, vont aux muscles sous-clavier, angulaire, rhomboïde, grand dentelé (8), sus-scapulaire (26), sus-épineux, sous-scapulaire (11), grand pectoral (25), petit pectoral (24), au deltoïde (*nerf circonflexe* ou *axillaire* qui fournit le nerf du petit rond), au grand dorsal et au grand rond.

Les six premières branches naissent au-dessus de la clavicule, les deux suivantes au niveau de cet os ; les quatre dernières au-dessous. — Les *branches terminales* sont au nombre de cinq : le *nerf brachial cutané interne,* le *musculo-cutané,* le *médian,* le *cubital* et le *radial.*

1° Le *brachial cutané interne* (14), petit, naît du plexus par un tronc commun au cubital et à la racine interne du médian. Il traverse l'aponévrose avec la veine basilique et se divise en deux branches, une antérieure et une postérieure qui se distribuent à toute la peau jusqu'au poignet.

2° Le *nerf musculo-cutané* (fig. 181-1 et 17) naît par un tronc commun avec la racine externe du médian. Il va en bas, en dehors et en avant, innerve les muscles du bras, devient sous-cutané au pli du coude et se divise en rameaux antérieurs et postérieurs qui vont à la peau de la moitié externe de l'avant-bras jusqu'à l'éminence thénar.

3° Le *nerf médian* (fig. 180-21 et fig. 181-7) naît par deux racines entre lesquelles passe l'artère axillaire. Il descend avec celle-ci le long du biceps ; au pli du coude, il s'enfonce dans

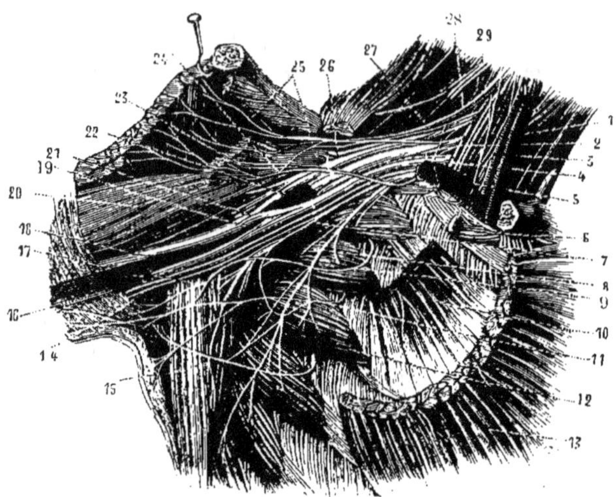

Fig. 180. — PLEXUS BRACHIAL. — 1. Nerf phrénique. — 2. Muscle scalène antérieur. — 3. Septième paire cervicale. — 4. Huitième paire. — 5. Artère sous-clavière. — 6. Muscle sous-clavier. — 7. Accessoire du nerf brachial cutané interne. — 8. Muscle grand dentelé et le nerf de ce muscle. — 9. Deuxième paire intercostale. — 10. Petit pectoral. — 11. Nerf sous-scapulaire inférieur. — 12. Muscle sous-scapulaire. — 13. Grand pectoral. — 14. Nerf brachial cutané interne. — 15. Grand dorsal. — 16. Veine basilique. — 17. Grand rond. — 18. Artère humérale. — 19. Muscle coraco-brachial. — 20. Nerf cubital. — 21. Nerf médian. — 22. Artère axillaire. — 23. Petit pectoral. — 24. Nerf du petit pectoral. — 25. Nerf du grand pectoral. — 26. Nerf sus-scapulaire. — 27. Sixième paire cervicale. — 28. Cinquième paire. — 29. Muscle scalène postérieur.

l'épaisseur des muscles et arrive au ligament annulaire du carpe sous lequel il s'engage ; là il s'élargit et se termine en *deux branches* qui fournissent des rameaux aux muscles de la main et les *rameaux collatéraux palmaires* (fig. 182-16) des doigts. Le nerf médian ne donne que des branches à l'avant-bras, ce sont : le nerf du rond pronateur, les rameaux des muscles de la couche superficielle et ceux de la couche profonde, le nerf interosseux et le nerf cutané-palmaire (fig. 182-18).

4° Le *nerf cubital* (fig. 181-6 et fig. 182-6), moins volumineux que le précédent, naît par un tronc commun avec la branche interne du médian et avec le brachial cutané interne. Il longe l'artère cubitale, se divise au poignet en deux branches terminales, une palmaire et l'autre dorsale. Il fournit aux muscles cubital antérieur et fléchisseur profond des doigts. — La *branche terminale dorsale* donne le nerf *collatéral dorsal interne du petit doigt* (fig. 182-16), l'externe de ce même doigt et l'interne de l'annulaire, l'externe de l'annulaire et l'externe du médius. — La *branche palmaire* se divise : 1° en *branche superficielle* qui donne des filets au palmaire cutané, à l'adducteur du petit doigt et fournit un rameau qui se divise en collatéral interne de l'annulaire et externe du petit doigt, et un autre collatéral interne du petit doigt, 2° en *branche profonde* qui fournit aux deux derniers lombricaux, à tous les interosseux et au muscle adducteur du pouce.

5° Le *nerf radial* (fig. 182-28), très volumineux, est destiné aux muscles extenseurs de l'avant-bras, de la main et des doigts, et en outre à la peau du bras, de l'avant-bras et du dos de la main. Au bras, il donne un *filet cutané externe*. Au pli du coude, il se divise en deux branches terminales : la *branche antérieure* qui va sur le dos de la main donner trois rameaux qui forment les nerfs collatéraux du pouce, de l'index et du médius (16); la *branche postérieure* qui

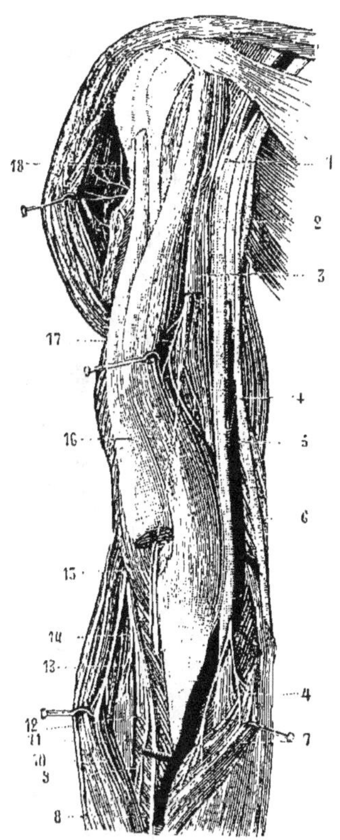

Fig. 181. — NERF MÉDIAN ET NERF CU-BITAL (bras). — 1. Nerf musculo-cutané. — 2. Accessoire du cutané interne. — 3. Muscle coraco-brachial — 4. Nerf médian. — 5. Branche cutanée interne. — 6. Nerf cubital.   7. Nerf médian. — 8. Rond pronateur. — 9. Branche antérieure du nerf radial. — 10. Branche du second radial externe. — 11. Muscle long supinateur. — 12. Nerf du 1er radial externe. — 13. Branche postérieure du nerf radial. — 14. Branche du 1er radial externe. — 15. Nerf radial. — 16. Nerf cutané radial. — 17. Nerf musculo-cutané. — 18. Biceps. — 19. Brachial antérieur. — 20. Deltoïde.

innerve les muscles de l'avant-bras et se perd dans les articulations carpiennes.

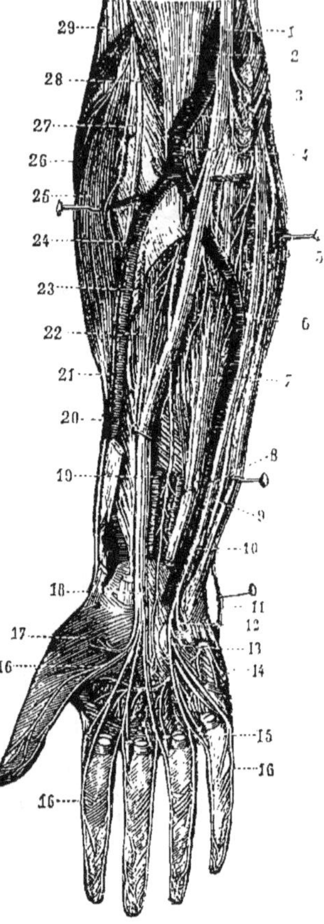

Fig. 182. — NERF MÉDIAN ET CUBITAL (avant-bras). —
1. Nerf médian. — 2. Biceps. — 3. Muscles épitrochléens. — 4. Artère humérale. — 5. Muscle cubital antérieur. — 6. Nerf cubital. — 7. Muscle fléchisseur profond. — 8. Filet nerveux de l'artère cubitale. — 9. Branche dorsale interne de la main. — 10. Branche palmaire du cubital. — 11. Branche dorsale interne (écartée de la main). — 12. Branche palmaire profonde du cubital. — 13. Branche palmaire du même nerf. — 14. Muscles de l'hypothénar. — 15. Muscles lombricaux. — 16, 16, 16. Nerfs collatéraux des doigts. — 17. Muscle opposant du pouce. — 18. Nerf cutané palmaire. — 19. Muscle carré pronateur. — 20. Branche supérieure radiale. — 21. Artère radiale. — 22. Muscle fléchisseur profond. — 23. Rond pronateur. — 24. Muscle fléchisseur sublime coupé. — 25. Second radial externe. — 26. Premier radial externe. — 27. Branche profonde du nerf radial. — 28. Nerf radial. — 29. Muscle long supinateur coupé.

§ 3. **Nerfs intercostaux.** — Ces nerfs sont formés par les *branches antérieures des nerfs dorsaux*; on en compte douze. Ils sont destinés aux muscles et à la peau des parois du thorax et de l'abdomen. Tous donnent un filet anastomotique au ganglion sympathique correspondant et gagnent la partie antérieure de la poitrine en longeant, avec l'artère intercostale, le bord inférieur de la côte et en innervant les muscles intercostaux. Tous perforent l'aponévrose près du sternum ou du muscle grand droit de l'abdomen pour aller à la peau, et ils émettent, excepté le premier, un *rameau perforant latéral* qui traverse le muscle intercostal externe et innerve toute la peau latérale du tronc.

§ 4. **Plexus lombaire.** — Ce plexus

est formé par l'entrelacement des branches antérieures des cinq paires lombaires. il est situé sur le côté des corps des vertèbres lombaires. Il fournit quatre branches collatérales et trois terminales.

Les *branches collatérales* sont : le *nerf grand abdomino-scrotal;* le *nerf petit abdomino-scrotal;* le *nerf fémoro-cutané* pour la peau de la cuisse, et le *nerf génito-crural.* — Les *branches terminales* sont : 1° le *nerf obturateur* qui fournit aux muscles obturateurs externe et interne, au droit interne, au pectiné et aux trois adducteurs ; 2° le *nerf crural* (fig. 183-27 et 28) qui est destiné à tous les muscles de la région antérieure de la cuisse et aux téguments des régions antérieures de la jambe et du pied; il sort du bassin dans la gaine du *fascia iliaca*, et, après avoir traversé l'aponévrose, se divise en quatre branches terminales : le *rameau musculaire cutané externe;* le *nerf*

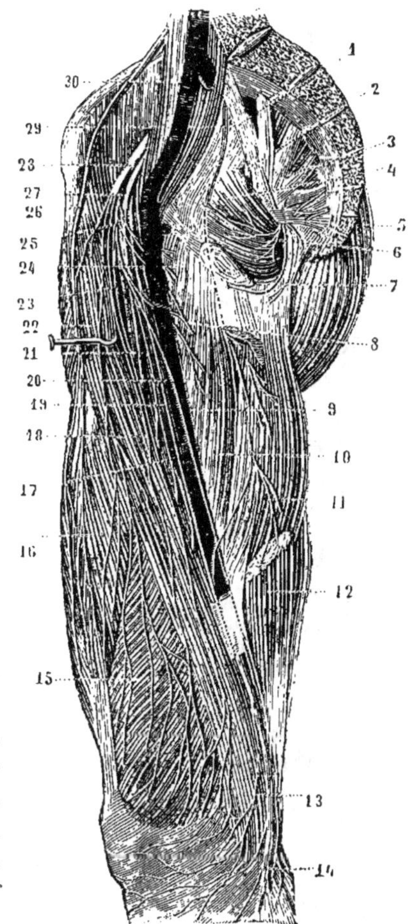

Fig. 183. — PLEXUS SACRÉ. NERF OBTURATEUR. BRANCHES SUPERFICIELLES ET PROFONDES DU NERF CRURAL. — 1. Nerf lombo-sacré. — 2. Nerf fessier supérieur. — 3. Plexus sacré. — 4. Muscle obturateur interne. — 5. Nerf honteux interne. — 6. Nerf de l'obturateur interne. — 7. Nerf périnéal. — 8. Nerf de la gaine des vaisseaux fémoraux. — 9. Nerf satellite de l'artère fémorale. — 10. Muscle moyen adducteur. — 11. Grand adducteur. — 12. Muscle droit interne. — 13. Troisième nerf perforant. — 14. Nerf saphène interne. — 15. Muscle vaste interne. — 16. Muscle droit antérieur. — 17. Nerf satellite de la veine saphène. — 18. Muscle couturier. — 19. Nerf saphène interne. — 20. Nerf du moyen adducteur. — 21. Nerf du triceps. — 22. Premier nerf perforant. — 23. Deuxième nerf perforant. — 24. Muscle pectiné. — 25. Nerf pectiné. — 26. Nerf inguinal externe. — 27. Faisceau profond du nerf crural. — 28. Nerf crural supérieur. — 29. Nerf obturateur. — 30. Artère fémorale.

musculo-cutané interne destiné au pectiné, au moyen adducteur et à la peau supéro-interne de la cuisse; le *nerf du triceps crural* (21); le *nerf saphène interne* qui accompagne la veine de ce nom et se distribue à la peau du genou, de la jambe et du pied; 3° le *nerf lombo-sacré* (1) qui se jette dans le plexus sacré.

§ 5. **Plexus sacré.** — Les branches antérieures des nerfs sacrés, au nombre de six, sont d'autant plus grosses qu'elles sont plus supérieures. Les quatre premières et le nerf lombo-sacré forment par leur réunion le *plexus sacré* (3). La cinquième branche donne un filet à la quatrième et un autre à la sixième. Celle-ci donne un filet à la cinquième, un rameau au plexus hypogastrique et un troisième à la peau de la région ano-coccygienne. — Tous les rameaux qui constituent le plexus sacré se réunissent pour former un gros tronc nerveux, *grand nerf sciatique*, branches terminales du plexus sacré.

Les *branches collatérales* sont

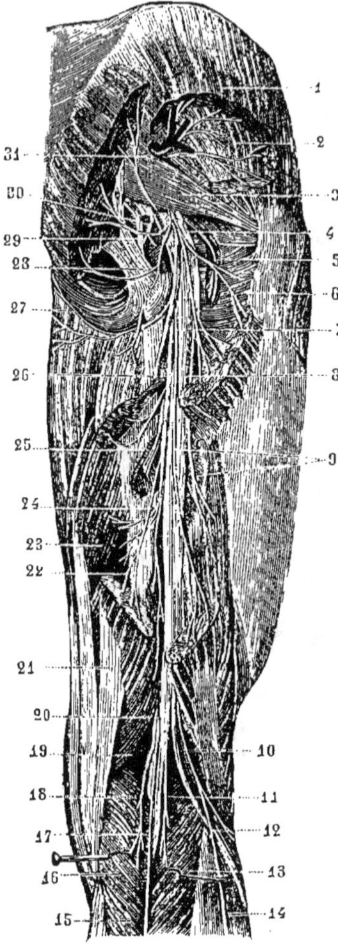

Fig. 181. — NERF SCIATIQUE, LE LONG DE LA CUISSE. — 1. Muscle fessier. — 2. Muscle petit fessier. — 3. Muscle pyramidal. — 4. Nerf petit sciatique. — 5. Nerf du carré crural. — 6. Muscle carré crural. — 7. Branche cutanée du petit sciatique. — 8. Grand nerf sciatique. — 9. Nerfs du biceps. — 10. Nerf sciatique poplité externe. — 11. Nerf du jumeau. — 12. Nerf cutané péronier. — 13. Muscle jumeau externe. — 14. Nerf saphène péronier. — 15. Nerf saphène tibial. — 16. Muscle jumeau interne. — 17. Nerf du soléaire. — 18. Nerf du jumeau. — 19. Artère poplitée. — 20. Nerf sciatique poplité interne. — 21. Muscle demi-tendineux. — 22. Nerf du demi-tendineux. — 23. Muscle demi-membraneux. — 24. Nerf de ce muscle. — 25. Nerf du troisième adducteur. — 26. Rameau fémoral du petit sciatique. — 27. Rameau scrotal. — 28. Grand ligament sacro-sciatique. — 29. Nerf honteux interne. — 30. Nerf de l'obturateur interne. — 31. Nerf fessier supérieur.

antérieures et postérieures. Dans les premières, nous trouvons les *branches viscérales ;* le nerf du releveur de l'anus ; le nerf de l'obturateur interne (6) ; le nerf hémorroïdal ou anal, destiné au sphincter et à la peau de cette région ; le nerf honteux interne (5). Les postérieures comprennent le nerf fessier supérieur (2 et fig. 184-31) ; le nerf pyramidal ; le fessier inférieur ou petit sciatique ; le nerf du carré crural et des jumeaux.

La *branche terminale* est un gros nerf, nommé **grand sciatique** (fig. 184-8), et destiné aux muscles de la région postérieure de la cuisse, aux muscles et à la peau de la jambe et du pied. C'est, en somme, tout le plexus sacré concentré en un tronc. Il sort du bassin par la grande échancrure sciatique, descend en bas, et, arrivé à quatre ou cinq centimètres au-dessus de l'articulation du genou, il se divise en deux branches, le *nerf sciatique poplité externe* (fig. 184-10) et le *nerf sciatique poplité interne* (20). Dans son trajet, jusqu'au creux poplité, il fournit beaucoup de branches qui vont aux muscles demi-tendineux (22), demi-membra-

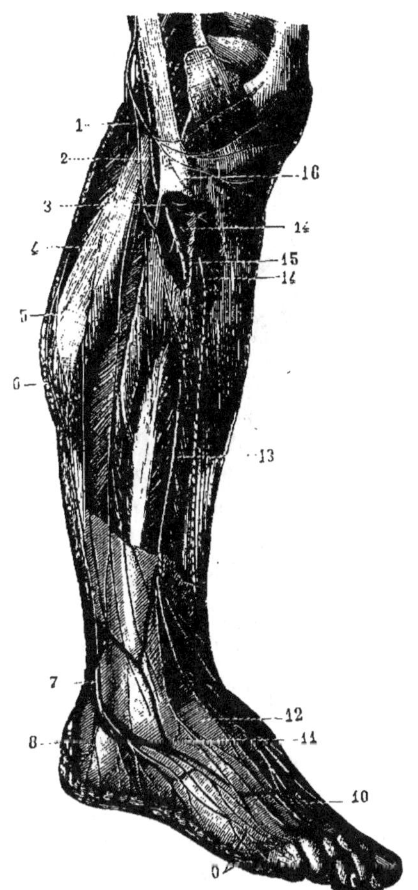

Fig. 185. — SCIATIQUE POPLITÉ EXTERNE. — 1. Rameau cutané. — 2. Sciatique poplité externe. — 3. Rameaux récurrents. — 4. Nerf saphène péronier. — 5. Muscle jumeau externe. — 6. Nerf saphène tibial. — 7. Nerf saphène externe. — 8. Rameaux calcanéens. — 9. Nerfs collatéraux. — 10. Branche dorsale interne profonde. — 11. Anastomoses entre la branche superficielle externe du sciatique poplité externe et le saphène externe. — 12. Aponévrose du pied. — 13. Nerf musculo-cutané. — 14. Nerf du tibial antérieur. — 15. Nerf musculo-cutané. — 16. Tête du péroné.

neux (23), grand adducteur, longue et courte portion du biceps.

Le *nerf sciatique poplité externe* (fig. 185-2), moins volumineux que l'interne, contourne le condyle du fémur, la tête du péroné, et se divise au-dessous du col de cet os en *nerf musculo-cutané* (13) et en *nerf tibial antérieur* (14). Auparavant, il fournit le *nerf saphène péronier* (4), la *branche cutanée péronière* pour la peau externe depuis le genou jusqu'à la cheville, et des rameaux à la partie supérieure du jambier antérieur. — Le *nerf musculo-cutané* (13 et 15) donne des filets aux péroniers latéraux, gagne le pied après avoir traversé l'aponévrose et fournit les *nerfs collatéraux dorsaux* interne du gros orteil, externe de celui-ci et interne du deuxième, externe du deuxième et interne du troisième, externe du troisième et interne du quatrième. — Le *nerf tibial antérieur* (14) suit l'artère tibiale, traverse le ligament antérieur du tarse après avoir donné des rameaux aux muscles jambier antérieur, extenseur commun des orteils et propre du gros orteil, et se divise en une *branche* externe qui se perd dans le muscle pédieux et en une branche interne, *nerf profond du dos du pied*, qui fournit les nerfs collatéraux dorsaux profonds, externe du premier orteil et interne du deuxième.

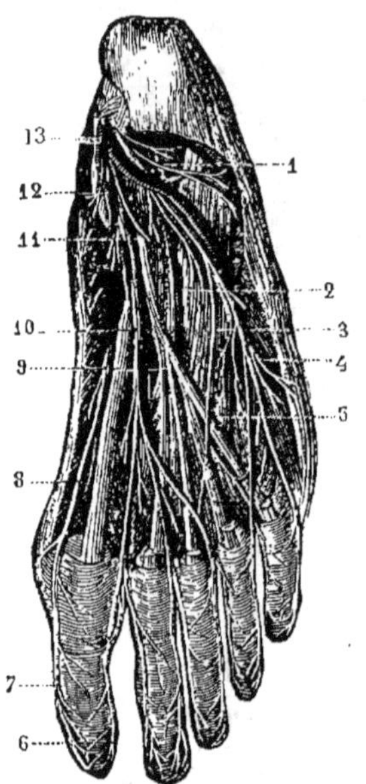

Fig. 186. — NERFS PLANTAIRES. — 1. Rameau de l'abducteur du petit orteil. — 2. Rameau de l'accessoire du long fléchisseur commun. — 3. Branche profonde du plantaire externe. — 4. Branche superficielle de ce nerf. — 5. Anastomose entre le plantaire externe et le plantaire interne. — 6 Rameau plantaire. — 7. Rameaux dorsaux. — 8. Nerf collatéral plantaire interne du gros orteil. — 9. Long fléchisseur commun. — 10. Branche externe du plantaire interne. — 11. Branche interne du plantaire interne. — 12. Plantaire interne. — 13. Plantaire externe.

Le *nerf sciatique poplité interne*, le double en volume du précédent, paraît être la continuation du grand nerf sciatique.

Il est destiné à tous les muscles et à la peau de la partie supérieure de la jambe et de la plante du pied. Il traverse le creux poplité, va se placer sur le côté interne du tendon d'Achille et se divise derrière la malléole interne en *nerf plantaire interne* et *nerf plantaire externe*.

Dans son trajet, il fournit le *nerf saphène externe* (fig. 185-8), ou *saphène tibial* qui contourne la malléole externe, gagne le bord externe du pied et donne des rameaux à la peau du dos du pied, et enfin des rameaux aux muscles jumeaux, soléaire, plantaire grêle et poplité. — Le *nerf plantaire interne* (fig. 186-12) donne des filets aux muscles abducteur du gros orteil, au court fléchisseur commun, et fournit les nerfs collatéraux des quatre premiers orteils. — Le *nerf plantaire externe* (**13**) va au dehors, donne des rameaux à l'abducteur du petit orteil (**1**), à l'accessoire du long fléchisseur (**2**), et se divise en deux *branches superficielles* (**4**) qui fournissent les collatéraux plantaires du cinquième orteil, le collatéral externe du quatrième et une branche profonde (**3**) pour les muscles de cette région.

QUATRIÈME SECTION

NERFS DU GRAND SYMPATHIQUE

Les viscères qui sont à l'intérieur du corps sont soustraits à la volonté, et il existe pour eux un système nerveux particulier qu'on appelle *nerfs grands sympathiques,* ou *système nerveux de la vie végétative.* Vu dans son ensemble, ce système se présente sous la forme de deux cordons noueux étendus de chaque côté de la colonne vertébrale depuis la première vertèbre cervicale jusqu'à la dernière vertèbre sacrée. Ces cordons se renflent au niveau de chaque vertèbre, formant ainsi des **ganglions** qui communiquent par des *branches afférentes,* ou *rami communicantes,* avec les nerfs rachidiens et craniens, et qui donnent en même temps de nombreux filets viscéraux, *branches efférentes,* ramifiés et anastomosés. Dans le crâne, les ganglions ophtalmiques, de Meckel, otique et géniculé, continuent la chaine sympathique. Au-devant du coccyx, les deux troncs se réunissent et forment une anse d'où partent des filets pour la glande coccygienne. — Les ganglions ont une couleur grise ou gris rougeâtre et se composent : 1° de *fibres nerveuses* qui les traversent ; 2° de *fibres nerveuses* très fines qui en naissent ; 3° de *cellules ganglionnaires.* Ils sont unis entre eux par des cordons blancs.

Le système du grand sympathique étant très complexe, nous allons l'étudier dans sa portion cervicale, sa portion thoracique, sa portion lombaire et sa portion pelvienne.

§ 1. — Portion cervicale du grand sympathique.

Cette portion a trois ganglions :

I. **Ganglion cervical supérieur.** — Ce ganglion olivaire, volumineux, situé au-devant de la deuxième et troisième vertèbre cervicale (4), est uni au *ganglion cervical moyen* par deux filets. Il émet de très nombreux rameaux : *a)* des *rameaux supérieurs* ou *intercraniens* qui envoient des filets aux divers plexus et qui s'a-

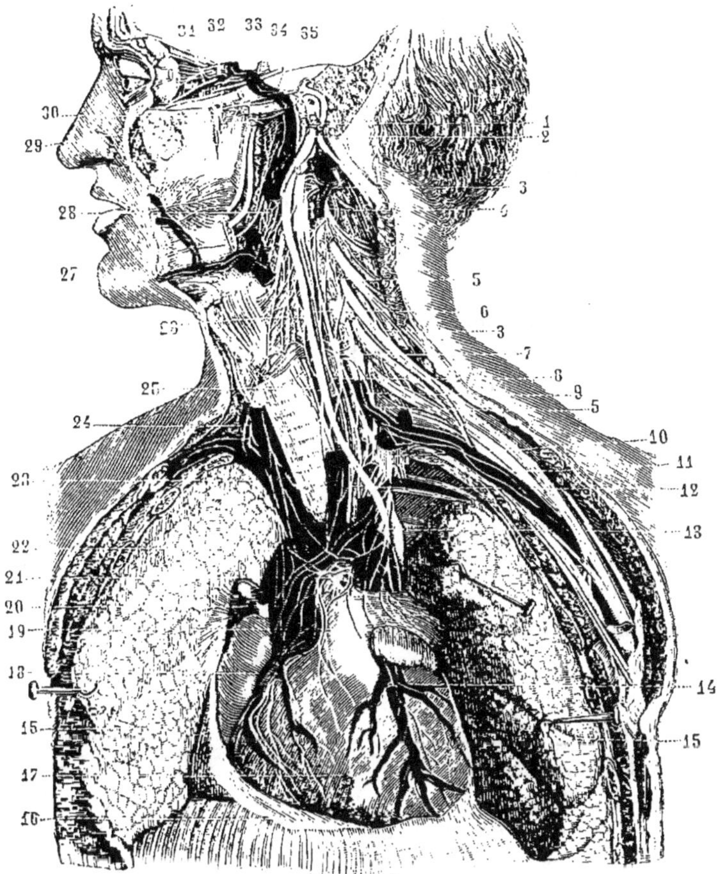

Fig. 187. — GRAND SYMPATHIQUE: PORTION CÉPHALIQUE ET CERVICALE. — 1. Rameau de Jacobson. — 2. Rameaux carotidiens du ganglion cervical supérieur. — 3. Rameaux de communication du grand sympathique avec les paires cervicales. — 4. Ganglion cervical supérieur. — 5. Cordon intermédiaire aux ganglions cervicaux. — 6. Pneumogastrique. — 7. Ganglion cervical moyen. — 8. Nerf cardiaque supérieur. — 9. Nerf vertébral. — 10. Ganglion cervical inférieur. — 11. Artère sous-clavière gauche. — 12. Artère carotide primitive gauche. — 13. Nerf cardiaque inférieur. — 14. Artère cardiaque antérieure. — 15. Poumon. — 16. Péricarde. — 17. Cœur. — 18. Artère cardiaque postérieure. — 19. Artère pulmonaire. — 20. Veine cave supérieure. — 21. Plexus et ganglion cardiaque. — 22. Crosse de l'aorte. — 23. Tronc brachial céphalique. — 24. Trachée. — 25. Nerf récurrent. — 26. Plexus laryngé. — 27. Artère carotide externe gauche. — 28. Plexus pharyngien. — 29. Ganglion otique. — 30. Ganglion sphéno-palatin. — 31. Ganglion ophthalmique. — 32. Racine sympathique du ganglion ophthalmique. — 33. Plexus ophtalmique. — 34. Nerf moteur oculaire commun. — 35. Filet carotidien du nerf vidien.

nastomosent avec les nerfs craniens ; — *b)* des *rameaux externes* qui s'unissent aux quatre premiers nerfs rachidiens ; — *c)* des *rameaux internes* ou *viscéraux* qui forment, avec les branches du pneumogastrique et du glosso-pharyngien, le *plexus pharyngien* (28), et le *plexus laryngé* (26) avec les branches du laryngé supérieur, et qui émettent des filets pour former le *nerf cardiaque supérieur* (8) ; — *d)* des *rameaux antérieurs* qui constituent, avec les rameaux du pneumogastrique et du glosso-pharyngien, le *plexus intercarotidien* renfermant un ganglion dans son milieu ; — *e)* des *rameaux postérieurs* qui vont aux muscles prévertébraux et au corps des premières vertèbres cervicales.

II. **Ganglion cervical moyen**. — Ce ganglion n'existe pas toujours (7). Dans ce cas, un cordon relie le supérieur à l'inférieur, et c'est ce cordon qui émet les filets qui l'unissent aux cinquième et sixième nerfs cervicaux, ceux qui forment le nerf cardiaque moyen et ceux qui s'anastomosent avec le nerf récurrent (25).

III. **Ganglion cervical inférieur**. — Il est situé au-devant du col de la première côte (10). Après avoir reçu deux filets du ganglion moyen, il émet des rameaux externes, le nerf vertébral (9), et des rameaux internes qui vont constituer le nerf cardiaque inférieur (13).

Les **nerfs cardiaques** sont distingués en droits et en gauches et naissent des ganglions cervicaux. Ils forment tous, par leurs anastomoses, un grand *plexus cardiaque* (24) situé dans la concavité de la crosse aortique. De ce plexus partent les *plexus coronaires droit et gauche* qui pénètrent dans l'épaisseur des parois musculaires du cœur. Scarpa admet trois nerfs cardiaques de chaque côté : un *supérieur*, un *moyen*, *grand nerf cardiaque profond*, et un *inférieur*, *petit nerf cardiaque*. Ils communiquent avec le pneumogastrique et le nerf récurrent. Au centre du plexus cardiaque, se trouve un ganglion grisâtre ou rougeâtre, nommé *ganglion cardiaque* ou de *Wrisberg* (21), d'où partent des filets pour les artères pulmonaires et pour le plexus pulmonaire.

Tous les filets cardiaques ne se terminent pas dans le cœur ; plusieurs se perdent dans les tuniques de l'aorte ; d'autres vont au péricarde.

§ 2. — Portion thoracique.

Le grand sympathique forme dans le thorax un cordon nerveux placé au-devant des articulations costo-vertébrales et présentant douze ganglions correspondant aux douze vertèbres dorsales. Le premier est très gros. Tous donnent des filets qui accompagnent les artères intercostales, et d'autres qui vont à l'œsophage, au plexus pulmonaire, à la trachée, à l'aorte, aux bronches. Les sixième, septième, huitième et neuvième ganglions envoient des filets qui se réunissent au bas en un tronc, *grand nerf splanchnique;* ce nerf va aux *ganglions semi-lunaires* après avoir traversé les piliers du diaphragme. Les dixième, onzième et douzième forment, par la réunion de leurs filets, le *petit nerf splanchnique;* il se divise en trois branches, une pour le plexus solaire, une pour le plexus rénal, la troisième s'anastomose avec le grand splanchnique.

Les ganglions semi-lunaires, le plexus solaire et les plexus viscéraux de l'abdomen font suite aux nerfs splanchniques.

Le **plexus solaire** est le centre de tous les plexus viscéraux. Situé au-devant de l'aorte et des piliers du diaphragme, il est constitué par une série de ganglions et de nerfs plexiformes étendus du nerf splanchnique droit au gauche. De cette région, partent un grand nombre de radiations, d'où le nom de plexus solaire. Les ganglions qui le constituent varient dans leur forme. Les deux ganglions extrêmes, auxquels aboutissent les grands nerfs splanchniques, sont connus sous le nom de *ganglions semi-lunaires*, à cause de leur forme en croissant. Le ganglion du côté droit reçoit, par son extrémité interne, la terminaison du pneumogastrique droit, et il forme ainsi, avec ce rameau et le grand splanchnique, du même côté, une anse nommée *anse mémorable de Wrisberg*. — Du plexus solaire partent, comme d'un centre, des plexus pour toutes les artères de cette région. Ce sont les plexus diaphragmatiques inférieurs, le plexus cœliaque qui fournit le plexus coronaire stomachique, l'hépatique et le splénique; le plexus mésentérique supérieur et les plexus rénaux. — Après avoir fourni tous ces plexus, le plexus solaire se prolonge sur la partie antérieure de l'aorte et concourt à former le *plexus lombo-aortique* avec la portion lombaire du grand sympathique.

§ 3. — Portion lombaire.

Cette portion située sur les parties latérales et un peu antérieures du corps des vertèbres a quatre ou cinq ganglions dont les rameaux prennent part à la formation, comme nous venons de le dire, du plexus lombo-aortique, au milieu duquel on voit quelques ganglions. Ce plexus entoure l'aorte et il émet des branches qui enlacent l'artère mésentérique inférieure en contribuant à former le *plexus mésentérique inférieur* qui se termine en se bifurquant de manière à donner naissance de chaque côté à un *plexus hémorroïdal supérieur*. — Fort amoindri par les branches qu'il fournit au plexus mésentérique inférieur, le plexus lombo-aortique se termine dans le bassin en se partageant en deux cordons plexiformes secondaires : *plexus hypogastriques droit* et *gauche*.

§ 4. — Portion sacrée.

La portion sacrée est constituée par quatre ganglions de plus en plus petits situés en dedans des troncs sacrés antérieurs. Le dernier ganglion envoie un filet qui s'anastomose par arcade avec celui du côté opposé. A leur point de réunion, on voit souvent un *petit ganglion coccygien* duquel partent les filets de terminaison. Des branches émises par cette portion sacrée, les unes accompagnent les artères sacrées et les iléo-lombaires, les autres forment le *plexus hypogastrique*, qui est un des plus grands et des plus compliqués de l'économie. Nous en parlerons plus longuement dans le dernier volume.

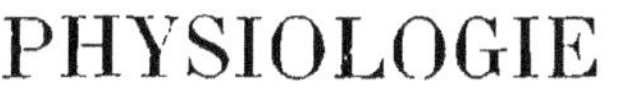

PHYSIOLOGIE

PHYSIOLOGIE

CONSIDÉRATIONS GÉNÉRALES

Cellule et protoplasma. — Division de la physiologie.

Nous venons d'étudier les organes et les tissus qui constituent
le corps humain au point de vue de leur configuration, de leurs
rapports, de leurs connexions. Il s'agit maintenant de les étudier
au point de vue de leurs fonctions et de leurs usages. C'est l'objet
de la *physiologie*.

Cette science, quoique parfois un peu aride, est plus intéressante et plus facile à retenir que l'*anatomie*. Il existe, en effet, un
petit groupe de faits principaux qu'il suffit de connaître pour
avoir la clef des autres qui en découlent. Les schémas, les tableaux
graphiques, les chiffres sont peu nombreux. Dès qu'on a bien
saisi les premiers et retenu les derniers, on comprend la physiologie et on ne l'oublie plus. Il est, du reste, facile de faire sur
soi-même l'application constante de cette science, puisqu'on n'a
pour cela qu'à s'étudier avec soin. C'est probablement pour cette
raison, et aussi à cause de son intérêt, que son étude plaît beaucoup, non seulement aux médecins et aux savants, mais encore
aux gens du monde de tout âge et de toute profession.

La *physiologie* (de φύσις, nature, et λόγος, traité) est la science
des phénomènes de la vie. Elle nous apprend, en effet, quels
sont les actes naturels des corps vivants et la manière dont ils
s'opèrent.

On fait de la physiologie quand, par exemple, on détermine,
d'après les insertions d'un muscle, les mouvements que ce muscle

imprime aux os sur lesquels il s'insère ; quand on établit, d'après la configuration d'une surface articulaire, la nature et la limite des mouvements de l'articulation.

En physiologie, on localise d'abord les fonctions, on cherche ensuite à les expliquer. Ainsi, après avoir reconnu que la voix se produit dans le larynx, au niveau des cordes vocales, on étudie la manière dont fonctionnent ces cordes et on examine si on peut les comparer à une anche vibrante, semblable à celle des instruments à vent ou à un autre appareil de physique. On observe donc tout d'abord, puis on expérimente, et on tire enfin des conclusions basées sur les faits fournis par l'observation et l'expérience.

La physiologie permet donc de déterminer aussi exactement que possible les conditions nécessaires pour que tel ou tel phénomène (mouvement, vision, digestion, etc.) se produise. Il est évident que, lorsqu'on connaît les conditions sans lesquelles un phénomène ne peut avoir lieu, on peut modifier ces conditions et par conséquent modifier ce phénomène et même l'empêcher. Or, comme les maladies modifient les fonctions de l'organisme, en empêchant ces modifications, grâce aux notions que fournit la physiologie, on empêchera ou on combattra avantageusement ces maladies. En conséquence, il est nécessaire de connaître la physiologie, non seulement parce qu'elle nous indique ce que nous pouvons et devons faire faire à notre organisme pour le maintenir en bonne santé, mais encore parce qu'elle nous fournit les notions indispensables pour combattre certaines maladies.

La *Physiologie spéciale*, c'est-à-dire celle qui étudie les fonctions des organes, date surtout de Galien (200-131 av. J.-C.). L'illustre médecin de Pergame, — un des esprits les plus étendus qui aient paru en médecine, et qui doit être considéré à juste titre comme le père de la physiologie, — s'appuyant sur l'observation, a posé des préceptes qu'on a admis à peu près sans discussion jusqu'au xviie siècle. A cette époque, grâce à la découverte de la circulation par le médecin anglais William Harvey[1], la physiologie fit quelques progrès, mais, en réalité, il n'y a guère qu'une centaine d'années que l'étude de cette science a pris un grand essor avec Lavoisier, Galvani, Volta, Magendie, Bell, etc., et, plus

---

1. Harvey naquit à Folkestone au mois d'avril 1578 et mourut à Londres en 1658. C'est dans cette ville, et en 1766 seulement, que ses œuvres complètes furent imprimées. Elles contiennent un très grand nombre de mémoires sur la circulation, la respiration et les fonctions génératrices des animaux.

tard, avec Claude Bernard, Brown-Sequard, Chauveau, Marey, Helmholtz, etc.

La *Physiologie générale*, c'est-à-dire celle qui étudie les propriétés des tissus du corps et des cellules, a été fondée par Bichat (1771-1802), et continuée par Claude Bernard (1813-1878), dont l'œuvre fut facilitée par les travaux de Schwann, célèbre naturaliste allemand mort en 1882. — Mais ces deux physiologies, spéciale et générale, se complètent et toutes les deux sont indispensables pour comprendre les phénomènes de la vie.

Les corps bruts sont toujours identiques à eux-mêmes. Les corps vivants, au contraire, ont une évolution bien déterminée. Ils naissent d'êtres vivants antérieurs et peuvent reproduire des êtres qui leur ressemblent. Mais ils subissent un travail incessant : ainsi, tout d'abord, ils achèvent leur organisation, ils se perfectionnent; puis ils réparent les pertes causées par le fonctionnement de l'organisme; enfin, ils meurent par suite de la dissociation des éléments qui les constituaient. C'est la vie.

On a considéré très longtemps les phénomènes vitaux comme inexplicables en eux-mêmes, et cette impossibilité de les expliquer a fait admettre par certains auteurs que la vie se manifestait grâce à un *principe vital*, un *esprit*, une *âme physiologique* ou *archée*, un *principe immatériel* vivant indépendant de l'organisme[1]. Mais aujourd'hui la physique et la chimie nous permettent d'expliquer la plupart de ces phénomènes, qui sont par conséquent des phénomènes physico-chimiques, identiques à ceux que présentent les corps bruts, comme, par exemple, les phénomènes de la *respiration*, de la *production de la chaleur animale*, qu'on a pu identifier aux combustions qui se passent dans nos foyers : comme l'œil, qui est un appareil physique et dioptrique (διά, à travers, ὄπτεσθαι, regarder); comme la transformation de l'amidon en sucre dans la bouche, qui est un fait chimique.

Mais, s'il y a des phénomènes que nous nous expliquons parce qu'ils sont physico-chimiques, il y en a d'autres qu'il est absolument impossible d'expliquer, ce sont les *phénomènes vitaux* proprement dits. Ces phénomènes se localisent dans les *globules* ou *cellules*, ou dans des formes dérivées des cellules, comme les fibres musculaires, et tous ces éléments se métamorphosent con-

---

1. Il ne faut pas confondre ce principe vital ou immatériel avec l'*âme spirituelle*.

tinuellement sous le rapport de la *forme* et de la *composition*, depuis leur naissance jusqu'à leur mort.

Tout être, le plus petit comme le plus grand, commence par une *cellule*, et une cellule si petite, qu'elle n'a que quelques millièmes de millimètre. Fécondée par une autre cellule, elle se divise, se subdivise de diverses façons et forme un amas de cellules qui se divisent et se subdivisent à leur tour. Celles-ci se ressemblent d'abord, mais elles ne tardent pas à se spécialiser de manière à former les cellules conjonctives, les leucocythes ou globules blancs, les cellules épithéliales, les cellules musculaires, les cellules nerveuses. Étudions, tout d'abord, la cellule que l'on peut considérer comme un abrégé de l'organisme.

Une *cellule* ou *globule* consiste essentiellement en une petite masse de substance organisée, vivante, nommée *protoplasma* (πρῶτος, premier, πλασμά, de πλάσσω, je forme). Elle est tantôt sans enveloppe, c'est le *globule*; mais tantôt elle a une enveloppe, et on a alors la *cellule* proprement dite, possédant un *noyau* au centre, lequel renferme souvent un autre noyau, nommé *nucléole*. Le protoplasma est donc la substance élémentaire de laquelle dérivent les formes les plus élevées des cellules. Il est demi-liquide, pâteux, incolore; il renferme 70 % d'eau et, en outre, des matières albuminoïdes, des matières grasses, de la matière glycogène, des sels et des substances organiques.

Si le protoplasma reçoit une excitation électrique, calorique ou mécanique, il réagit aussitôt, surtout en *remuant*, mais aussi en *sécrétant* ou en se *divisant*. Il est **mobile** et **irritable**

Si on le prive d'air ou si on le plonge dans des gaz inertes, il meurt. Aussi le voit-on se porter à la rencontre de l'air, si on l'a disposé de manière à n'avoir cet air que dans une seule direction. Le **protoplasma respire donc.**

Il a de même besoin d'eau, car, sans elle, il se dessèche. En définitive, le protoplasma *se nourrit, se reproduit* et *meurt* comme l'organisme le plus développé.

Mais comment naît la cellule ?

D'après Schleiden et Schwann elle naît spontanément dans un liquide plus ou moins amorphe, nommé *cytoblastème*. Aujourd'hui, on admet généralement, avec Virchow, que toute cellule vient d'une autre cellule, *omnis cellula a cellulâ et in cellulâ*[1]. La

---

1. Excepté, évidemment, la première cellule.

cellule mère, si les milieux sont favorables, s'étrangle de manière à se diviser en deux ; puis un second étranglement se produit qui la divise en quatre, et ainsi de suite (fig. 188).

Donc une cellule naît d'une autre par *segmentation*. Si le liquide seul est segmenté, il y a *endogénèse* (de ἔνδον, en dedans, γένεσις, génération) ; si l'enveloppe y prend part, on a la cellule proprement dite, formée par *fissiparité* (de *fissus*, fendu, et *parere*, engendrer).

La cellule, née ainsi, vit et fonctionne, c'est-à-dire qu'elle change de forme, se remue, élabore des principes, sécrète, etc., phénomènes dus soit aux excitations physico-chimiques, soit aux excitations vitales. Et, au bout d'un temps très variable, elle meurt par infiltration (de *in*, dans, et *filtrer*) graisseuse, granulo-graisseuse, calcaire, etc., par liquéfaction, ou encore elle tombe

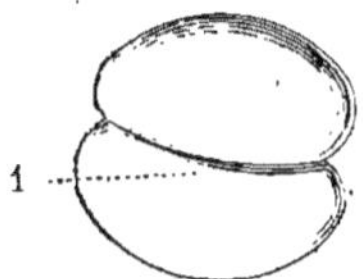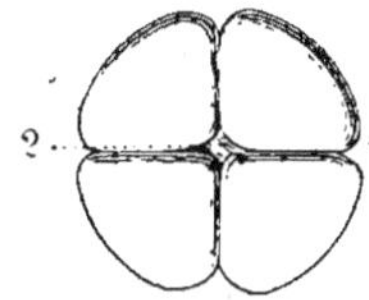

Fig. 188. — Ovule d'une grenouille. Divers degrés successifs du sillonnement et de la segmentation. — 1. Premier sillonnement. — 2. Second sillonnement.

par suite du frottement, comme cela arrive pour les *cellules épidermiques*. Mais elle disparaît aussi en se transformant pour donner naissance à de nouvelles formes anatomiques qui constituent des fibres, des lames, des canaux.

Voyons maintenant comment se forment les parties qui doivent constituer un être vivant[1].

A son origine, un organisme se compose d'une cellule, *l'ovule*, dont le contenu *(vitellus)* forme par segmentation un plus ou moins grand nombre de cellules renfermées dans la membrane enveloppante ou *zone pellucide* (fig. 189-1) et se groupant vers la périphérie. Elle forme ainsi une membrane dans sa plus simple expression, un *épithélium* (2). Comme cet épithélium va servir de germe à toutes les autres parties on l'a nommé *membrane germe* ou *blastoderme*.

A ce moment survient un changement de forme, d'où résulte la distinction de plusieurs couches dans cette membrane. Les

1. Pour plus de détails, voir la *Physiologie*, de Mathias Duval.

globules se multiplient dans le sens de l'un des méridiens du blastoderme. Celui-ci se plisse et constitue une espèce de villosité qui loge les nouveaux globules formés. C'est le premier rudiment du corps de l'embryon. Au niveau de ce bourgeon, les cellules, primitivement semblables, se différencient et constituent trois couches ou feuillets, un *externe*, un *interne* et un *moyen* ou *intermédiaire*.

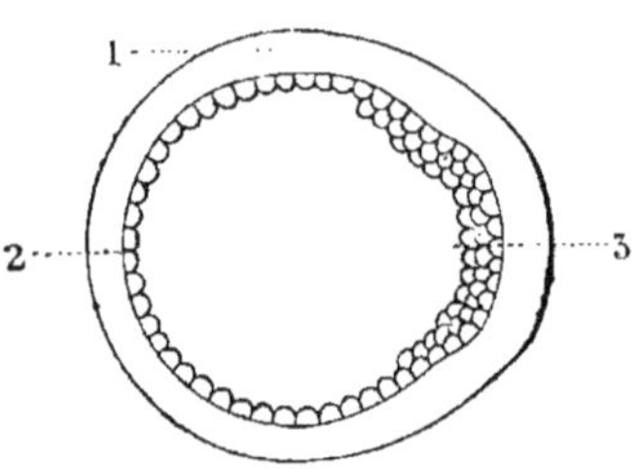

Fig. 189. — SCHÉMA DU BLASTODERME. — 1. Membrane vitelline ou zone pellucide. — 2. Épithélium ou blastoderme simple. — 3. Point où le blastoderme a déjà trois couches.

Le *feuillet externe*, qui reste à l'état globulaire, forme l'épiderme et les organes qui en découlent. Le *feuillet interne* donne l'épithélium du futur canal intestinal et de ses annexes. Le *feuillet moyen* a certains de ses globules qui subissent des transformations très compliquées, de manière à former des fibres musculaires, nerveuses, élastiques, connectives; d'autres qui restent à l'état de globule et forment les cellules des cartilages des os, des tendons, ce sont les *globules embryonnaires*; d'autres qui nagent dans un liquide, *globules sanguins*; d'autres, enfin, qui acquièrent des prolongements se reliant avec les fibres nerveuses, ce sont les *globules nerveux*.

Les cellules, primitivement semblables, finissent donc, en se différenciant, par donner quatre espèces de cellules ou globules : 1° les *globules épithéliaux*; 2° les *globules nerveux*; 3° les *globules sanguins*, et 4° les *globules embryonnaires*.

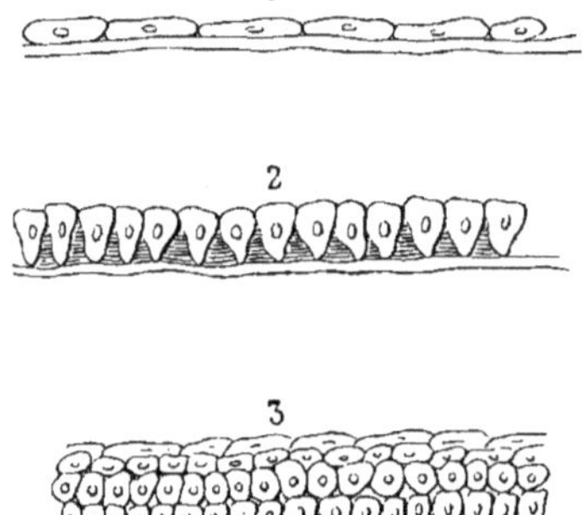

Fig. 190. — 1. Épithélium pavimenteux. — 2. Épithélium cylindrique. — 3. Épithélium stratifié.

1° Les *globules épithéliaux*[1] dérivent du feuillet externe et in-

---

1. De ἐπί, sur, et θηλή, mamelon. Cette étymologie vient de ce que Ruysch employa le premier ce mot pour désigner l'épiderme du mamelon. Mais aujourd'hui on appelle *épithélium* tout revêtement cellulaire recouvrant une surface.

terne du blastoderme. Ils sont aplatis quand ils n'ont pas de fonctions vitales actives, (1) *épithélium pavimenteux*; mais ils deviennent cylindriques lorsqu'ils ont des fonctions importantes, (2) *épithélium cylindrique*, et ils se superposent de manière à former un *épithélium stratifié* (3), si une couche n'est pas suffisante. Enfin, pour présenter plus de surface sans occuper trop d'espace, ils se plissent et forment des *papilles* ou des *glandes*.

Comment agissent ces globules? Les uns agissent comme un vernis imperméable, *globules neutres;* les autres absorbent les liquides avec lesquels ils sont en contact, *globules d'absorption;* les autres enfin attirent les substances contenues dans les tissus ou liquides voisins, *globules de sécrétion;* ils constituent les glandes.

2° Les *globules nerveux* forment la substance *grise nerveuse.* Comme ils sont cachés dans la profondeur de l'organisme, on ne peut guère faire des expériences directes sur leur vie. Ils doivent cependant vivre et se nourrir comme les autres. Sous l'influence de leurs métamorphoses, ils sont électro-moteurs, ainsi que les nerfs avec lesquels ils communiquent.

3° Les *globules sanguins* dérivent du feuillet moyen et sont entraînés par un courant continuel; dans leur course ils se transforment sans cesse, se chargent et se débarrassent de substances diverses qu'ils transportent d'un point à un autre.

4° Les *globules embryonnaires* dérivent du feuillet moyen. Ils sont ainsi nommés parce qu'ils restent toujours tels qu'ils étaient chez l'embryon.

Ils servent à la production des tissus normaux; mais ils peuvent aussi, sous certaines excitations, donner des produits relativement nouveaux, surtout pathologiques, comme le cancer, les globules purulents des abcès.

Telles sont les diverses espèces de globules qui constituent, pour le physiologiste, et abstraction faite du globule embryonnaire, un organisme achevé. Nous pouvons donc, dès maintenant, nous représenter schématiquement et d'une manière très simple le groupement et les fonctions de ces globules. Tout autour de la masse homogène qui forme l'organisme se trouvent les *globules épithéliaux* (fig. 191-1); au centre (2), on voit les *globules nerveux* qui communiquent, grâce à leurs prolongements, avec les premiers globules, de manière à être excités par les uns et à réagir par les autres (actes réflexes); on voit enfin les *glo-*

bules sanguins (3), qui vont du centre à la périphérie, et *vice versa*, afin d'amener vers le centre les éléments nutritifs et entraîner au dehors les déchets. Tous ces phénomènes sont liés les uns aux autres d'une manière tout à fait intime.

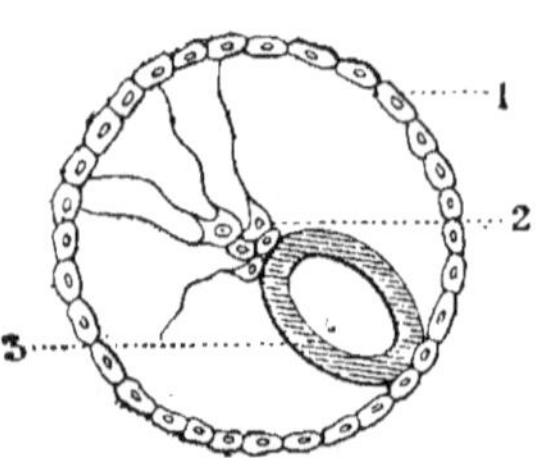

Fig. 191. — Schéma de l'organisme. — 1. Globules de la surface, épithélium. — 2. Globules
nerveux centraux avec leurs
prolongements. — 3. Cercle de
la circulation, allant de la périphérie au centre et du centre
à la périphérie.

Ces préliminaires posés, abordons l'étude des fonctions de l'organisme le plus perfectionné. Nous avons vu dans l'Anatomie que les fonctions tendaient : 1° *à la conservation de l'individu*, 2° *à la conservation de l'espèce*, et que les premières se divisaient en *fonctions de nutrition* et en *fonctions de relation*. Cela nous donne la division la plus claire et la plus simple de la physiologie qui comprendra par conséquent trois parties :

Ire PARTIE :
Fonctions de nutrition.
{ Digestion. — Nutrition. — Sang et lymphe. — Circulation. — Respiration.—Chaleur animale.—Sécrétions en général. — Glandes vasculaires sanguines. — Sécrétion urinaire. — Peau et épithelium.

IIe PARTIE :
Fonctions de relation.
{ Système nerveux en général. — Système cérébro-spinal. — Organes des sens. — Phonation. — Physiologie des muscles.

IIIe PARTIE : **Fonctions de la reproduction.**

Cette dernière partie sera renvoyée au dernier volume dans lequel nous étudierons tout ce qui a trait à cette question.

PREMIÈRE PARTIE

CHAPITRE Ier

DIGESTION

Qu'est-ce que la digestion? — Faim. — Soif. — Inanition. — Aliments. — Préhension. — Mastication. — Insalivation. — Déglutition. — Digestion stomacale. Suc gastrique. — Digestion intestinale. Suc intestinal. Suc pancréatique. Bile. — Absorption. — Digestion du gros intestin. Défécation.

La *digestion* (de *di*, indiquant dispersion, et *gerere*, porter) est une fonction par laquelle les aliments sont transportés dans les voies digestives et transformés, grâce à des modifications *physicochimiques*, de telle sorte qu'une partie est *absorbée* par les tissus de l'organisme, tandis que l'autre est *rejetée* au dehors. La digestion a pour but essentiel de fournir à l'organisme toutes les matières nécessaires à son développement, à la réparation des pertes qu'il subit et à son bon fonctionnement.

Pourquoi les aliments doivent-ils être digérés? Parce que la plupart sont solides et ne peuvent par conséquent être absorbés qu'après avoir été liquéfiés; ensuite parce que les ingrédients qui composent l'aliment, les sucs animaux, les sucs végétaux, la graisse, l'albumine, l'amidon, etc., ne sont pas identiques aux ingrédients qui composent le corps humain, ce qui nécessite leur transformation complète pour pouvoir être absorbés et assimilés.

Quand nous avons besoin de réparer nos pertes nous éprouvons la sensation de la *faim* et de la *soif*. Si nous ne satisfaisons pas ce besoin, l'organisme peut bien continuer à vivre pendant quelque temps, mais en s'usant, en se brûlant lui-même, de telle sorte que la mort ne tarde pas à arriver. La résistance varie suivant les animaux : le chien peut résister pendant trente-cinq jours ; le chat, le cheval, l'homme pendant une vingtaine ; le lapin pendant 14; le pigeon pendant 10; le cobaye pendant 6 et le moineau pendant 2 jours seulement.

Avant que la mort arrive, le poids du corps diminue, la température s'abaisse progressivement, la respiration et la circulation se ralentissent. En dernier lieu, des hallucinations et du délire surviennent. C'est par ces hallucinations et ce délire qu'on peut expliquer les horreurs qui se produisirent sur le radeau de la *Méduse*, où des naufragés voulaient tuer les autres, et où certains cherchaient même à détruire le radeau. Tels sont les terribles effets de l'*inanition*.

Aliments.

Il est donc nécessaire que l'homme prenne des aliments. Mais d'abord qu'entend-on par ce mot?

On doit considérer comme aliments toutes les substances qui, après avoir subi les transformations nécessaires, peuvent réparer les pertes de l'organisme en entrant dans la constitution de nos tissus. Or, nos tissus renferment : 1° des *corps simples indispensables* : du carbone, de l'oxygène, de l'azote, de l'hydrogène, du soufre, du phosphore, du chlore, du sodium, du calcium, du potassium, et 2° des *corps accessoires* : de la magnésie, du manganèse, de la silice et du fluor. Un aliment doit donc renfermer au moins une assez grande partie de ces éléments et groupés de telle manière qu'ils puissent s'assimiler après la digestion.

On divise généralement aujourd'hui les aliments en quatre espèces : 1° les *aliments minéraux* comprenant l'eau et les sels, comme le chlorure de sodium, ou sel marin, aliment très important, indispensable même, puisque les religieux, dans un esprit de privation, n'ont pu s'en dispenser, le chlorure de potassium, les carbonates et les phosphates, surtout celui de chaux, puisque le squelette en contient 50°/₀ de son poids; — 2° les *aliments albuminoïdes*, quaternaires ou azotés, nommés ainsi parce qu'ils sont essentiellement composés de carbone, d'oxygène, d'hydrogène et d'azote, comme l'albumine de l'œuf, la caséine, la fibrine, la légumine, etc.; — 3° les *aliments hydrocarbonés*, ternaires ou non azotés, comme l'amidon, le sucre, etc.; — 4° les *aliments gras*, ternaires comme les précédents, et renfermant les huiles, les graisses, le beurre, etc.

On a quelquefois divisé les aliments en *dynamogènes* ou *plas-*

tiques, c'est-à-dire les aliments qui produisent la force, et en *thermogènes* ou *respiratoires,* c'est-à-dire ceux qui produisent la chaleur. Mais les premiers engendrent aussi la chaleur comme les seconds. Il faut cependant mettre à part l'alcool, le thé, le café, la coca, que l'on peut considérer comme des *aliments d'épargne* ou *antidéperditeurs,* parce qu'ils modèrent les combustions organiques, ralentissent la désassimilation et facilitent l'utilisation des aliments véritables.

L'homme ne se nourrit pas avec des aliments simples; les substances qu'il ingère sont complexes. Celles qui renferment tous les principes simples nécessaires à l'entretien de la vie, comme le lait, les œufs, constituent les *aliments complets.* Malheureusement, ce sont les *aliments incomplets* qui sont les plus nombreux; c'est pourquoi il faut varier l'alimentation, et chercher dans un aliment ce qui manque à un autre. Ainsi, la viande renferme surtout des albuminoïdes et des graisses, et n'a pour ainsi dire pas d'hydrocarbonés; les Anglais ont donc raison de manger en même temps des pommes de terre, puisque, si celles-ci sont très pauvres en albumine, elles sont, par contre, très riches en hydrocarbonés. Ajoutons que le pain peut remplacer la pomme de terre.

Maintenant que nous savons ce qu'il faut entendre par aliments, voyons les transformations qu'ils doivent subir dans le tube digestif avant de devenir assimilables.

Préhension.

Quand ils sont solides, la main les saisit et les porte à la bouche dans laquelle ils pénètrent grâce aux lèvres et aux dents. Il n'en est pas de même des aliments liquides : ceux-ci sont directement versés dans la cavité buccale avec une cuillère, ou une bouteille si l'on boit à la régalade; ou bien aspirés, par succion, quand il s'agit d'un enfant qui tète ou lorsqu'on boit avec un chalumeau; ou encore humés si l'on boit dans un verre.

Mastication.

Une fois dans la bouche, les aliments liquides sont portés directement dans l'estomac, où ils ne séjournent pas longtemps du reste. Mais il n'en est pas de même des aliments solides. Ceux-ci doivent être broyés et divisés en parties très ténues pour pouvoir être digérés facilement. *Prima digestio in ore*, dit-on avec raison. Un exemple fera bien comprendre la nécessité de la mastication. Si vous prenez un morceau de sucre et si vous le placez simplement dans l'eau, il se dissout lentement ; mais il se dissout au contraire rapidement si vous l'avez auparavant réduit en poudre. Eh bien, il en est de même des aliments, ils sont d'autant plus facilement attaqués par les liquides de la bouche et des autres parties du tube digestif qu'ils ont été plus broyés, plus mastiqués.

La mastication se fait, chez l'homme, par des mouvements d'*élévation* et d'*abaissement* comme chez les carnivores, et des mouvements de *latéralité*, comme chez les ruminants : l'homme est donc carnivore et herbivore. Les mouvements d'abaissement sont produits par les muscles génio-hyoïdien, mylo-hyoïdien, le ventre antérieur du digastrique et le sous-hyoïdien ; les mouvements d'élévation, par le masséter, le temporal et le ptérygoïdien interne ; les mouvements de latéralité, par la contraction du ptérygoïdien externe.

Les lèvres, les joues et la langue facilitent la mastication en ramenant les aliments entre les dents. Les nerfs qui font contracter les muscles masticatoires sont le nerf maxillaire inférieur pour les muscles de la mâchoire inférieure, l'hypoglosse pour la langue, et le facial pour les joues et les lèvres.

Insalivation.

Mais la mastication est surtout facilitée par la *salive*. Celle-ci est sécrétée par la *parotide*, les *glandes sous-maxillaires*, les *glandes sublinguales* et les *glandes muqueuses* disséminées dans la cavité buccale. Toutes ces glandes produisent *quatre espèces de liquides* qui, par leur mélange, forment la salive. Le liquide fourni par la parotide est très fluide, alcalin et renferme du carbonate de chaux qui contribue à former le tartre dentaire. La salive sous-maxillaire est filante à cause de la mucine qu'elle contient. La salive sublinguale est très visqueuse aussi.

La vraie salive, c'est-à-dire le mélange des liquides sécrétés par les quatre espèces de glandes que nous venons d'indiquer,

est légèrement opaline, spumeuse, un peu filante, et de densité
entre 1004 et 1009. Elle est alcaline, mais elle devient quelquefois
acide par suite des parcelles alimentaires qui restent entre les
dents. Sa quantité, dans les 24 heures, varie entre 500 et 1,500
grammes. Elle est surtout composée d'eau, 995 pour 1,000 ;
de matières organiques, 3-5, et inorganiques, 1-5. Ces dernières substances sont des chlorures et des phosphates. Mais
il y a encore du sulfocyanure de potassium, de l'urée, de la
graisse, de l'albumine et de la mucine, des gaz dissous (oxygène,
acide carbonique et azote) et enfin un ferment qu'on a nommé
ptyaline, découvert par Leuchs en 1831 et étudié par Mialhe avec
le plus grand soin de 1838 à 1845. La ptyaline est une substance
azotée qui agit surtout à la température de 40 degrés, et qui a la
propriété de transformer l'amidon en sucre. Cette saccharifica-
tion de l'amidon est nécessaire pour qu'il puisse être absorbé.

La sécrétion de la salive est continuelle, mais elle est beaucoup plus abondante dès que les aliments, mis dans la bouche,
stimulent le sens du goût. Elle a lieu, en effet, en dehors de la
volonté ; c'est le système nerveux qui la produit par *acte réflexe*.
La présence des aliments dans la cavité buccale, la vue, l'idée
même de certains aliments, — d'où l'expression : « L'eau m'en
vient à la bouche », — impressionnent les fibres sensitives du
nerf lingual et du glosso-pharyngien, quelquefois du pneumogastrique ; ces fibres transmettent l'impression à un centre situé dans
la moelle ou dans le cerveau quand c'est le souvenir d'un succu-
lent repas qui provoque la salive, et cette impression est *réfléchie*
sur les glandes salivaires par les fibres du nerf facial, et, en particulier, par la corde du tympan qui va à la glande sous-maxillaire [1]. C'est donc principalement au moment de la mastication
de l'aliment, c'est-à-dire lorsque le goût est excité, que les mâ-
choires se remuent et que la sécrétion de la salive se fait en très
grande quantité.

La salive, sécrétée dans l'intervalle des digestions, maintient

1. Tout *acte réflexe* suppose donc trois choses : une surface sensitive, ou
un nerf sensitif qui transmet l'impression reçue à un centre, à un ganglion par
exemple, lequel centre va faire produire, par un nerf qui en naît, telle ou telle
action variant suivant la fonction de ce nerf. Ainsi, dans le cas présent, les
nerfs sensitifs de la bouche transmettent l'impression qu'ils ressentent à cause
des aliments à un ganglion qui ordonne à un nerf, qui se rend aux glandes
salivaires, de déterminer la sécrétion de la salive nécessaire pour la mastication et la digestion.

la bouche humide, c'est là une chose très importante, car tout le monde a pu se rendre compte combien il est pénible d'avoir la bouche sèche. Elle facilite, en outre, l'exercice du goût et de la parole. Elle détermine encore des mouvements de déglutition qui provoquent l'ouverture de la trompe d'Eustache, maintiennent l'air de la caisse du tympan à une pression normale et favorisent l'audition. — Pendant la digestion, ou mieux quand on mange, elle facilite la mastication et la déglutition en imbibant les aliments dont elle dissout, en outre, les parties solubles. On peut aisément se rendre compte combien la salive est nécessaire pour bien mâcher en mettant dans la bouche des substances très sèches; l'opération ne devient facile que lorsque le liquide en question les a suffisamment mouillées. Enfin elle *transforme l'amidon* qui se trouve dans le bol alimentaire en *dextrine* d'abord, puis en *glycose* ou *sucre*.

Déglutition.

Lorsque les aliments ont été suffisamment broyés et amollis, la langue les amasse et forme ce qu'on appelle le *bol alimentaire*, qu'elle pousse en arrière en se soulevant. Le bol traverse ainsi l'isthme du gosier et arrive dans le pharynx. Mais ce dernier est un véritable carrefour présentant plusieurs ouvertures : en avant, l'isthme du gosier; en haut, les fosses nasales; en bas et en avant, le larynx; en bas et en arrière, l'œsophage.

Or, comment le bol alimentaire pénètre-t-il dans l'œsophage, plutôt que dans les autres ouvertures?

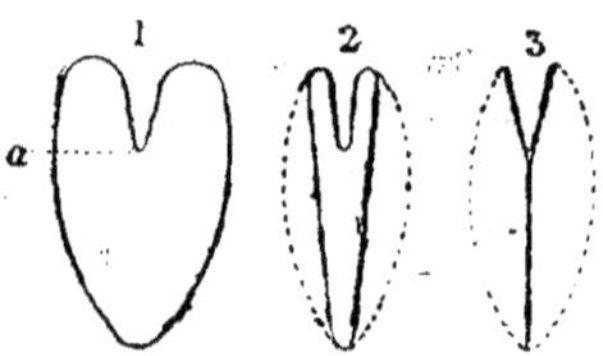

Fig. 192. — Schéma de l'occlusion de l'isthme naso-pharyngien par l'action des muscles des piliers postérieurs. — 1. Orifice de l'isthme naso-pharyngien à l'état de repos. — *a.* luette. — 2. Demi-occlusion. — 3. Occlusion complète.

Il ne peut revenir dans la bouche parce que, dès qu'il a franchi l'isthme du gosier, les piliers antérieurs du voile du palais se contractent et se rapprochent de manière à ne laisser qu'une simple fente que ferme encore la base de la langue qui reste soulevée. — Il ne peut pénétrer dans les fosses nasales parce que les muscles pharyngo-staphylins qui se trouvent dans les piliers postérieurs, se contractent, se rapprochent comme

deux rideaux que l'on tire et ferment les deux ouvertures (voir
fig. 192). — Il ne peut pénétrer non plus dans le larynx,
parce que l'épiglotte s'abaisse, en même temps que la base
de la langue le recouvre. Le bol alimentaire n'a donc qu'une
ouverture de libre, l'œsophage qu'il parcourt, après y avoir pénétré, grâce aux contractions des fibres longitudinales et circulaires. La pesanteur n'exerce aucune action, car on peut avaler
la tête en bas.

La déglutition est provoquée par les aliments ou la salive.
Ceux-ci impressionnent les filets sensitifs du trijumeau, du
glosso-pharyngien, du pneumogastrique, nerfs qui innervent le
voile du palais, le pharynx et l'œsophage. Ces filets portent l'impression sur un centre situé dans la moelle, lequel centre la
renvoie aux filets moteurs des mêmes nerfs et de plus à ceux
du facial et de l'hypoglosse.

Digestion stomacale.

Après avoir traversé l'œsophage, l'aliment arrive dans l'estomac. Celui-ci est un organe *musculaire* et *sécrétoire*, parce qu'il
joue un rôle *mécanique* et un rôle *chimique*. En effet, il faut qu'il
réduise le bol alimentaire en bouillie, c'est le rôle musculaire, et
que cette bouillie devienne assimilable, ce qui a lieu grâce au
rôle chimique.

Dès que l'aliment pénètre dans l'estomac, un acte réflexe
amène les contractions des fibres charnues, contractions qui le
brassent et le transportent, au bout d'un temps plus ou moins
long, suivant les aliments, du cardia au pylore. Si les contractions se font en sens inverse, du pylore au cardia, le *vomissement*
se produit. En même temps la membrane interne de l'estomac,
qui renferme à peu près 5 millions de glandes, s'enfle, se con-
gestionne et sécrète un fluide clair, incolore, aqueux et acide qui
sort de cette membrane en gouttelettes, comme les gouttes de
sueur perlent sur la peau, et qui agit sur l'aliment. Ces nombreuses glandes sont à *suc gastrique* et à *mucus*. Les premières
sont réparties sur toute la surface de l'estomac, sauf au pylore;
les secondes sont dans ce dernier conduit et elles ont un rôle
moins important que les premières.

Le *suc gastrique* renferme 98 % d'eau; 1 % de matières so-

lides; 0,40 de matières organiques et 0,60 de matières minérales. Les éléments les plus importants sont l'*acide chlorhydrique*
et des ferments solubles, la *pepsine* et la *présure*. Plusieurs auteurs pensent que l'acide de l'estomac est de l'*acide lactique* et
non de l'acide chlorhydrique. La vérité est qu'on trouve les deux
acides dans ce viscère.

La *pepsine*, découverte par Schwann en 1838, est un ferment
soluble, de nature azotée. Séchée, elle se présente sous forme
de poudre d'un blanc jaunâtre. Elle change les matières albuminoïdes en peptones qui deviennent ainsi facilement absorbables.
C'est donc à la pepsine que le suc gastrique doit ses propriétés digestives. Le second ferment, *présure* ou *pexine*, a la propriété de
cailler le lait. La quantité de suc gastrique sécrété dans les vingt-
quatre heures est de 6 kil. 500, pour un homme de 65 kilog.

Action du suc gastrique sur les aliments. — Cette action a été
fort bien étudiée, grâce aux digestions artificielles imaginées par
l'abbé Spallanzani. Au moment où ce célèbre physiologiste de Mo-
dène (qui mourut en 1789) entreprit ses expériences, on pensait
que les aliments étaient simplement triturés dans l'estomac, et
que le chyme n'était que l'aliment réduit en pulpe ; mais il montra
qu'il en était autrement. Il fit avaler à des oiseaux des aliments
renfermés dans des tubes et dans des espèces de petites boîtes
métalliques, dont les parois étaient criblées de trous, de manière
à préserver ces substances de tout frottement, mais non à les
soustraire à l'action des liquides de l'estomac, et il trouva que la
digestion s'en faisait comme dans les circonstances ordinaires. Il
fallait donc conclure que la chymification des aliments était la
conséquence de l'action du suc gastrique. Mais, pour le mieux dé-
montrer, il fit des expériences plus curieuses encore. Il fit avaler
à des corbeaux et à d'autres oiseaux de petites éponges attachées
à une ficelle, au moyen de laquelle il put les retirer de l'estomac
après qu'elles y eurent suffisamment séjourné (quelques minutes)
pour s'y être imbibées des liquides contenus dans cette cavité. Il
se procura ainsi une grande quantité de suc gastrique qu'il plaça
dans de petits vases, avec des aliments suffisamment divisés ; il
eut soin en même temps d'élever la température de façon à imiter
autant que possible les circonstances dans lesquelles la chymification se produit, et, après quelques heures, il vit que la masse
alimentaire soumise à cette digestion artificielle se transformait
en une matière pulpeuse semblable à celle qui se forme naturelle-

ment dans l'estomac. — D'autres observations ont été faites depuis sur l'homme lui-même et elles ont donné les mêmes résultats. Le docteur Beaumont ayant rencontré un jeune homme bien portant, mais dont l'estomac avait été ouvert par une blessure d'arme à feu, blessure qui, après la guérison imparfaite, avait laissé béant un orifice qui permettait de voir tout ce qui se passait dans cet organe, a pu s'assurer que les aliments, en arrivant dans l'estomac, excitent la sécrétion du suc gastrique, s'en imbibent et sont ensuite digérés par la seule action de cet agent. Ce même jeune homme lui a permis de renouveler aussi les expériences de Spallanzani. Au moyen d'un tube, il retirait directement de l'estomac du suc gastrique qui, mis en présence de morceaux de bœuf, les réduisait en une substance demi-fluide semblable au chyme naturel.

Quand l'aliment se trouve en contact avec le suc gastrique, celui-ci le désagrège donc et le liquéfie complètement. Mais il n'attaque que les *principes albumineux* qu'il rend solubles et absorbables, après les avoir transformés successivement en *syntonine, propeptone* et *peptone*. Les *principes gras* ne sont pas altérés, il sont simplement dégagés, sans subir aucune modification chimique ; il en est de même des *principes amidonnés* qui ont commencé à être transformés par la salive. La digestion des aliments albuminoïdes n'est pas une simple dissolution ; en effet, le lait que l'on vient de boire se coagule dès son arrivée dans l'estomac, seulement il se liquéfie de nouveau dès que la pepsine agit sur la caséine coagulée.

Mais pourquoi l'estomac ne se digère-t-il pas lui-même, comme cela arrive, du reste, après la mort, ou dans le cas d'ulcère de l'estomac ? Est-ce la vie, le *principe vital* qui s'oppose à cette digestion ? Non, puisque le suc gastrique digère une oreille de lapin ou une grenouille vivante. Est-ce le *mucus stomacal,* ou suc pylorique, qui protège les parois ? C'est assez probable, mais la circulation capillaire y est sûrement pour beaucoup, puisque, dès que la circulation est troublée, comme dans le cas de thrombose[1], d'embolie[2], la muqueuse est attaquée et qu'il se produit un

---

1. On appelle *thrombose,* l'oblitération complète ou incomplète d'un vaisseau produite par une coagulation du sang.

2. Une *embolie,* c'est tout corps étranger, et le plus souvent un petit caillot sanguin, qui est entraîné dans le courant circulatoire jusqu'au moment où il s'arrête dans un vaisseau qu'il obstrue.

ulcère. Il peut bien se faire aussi qu'elle soit légèrement atteinte, mais, comme l'épithélium se régénère avec une très grande rapidité, cela suffit pour le protéger suffisamment.

L'estomac renferme plusieurs sortes de gaz. Les uns ont été absorbés avec les aliments, d'autres résultent de la composition de certains sels, d'autres sont exhalés par les parois de l'estomac, mais la plupart proviennent des fermentations ; ces derniers sont quelquefois inflammables. En effet, certaines personnes ont remarqué que leurs éructations s'enflammaient, produisaient même une petite explosion, si elles étaient trop près d'une lumière.

L'estomac n'est pas aussi indispensable qu'on pourrait le croire. En effet, Czerny l'a enlevé, en 1878, avec succès à un chien qui a vécu pendant cinq ans, époque où Ludwig le sacrifia pour voir où en étaient les choses ; il le trouva sans estomac, ou ne présentant du moins qu'une petite poche développée aux dépens d'un fragment de la paroi stomacale.

Digestion intestinale.

Dès que l'aliment a subi les modifications dont nous venons de parler, il traverse le pylore et pénètre dans l'intestin. Il se compose alors : 1° des *matières albumineuses* dissoutes et transformées par le suc gastrique ; 2° des *substances amylacées*, séparées, dégagées, mais non altérées par le suc gastrique ; 3° des *matières graisseuses* non altérées non plus. Ces deux dernières substances ne doivent être digérées que par les liquides versés dans le petit intestin. Ces liquides sont au nombre de trois : le *suc intestinal*, le *suc pancréatique* et la *bile*.

La digestion intestinale se fait, comme la digestion stomacale, au moyen de phénomènes mécaniques et de phénomènes chimiques. Les *phénomènes mécaniques* sont dus aux contractions des fibres longitudinales et circulaires qui déterminent des mouvements *péristaltiques* ou *vermiculaires,* ayant pour but de faire progresser son contenu. Ces contractions sont d'origine réflexe. Certains médicaments les diminuent, comme l'opium, la belladone ; d'autres les exagèrent, et produisent même quelquefois des coliques, comme les purgatifs. Les *phénomènes chimiques* résultent de l'action des liquides intestinaux.

Le premier, le *suc intestinal,* est sécrété par les glandes de Lieberkühn réparties dans tout l'intestin. C'est un liquide jaunâtre, limpide, alcalin. Il agit sur l'amidon qu'il convertit en sucre.

Le second, le plus important pour la digestion, est le *suc pancréatique*, liquide incolore, légèrement salé, très alcalin et présentant quelque analogie avec la salive, ce qui lui a fait donner le nom de *salive abdominale*. Il renferme 90 0/0 d'eau, 1 de substances minérales (chlorure de sodium, chaux, magnésie, soude), et 9 de substances organiques comprenant de l'albumine, de la leucine, des corps gras et trois ferments : la *trypsine* ou ferment de l'albumine, l'*amylopsine* ou *ferment diastasique* analogue à la ptyaline, et la *stéapsine* qui émulsionne[1] les graisses. Ces trois ferments constituent la *pancréatine*.

La sécrétion de ce suc ne se fait que pendant la digestion, et principalement deux heures après le repas. Elle a lieu par acte réflexe, mais on n'en connaît pas le mécanisme.

Son action est de la plus haute importance. *Il transforme les albuminoïdes* qui ont échappé à l'action du suc gastrique *en peptones* et cela d'une façon très énergique. *Il parachève sur les féculents et les hydrocarbonés,* d'une manière plus intense et plus rapide, *l'action exercée par la salive. Enfin il émulsionne complètement les graisses* qu'il transforme en un liquide blanc, semblable au lait et qui constitue le *chyle*. Ces graisses se reconnaissent facilement dans l'estomac où on les voit flotter comme des gouttes d'huile au milieu des aliments; mais, dans l'intestin, elles disparaissent en raison de leur émulsion. Celle-ci accomplie, la graisse peut être digérée, car ce n'est que sous cette forme qu'elle peut être absorbée par les vaisseaux et par conséquent entrer dans la circulation.

Le suc pancréatique est donc un suc digestif complet puisqu'il agit avec beaucoup de puissance sur les trois catégories d'aliments.

Le troisième suc est la *bile*, sécrétée par le foie. Nous avons vu que ce viscère est composé d'un grand nombre de *lobules* très serrés les uns contre les autres. Les petits vaisseaux sanguins pénètrent dans la substance de ces lobules et y forment un réseau vasculaire très fin. Mais, outre ces vaisseaux, on voit encore dans ces mêmes lobules des tubes excessivement délicats qui se réunis-

---

1. Une *émulsion* est une préparation dans laquelle des principes huileux ou résineux sont divisés et tenus en suspension dans le liquide à l'aide d'un mucilage naturel ou factice.

sent dans les intervalles laissés par les lobules, se groupent pour former de petites branches, et finissent par sortir du foie par la grande fissure inférieure : ce sont les *conduits biliaires* qui aboutissent au *canal hépatique*. Celui-ci prend le nom de *canal cholédoque* (qui conduit la bile) après avoir reçu, par le *canal cystique*, la bile qui se trouve en réserve dans la vésicule biliaire. Le liquide transporté par les conduits biliaires est jaune, amer, inodore et faiblement alcalin, c'est la bile. Elle renferme : Eau 85 ; — acides 8 ; — cholestérine 4 ; — matières colorantes 2 ; — sels 1. Les *sels et acides biliaires* sont le *taurocholate de soude* et le *glycocholate de soude*. Ils résultent de la combinaison de la soude avec les *acides taurocholique* et *glycocholique*. La *cholestérine* est un alcool cristallisable, soluble dans la bile ; elle est peut-être un produit de désassimilation du système nerveux, et elle joue un rôle important dans la production des calculs biliaires. Les matières colorantes sont la *bilirubine* et la *biliverdine*.

La sécrétion de la bile (500 à 1,000 gr. dans les vingt-quatre heures) est continue, mais elle atteint son maximum quelques heures après le repas. Elle diminue quand on mange très peu ou quand on se nourrit exclusivement avec des aliments gras ; elle augmente, au contraire, avec un régime azoté, et surtout par le mélange du pain et de la viande. L'*excrétion* a pour agent principal la *vis à tergo*, c'est-à-dire la poussée exercée par le liquide nouvellement sécrété sur celui qui est contenu déjà dans les conduits biliaires.

La bile a un rôle digestif à peu près nul. Elle n'a pas d'action sur les albuminoïdes, et elle agit très faiblement sur les hydrocarbonés et les graisses. Mais on doit lui reconnaître trois usages importants : 1° elle s'oppose à la fermentation putride de l'intestin ; 2° elle joue un rôle dépurateur en détruisant des poisons fabriqués par l'organisme et 3° elle balaye l'intestin, après l'absorption des aliments, en entraînant la chute de l'épithélium devenu impropre à la digestion.

Donc, le foie, cet organe si volumineux, n'a pas une grande importance au point de vue de la digestion intestinale. Mais il joue un rôle autrement utile dans la chimie de la nutrition. Nous verrons plus loin son importance en tant qu'organe glycogénique.

Pendant que toutes les transformations chimiques dont nous venons de parler s'effectuent, les aliments sont entraînés lentement, grâce aux mouvements péristaltiques de l'intestin, et se mettent en contact avec la membrane interne qui absorbe au fur et à mesure toutes les parties assimilables.

Donc, l'aliment que nous mettons dans la bouche sous forme de pain, de viande, de fruit, est transformé par l'action des fluides digestifs, de telle sorte que les éléments nutritifs qui les composent sont convertis en substances nouvelles assimilables.

Absorption.

Comment ces substances nouvelles vont-elles pouvoir arriver aux tissus qu'elles doivent nourrir? Elles y arriveront en traversant les parois de l'intestin et en pénétrant dans le sang, ce qui constitue l'*absorption*.

Celle-ci se produit grâce à la *diffusion*, propriété qui permet à certains corps de se disséminer dans le milieu qui les renferme, et à l'*osmose*, force qui fait que deux liquides se mélangent au travers d'une membrane qui les sépare. Ainsi, si on met en présence de l'eau pure et de l'eau salée, et si ces deux liquides sont séparés par une membrane végétale ou animale, au bout d'un certain temps, les deux liquides seront également salés grâce au phénomène de l'osmose. Toute membrane animale possède un pouvoir d'absorption, mais il faut remarquer que telle a un pouvoir d'absorption particulier pour tel liquide, et telle autre pour un autre.

L'absorption se fait par les villosités intestinales qui sont au nombre de plusieurs millions. L'albuminose liquide de l'estomac, le sucre produit par la digestion de l'amidon, l'eau, les sels, mis en présence du riche réseau capillaire qui s'étale sur chaque villosité, traversent les parois de ces vaisseaux et sont aussitôt portés dans la circulation, puisque ces capillaires sanguins aboutissent à la *veine porte*. Les graisses sont absorbées par les vaisseaux *chylifères* ou *lactés*[1] dont l'origine se trouve au centre de chaque villosité. Nous savons que ces vaisseaux font partie d'un grand système de canaux distribués dans tout le corps, et nommés *vaisseaux lymphatiques*, et qu'ils portent, où on les rencontre, un liquide transparent et incolore, la *lymphe*. Les

---

1. Ces vaisseaux sont nommés *lactés* parce que le chyle a une couleur *laiteuse* après l'émulsion des graisses.

chylifères s'unissent entre eux et aboutissent au *canal thoracique* qui s'ouvre dans le tronc veineux brachio-céphalique gauche, ce qui fait que le chyle pénètre dans la circulation au moyen du canal thoracique, et peut être ainsi distribué par le sang dans tout l'organisme pour les besoins de la nutrition.

Les parties assimilables de l'aliment sont donc transportées dans la circulation par deux voies différentes: 1° par les *capillaires sanguins*, à travers la veine porte et le foie, vers la veine hépatique; 2° par les *vaisseaux chylifères* et le canal thoracique vers la veine sous-clavière.

Dès que l'absorption s'est faite, les cellules épithéliales tombent et sont remplacées par de nouvelles. Küss croit que ce renouvellement se produit après chaque digestion, et il pense que la bile accélère ce *balayage intestinal*.

En résumé, l'absorption des aliments se produit surtout dans l'intestin grêle, mais aussi dans tout le tube digestif, le pharynx et l'œsophage exceptés.

I. Les *aliments minéraux*, l'eau et les sels dissous, sont absorbés dans la bouche, l'estomac et l'intestin; ce sont les capillaires sanguins des villosités qui les absorbent dans cette dernière partie du tube digestif.

II. Les *aliments hydrocarbonés*, comme l'amidon, le sucre, sont absorbés sous forme de *glycose*, produit de la digestion, faiblement dans la bouche et l'estomac, mais d'une manière très prononcée dans l'intestin grêle. La glycose passe aussi dans les capillaires sanguins.

III. Les *aliments albuminoïdes* sont absorbés à l'état de peptone soluble, dans l'estomac d'abord, puis dans l'intestin grêle, par les capillaires.

IV. Les *aliments gras* ne sont absorbés que dans l'intestin grêle, à l'état d'émulsion, et au niveau des villosités. Ils pénètrent dans les vaisseaux chylifères.

Digestion du gros intestin. — Défécation.

Les matières qui n'ont pas été absorbées dans l'intestin grêle passent dans le gros intestin, dont le rôle spécial est de leur servir de réservoir et de les expulser. Elles progressent lentement sous l'influence des mouvements péristaltiques dus aux fibres musculaires du cœcum et du côlon, et elles arrivent dans l'S iliaque où elles s'accumulent jusqu'à ce que se produise le besoin de les rejeter.

La muqueuse du gros intestin possède des glandes en tube, mais le suc qu'elles sécrètent n'a pas d'action digestive. Cependant l'absorption se fait encore dans le cœcum et dans une partie du côlon, pour l'eau, les sels, la glycose et les peptones qui peuvent avoir échappé à l'action absorbante du petit intestin.

Il se forme dans le gros intestin un grand nombre de gaz. Ce sont de l'azote, de l'acide carbonique, de l'hydrogène, de l'hydrogène sulfuré. S'ils ont le désagrément de donner quelquefois des coliques, ils ont aussi leur utilité, puisqu'ils maintiennent ouvert le tube intestinal, donnent de l'élasticité et du volume à l'abdomen, ce qui facilite l'effort nécessaire pour expulser les matières non alimentaires.

La défécation est la conséquence d'un phénomène réflexe ayant son centre à la partie inférieure de la moelle lombaire, *centre ano-spinal*. Les matières accumulées dans le rectum provoquent une sensation, un *besoin* qui est communiqué au centre ; celui-ci provoque à son tour les contractions involontaires de l'*S* iliaque et du rectum dans le but de les expulser. On sait qu'il est possible de résister jusqu'à un certain point à ce besoin en contractant le sphincter.

Les matières rejetées ne sont pas seulement formées par les parties non assimilables des aliments et des liquides, mais aussi par les débris de l'épithélium desquamé.

CHAPITRE II

NUTRITION

Assimilation. — Que deviennent les graisses, les albuminoïdes, le sucre, l'eau, les matières minérales et l'oxygène ? — Désassimilation. — Bilan de la nutrition. — Ration alimentaire.

Nous venons de voir comment s'effectue la digestion des divers aliments que nous prenons, et comment ils sont absorbés.

Nous savons que les chylifères absorbent les graisses, et que les vaisseaux capillaires de l'intestin absorbent les peptones, le sucre, les sels et l'eau. Nous allons maintenant suivre toutes ces substances dans leur trajet à travers l'organisme, afin de voir comment elles s'assimilent, quel rôle elles jouent et de quelle manière elles sont éliminées lorsqu'elles ne peuvent plus être utiles à l'organisme. En effet, d'un côté, les tissus vivants s'incorporent toutes les parties assimilables de l'aliment, et, de l'autre, ces mêmes tissus subissent un phénomène de décomposition à la suite duquel les parties devenues inutiles se séparent et sont expulsées au dehors. Tous ces changements qui s'opèrent dans l'intérieur du corps et qui sont essentiels à son organisation et à sa vie, constituent la *nutrition*. On peut donc définir celle-ci, avec le professeur Ch. Bouchard, « un double mouvement d'assimilation et de désassimilation ». Ce double travail constitue les *mutations nutritives* qui s'effectuent surtout grâce à la circulation du sang. Celui-ci apporte, en effet, dans les profondeurs de l'économie, l'oxygène, les matières organisées riches en carbone, hydrogène et azote, l'eau et les sels necessaires pour la réparation de ses pertes, et permet de rejeter au dehors l'acide carbonique et tous les déchets qui se forment dans les tissus. L'histoire de la nutrition est donc une histoire de changements incessants par lesquels les tissus de l'organisme sont constamment *renouvelés* et *détruits,* tandis que le corps lui-même reste toujours vigoureux et sain.

Assimilation.

L'assimilation est cet acte merveilleux qui se produit dans l'intérieur de l'organisme et en vertu duquel les aliments ingérés deviennent, après de nombreuses transformations, des tissus vivants. Le sang qui, à la suite de l'absorption, a pris tout ce qui était nutritif dans l'aliment, va le porter dans toutes les parties du corps, distribuant à chacune d'elles les matières nécessaires à son entretien et à son accroissement. Ainsi les muscles prennent au sang ce qui doit devenir muscle, les os ce qui doit se transformer en os, les nerfs ce qui doit faire du nerf. Le tissu vivant choisit donc en quelque sorte les parties qui lui sont semblables ou qui le deviendront, il les arrête au passage, laissant les autres, et se les assimile. Comment se produit cet acte?

Pourquoi tel tissu formé de fibrine ne prend-il dans le sang que de la fibrine? Pourquoi tel autre, composé d'albumine, n'y puise-t-il que cette substance? Pourquoi un troisième ne contenant que des sels calcaires ne prend-il que des sels? Enfin comment ces éléments arrivent-ils à participer à la vie des tissus lorsqu'ils se sont assimilés? Tout autant de questions auxquelles il est impossible de répondre. Nous sommes ici en présence de phénomènes vitaux qu'on ne pourra probablement jamais expliquer.

Beaunis considère dans cet acte trois stades, qui, pour l'assimilation d'une substance albuminoïde par une fibre musculaire, par exemple, sont les suivants : 1° *stade de fixation*, dans lequel la fibre musculaire s'empare de l'albumine qui se trouve dans le sang et dans la lymphe à l'état d'albumine du sérum ; 2° *stade de transformation*, dans lequel l'albumine devient de la myosine et peut entrer dans la constitution de la fibre, ce qu'elle ne pouvait faire dans son premier état : 3° *stade d'intégration* ou de *vivification*, dans lequel elle devient organisée, vivante, partie intégrante de la fibre musculaire. Mais dans quelles conditions s'accomplissent ces trois stades, on n'en sait absolument rien.

Voyons maintenant ce que deviennent les graisses, les albuminoïdes, le sucre ou glycose, l'eau, les matières minérales et l'oxygène.

1. *Graisses*. — Les graisses, qui sont versées dans le courant circulatoire par l'intermédiaire du canal thoracique, ne tardent pas à disparaître. Elles se déposent dans les tissus, dans le foie, le tissu conjonctif, la moelle des os. Leur rôle est de produire de la chaleur. Elles agissent d'abord physiquement, comme corps mauvais conducteur de la chaleur; c'est pourquoi elles préservent du froid extérieur tout en s'opposant à la sortie de la chaleur intérieure; c'est ainsi qu'agit l'épaisse couche de graisse que l'on voit généralement chez les Lapons, les Esquimaux, comme chez la plupart des mammifères marins ou terrestres habitant les régions glacées. Elles agissent ensuite chimiquement en brûlant au contact de l'oxygène, combustion qui dégage naturellement de la chaleur, comme nous le verrons plus loin. *Les graisses engendrent donc la chaleur en même temps qu'elles la conservent.* Cela explique pourquoi les gens très gras ont toujours trop chaud. Enfin elles protègent les tissus et contribuent à les fixer en comblant les espaces laissés entre les organes.

Les graisses qui se trouvent dans l'organisme ne proviennent pas seulement des aliments gras qui servent à notre entretien. En effet, si on nourrit une oie uniquement avec du maïs, cet animal produit plus de graisse qu'il n'en reçoit. Il faut donc que la graisse du corps ne dérive pas exclusivement de celle qui existe dans les aliments, et que l'organisme puisse en fabriquer aux dépens d'autres substances alimentaires, comme les hydro-carbonés et les albuminoïdes. Les graisses ont par conséquent des provenances diverses, et cependant elles ont toujours dans l'organisme la même constitution, parce que les cellules du tissu adipeux modifient les corps gras de telle sorte qu'ils prennent les caractères propres à la graisse du corps humain.

II. *Albuminoïdes*. — Tous les tissus, tous les organes renferment des albuminoïdes, en proportion variable, bien entendu. Ils proviennent des aliments azotés que la digestion intestinale a transformés en peptones, et ils sont portés par le sang à travers tout l'organisme. Une partie est absorbée, l'autre reste dans le sang sous forme d'albumine circulante. La partie qui est absorbée se transforme en s'incorporant aux tissus. Ainsi dans la fibre musculaire elle devient *musculine* ou *myosine;* dans les os, *ostéine;* dans les cartilages, *chondrine;* dans les cheveux et les ongles, *kératine.* C'est par cette merveilleuse transformation qu'on ne peut expliquer, que le gluten du pain, la caséine du lait, l'albumine de l'œuf sont convertis en chair, en os, en membranes et en tissu nerveux.

III. *Sucre* ou *glycose*. — Nous avons vu que la salive et le suc pancréatique saccharifient l'amidon, que le suc intestinal transforme le sucre de canne en glycose, et que c'est de cette manière que celle-ci pénètre dans la circulation, après avoir été absorbée par les villosités intestinales. Une certaine quantité traverse le foie sans s'y arrêter, mais la plus grande partie reste, se change en *matière glycogène*, et s'y emmagasine jusqu'à ce que, sous l'influence d'un ferment, la diastase hépatique, elle se transforme en glycose du sang. Celle-ci va alors dans tout l'organisme où elle est oxydée. Si elle s'accumule dans le sang en trop grande quantité on a la *glycémie;* le sucre passe alors dans l'urine et donne lieu à la *glycosurie* ou *diabète.* Cette maladie est le résultat de certaines conditions pathologiques qui retardent la destruction du sucre, ou qui, au contraire, en exagèrent la production. La piqûre du plancher du quatrième ventricule du cerveau produit aussi la glycosurie.

Mais la glycose n'est pas seulement fournie par les aliments qui en contiennent; elle peut être fabriquée dans le foie, comme le prouvent plusieurs expériences, et surtout celle de Cl. Bernard, dite du *foie lavé*. L'illustre physiologiste prenait le foie d'un animal qu'on venait de sacrifier; il le lavait largement au moyen d'un courant d'eau injecté dans les veines, et après cette opération il ne contenait plus de sucre. On le laissait alors, sans y toucher, jusqu'au lendemain, et à ce moment il contenait de nouveau du sucre. Celui-ci s'était donc formé par la transformation d'une matière qui préexistait à lui dans le foie, et que Cl. Bernard a nommée *matière glycogène*.

Voici une autre expérience : si on tue un chien, en pleine digestion, après ne lui avoir fait manger que des albuminoïdes, on ne trouve pas la moindre trace de sucre dans le sang de la veine porte qui va au foie, et on en trouve beaucoup dans celui des veines sus-hépatiques qui en sortent; il en est de même si on nourrit le chien avec les mêmes aliments pendant plusieurs mois. Il faut donc que la glycose se soit formée dans le foie. Du reste, si on extirpe ce viscère, il n'y a plus trace de sucre dans l'organisme.

De tout ceci on pourrait peut-être conclure que le sucre qui provient des aliments se transforme en matière glycogène dans le foie, matière constituant une espèce de réserve qui doit fournir, en se retransformant en glycose sous l'influence du ferment hépatique, le sucre qui est nécessaire à l'économie. La glycose est, en effet, indispensable à la nutrition des éléments anatomiques qui la brûlent à mesure qu'ils la reçoivent.

IV. *Eau et matières minérales*. — Ces substances inorganiques n'ayant pas besoin d'être digérées pour pénétrer dans l'organisme sont absorbées en nature. Les veines de l'intestin absorbent l'eau directement, et le sang la transporte par tout le corps d'où elle est éliminée par les reins, les poumons, la peau, etc. C'est un véhicule absolument nécessaire pour transporter les matériaux et faciliter les échanges. Le chlorure de sodium se trouve dans tous les tissus; le phosphate de chaux est en grande abondance dans les os et les dents. Comment ces sels s'assimilent-ils? Lorsque le sang, qui en est chargé après la digestion, arrive à la circulation capillaire et pénètre dans les interstices des tissus, il abandonne à ceux-ci le sel ou le phosphate de chaux qui leur est nécessaire, chaque tissu choisissant non seulement la substance qu'il lui faut, mais encore ne prenant que la quantité nécessaire à son entretien.

Certains sels, quand il le faut, peuvent subir des modifications assez importantes. Ainsi une poule privée de calcaire pondra cependant des œufs avec leur coquille, si on ajoute à sa nourriture du sulfate de chaux. Or, la coquille est composée de carbonate de chaux et non de sulfate; il faut donc que ce dernier sel se soit transformé dans l'organisme.

V. *Oxygène.* — L'oxygène est fourni par les aliments, mais la plus grande partie vient par la respiration. C'est un véritable aliment d'entretien ou de combustion. Toute la quantité absorbée n'est pas aussitôt consommée; une certaine partie est emmagasinée surtout dans les globules rouges, elle est dépensée plus tard quand l'exercice accroît la combustion.

Désassimilation.

Lorsque les substances alimentaires ont pénétré dans nos tissus, elles en font partie intégrante et servent à leur entretien. Mais il arrive un moment où, leur fonction étant achevée, elles ne sont plus utiles à l'organisme, elles peuvent même devenir nuisibles, comme, par exemple, l'air qui, une fois entré dans les poumons, est non seulement devenu impropre à entretenir la vie, mais encore la fait perdre s'il n'est pas renouvelé. Il faut donc que ces substances soient éliminées.

Le combustible qu'on met dans un fourneau se consume au fur et à mesure qu'il brûle, et en même temps il produit des déchets. Si on se contente d'ajouter de nouveaux combustibles sans enlever les déchets, le feu brûle mal et finit par s'éteindre. Il en est de même dans notre corps. Le combustible que nous mettons dans notre machine humaine se consume, et, en se consumant, les organes et les tissus s'altèrent en vertu de leur propre activité, produisant des déchets. Mais heureusement cette altération est aussitôt réparée par de nouveaux matériaux qui s'assimilent, en même temps que les déchets sont rejetés. On dirait que le tissu du corps se défait et se refait sans cesse, de telle sorte qu'il est toujours neuf et toujours doué d'une vitalité uniforme.

D'après ce que nous venons de dire, la désassimilation est donc ce phénomène par lequel un composé qui fait partie constituante de l'organisme s'en sépare et cesse de participer aux fonctions qu'il accomplit, en formant des composés nouveaux qui sont éliminés. Elle est d'autant plus active au niveau d'un tissu, d'un organe, que celui-ci fonctionne plus activement. Ainsi le sang veineux d'un muscle renferme de l'acide carbonique (produit de désassimilation) en proportion de son travail.

L'acte intime de la désassimilation est loin d'être connu dans tous ses détails; on peut le considérer comme une oxydation ou une combustion.

Les *sucres* (hydrocarbonés) se brûlent dans l'intérieur des tissus, se combinent à l'oxygène, forment de l'acide carbonique qui s'exhale par les poumons et la peau, et de l'eau qui est expulsée par les mêmes voies.

Les *matières grasses* s'éliminent en nature par la matière sébacée, le lait, les épithéliums; mais la plus grande partie s'élimine sous forme d'acide carbonique et d'eau, au moyen des poumons et de la peau. Leur combustion donne lieu à un grand dégagement de chaleur animale. En effet les aliments gras sont calorigènes par excellence : 100 grammes de graisse produisent autant de chaleur que 211 grammes d'albuminoïdes et que 240 grammes de fécule. C'est pour cette raison qu'on se nourrit surtout avec des corps gras dans les pays froids.

Les *albuminoïdes* fournissent les mêmes produits de désassimilation, c'est-à-dire, de l'acide carbonique et de l'eau, mais ils donnent en plus l'*urée*. Celle-ci se forme aux dépens de corps intermédiaires (créatine, créatinine, acide urique, etc.). L'urée se trouve partout dans le sang à l'état de dissolution. Sa quantité augmente à la suite de l'exercice musculaire et diminue pendant le repos. Si, par suite de maladie, elle s'accumule dans le sang au delà des proportions naturelles, elle agit comme un poison et peut produire la mort par *urémie*. Elle est éliminée par les reins; le sang l'y laisse en passant par les capillaires de ces organes et retourne, purifié, dans la circulation.

Ainsi donc les deux principaux produits de désassimilation sont rejetés au dehors, l'acide carbonique par les poumons, l'urée par les reins. Les poumons et les reins sont en conséquence les grands organes de purification, puisque c'est grâce à eux que les matières usées et épuisées sont expulsées sans retard.

Bilan de la nutrition. — Ration alimentaire.

Puisque l'organisme a besoin d'aliments qu'il s'assimile afin de réparer ses tissus et entretenir la chaleur et la vie, il y a *recette* et *dépense*. Le bilan de la nutrition est donc la balance entre les recettes d'une part, sous forme d'aliments et d'oxygène, et les dépenses d'autre part, sous forme de réparation et d'entretien des tissus, et en même temps de travail produit. Au début de la vie il doit y avoir excès de recettes à cause de la croissance, plus tard l'équilibre suffit. Mais pour obtenir cet équilibre il faut savoir d'un côté les dépenses que l'on fait et de l'autre avec quels aliments on peut les compenser. D'après des évaluations approximatives, l'alimentation d'un homme adulte, dans les 24 heures, doit renfermer 100 à 150 grammes d'albuminoïdes; 80 à 90 grammes de graisses; 400 grammes environ d'hydrocarbonés; 2,800 grammes d'eau et 15 à 30 grammes de sels.

Voici, d'après MM. Langlois et de Varigny, la quantité à ingérer de quelques substances alimentaires pour avoir la ration alimentaire et par conséquent compenser les dépenses :

POUR 120 GRAMMES D'ALBUMINOÏDES	Grammes	POUR 420 GR. D'HYDROCARBONÉS ET GRAISSES	Grammes
Fromage	350	Riz	492
Lentilles	453	Maïs	532
Haricots	531	Pain de froment	543
Pois	537	Lentilles	693
Fèves	544	Pois	704
Viande de bœuf	566	Fèves	708
Œuf de poule	893	Haricots	733
Pain de froment	1332	Œuf de poule	776
Maïs	1515	Pain de seigle	800
Riz	2364	Fromage	1730
Pain de seigle	2653	Pommes de terre	1751
Pommes de terre	9230	Viande de bœuf	1945

Ce tableau montre qu'on ne peut demander la quantité nécessaire d'albuminoïdes à la pomme de terre, et celle des principes non azotés à la viande. Par contre, les pois et les fèves seuls pourraient nourrir l'organisme, si tous les principes qu'ils renferment étaient digestibles, ce qui n'est pas. En somme, il faut recourir aux aliments végétaux et aux aliments animaux pour avoir une bonne alimentation.

CHAPITRE III

SANG ET LYMPHE

Le sang, ses qualités, sa quantité. — Cruor : globules rouges; globules blancs ou leucocytes; autres éléments figurés. — Liquor ou plasma. — Coagulation du sang. — Sérum. — Fibrine. — Gaz du sang. — Saignée, hémorragie. — Transfusion du sang. — Lymphe.

Nous venons de parler du sang; il est temps d'arriver à l'étude de ce liquide remarquable qui contient toutes les matières nécessaires à la nutrition, qui entretient l'organisme et qui est nourri lui-même par l'aliment digéré. Et après avoir étudié le sang nous dirons un mot de la lymphe, car si le premier liquide porte dans les cellules de l'organisme les gaz et une partie des matières alimentaires, le second, qui est, en réalité, du sang moins les globules rouges, transporte les matières alimentaires.

§ 1. — Sang.

Le sang est un liquide circulant dans un système de vaisseaux ininterrompus et parcourant toutes les parties du corps dans le double but de porter à tous les tissus les matériaux nécessaires à leur entretien, et de ramener à la surface les résidus organiques[1].

---

1. Cette définition indique pourquoi on ne doit pas considérer le sang seulement comme une *chair coulante*, car, si d'un côté il contient tout ce qui sert à la nutrition et à la réparation de la *chair musculaire*, il contient, en outre, les produits de sécrétion de nombreuses glandes et les déchets de l'organisme.

Sa *couleur* varie du rouge vermeil (sang artériel) au rouge foncé, presque noir (sang veineux). Sa *saveur* est fade, légèrement alcaline. L'*odeur* est variable, elle est généralement en rapport avec celle de la sueur qui varie suivant l'espèce et suivant l'individu. La *température* est entre 36 et 40 degrés; elle est moins élevée dans les parties les plus éloignées du centre circulatoire. Quant à sa *quantité* totale on l'évalue à 5 à 6 litres; mais elle peut varier du simple au double. Il est évident qu'elle doit augmenter après la digestion et diminuer considérablement avec l'abstinence.

Mais comment peut-on connaître la quantité du sang? Est-ce en saignant un animal à blanc? Non, car il reste forcément du sang dans les tissus de l'organisme. Est-ce en injectant complètement le système vasculaire? Non encore, car on peut distendre plus ou moins les vaisseaux, et par conséquent arriver à avoir une quantité trop faible ou supérieure. Nous pensons qu'il est préférable de recourir à la *méthode des mélanges* ou à la *méthode du lavage*. Avec la première on fait une saignée légère et on recherche la quantité de principes fixes pour cent; puis on ajoute une quantité connue d'eau distillée. On fait une deuxième saignée, et on trouve naturellement que la quantité des principes fixes a diminué; la différence permet de calculer la quantité de sang par une simple opération. Dans la deuxième méthode on saigne l'animal à blanc et on garde le sang, puis on fait passer de l'eau distillée dans le système circulatoire jusqu'à ce qu'elle en sorte décolorée; on coupe les tissus en morceaux et on les lave dans une certaine quantité d'eau distillée, afin d'en retirer tout le sang, ce qui donne un mélange ayant une certaine coloration. On reprend le sang de la saignée, et on y ajoute la quantié d'eau nécessaire pour qu'il ait exactement la même couleur que le mélange. Nous avons ainsi trois quantités connues (sang et eau distillée dans un cas, eau distillée de l'autre), il est donc facile de calculer la quatrième quantité inconnue, celle de la proportion du sang mélangé à l'eau distillée qui a servi à laver les tissus et qui contient tout le sang qui restait après la saignée.

Le sang est constitué par : 1° une *partie solide* ou **cruor**; 2° une *partie liquide*, **liquor** ou **plasma**; 3° par des *gaz*. On peut, en somme, le considérer comme une masse de cruor en suspension dans une masse de liquor, ou encore un tissu cellulaire dont la substance fondamentale est liquide.

1. **Cruor**. — La partie solide comprend des *globules rouges*, des *globules blancs* et quelques autres *éléments figurés*[1].

A. Les *globules rouges*, ou *hématies*, vus pour la première fois en 1658, par Swammerdam, dans le sang d'une grenouille, et, en 1673, dans le sang de l'homme, par Leuwenhoeck, sont de tout petits disques lenticulaires biconcaves dont le diamètre est seulement de 65 à 85 dix millièmes de millimètre (fig. 193). Leur forme varie suivant les espèces. Un millimètre cube de sang en contient environ cinq millions; il y en aurait donc plus de 250,000 milliards. Ce nombre diminue beaucoup chez les personnes anémiques, mais il ne peut descendre au-dessous de 500,000 par millimètre cube sans occasionner la mort. Ils sont mous, élastiques, ce qui leur permet de s'allonger quand ils doivent traverser des vaisseaux capillaires trop petits. La bile et les sels biliaires les détruisent. Chez l'embryon, ils proviennent des cellules du feuillet moyen du blastoderme. Chez l'adulte ils proviennent directement, suivant Sappey et Duval, des globules blancs; suivant Pouchet, ils se forment aux dépens d'un noyau d'origine ou leucocyte primaire; d'après Hayem, ils se forment aux

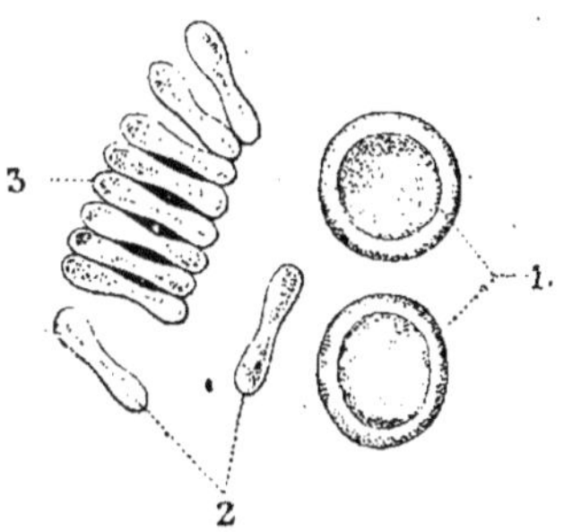

Fig. 193. — GLOBULES ROUGES DE L'HOMME. — 1. Vus de face. — 2. Vus de profil. — 3. Placés en pile.

dépens d'hématoblastes qui font partie des éléments figurés. Anatomiquement, les globules rouges sont des cellules sans noyaux avec une membrane d'enveloppe nommée *stroma* et une substance liquide, colorée, connue sous le nom d'*hémoglobine*. Celle-ci joue un rôle très important dans la respiration, elle fixe l'oxygène de l'air au niveau des capillaires des poumons, et forme avec lui une combinaison peu stable, l'*oxyhémoglobine*, ce qui facilite les échanges gazeux.

Arrivé aux vaisseaux capillaires, l'oxygène est cédé aux tissus par l'oxyhémoglobine qui redevient hémoglobine. Celle-ci fixe

1. On appelle *éléments figurés* les éléments qui ont une forme déterminée. C'est Buffon qui a introduit cette expression en anatomie, pour indiquer que les corps organisés et leurs parties constituantes ont une forme toujours la même dans chaque espèce, tandis qu'il n'en est pas de même dans la matière brute.

encore l'oxyde de carbone dans les cas d'empoisonnement par ce gaz. Elle se compose de carbone, d'hydrogène, d'oxygène, d'azote, de soufre et de fer. C'est elle qui, de toutes les parties constituant l'organisme, contient le plus de fer; en effet, on en trouve 50 milligrammes dans 100 grammes de sang. Elle est cristallisable.

Les globules rouges vivent pendant un certain temps, puis ils se détruisent dans quelques organes, le foie surtout.

B. Les *globules blancs* ou *leucocytes* (de λευκός, blanc, et κύτος, cavité), découverts en 1770, sont moins nombreux que les précédents. Leur forme est variable et leur diamètre est de 75 dix-millièmes de millimètre (fig. 194). D'après Langlois, ils sont remarquables par leur motilité; ils se reproduisent, se nourrissent, excrètent, respirent, se meuvent, changent de forme à tout moment; ils ont une vie propre et peuvent aller partout hors des vaisseaux. Cette motilité et cette ubiquité leur permettent de défendre l'organisme contre certaines agressions, celle des microbes en particulier, en les englobant et les détruisant. Mais cette assertion a besoin d'être plus amplement prouvée. Chaque leucocyte est une cellule qui peut avoir de un à quatre noyaux; une température de 50° centigrades le tue. Les globules blancs sont surtout destinés à produire des globules rouges. Ils se forment dans les ganglions lymphatiques et les organes lymphoïdes comme la rate, le thymus. Ils se multiplient par division directe aux dépens des noyaux d'origine. En se détruisant ils donnent naissance à de la fibrine.

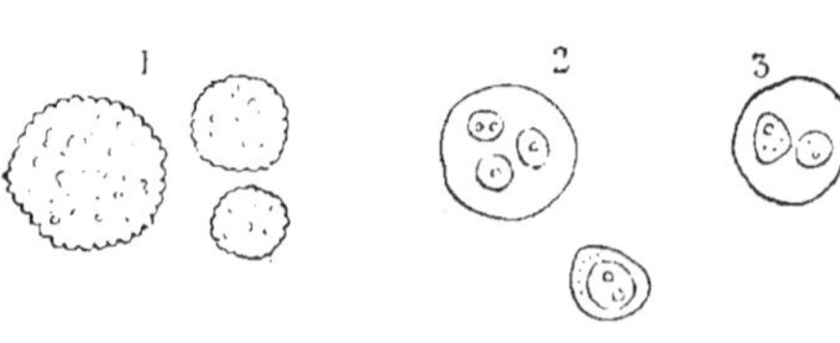

Fig. 194. — LEUCOCYTES OU GLOBULES BLANCS. — 1. Leucocytes normaux de l'homme sans addition de réactifs. — 2. Après l'action de l'eau qui fait apparaître les noyaux. — 3. Après l'action de l'acide acétique qui les pâlit.

C. Les *autres éléments figurés du cruor* sont : les *hématoblastes* ou *globulines* (de αἷμα, sang, et βλαστός, germe), petits éléments qui doivent se transformer, d'après Hayem, graduellement en globules rouges; les *leucocytes primaires*; les *plaques de Bizzorero* qui sont peut-être identiques aux hématoblastes, et que leur petitesse (elles sont trois fois plus petites que les globules rouges) a bien pu faire prendre pour un élément figuré nouveau; des *masses de protoplasma* formées par les globules blancs; des *gra-*

nulations graisseuses, pigmentaires ou fibrineuses, et enfin des *microbes* de toute espèce.

11. Plasma ou liquor. — Le plasma forme la majeure partie du sang, 650 pour 1,000. C'est un liquide incolore ou ambré, un peu visqueux, alcalin, riche en matières albuminoïdes (le fibrinogène, la sérumglobuline ou fibrinoplastique et la sérumalbumine ou sérine), dans lequel nagent les globules rouges, les globules blancs et les autres éléments figurés. Le plasma est essentiellement formé par le *sérum* dont la sérine est le principal albuminoïde, et par de la *fibrine* résultant d'un mélange de fibrinogène et de fibrinoplastique.

Coagulation. — Si on prend du sang et si on l'abandonne à lui-même après l'avoir mis dans un vase, on voit au bout d'un certain temps se former un gros caillot au milieu de la masse sanguine. Ce *caillot* (fig. 195-4) est constitué par les globules du sang qui sont retenus, attachés pour ainsi dire entre eux, par une espèce de réticulum à nombreuses mailles formé par la fibrine qui se sépare spontanément du sang sorti des vaisseaux et qui détermine ainsi la coagulation. Le liquide au milieu duquel il se trouve est appelé *sérum*. Celui-ci est donc le plasma sans fibrine, tandis que le caillot est le cruor avec la fibrine. On obtient facilement cette dernière en battant le sang avec un balai de bouleau, ou un simple bâton auquel elle s'attache sous forme de filaments d'un blanc jaunâtre. Le sang traité ainsi est donc défibriné et il contient les globules et le sérum[1]. On en trouve une grande quantité dans le sang

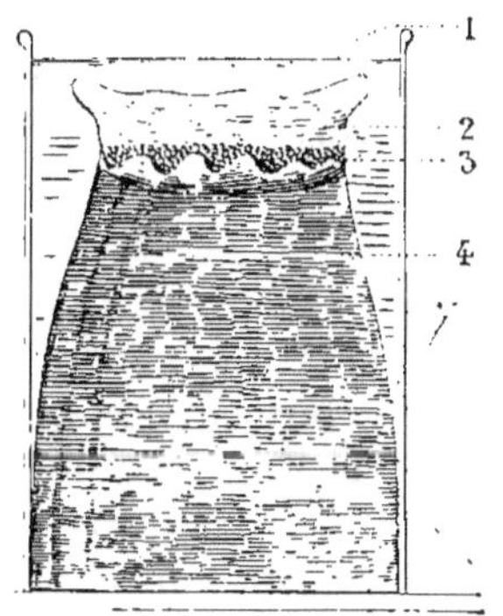

Fig. 195. — Tableau schématique d'un sang coagulé. — 1. Niveau du liquide sanguin. — 2. Couenne ayant la forme d'une coupe. — 3. Croûte granuleuse. — 4. Caillot avec les globules rouges.

après le jeûne, ou une grande fatigue, ou encore dans les maladies de consomption. Elle se reproduit rapidement après une saignée.

---

1. Les paysans connaissent très bien ce moyen de défibriner le sang. En effet, dans les campagnes, quand on tue le cochon, dès que le boucher a ouvert la carotide, une personne armée d'un petit bâton s'empresse de remuer le sang qui est reçu dans un grand récipient. La fibrine s'attache au bâton et le sang ne peut plus se coaguler immédiatement.

La coagulation commence deux ou trois minutes après la sortie du sang des vaisseaux et finit entre douze et dix-huit heures. Elle est *accélérée* par le contact de l'oxygène ou de l'air, par une température assez élevée, 40 à 50 degrés, et par la présence d'un corps étranger, Elle est *retardée* par le froid, l'absence d'oxygène et l'addition de certaines substances, comme l'alcali, le carbonate, le sel, etc. Elle est empêchée par la saturation du sang, l'acide carbonique et certains états morbides, l'hémophilie, par exemple, maladie caractérisée par une disposition aux hémorragies spontanées et très abondantes.

La coagulation n'a pas lieu dans les vaisseaux sains, pendant la vie, mais elle peut se produire s'ils sont malades, comme dans la phlébite, l'artérite, l'anévrisme, etc. Alors apparaît un *thrombus* ou petit caillot, dont une partie peut, à un moment donné, se détacher *(embolie)*, suivre le cours du sang et déterminer des accidents très graves quand elle oblitère un vaisseau de calibre inférieur au sien.

D'après certains auteurs, la fluidité du sang dans le système circulatoire est due à l'absence d'un *ferment* de la fibrine dans le sang normal et sain. Lorsque le sang sort des vaisseaux, ce ferment se forme et le liquide sanguin se coagule. Il se coagule même dans les vaisseaux, si on y ajoute ce ferment, ou s'il s'y développe pour une cause ou pour une autre. D'où la théorie de Schmidt sur la coagulation : un peu avant que celle-ci ait lieu il se forme un ferment spécial aux dépens des globules blancs ou des hématoblastes, et, en présence de ce ferment qu'on peut isoler, le fibrinoplastique[1], qui se forme lui aussi aux dépens des leucocytes, produit, avec le fibrinogène préexistant, la coagulation. Celle-ci joue un très grand rôle dans la physiologie, puisque c'est grâce à elle que les hémorragies s'arrêtent ; il suffit, en effet, qu'un tout petit caillot se forme pour que nous ne perdions pas tout notre sang lorsque nous nous sommes coupés.

III. Gaz du sang. — On trouve dans le sang de l'oxygène, de l'acide carbonique et de l'azote. L'oxygène est surtout dans le sang artériel qui est rouge vermeil ; l'acide carbonique est en grande quantité dans le sang veineux qui est rouge foncé ; l'azote est en dissolution dans le sang.

---

1. La fibrine, d'après A. Schmidt, est un mélange de deux substances, le *fibrinogène* et le *fibrinoplastique*.

Hémorragie et saignée. Transfusion du sang. — Le liquide sanguin a un double rôle, il vivifie les tissus, en même temps qu'il est la voie d'excrétion par laquelle ceux-ci se débarrassent des principes qui sont devenus inutiles ou nuisibles. Il est donc absolument indispensable. Ce qui le prouve encore, c'est que la mort arrive assez rapidement lorsqu'une hémorragie est trop abondante. Si la perte de sang est lente ou intermittente, il survient de la faiblesse qui peut aller jusqu'à l'épuisement; il est impossible alors de faire un effort, la respiration s'accélère, et on est sur le point de tomber en syncope. Lorsque l'hémorragie n'occasionne pas la mort, le sang se refait, mais pas avec la même rapidité pour les différentes parties qui le constituent; le plasma se reconstitue très vite, et le sang ne tarde pas à reprendre son volume primitif, seulement c'est un sang très dilué. On est alors en état d'*hydrémie* (eau dans le sang), ou d'*hypoglobulie* (sang-pauvre en globules). Ce n'est qu'au bout de plusieurs jours que le nombre des globules a atteint son chiffre normal. Comme l'hypoglobulie entraîne la diminution de l'hémoglobine, cette diminution produit forcément l'affaiblissement; les saignées trop fréquentes constituent donc une pratique mauvaise à laquelle heureusement on n'a recours aujourd'hui que dans des cas fort rares.

Quand l'hémorragie a été trop considérable, l'organisme peut ne pas avoir le temps de réparer la perte qu'il a subie. Dans ce cas, il est possible d'empêcher la mort d'arriver en recourant à la *transfusion du sang*, c'est-à-dire en introduisant dans la circulation une certaine quantité de sang empruntée à un autre individu. Cette opération fut préconisée en Europe dès le XVIe siècle, et Jean Denis la pratiqua pour la première fois sur l'homme en 1667; mais, l'année suivante, le Châtelet l'interdit. Aujourd'hui on y a recours assez souvent et on a raison. Voici, par exemple, disent Langlois et de Varigny, un chien qui vient de subir une hémorragie considérable, il ne peut bouger, il est anhélant; il n'y a pas encore de convulsions, mais la mort est proche. Il n'est que temps d'agir. Mettons à nu une veine, adaptons-y une canule, et, avec une seringue, poussons 300 ou 500 centimètres cubes de sang dans le système circulatoire : la vie qui s'en allait revient, et l'animal ne meurt point; il suffit même, pour obtenir ce résultat, d'injecter de l'eau salée légèrement alcalinisée, comme l'a fait Kronecker; la tension du sang — de ce qu'il en reste — est rétablie, et si le liquide qui court dans les veines de l'animal est en réalité un sang très dilué, il permet, du moins, à l'organisme de subsister et de travailler à réparer la perte subie, à condition qu'il reste assez d'hématies pour subvenir aux besoins respiratoires. Aussi l'injection d'une solution salée alcaline pourrait-elle rendre de grands services dans les cas d'hémorragies se produisant chez l'homme et où la transfusion du sang serait impossible pour une raison ou pour une autre. Il faut toujours se servir du sang d'un animal de la même espèce, car le sérum détruit les globules du sang d'une espèce différente.

§ II. — Lymphe.

La *lymphe* est du sang sans les hématies ou globules rouges. C'est un liquide incolore ou opalescent qui circule dans un ensemble de vaisseaux et cavités constituant le *système lymphatique*. Il renferme des globules blancs ou leucocytes absolument semblables à ceux du sang, des hématoblastes et des granulations graisseuses ; parfois il y a quelques globules rouges, dans ce cas il est un peu rosé. Il se coagule comme le sang, mais la coagulation est plus lente et le caillot plus mou, incolore. Le sérum qui reste contient les mêmes éléments que le sérum sanguin, seulement il y a moins de matières albuminoïdes et plus de matières extractives azotées. Il renferme peu d'oxygène, 35 pour 100 d'acide carbonique et de l'azote.

Au point de vue fonctionnel, le système lymphatique et le système veineux succèdent à peu près au même titre au système artériel. La pression sanguine fait passer une partie du plasma du sang, contenu dans les capillaires, dans les veines qui le ramènent directement au cœur, tandis qu'elle fait transsuder l'autre partie à travers les parois des capillaires pour se répandre dans les tissus où les lymphatiques le reprennent pour le ramener au système sanguin par la grande veine lymphatique et le canal thoracique. Les lymphatiques constituent donc, d'après Beaunis, un *appareil de drainage* faisant rentrer dans la circulation sanguine le plasma transsudé qui n'a pas été employé à la nutrition et au fonctionnement des tissus.

En résumé, la lymphe est le complément du sang ; elle sert d'intermédiaire entre ce dernier et les tissus auxquels elle fournit les matériaux nécessaires à leur nutrition et à leur fonctionnement. Elle est donc plus alimentaire que le sang, qui est surtout chargé de subvenir aux besoins de la respiration. Enfin, comme le sang, elle se charge de déchets (urée et acide carbonique) provenant de l'usure des tissus, déchets qu'elle ramène au sang veineux.

CHAPITRE IV

CIRCULATION

But de la circulation. — Cœur droit, cœur gauche. — Schéma de la circulation. — Grande et petite circulation. — Historique. — Circulation du sang dans le cœur : systole; diastole; révolution cardiaque; bruits du cœur; choc du cœur; caractère de ses mouvements. — Circulation artérielle : pouls; pression; vitesse du sang; nerfs vaso-moteurs. — Circulation capillaire. — Circulation veineuse. — Circulation pulmonaire. — Circulation lymphatique.

Nous savons que le sang se charge de tous les produits de la digestion et qu'il porte ces produits partout, dans tous les coins et recoins de l'organisme ; qu'il se dépouille ainsi de toutes les matières utiles qu'il renferme, en même temps qu'il se charge des déchets provenant de la désassimilation, déchets inutiles ou nuisibles. Mais pour que le sang puisse remplir ces fonctions, il faut qu'il se meuve, qu'il circule continuellement, et voilà pourquoi la circulation existe dans tous les organismes. Elle est plus ou moins simple suivant que l'animal occupe un degré plus ou moins élevé dans l'échelle, mais elle existe toujours. Chez l'homme, l'*appareil circulatoire* est complet. Il est essentiellement composé de deux parties : 1° un *organe moteur*, le cœur, qui se contracte sans cesse et chasse le sang qu'il reçoit, et 2° un *système de vaisseaux* qui se ramifient dans tout le corps.

Le *cœur* est un *muscle* creux, divisé en quatre cavités, *deux oreillettes* et *deux ventricules*. Une oreillette est à droite (fig. 196-1) et communique avec le ventricule droit (2); l'autre oreillette est à gauche (3) et communique avec le ventricule du même côté (4). La partie droite n'ayant normalement aucune communication avec la partie gauche (si ce n'est chez le fœtus où les deux oreillettes communiquent ensemble par le *trou de Botal*, trou qui se ferme après la naissance), on a donc, en réalité, un cœur droit et un cœur gauche, et l'un et l'autre présentent deux ouvertures, l'une par laquelle entre le sang, l'autre par laquelle il sort. Les parois musculaires, en se contractant, font sortir tout ce qui entre, exactement comme l'estomac qui chasse dans les intestins tous les aliments qu'il a reçus. Seulement, comme les couches musculaires du cœur sont très puissantes, les contractions sont beaucoup plus énergiques, et le sang est lancé violemment dans un courant pour ainsi dire impétueux.

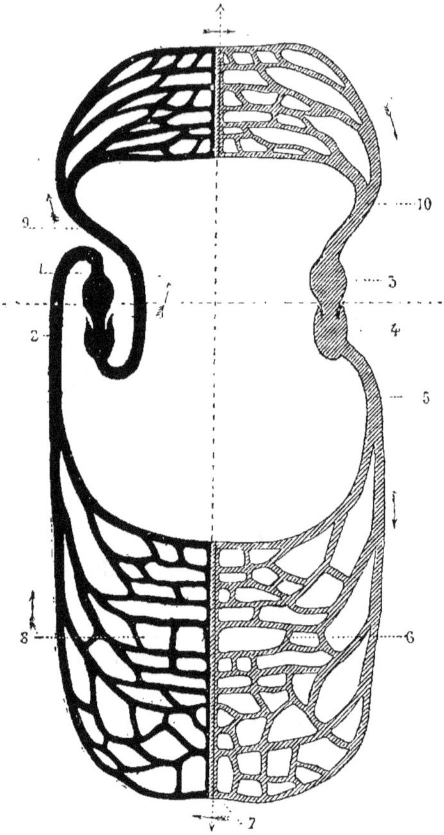

Pour donner immédiatement une idée claire de la circulation, prenons le liquide sanguin à sa sortie du ventricule gauche (4). Projeté par les contractions de celui-ci dans l'aorte (5), il parcourt, chargé des principes nutritifs, toutes les artères (6): il est à ce moment d'un rouge éclatant. Arrivé dans les vaisseaux capillaires (7), il cède ses principes nutritifs, se charge des déchets de désassimilation, devient rouge noir et passe dans les veines (8) qu'il parcourt jusqu'à ce qu'il arrive dans l'oreillette droite (1). De cette cavité il passe dans le ventricule droit (2), de là, dans l'artère pulmonaire (9), arrive dans les poumons, où il se vivifie, grâce à la respiration, et où il reprend sa couleur rutilante, parcourt enfin les veines pulmonaires (10) qui l'amènent dans l'oreillette gauche d'où il passe

Fig. 196. — SCHÉMA DE LA CIRCULATION. — 1. Oreillette droite. — 2. Ventricule droit. — 3. Oreillette gauche. — 4. Ventricule gauche. — 5. Aorte. — 6. Artères. — 7. Vaisseaux capillaires. — 8. Veines. — 9. Artères pulmonaires. — 10. Veines pulmonaires.

dans le ventricule. Et alors le cycle recommence, et ainsi indéfiniment jusqu'au moment de la mort.

Il n'y a pas cependant un seul cycle circulatoire, il y en a deux. Le premier commence au ventricule gauche et finit à l'oreillette droite, c'est la *grande circulation;* le second commence au ventricule droit et finit à l'oreillette gauche, c'est la *petite circulation,* ainsi nommée parce que ce cycle est beaucoup plus court que le premier. — Il est d'autant plus nécessaire de séparer ces deux circulations qu'elles jouent un rôle absolument différent. En effet, la grande circulation a pour but de subvenir à la nutrition et à la respiration des tissus, tandis que la petite envoie le sang veineux dans les poumons pour y prendre l'oxygène de l'air et y perdre son acide carbonique, sans servir du tout à la nutrition.

Historique.

Les anciens n'avaient aucune idée de la circulation. Aristote pensait bien que le cœur *préparait du sang,* seulement il croyait que celui-ci s'en allait par les vaisseaux sans y revenir. Hippocrate confondait les veines et les artères. Proxagoras les distingua le premier, mais supposant qu'elles contenaient de l'air, puisqu'on les trouvait vides après la mort, il leur donna le nom d'*artères.* Cette erreur fut redressée par Galien. L'illustre médecin de Pergame n'a certes pas découvert la circulation, mais il a répandu le germe de cette découverte dans plusieurs de ses livres. Dans un de ses traités : *An sanguis in arteriis natura contineatur,* il a prouvé que les artères contiennent du sang dans leur état normal, se basant tout simplement sur ce fait d'observation que le sang jaillit dès que l'on blesse une artère. D'après lui, l'origine des veines est dans le foie, organe de la sanguification. Ici, il est moins avancé qu'Aristote, qui affirmait que le cœur était la source des artères et des veines. Il compare le système veineux et le système artériel à un arbre qui est fixé dans le sol par ses racines, et dont le tronc donne une foule de ramifications. Les racines de l'arbre veineux sont constituées par les divisions de la veine porte ; la veine cave est le tronc qui fournit tous les rameaux qui vont se distribuer dans toutes les parties du corps. Il en est de même pour l'arbre artériel, dont les racines sont constituées par l'artère pulmonaire, le tronc par l'aorte et les branches par ses ramifications. Galien savait encore que les veines versent le sang dans les cavités droites du cœur, mais il croyait qu'une toute petite quantité allait du ventricule droit dans le poumon, la plus grande partie passant directement du ventricule droit dans le gauche, à travers la cloison. En annonçant le passage d'une petite quantité du sang de l'artère dans les veines pulmonaires, Galien a laissé croire que, dans sa pensée, le sang parvenait de là dans les cavités gauches du cœur. Mais une lecture attentive des livres VI et VII du traité *de Usu partium* montre clairement qu'il n'a pas eu la moindre idée de la circulation pulmonaire. Quoi qu'il en soit, malgré les obstacles nombreux placés sous ses pas par les préjugés, le génie de Galien, par les lumières de l'expérience et surtout par celles de l'anatomie, avait, sur plusieurs points, tracé la voie aux physiologistes postérieurs, pour découvrir la circulation[1]. Aussi, ses idées ont-elles été admises sans réserves pendant 1400 ans, jusqu'au moment où Vésale[2] démontra que les deux ventricules ne communiquent pas ensemble, et où Michel Servet[3] découvrit la circulation pulmonaire, après avoir constaté qu'une veine portait le sang du ventricule droit au poumon, et que de là il revenait au cœur gauche par une artère veineuse, après avoir exhalé ses matières fuligineuses. Les recherches de Césalpin[4] confir-

1. *Étude de la physiologie de Galien*, par le docteur H. Vigouroux, Montpellier, 1878.

2. Vésale, le créateur de l'anatomie, naquit à Bruxelles en 1514 et mourut dans l'île de Zante en 1564.

Une tempête avait jeté contre cette île le bâtiment qui le portait. Un tableau célèbre le représente debout, à côté d'un cadavre qu'il va étudier, et tourné vers le Christ comme pour lui demander pardon de la profanation qu'il va commettre.

3. Michel Servet naquit en Espagne, dans l'Aragon, à Villanuova, en 1509. Ce fut un très grand savant, à la fois théologien, philosophe et médecin. La médecine, qu'il exerça pendant quelque temps à Paris, ne le retint malheureusement pas assez. Il revint bientôt à ses premières études théologiques qu'il aimait par-dessus tout. Ses ouvrages panthéistes et ses discussions avec Calvin, qu'il traitait d'égal à égal, le firent incarcérer à Genève, où il fut jugé et condamné à être brûlé vif. Il subit son supplice en 1553. On dit que Calvin était caché derrière une fenêtre pour jouir sans être vu du spectacle que lui offrait l'horrible supplice de Michel Servet.

4. Césalpin, né en Italie, à Arezzo, en 1519, mourut à Rome en 1603. Bayle affirme que la première idée de la circulation lui appartient et non au célèbre physiologiste anglais Harvey. D'après un ouvrage italien : *Delle dottrine sulla struttura e sulle funzioni del cuore e delle arterie che imparo per la prima volta in Padova Guglielmo Harvey da Eustachio Rudio, e come esse lo guidarono direttamente a studiare, conoscere e dimostrare la circulazione de sangue*, ce serait E. Rudio qui aurait appris à Harvey les notions fondamentales de la circulation du sang.

mèrent cette découverte. Fabrice d'Acquapendente[1] trouva après les valvules, et enfin Harvey formula, en 1628, sa théorie de la circulation, théorie qui fut violemment attaquée par Gui Patin[2] et Riolan[3]. Aujourd'hui, elle est universellement acceptée ; les quelques lacunes qui s'y trouvaient ne tardèrent pas à être comblées, grâce à Malpighi qui découvrit les capillaires, et qui les montra pleins de sang et de globules avec le microscope qu'on venait de construire.

Maintenant que nous avons une idée générale de la circulation, examinons comment celle-ci s'effectue. Étudions d'abord la circulation dans le cœur, nous verrons après la circulation dans les artères, dans les capillaires et dans les veines. Nous dirons ensuite quelques mots sur l'innervation de l'appareil circulatoire, et enfin nous parlerons de la circulation de la lymphe.

Circulation du sang dans le cœur.

Le cœur est, nous le savons, un muscle creux, *élastique* et *contractile;* il peut donc se contracter (systole, de συστέλλειν, resserrer) et se relâcher (diastole, de διαστέλλειν, dilater). La systole des oreillettes précédant la systole des ventricules, les mouvements nécessaires pour chasser le sang du cœur, mouvements formant ce qu'on appelle le *rythme cardiaque,* sont au nombre de trois : pendant le premier, c'est-à-dire pendant la systole auriculaire, le sang passe dans le ventricule; pendant le second — systole ventriculaire — le sang passe du ventricule gauche dans l'aorte, et du ventricule droit dans les artères pulmonaires; pendant le troisième — diastole — il y a relâchement et repos. C'est le repos qui est nécessaire à tous les muscles :

1. Fabrice d'Acquapendente naquit à Acquapendente en 1537 et mourut en 1619. Il professa l'anatomie à Padoue pendant cinquante ans, et fut le maître d'Harvey.

2. Gui Patin naquit dans le département de l'Oise, en 1602, et mourut à Paris, en 1678. Ce fut un fervent admirateur des anciens, surtout d'Hippocrate et de Galien. Le plus connu de ses ouvrages est intitulé : *Les lettres de Gui Patin, adressées à plusieurs médecins de l'époque.*

3. Riolan, ami du précédent, naquit à Paris en 1577 et mourut dans cette même ville en 1657. Dirigé dans ses études par son père, qui était médecin, il ne tarda pas à devenir professeur à l'École. Il a publié de nombreux ouvrages, et on n'a qu'à lui reprocher d'avoir combattu à outrance la théorie de la circulation.

seulement, dans le cœur, les contractions et le relâchement se succèdent très rapidement et uniformément.

Mais pourquoi le sang suit-il toujours la même direction? Pourquoi va-t-il de l'oreillette dans le ventricule, et de celui-ci dans les artères? Supposons l'oreillette vide, le sang, pressé par la *vis à tergo* des capillaires, est obligé d'y pénétrer. Mais une fois qu'elle est remplie, pourquoi le liquide sanguin va-t-il, lorsqu'elle se contracte, dans le ventricule au lieu de revenir dans les veines pulmonaires ou les veines caves qui n'ont pas de valvules? Parce que la contraction commence par la partie voisine des veines et s'étend rapidement jusqu'au voisinage de l'orifice auriculo-ventriculaire; parce que le ventricule est à ce moment dans un état de relâchement et n'offre aucune résistance, tandis que les veines sont pleines de sang dont la pression est suffisante pour empêcher le reflux. Prenez un doigt de gant coupé à la naissance du doigt, remplissez-le d'eau, et exercez une pression rapide en commençant par l'extrémité du doigt qui est cousue, tout le liquide s'échappera nécessairement par le côté ouvert. Dès que la contraction est terminée, l'oreillette se relâche, il y a diastole, et elle se remplit de nouveau.

Voilà donc le ventricule plein; il se contracte aussitôt, et le sang ne revient pas dans l'oreillette[1] parce qu'il en est empêché par les *valvules auriculo-ventriculaires, valvule tricuspide,* ou à trois pointes, dans le cœur droit, et *valvule mitrale* dans le cœur gauche, qui se relèvent et ferment l'ouverture. Ces valvules flottent, peuvent même s'appliquer contre les parois du ventricule lorsque le sang passe de l'oreillette dans ce dernier, et ainsi elles n'offrent pas plus de résistance qu'une porte qui s'ouvre (fig. 197). Seulement, lorsque le ventricule se contracte, le sang passe entre les parois et les valvules, celles-ci se

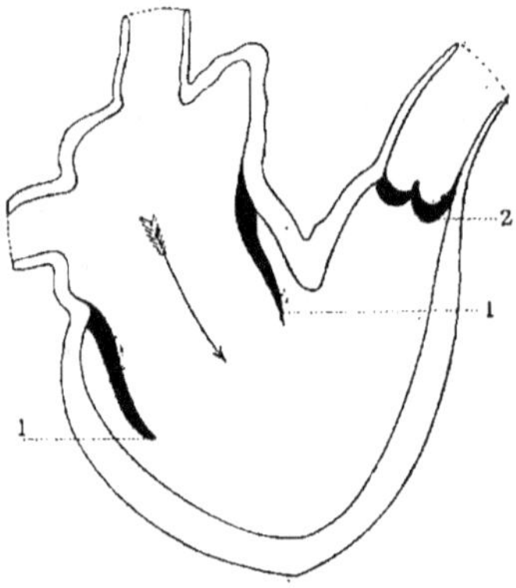

Fig. 197. — OREILLETTE ET VENTRICULE DROITS DURANT LA SYSTOLE AURICULAIRE. — 1. Valvule tricuspide ouverte. — 2. Valvules sigmoïdes fermées.

1. P. Langlois et de Varigny, *Nouveaux éléments de physiologie.* O. Doin.

relèvent, leurs bords se rapprochent et ferment complètement
l'orifice ; c'est la porte qui se ferme.

Mais pourquoi ne plongent-elles pas dans l'oreillette, c'est-
à-dire pourquoi ne s'ouvrent-elles pas en sens inverse ? En un
mot, qu'est-ce qui remplace l'encadrement qui empêche la porte
d'aller plus loin lorsque la porte est fermée ? Ce sont des cordons
fibreux, des muscles papillaires (voir anatomie, page 170) qui
s'attachent d'un côté aux bords et à la surface inférieure des valvules, et de l'autre côté aux éminences ou colonnes musculaires
qui se trouvent dans le ventricule. Ces colonnes musculaires se
contractent en même temps que le ventricule, et, grâce aux cordons tendineux, elles empêchent les valvules de s'ouvrir dans
l'oreillette. Le sang est donc obligé de sortir par l'autre issue qui est
l'artère correspondante (fig. 198). Dès que le ventricule, en se

contractant, a chassé le sang, il
se relâche, se repose, c'est la
diastole. Et le liquide nourricier
ne peut revenir de l'artère dans
le ventricule, à cause des valvules
sigmoïdes qui occupent l'orifice
de l'aorte et de l'artère pulmonaire. Ces valvules ont la forme
de petits sacs, dont la concavité
regarde l'artère ; le sang ne peut
donc revenir en arrière, puisque
ces valvules s'abaissent devant
lui, et que les bords libres s'ac-
colant ferment hermétiquement
la lumière de l'artère. Ainsi
donc, grâce aux valvules qui s'ouvrent et se ferment alternativement à chaque contraction du

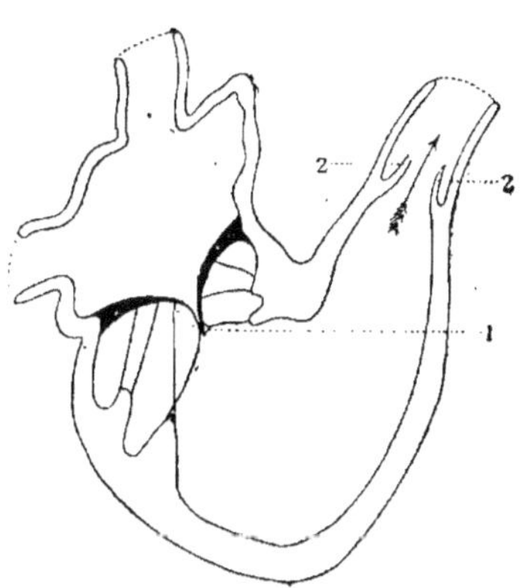

Fig. 198. — Oreillette et ventricule
droits durant la systole ventriculaire. — 1. La valvule tricuspide est
tendue. — 2. Les valvules sigmoïdes se
sont écartées, pressées par le sang qu'elles
laissent passer dans l'artère.

cœur, le sang ne peut revenir en arrière ; il faut qu'il suive toujours la même direction.

On donne le nom de *révolution cardiaque* à l'ensemble des
mouvements de contraction et de relâchement des parois du
cœur.

Cette révolution dure une fraction de seconde ; la systole auriculaire dure 2/10 ; la systole ventriculaire 5/10 et la diastole
3/10.

La systole ventriculaire occupe donc la moitié du temps. C'est au moyen du *cardiographe*[1] qu'on a pu établir ces chiffres.

Après chaque révolution, le cœur a chassé environ 180 gr. chez l'homme adulte, et, comme il y a en moyenne 5 kilog. de sang, il faut à peu près 28 systoles pour que *tout le sang du corps passe par le cœur* ; si on ne prend que 60 pulsations à la minute, on trouve que le sang fait deux fois le tour du corps dans cette minute, 120 fois dans une heure et près de 3,000 fois en un jour. Le cœur est décidément un muscle qui travaille.

Bruits du cœur. — Si on applique l'oreille sur le côté gauche de la poitrine, au niveau et un peu en dedans du mamelon, on entend deux bruits, séparés par un très court silence, et suivis d'un silence plus long, au bout duquel les deux bruits se reproduisent, et ainsi sans cesse. Quelle est la cause de ces bruits ? C'est l'occlusion des valvules. Le premier est dû à la tension des valvules auriculo-ventriculaires, et au bruit que fait le ventricule en se contractant ; il se produit donc pendant la systole ventriculaire, et il est un peu sourd. Le second bruit est la conséquence de l'occlusion des valvules sigmoïdes ; il a lieu, par conséquent, au moment où le cœur commence à se reposer ; il est clair, bref et s'entend surtout à la base du cœur, vers le milieu du sternum.

Choc du cœur. — En même temps que se produit la systole ventriculaire, la main appliquée sur la région du cœur sent un petit *choc*, surtout à la pointe de cet organe. Ce choc vient de ce qu'au moment de la systole le ventricule se resserre, se tend, et se trouve plus en contact avec la poitrine qu'il soulève plus ou moins légèrement.

Caractère des mouvements du cœur. — Les mouvements du cœur s'effectuent en dehors de notre volonté, nous ne pouvons ni les hâter ni les retarder. Ils sont dus à des actions réflexes. Toute excitation peut agir de cette façon sur lui, non seulement à cause des centres nerveux qu'il a dans le système central, reliés au cœur par les plexus cardiaques et formés par des rameaux du

---

1. Le *cardiographe* de Marey est basé sur l'emploi de tubes et d'ampoules reliés ensemble, de telle sorte que si une ampoule est introduite dans une cavité du cœur, et qu'une autre ampoule soit placée sous un levier enregistreur, les contractions de la cavité cardiaque (les compressions de la première ampoule) sont signalées par l'élévation du levier (par la dilatation de la seconde ampoule).

pneumogastrique et du sympathique, mais encore à cause des centres, des ganglions et des nerfs qu'il possède en lui-même. Ainsi, chez un supplicié, on a constaté que le cœur battait encore une heure après la mort. Il est évident que ces battements étaient dus à la présence du *ganglion de Remack*, situé à l'embouchure de la veine cave supérieure, du *ganglion de Bidder*, placé dans la cloison auriculo-ventriculaire gauche, et du *ganglion de Ludwig*, situé dans la cloison interauriculaire. On suppose que ce dernier exerce une influence modératrice et que les deux autres sont accélérateurs.

Les autres nerfs fournis par le bulbe rachidien et la moelle épinière ralentissent les mouvements du cœur ou les accélèrent. On nomme les premiers *nerfs modérateurs*, et les seconds *nerfs accélérateurs*. Si on excite le pneumogastrique, le cœur bat plus rarement, c'est donc un nerf modérateur. Si, au contraire, on excite les filets du grand sympathique, le cœur bat plus vite ; ce nerf est donc accélérateur.

Le cœur, ainsi soumis à l'action de deux groupes antagonistes, est forcément sujet à des variations de rythme. D'une façon générale, les excitations sensitives faibles l'accélèrent ; mais les excitations fortes, violentes, agissent surtout sur les fibres d'arrêt, et alors les battements du cœur se ralentissent ou même cessent tout à fait. Tout le monde sait que les émotions vives, la joie, le chagrin, la colère, etc.. troublent le cœur, et, suivant les cas, augmentent ou diminuent ses mouvements.

Circulation dans les artères.

Le système artériel est comparable à un grand arbre dont l'aorte est le tronc, et dont les divisions successives sont les branches et les ramifications. En effet, l'aorte se subdivise en deux branches ; chacune de ces deux branches se subdivise en deux autres, et ainsi de suite jusqu'aux capillaires (fig. 199. —

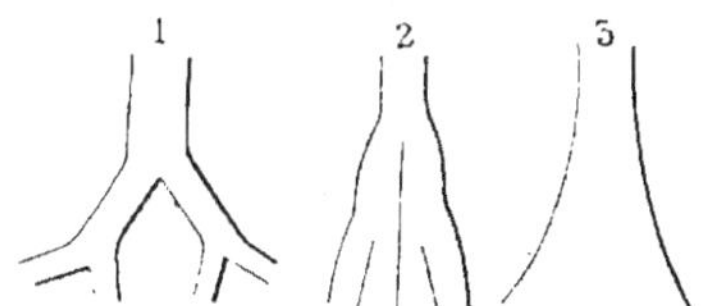

Fig. 199. — Schéma d'un cône vasculaire. — 1. Vaisseau se bifurquant successivement. — 2. Les branches de bifurcation sont censées rapprochées et prolongées de manière à ne former qu'une cavité cloisonnée. — 3. Les cloisons sont supprimées, il n'y a plus que l'ensemble du tronc primitif et de ses branches constituant un cône.

Chaque nouvelle branche est plus petite que celle qui l'a fournie, mais la somme des diamètres des deux l'emporte sur le diamètre du tronc ; le système artériel a donc une capacité d'autant plus grande qu'on s'éloigne davantage du cœur. C'est pourquoi on a pu, avec juste raison, le comparer à un cône dont la pointe serait au cœur et la base aux capillaires. Le système veineux représente un même cône adossé au cône artériel, mais séparé par un court cylindre représentant les capillaires et aboutissant à l'oreillette droite (fig. 200).

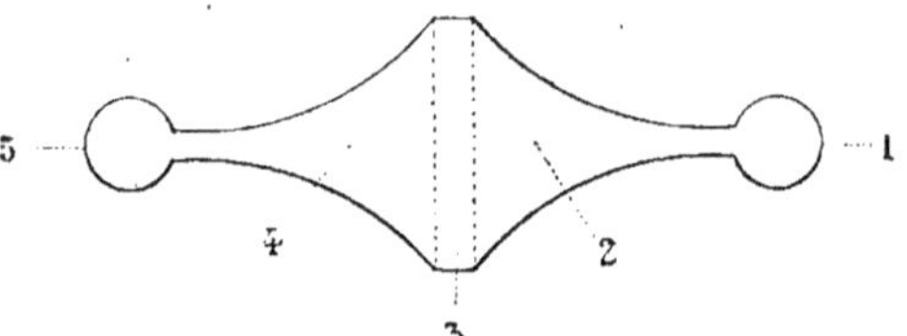

Fig. 200. — Schéma de l'évasement du cone artériel et du cone veineux avec les capillaires au milieu. — 1. Ventricule. — 2. Cône artériel. — 3. Capillaires. — 4. Cône veineux. — 5. Oreillette.

Les parois des artères sont *musculaires* et *élastiques*, seulement, au sommet du cône, il n'y a guère que du tissu élastique, tandis qu'à la base on trouve surtout du tissu musculaire. Ce dernier tissu augmente au fur et à mesure que le premier diminue, de sorte que, vers le milieu du cône, il y a autant de l'un que de l'autre (V. figure 201). Cette structure permet d'expliquer facilement la marche du sang. Ce liquide peut distendre sans aucune difficulté l'aorte, puisqu'elle n'a guère que du tissu élastique, et il est forcé d'avancer, vers les petites artères, lorsque, pendant la diastole, l'aorte revient sur elle-même toujours grâce à son élasticité. Il se produit donc dans les grosses artères de véritables systoles et diastoles, des dilatations et des resserrements successifs, qui deviennent de moins en moins sensibles au fur et à mesure qu'on se rapproche des capillaires, de sorte que le cours du sang se ralentit, se

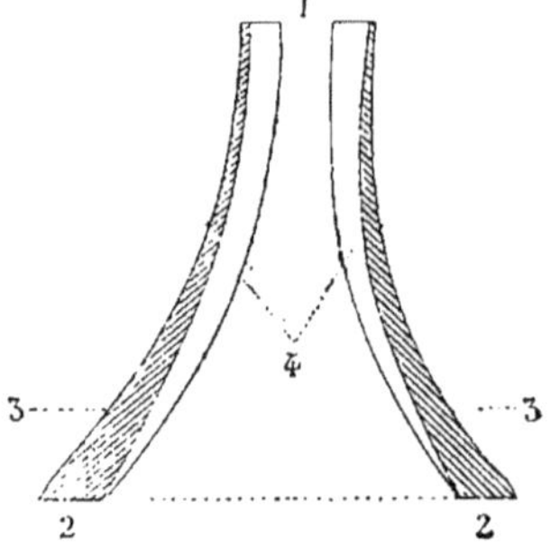

Fig. 201. — Composition des parois du cone artériel. — 1. Sommet du cône. — 2. Base. — 3. Élément musculaire. — 4. Élément élastique.

régularise, disposition nécessaire pour que la nutrition s'effectue comme elle le doit.

Pouls. — A chaque contraction ventriculaire, la pression du sang augmente dans l'aorte ; celle-ci se dilate, devient dure, ré-

sistante et se soulève vivement. C'est cette sensation de soulèvement brusque que l'on sent facilement sous le doigt quand on
l'applique sur une artère qui croise un os, comme au poignet.
Mais il faut remarquer que le pouls n'est pas l'*ondée* ventriculaire, c'est-à-dire la quantité de sang qui passe, dans une contraction, du ventricule dans l'aorte, mais bien l'*onde* produite dans la
masse sanguine par la contraction du ventricule. En somme, le
pouls est une ondulation qui se propage comme une onde, une
vague venant mourir sur la plage et dont la vitesse est supérieure
à celle du sang.

Le nombre de pulsations varie suivant l'âge et le sexe. Un enfant qui vient de naître en a de 140 à 150 à la minute; à un an,
de 110 à 115; dans l'enfance, de 90 à 100; à l'âge adulte, de 70
à 75. La femme en a généralement un peu plus que l'homme.
L'exercice, les émotions, la douleur, la digestion, la fièvre en
augmentent le nombre.

Le pouls a pu être bien étudié à partir du jour seulement où
Vierordt, en 1855, a inventé le *sphygmographe*[1]. L'étude du pouls

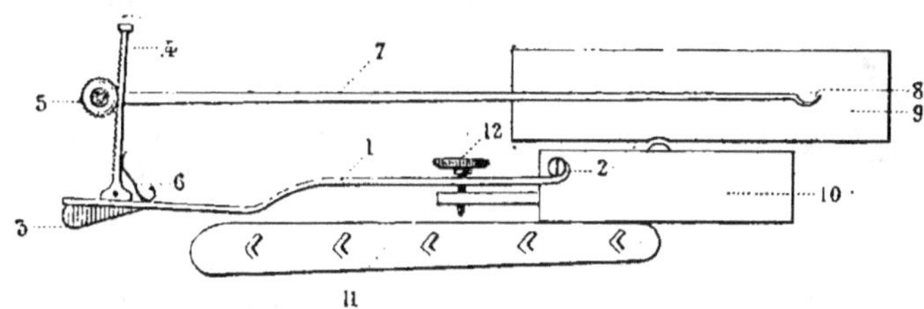

Fig. 202. — SCHÉMA DU SPHYGMOGRAPHE DE MAREY. — 1. Ressort élastique. — 2. Cadre
sur lequel il est vissé. — 3. Pelote qu'on applique sur l'artère radiale. — 4. Tige s'engrenant avec une roue dentée. 5. — maintenue en contact par un petit ressort, 6. — 7.
Levier supporté par l'axe de la roue dentée et terminé par — 8. un style fin inscrivant le
mouvement du pouls sur — 9, une plaque enduite de noir de fumée et mue par un mouvement d'horlogerie, 10. — 11. Demi-gouttière (il y en a 2) pour maintenir l'instrument
sur le bras. — 12. Vis permettant de graduer la pression du ressort sur l'artère.

est de la plus haute importance, car s'il varie facilement à l'état
physiologique, il varie bien plus encore à l'état pathologique, et
l'examen des *sphygmogrammes* révèle souvent l'existence de maladies du cœur qui pourraient bien quelquefois passer inaperçues (fig. 202).

1. Le *sphygmographe* (de σφυγμός, pouls, et γράφειν, écrire) le plus connu
est celui de Marey. Dans cet appareil, l'artère, par ses pulsations, met en mouvement un ressort d'acier élastique, lequel soulève un levier grêle et long qui
amplifie le mouvement et l'enregistre sur un papier qu'un mécanisme d'horlogerie fait avancer le long du levier.

Pression du sang. — Le sang que le ventricule lance dans l'aorte trouve celle-ci déjà pleine du même liquide. Ce nouvel afflux exerce donc une *pression* sur le liquide qui se trouve dans les vaisseaux. Et comme cette pression est due aux contractions du cœur, que ces contractions sont constantes, elle contribue aussi à la circulation. La pression est naturellement d'autant plus forte qu'on est plus près du cœur. On peut la mesurer avec l'*hémodynamomètre* [1]. Elle varie naturellement pendant la diastole et la systole, et suivant la quantité de sang de l'individu (fig. 203).

Vitesse. — La vitesse du sang n'est pas du tout la même que la vitesse de l'onde. Si on jette une pierre au milieu d'une rivière, à côté d'une feuille qui suit naturellement le cours de l'eau et va aussi vite que celle-ci, on voit que les ondulations qui se produisent vont beaucoup plus rapidement que la feuille, c'est-à-dire que l'eau.

Eh bien, il en est de même ici ; l'onde parcourt de 6 à 9 mètres par seconde, tandis que le sang ne parcourt que 50 centimètres dans l'aorte, et 40. 30 et 25 au fur et à mesure qu'il s'éloigne du cœur. Cette vitesse, qui augmente évidemment si le cœur bat plus fort ou si la pression est plus grande, se mesure au moyen de l'*hémodromomètre* [2] (fig. 204).

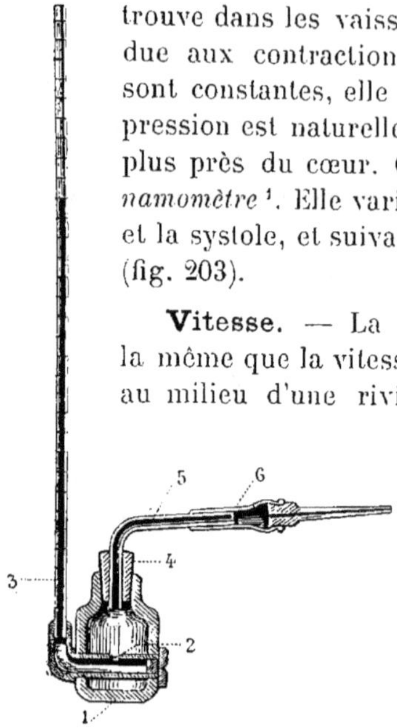

Fig. 203. — HÉMODYNAMOMÈTRE OU CARDIOMÈTRE. — 1. Flacon en verre épais. — 2, dont le fond est rempli de mercure. — 3. De ce fond se détache un tube ascendant gradué. — 4. Le flacon est fermé par un bouchon contenant un tube — 5, qui se continue avec un tube en métal — 6, destiné à entrer dans les vaisseaux dont on veut mesurer la pression. — La tension du gaz agit sur la surface du mercure contenu dans le flacon et le fait monter dans le tube vertical. La hauteur de la colonne indique la pression du sang.

1. L'*hémodynamomètre* (de αἷμα, sang, et δύναμις, force) est un manomètre à mercure, un peu modifié, dont une branche communique avec l'artère ou la veine qu'on veut examiner. La pression se connaît en lisant la différence entre le niveau du mercure dans les deux branches verticales.

2. L'*hémodromomètre* (δρόμος, course, et μέτρον, mesure) consiste en un tube en U rempli d'eau et dont les extrémités, munies chacune d'un robinet, sont adaptées aux deux bouts d'une artère sectionnée. On détermine la vitesse du sang en mesurant l'espace parcouru pendant une seconde par la ligne de séparation de l'eau et du sang.

Innervation des artères, nerfs vaso-moteurs. — Mais les artères ne sont pas seulement élastiques, elles sont encore *con-tractiles*, surtout vers la base du cône.

Cette contractilité tout le monde peut facilement l'obser-ver en examinant une artère de l'oreille d'un lapin, artère que l'on voit alternativement se res-serrer et se relâcher ; et, comme ces mouvements ne sont pas iso-chrones avec le pouls, il est évi-dent que le cœur et le sang n'y sont pour rien. En effet, ils sont sous l'influence du système ner-veux, et, en particulier, du sym-pathique, qui fait contracter ou relâcher la fibre musculaire lisse. Les artères ont donc des nerfs *vaso-moteurs* qui président à leurs variations de calibre ; mais com-me les uns resserrent et que les autres dilatent, on les a divisés en *vaso-constricteurs* et en *vaso-dilatateurs*. Le grand sympa-thique est le type des vaso-con-stricteurs. Cette contractilité mo-difie les circulations locales. Si la contraction est assez forte, le sang diminue dans les capillaires correspondants, et il s'ensuit une anémie des parties où se trouvent ces capillaires. Si, au contraire, il y a dilatation, les parties sont hyperémiées, congestionnées. Les vaso-moteurs sont donc des agents très utiles de la circulation géné-rale.

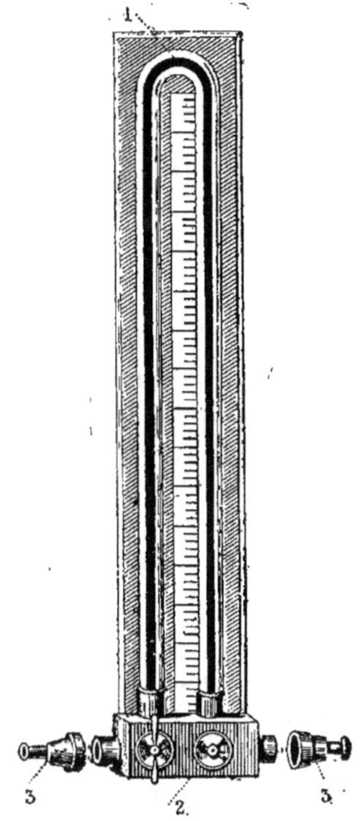

Fig. 201. — HÉMODROMOMÈTRE DE VOLK-MANN. — 1. Tube de verre en U, long de 1m30. large de 2 à 3 millimètres et muni d'une échelle graduée. — Le-extrémités du tube, pourvues d'un ro-binet à trois voies, sont fixées sur une pièce métallique (2), percée sui-vant sa longueur d'un canal, aux deux extrémités duquel s'adaptent de pe-tites canules (3,3) que l'on fait pénétrer dans les deux bouts de l'artère. L'ap-pareil ayant été rempli d'une solution saline à 0,6 pour 100, on tourne les ro-binets de manière que le sang tra-verse simplement le canal de la pièce métallique, sans passer dans le tube en U. On tourne alors brusquement les robinets afin que le sang traverse le tube (1),chassant devant lui la colonne du liquide incolore, et on note le mo-ment où il arrive à l'extrémité du tube de verre. Comme on connaît la lon-gueur de ce tube et que l'on a déter-miné le temps que le sang a mis à le parcourir, on en déduit facilement la vi-tesse du courant dans l'unité de temps.

Circulation capillaire.

Les vaisseaux capillaires sont si petits qu'il faut recourir au microscope pour les voir. Ils sont cependant très importants, puisque c'est par eux que le sang se met en contact avec les tissus; aussi pénètrent-ils partout, s'unissent-ils constamment, communiquent-ils en tous sens, comme les mailles d'un filet, mais à mailles irrégulières. Le mouvement du sang est, dans ces vaisseaux, uniforme, incessant et lent. Avec le microscope il est facile d'observer cette vitesse sur la membrane interdigitale d'une grenouille; elle est d'un demi-millimètre par seconde. On voit, en outre, les globules courant les uns après les autres, les rouges au milieu et les blancs contre les parois. Celles-ci sont très minces, un peu élastiques et contractiles. On ne sait pas si elles ont des nerfs vaso-moteurs.

Circulation veineuse.

Des capillaires le sang passe dans les veines. Les veines ont à peu près la même structure que les artères, mais les parois sont plus minces; elles sont plus dilatables, extensibles et compressibles et possèdent un grand nombre de valvules dont le bord libre regarde le cœur. Comme il y a deux veines pour une artère, l'aire du cône veineux est donc à peu près le double de celle du cône artériel.

Une fois dans les veines, le sang se dirige vers le cœur. Il est facile de le constater. On n'a qu'à serrer le poignet et l'on voit bientôt les veines de la face dorsale de la main se gonfler fortement. Et pourquoi? Parce que le sang, ne pouvant plus avancer, s'accumule et élargit les veines. Mais, dès que la pression cesse. ces dernières reprennent leur calibre ordinaire. Les valvules l'empêchent de retourner en arrière.

Quelle est la force qui fait ainsi avancer le liquide sanguin? Il y en a plusieurs. La première, la plus importante de toutes. c'est la *vis à tergo*, ainsi nommée parce que le nouveau sang qui vient pousse par derrière le précédent et le fait progresser. Il y a ensuite la contraction des muscles. les battements des artères satellites, et l'aspiration qui doit avoir lieu lorsque se produit l'inspiration; celle-ci peut bien, en effet, appeler le sang comme elle appelle l'air.

Le passage du sang dans les veines s'accompagne presque toujours d'un murmure auquel on a donné le nom de *bruit du diable;* on l'entend surtout aux jugulaires et chez les anémiques.

Circulation pulmonaire.

C'est la petite circulation qui commence au ventricule droit et finit à l'oreillette gauche après avoir traversé les poumons. Le cœur droit, n'ayant pas autant d'efforts à déployer que le gauche, a ses parois moins épaisses ; il s'ensuit que la pression de l'artère pulmonaire est trois fois moindre que celle de l'aorte. La vitesse doit être la même.

Circulation lymphatique.

D'après Sappey, les vaisseaux lymphatiques communiquent à la périphérie avec les capillaires sanguins. D'après Robin, ils ne communiquent pas, mais ils sont juxtaposés intimement. Peu importe qu'il y ait ou non communication directe à la périphérie, puisqu'il y a communication au niveau des veines sous-clavières. Du reste, au point de vue physiologique et fonctionnel, les vaisseaux lymphatiques et les vaisseaux capillaires succèdent à peu près au même titre au système artériel, puisque nous avons vu que, grâce à la pression sanguine, une partie du plasma passe du sang dans les veines, mais que l'autre partie transsude à travers les parois des capillaires pour se répandre dans les tissus où les vaisseaux lymphatiques la reprennent. La principale cause de la circulation de la lymphe est la *vis à tergo.* Les autres causes, secondaires, sont les valvules, la contraction des muscles voisins, l'inspiration.

Notons en terminant que sur les trois routes de la circulation on trouve des appareils spéciaux, dont nous parlerons plus loin ; ce sont les reins, le foie, la rate pour les routes artérielle et veineuse, et les ganglions lymphatiques pour la route lymphatique.

CHAPITRE V

RESPIRATION

La respiration en général. Composition de l'air. C'est à l'oxygène qu'il doit ses propriétés vivifiantes. Lavoisier. — Appareil respiratoire. La surface respiratoire est immense, 200 mètres carrés. — Phénomènes mécaniques. Inspiration. Expiration. Types respiratoires. Bâillement. Hoquet. Sanglot. Soupir. Toux. Éternuement. Rire. Quantité d'air que peuvent contenir les poumons. — Phénomènes chimiques. Absorption de l'oxygène de l'air. Dégagement de l'acide carbonique du sang. La respiration est une véritable combustion. Les végétaux absorbent l'acide carbonique exhalé par les animaux et dégagent l'oxygène qui est nécessaire à ces derniers. — Innervation respiratoire. Nœud vital de Flourens. Nerfs centripètes. Nerfs centrifuges. — Haleine.

Nous venons de voir que le sang, qui était d'un rouge vermeil à sa sortie du ventricule gauche, devenait rouge noir dans les capillaires, qu'il arrivait ainsi dans le cœur droit après avoir parcouru les veines et que le ventricule droit le chassait dans les poumons, où il redevenait rouge clair, par suite d'un échange gazeux qui s'y faisait entre lui et l'air venu de l'extérieur, échange consistant dans l'élimination du gaz acide carbonique et l'absorption d'une certaine quantité d'oxygène. Or, c'est cet échange qui constitue la *respiration*.

On respire bien un peu par la peau, mais chez l'homme et les animaux supérieurs la respiration proprement dite se fait dans les poumons, et alors cet acte se compose : de *phénomènes mécaniques,* grâce auxquels l'air pénètre dans les alvéoles pulmonaires et se met en contact avec le sang, et de *phénomènes chimiques* constitués par les échanges gazeux, produisant l'hématose, c'est-à-dire la transformation du sang veineux en sang artériel.

Ces échanges gazeux s'effectuent grâce à l'air qui pénètre dans les poumons. L'air doit donc être indispensable à tout être vivant, et, de fait, celui-ci cesse de vivre dès qu'il en est privé.

Qu'est-ce donc que ce fluide si nécessaire à la vie de tout être organisé? Les anciens pensaient que c'était un corps simple, mais la chimie a permis de constater qu'il était composé de 21 volumes

d'oxygène, de 79 volumes d'azote, de 3 à 4 dix-millièmes d'acide
carbonique et d'un peu de vapeur d'eau [1].

Tous ces gaz sont-ils utiles dans l'acte de la respiration? Non,
et pour s'en assurer il n'y a rien de plus simple. Prenez un animal, placez-le dans une cloche remplie d'air, fermez-la hermétiquement, et bientôt vous verrez l'animal mourir, parce que, au
bout de quelques instants, l'air qui l'entourait ne pouvait plus le
faire vivre. Quels changements cet air avait-il donc subis? Il avait
tout simplement perdu une grande partie de son oxygène, et il
contenait un peu plus d'acide carbonique. Maintenant, prenez un
autre animal, placez-le dans une cloche remplie d'azote, bien fermée, et votre animal meurt rapidement. Enfin, si vous en mettez
un troisième dans une cloche remplie d'oxygène, vous le voyez
tout d'abord respirer avec beaucoup plus d'activité que dans
l'air, sans présenter aucun symptôme d'asphyxie, mais il finit
par mourir si on le laisse trop longtemps sous la cloche. Il est
évident que, d'après ces expériences, c'est à l'oxygène que l'air
doit ses propriétés vivifiantes, mais qu'il est trop actif par lui-
même et qu'il a besoin d'être modéré par l'azote. Cette découverte ne date que de 1777, et on la doit à Lavoisier [2], qui, malgré
ses titres scientifiques, mourut sur l'échafaud, victime de la Révolution. La grande République n'avait pas, paraît-il, besoin de
savants! C'est donc de l'oxygène qu'il faut à tout être vivant, et
c'est à l'air atmosphérique que celui-ci le demande, air qui n'est
qu'un mélange de ce gaz avec l'azote. Ce fluide est attiré par les
poumons et aussitôt après exhalé, après avoir subi des modifications, pour faire place à une provision nouvelle qui est à son tour

1. D'après des recherches tout à fait récentes de lord Rayleigh et de M. William Ramsay, l'air atmosphérique renfermerait un autre gaz inconnu jusqu'à
aujourd'hui, ce serait l'*argon* (de ἀργόν, inactif?). Ces recherches sont encore
incomplètes et doivent être continuées.

2. Voici comment s'y prit Lavoisier pour connaître la composition de l'air :
Il chauffa vers 350°, dans un ballon auquel était soudé un tube recourbé, du
mercure avec un volume d'air connu, tant que ce volume diminua, et que la
pellicule rouge d'oxyde de mercure qui se forme dans cette circonstance aug-
menta. L'expérience dura 12 jours et 12 nuits. Au bout de ce temps, il mesura
le volume et il reconnut que le gaz qui restait, environ les 4/5 du volume primitif, était impropre à la vie et éteignait les corps en combustion ; c'était
l'azote. — Il prit ensuite le mercure, qu'il chauffa vers 400° dans une cornue
disposée de manière à recevoir le gaz qu'il avait pris à l'air. Le volume de celui-ci, qui était l'oxygène, découvert depuis peu par Priestley, constituait le
volume total de l'air employé, et le mélange de ces deux gaz possédait les propriétés de l'air atmosphérique.

rejetée afin qu'une autre entre, et ainsi de suite. C'est la respiration.

Mais avant d'étudier les modifications qui se produisent dans l'intérieur des poumons, disons d'abord un mot de l'appareil respiratoire ; nous parlerons ensuite des phénomènes mécaniques, des phénomènes chimiques, de la théorie de la respiration et de l'influence du système nerveux sur cette fonction importante.

§ 1. — Appareil respiratoire.

Avant d'arriver dans les poumons, l'air traverse les *fosses na-sales*, le *pharynx*, le *larynx*, la *trachée-artère*, les *bronches*, et, pour en sortir, il suit le même chemin, mais en sens inverse.

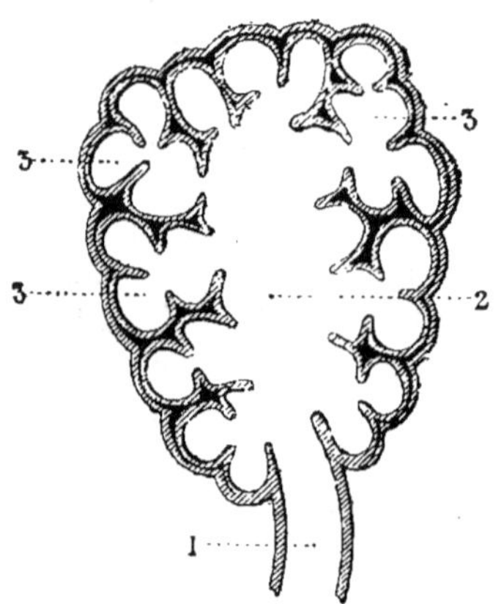

Fig. 205. — LOBULE DU POUMON. — 1. Tube bronchique. — 2. Cavité du lobule. — 3. 3, 3. Vésicules aériennes.

Pourquoi cette si longue route? Parce qu'il faut que l'air extérieur prenne la même température et la même humidité que celles qui se trouvent dans les poumons, car cet air les irriterait. Mais c'est surtout dans les cornets et les méats placés dans les fosses nasales qu'il se chauffe et prend la vapeur d'eau qui lui est nécessaire ; il faut donc toujours respirer par le nez. Il n'y a rien de particulier à dire ici du pharynx, du larynx et de la trachée-artère. Quant au poumon, on peut le considérer comme un véritable sac pourvu d'une seule ouverture. Il est divisé à l'intérieur en une infinité de petites cavités, ou *culs-de-sac*, nommées *alvéoles*, qui présentent encore dans leur intérieur de nombreux replis saillants, formant des alvéoles secondaires ou *vésicules* (fig. 205-3).

Les alvéoles s'accolent les unes aux autres et forment des *lobules* (fig. 205) qui en se réunissant à leur tour constituent les *lobes du poumon*. Il y a environ de 1,700 à 1,800 millions d'alvéoles. Les lobules ont, d'après Sappey, de 1 à 2 millimètres cubes. Toutes ces divisions et subdivisions font que la *surface respiratoire* est, pour ainsi dire, immense, puisqu'elle atteint 200 mètres carrés.

La paroi des alvéoles est formée par une membrane connective très mince, tapissée par un épithélium pavimenteux simple, au-dessous duquel se trouve le réseau des capillaires sanguins, réseau si riche qu'il couvre les trois quarts de la surface totale des alvéoles, ce qui donne une masse sanguine de 150 mètres carrés, contenant près de deux litres de sang. Or, comme la circulation renouvelle sans cesse cette quantité, le poumon est traversé par plus de 20,000 litres de sang dans les 24 heures, tandis qu'il reçoit dans le même laps de temps 10,000 litres d'air. C'est le contact de cet air avec le sang qui produit l'*hématose*, et ce phénomène s'effectue d'autant plus facilement que la surface expiratoire est plus grande.

§ 2. — **Phénomènes mécaniques.**

Pour que l'air se renouvelle sans cesse, il faut qu'un certain mécanisme s'effectue de manière à faire entrer cet air et à le chasser au dehors. Ce mécanisme, comparable au jeu d'un soufflet, a lieu grâce à la cage thoracique qui, en se dilatant et se resserrant alternativement, produit l'*inspiration* et l'*expiration*.

Pendant l'*inspiration*, tous les diamètres du thorax augmentent et le volume des poumons s'accroît d'autant. Cette dilatation amène une différence de pression entre l'air extérieur et l'air contenu dans les poumons, différence qui fait pénétrer dans ceux-ci une certaine quantité de l'air extérieur. — Le principal agent de l'inspiration est le *diaphragme*. Celui-ci s'élève dans la poitrine comme une véritable coupole. En se contractant, il s'abaisse, et, ce faisant, il augmente non seulement le diamètre vertical, mais encore tous les autres diamètres. En s'abaissant, il agit surtout comme le piston d'une seringue vide et droite, dans laquelle l'air est attiré au fur et à mesure qu'on fait descendre le piston. En même temps, il comprime l'estomac, le foie et les intestins, ce qui occasionne une augmentation du volume de l'abdomen.

Mais l'inspiration est encore facilitée par les mouvements des côtes qui, en se relevant et en projetant en avant le sternum, agrandissent aussi la cavité thoracique. Ces mouvements sont dus à la contraction des muscles dits *inspirateurs*. Ces muscles, dans l'inspiration calme, ordinaire, sont : les *surcostaux*, les *scalènes*, le *petit dentelé postérieur et supérieur*, le *cervical ascendant* ; et dans l'inspiration forcée : le *sterno-mastoïdien*, le *grand den-*

telé, les faisceaux inférieurs du *grand pectoral*, le *petit pectoral* et le *grand dorsal*. Quant aux muscles intercostaux, on les regarde généralement, les *externes* comme *inspirateurs*, et les *internes* comme *expirateurs*. D'après les recherches de Laborde, sur le guillotiné Campi, il n'y aurait pas de doute. Cependant, plusieurs auteurs pensent qu'ils ne servent qu'à maintenir la forme des parois thoraciques, fonction nécessitant un tissu élastique. — Pendant ce premier temps de l'acte respiratoire toutes les voies aériennes sont béantes afin de mieux appeler l'air dans les poumons.

L'action des muscles inspirateurs est variable suivant les individus, d'où trois *types respiratoires* bien distincts. Le premier type est le *type abdominal*, il est spécial aux personnes qui respirent surtout au moyen du diaphragme; le ventre a, dans ce cas, des mouvements alternatifs de saillie et de retrait concordant avec la contraction et le relâchement du diaphragme; il est assez fréquent chez l'homme, on ne le rencontre pas chez la femme. Le second type est le *type costo-inférieur;* comme son nom l'indique, ce sont les sept dernières côtes qui se relèvent surtout; il est très rare chez la femme et très fréquent chez l'homme (fig. 206).

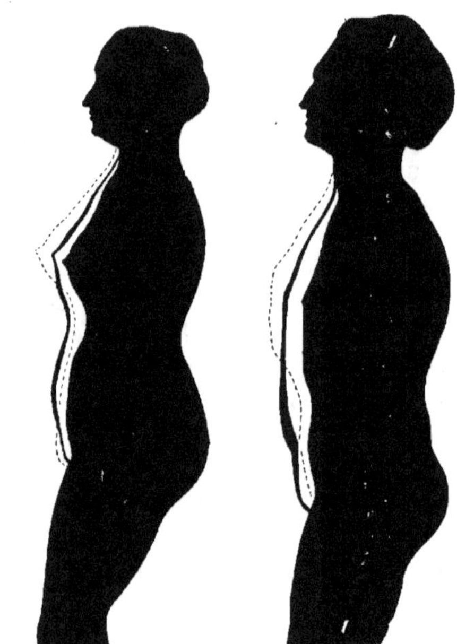

Fig. 206. — Silhouettes indiquant la différence qu'il y a entre la respiration de l'homme et la respiration de la femme.

Le troisième type est le type *costo-supérieur;* l'inspiration se produit ici grâce au redressement des côtes supérieures; il est propre à la femme (fig. 206), en raison surtout du corset qui ne permet guère la dilatation de la partie inférieure du thorax; il est très rare chez l'homme.

Les mouvements respiratoires ne sont pas sous l'influence de la volonté. Nous respirons sans le vouloir, sans nous en apercevoir. Depuis la naissance jusqu'au dernier moment de notre vie, nous devons respirer, et nous le faisons soit que nous veillions, soit que nous dormions. Il nous est cependant possible de hâter ou de retarder les mouvements de la respiration, mais pas pendant longtemps. En effet, si nous voulons résister, nous constatons bien vite que ces mouvements deviennent pénibles, et si nous persistons encore quelques secondes, nous n'y tenons plus, il nous faut laisser la respiration se faire comme elle le doit naturellement.

Dès que les poumons se sont remplis d'air, les muscles inspirateurs se relâchent, et, en vertu de la rétraction élastique du tissu pulmonaire, cet air est expulsé sans retard. Donc, si l'inspiration est active, l'expiration est passive. Cependant, lorsque celle-ci est forcée, les muscles qui abaissent les côtes se contractent, la paroi thoracique ne devant pas, dans ce cas, suivre seulement le retrait du poumon. Ces muscles sont : le *petit dentelé postérieur et inférieur*, la portion inférieure du *grand dentelé*, le *carré des lombes*, les *sous-costaux* et les *interosseux internes*. Tous les muscles abdominaux aident aussi l'expiration en refoulant en haut les viscères de l'abdomen et le diaphragme.

Quand on applique l'oreille sur la poitrine d'une personne bien portante, on entend un léger bruit, appelé *murmure respiratoire*. On l'attribue aux vibrations de l'air au niveau des éperons de bifurcation des bronches, au déplacement des alvéoles et aussi aux bruits glottiques.

L'inspiration est moins longue que l'expiration. Les deux actes, chez l'adulte, durent environ 4 secondes ; il y a donc 16 respirations par minute. Mais ce nombre varie beaucoup. A la naissance, on compte généralement 44 mouvements respiratoires ; il n'y en a plus que 26 dans les cinq premières années, et après être descendus à 16 à l'âge adulte, il remontent à 19 vers l'âge de 30 ans.

D'autres causes agissent encore sur la respiration. En effet, celle-ci se ralentit pendant le sommeil, à la suite de fatigue, d'abstinence ou d'abus des liqueurs ; mais elle devient plus active par l'exercice, pendant la digestion, avec la fièvre.

Aux mouvements respiratoires, on peut rattacher :

Le *bâillement*, qui n'est qu'une inspiration profonde, spasmodique, accompagnée d'une contraction à peu près involontaire des muscles de la mâchoire ;

Le *hoquet,* qui est aussi une inspiration, mais brusque, produite par une contraction convulsive du diaphragme ; le bruit est dû aux vibrations des lèvres de la glotte ;

Le *sanglot,* qui est un hoquet saccadé, spasmodique, dû, comme le précédent, à une série de contractions du diaphragme, suivies d'une expiration brève et sonore ;

Le *soupir,* qui est une inspiration large et profonde faisant entrer une grande quantité d'air dans les poumons ; le soupir n'indique pas toujours une affection morale, il se produit aussi toutes les fois que le travail respiratoire ne se fait pas d'une manière suffisante ;

La *toux,* qui est une expiration brusque faisant vibrer la glotte. Elle est produite par acte réflexe : un corps étranger, une mucosité, irritent la muqueuse, la toux arrive, un fort courant d'air se produit et entraîne la cause de l'irritation ;

L'*éternuement,* qui est aussi une expiration brusque, subite et convulsive, mais précédée d'ordinaire d'une inspiration profonde :

Le *rire,* qui est constitué par une série de petites expirations saccadées et bruyantes produites par des contractions presque convulsives du diaphragme, absolument comme pour le sanglot qui exprime cependant un état d'âme tout différent.

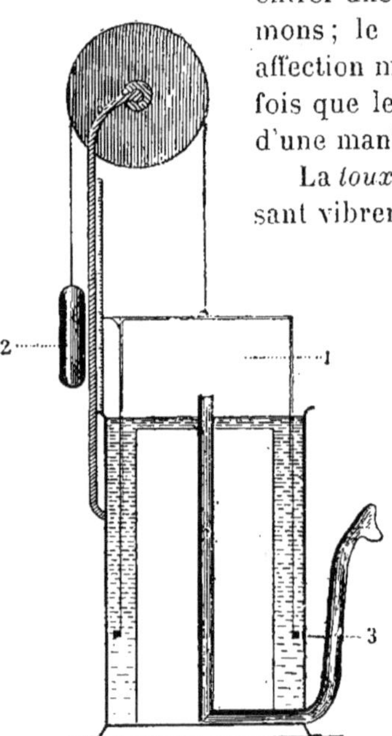

Fig. 207. — Schéma du Spiromètre. — 1. Cloche graduée. — 2. Contrepoids. — 3. Tube s'adaptant à la bouche.

Grâce au *spiromètre* [1], il est facile de savoir la quantité d'air

1. Le *spiromètre* (fig. 207) est une espèce de gazomètre constitué par un réservoir rempli d'eau dans lequel plonge une cloche renversée qui sert de récipient à l'air ; l'appareil est muni d'un tube en caoutchouc qui s'adapte à la bouche de l'individu. Quand celui-ci expire fortement, l'air qui arrive dans l'appareil soulève la cloche et le degré de déplacement de celle-ci est marqué par une indication mobile sur une échelle fixe et graduée.

qui est introduite dans les poumons et en est rejetée. Cette quantité varie évidemment suivant les personnes et suivant la force de l'acte respiratoire. Un adulte, à l'état normal et sain, inspire 500 centimètres cubes, c'est-à-dire un demi-litre. Mais les poumons contiennent plus que cette quantité : leur capacité totale est, en effet, d'environ 5 litres. Une partie de ces 5 litres, environ 1,200 centimètres cubes, ne peut être chassée, même à la suite d'expirations très énergiques ; on appelle cet air-là, *air résidual*. Une autre partie, 1,600 centimètres cubes, reste dans les poumons après une expiration ordinaire, et peut être chassée par une expiration forcée, c'est l'*air de réserve*. La troisième partie, c'est celle qui est inspirée et expirée, 500 centimètres cubes, et qui constitue l'*air courant*. Enfin, la dernière partie, 1,670 centimètres cubes, peut pénétrer dans les poumons à la suite d'une inspiration énergique, c'est l'*air complémentaire*. On arrive ainsi à 4,970 centimètres cubes, c'est-à-dire près de 5 litres.

A chaque inspiration on introduit donc un demi-litre d'air dans les poumons ; et, comme il y a en moyenne 20,000 inspirations dans 24 heures, on respire 10,000 litres d'air dans cet espace de temps.

§ 3. — Phénomènes chimiques.

L'air qui pénètre dans les poumons pendant l'inspiration a évidemment la même composition que l'air atmosphérique ; il en est autrement de l'air expiré. Celui-ci contient, en effet, 15 volumes d'oxygène au lieu de 21 ; 79 d'azote et quelques centièmes, et 4 volumes d'acide carbonique, au lieu de 3 à 4 dix-millièmes. L'air expiré a donc perdu de l'oxygène et s'est chargé d'acide carbonique. L'oxygène de l'air a traversé les parois des capillaires par suite de la différence de pression entre cet oxygène et celui des capillaires, s'est dissous dans le plasma, puis les globules rouges s'en sont emparés en raison de l'affinité chimique de l'hémoglobine. En même temps, l'acide carbonique s'est éliminé parce que sa tension dans les capillaires est naturellement supérieure à celle qu'il a dans l'air des alvéoles où il est en quantité très minime. Et pendant la production de ces échanges gazeux, le sang qui était arrivé noir dans les poumons est devenu rutilant et propre à entretenir la vie. L'élimination de l'acide carbonique augmente jusque vers l'âge de 30 ans, elle diminue ensuite progressivement. Elle est plus active chez l'homme que chez la femme, et chez les individus vigoureux. Une alimentation hydrocarbonée, l'exercice musculaire, la chaleur l'augmentent. Un régime gras, le sommeil, le refroidissement du corps la diminuent au contraire.

On constate un tout petit peu plus d'azote dans l'air expiré que dans l'air inspiré (79,1 à 79,3). Cette légère augmentation vient probablement de l'azote contenu dans l'alimentation.

Enfin, l'air expiré est saturé de vapeur d'eau qui provient de l'évaporation du sang. Cette évaporation fait perdre une partie de sa chaleur au liquide nourricier qui est, en effet, moins chaud dans le ventricule gauche que dans le droit, mais, en revanche, elle chauffe l'air expiré qui s'empare de la chaleur abandonnée.

§ 4. — Théorie de la respiration.

Si on fait brûler du charbon dans un vase rempli d'air, l'oxygène disparaît; il se produit en même temps un volume égal d'acide carbonique et il se dégage de la chaleur. Or, il en est de même dans l'acte de la respiration : l'oxygène employé est remplacé par une quantité à peu près égale d'acide carbonique et il y a production de chaleur. Il existe donc une grande analogie entre le phénomène de la combustion du charbon et le phénomène de la respiration, et il est permis de conclure que la cause est la même. En conséquence, on a supposé que l'oxygène de l'air inspiré se combine avec le carbone provenant du sang et que de cette combustion naît l'acide carbonique.

C'est Lavoisier qui, le premier, a démontré qu'on peut assimiler la respiration à une combustion. Seulement, l'illustre chimiste pensait que celle-ci ne s'opérait que dans les poumons, tandis qu'elle a lieu dans tout l'organisme, dans l'intimité des tissus.

On doit distinguer dans la fonction respiratoire : 1° la *respiration interne*, c'est-à-dire celle qui se produit dans les tissus. Ce sont bien, en effet, les tissus qui respirent l'oxygène et exhalent l'acide carbonique, comme l'a démontré, le premier, l'abbé Spallanzani. Ayant mis, dans une cloche contenant de l'air dont il connaissait la composition, des fragments de muscle, il analysa l'air de la cloche au bout d'un certain temps, et constata qu'il avait perdu de l'oxygène tandis qu'il était plus riche en acide carbonique. 2° La *fonction du sang*, qui est le chaînon reliant le premier phénomène au troisième. En effet, le sang artériel porte l'oxygène dans toutes les parties de l'organisme où il brûle avec le carbone provenant des matières organiques contenues dans les aliments ou enlevées aux tissus; il se forme ainsi de l'acide carbonique que le sang veineux porte aux poumons où, grâce au troisième phénomène respiratoire, les *échanges gazeux*, il perd l'acide carbonique pour prendre l'oxygène. Et ces échanges s'effectuent d'autant plus facilement que nous avons vu que la surface sur laquelle ils s'opèrent est d'une très grande étendue, et que la paroi interposée entre le sang des capillaires et l'air des vésicules est d'une épaisseur plus que minime.

Donc, le phénomène essentiel de la respiration est bien une sorte de combustion s'opérant dans la profondeur de l'organisme, et les échanges gazeux qui ont lieu dans les poumons ne sont que les préliminaires et les conséquences de ce travail.

Mais comment ces échanges s'opèrent-ils ? L'oxygène traverse la paroi des capillaires par diffusion, se dissout dans le réseau du sang et l'hémoglobine s'en empare aussitôt en raison de sa grande affinité pour ce gaz. Pendant ce temps, l'acide carbonique est chassé des globules par l'oxygène qui a pris sa place et passe dans l'air; ou bien, si c'est l'acide carbonique formé dans les tissus, il diffuse dans le plasma qui l'apporte aux poumons. Tout cela est, en somme, une affaire de tension ou de quantité. Au moment des échanges, il y a dans l'air beaucoup d'oxygène et très peu d'acide carbonique ; dans les capillaires, c'est l'inverse. Eh bien, d'après le principe de la diffusion des gaz, l'oxygène doit aller là où il n'y en a presque pas ; il en est de même de l'acide carbonique. La pression ou tension a donc une grande importance dans la respiration.

Quand l'air ne contient pas suffisamment d'oxygène, la mort survient par *asphyxie*. Du reste, c'est presque toujours de cette manière que la mort arrive, et, à nos derniers moments, l'acide carbonique est, en somme, un gaz bienfaisant, car il endort la sensibilité en même temps qu'il détruit notre intelligence.

Puisque l'homme, comme du reste tout être vivant, a besoin d'oxygène pour vivre, il doit s'en faire une consommation très grande, et ce gaz serait vite consommé s'il n'était pas renouvelé d'une autre façon. Heureusement qu'il en est ainsi, et, ce qui est le plus curieux, il est renouvelé au moyen d'un phénomène de même ordre, la respiration des plantes. En effet, les végétaux absorbent l'acide carbonique répandu dans l'air ; sous l'influence de la lumière, ils s'emparent du carbone et dégagent l'oxygène. Ainsi, d'un côté, les animaux fournissent aux végétaux l'acide carbonique dont ils ont besoin, et ces derniers procurent aux premiers l'oxygène qui leur est indispensable pour vivre.

§ 5. — Innervation respiratoire.

Galien, disent Langlois et de Varigny, ayant coupé la moelle dans sa partie supérieure, *post primam aut secundam vertebram*, reconnut que cette lésion supprime incontinent la respiration et la vie, *repente animal corrumpitur*[1]. Lorry vit le même fait « entre

1. A propos de Galien, nous croyons devoir transcrire ici ce que nous avons écrit dans notre thèse inaugurale sur la *Physiologie de Galien*, à propos de la respiration.

Les anciens croyaient que les extrémités bronchiques s'anastomosent avec les radicules des veines pulmonaires, et que ces veines, qu'ils appelaient pour cela artérieuses, amenaient l'air des poumons dans le cœur. Sur ces données, ils avaient bâti la théorie suivante, admise par Galien : La chaleur du cœur attire l'air qui entre dans les poumons par la trachée-artère. Cet air se subtilise dans les dernières ramifications bronchiques ; la partie la plus ténue va dans le cœur et sert à fabriquer l'esprit vital, la partie grossière s'exhale au dehors avec les fuliginosités du cœur. La respiration avait donc plusieurs usages : par le premier, elle entretenait la vie, car *respiratione privati, ne momentum quidem possumus vivere*[1] : par le second, elle tempérait la grande chaleur du cœur en attirant l'air dans les poumons, air qui contribuait à la fabrication des esprits vitaux. De plus, la partie la plus grossière de cet air était chassée et formait la voix.

Le poumon est donc le principal organe de la respiration, mais il n'est pas le seul, car tout le thorax y prend part. Galien croyait en effet que, dans la respiration, la poitrine se meut avec le poumon par le moyen du diaphragme, des muscles intercostaux, et d'autres muscles de la poitrine et de l'abdomen. L'*inspiration* se fait par les muscles dilatateurs de la poitrine : le diaphragme, les intercostaux internes et ceux qui descendent des épaules et du cou. Ces muscles élèvent les côtes, la cavité devient plus grande et le poumon se dilate[2]. L'expiration se fait par le moyen des intercostaux externes, les muscles transverses, droits et obliques et par le diaphragme.

Mais, règle générale, dans la respiration naturelle, l'action du muscle diaphragme suffit : les muscles n'interviennent que pour la respiration violente. *Jam vero respirationem septum transversum duntaxat suppeditat.*

Telle est la théorie de Galien sur la respiration. Si sa doctrine des esprits le fait tomber dans beaucoup d'erreurs, il faut admettre cependant qu'il a parfaitement vu le jeu des poumons contre les côtes pendant l'inspiration et l'expiration ; il a très bien indiqué aussi le jeu du diaphragme[3], et si quelques

1. Galien. *De usu respirationis.*
2. *Qui cum duplices sint, externi expirationem, interni inspirationem perficiunt. (De causis respirationis.)*
3. Il a bien décrit aussi le nerf phrénique et son action, car, en le coupant, il a constaté la paralysie du diaphragme.

la deuxième et la troisième vertèbre... l'animal mourait presque sur-le-champ... et le pouls et la respiration cessaient absolument... » quand il plongeait un stylet dans la moelle de cette région. Legallois, peu après (1811), circonscrivit mieux la région médullaire, dont la blessure produit les effets sus-énoncés, et la plaça vers l'origine des nerfs vagues. Coupant le cerveau par tranches, d'avant en arrière, il reconnut que l'ablation ou la section n'arrête la respiration que lorsque la section comprend l'origine de ces nerfs. En 1822, Flourens localisa avec plus de précision le centre respiratoire qu'il baptisa du nom de *nœud vital* et reconnut que l'étendue en est très restreinte : comme l'avait dit Legallois — trop souvent négligé en faveur de Flourens — ce centre est placé dans la moelle allongée, près de l'émergence des vagues, entre le centre vaso-moteur et la pointe du sinus rhomboïdal.

Il y a donc, dans le bulbe, un amas ganglionnaire constituant le *nœud vital de Flourens*, mais mieux nommé centre respiratoire, d'où partent tous les nerfs moteurs de la respiration. Ces nerfs sont le spinal, le vague ou pneumogastrique, le phrénique, les intercostaux, l'hypoglosse, le facial, le plexus brachial et le plexus cervical.

Ce centre agit automatiquement. Son activité est surtout mise en jeu par un sang riche en acide carbonique. S'il est riche, au contraire, en oxygène, l'activité du centre est peu excitée, la respiration n'est pas stimulée et elle s'arrête même un certain temps, c'est l'*apnée*. Il est facile de produire cette apnée: on n'a, pour cela, qu'à faire successivement et rapidement quelques inspirations profondes ; le sang contient alors beaucoup d'oxygène, peu d'acide carbonique, et la respiration s'arrête pendant quelques secondes pour reprendre ensuite peu à peu.

Mais il y a encore des *centres accessoires d'inspiration* dans la moelle épinière, dans le plancher du quatrième ventricule et dans les tubercules quadrijumeaux antérieurs ; et un *centre accessoire d'expiration* à l'union des tubercules quadrijumeaux antérieurs et

auteurs lui reprochent d'avoir fait les intercostaux internes les agents de l'inspiration, et les externes ceux de l'expiration, ils ont bien tort ; car, après bien des siècles d'étude, après bien des opinions émises, d'après lesquelles ces muscles ont été regardés tour à tour comme des puissances inspiratrices et expiratrices, des puissances uniquement inspiratrices ou uniquement expiratrices, certains physiologistes ont fini par admettre qu'ils ne jouent aucun de ces rôles et qu'ils ne servent qu'à compléter la paroi thoracique.

postérieurs. Ces centres sont essentiellement accessoires et ne peuvent suppléer au centre principal.

Les excitations réflexes agissent aussi sur la respiration : ainsi la sensation d'une douche froide arrête spasmodiquement la respiration.

Les *nerfs centripètes,* c'est-à-dire ceux qui portent l'excitation au centre respiratoire, sont naturellement sensitifs. Le principal est le *pneumogastrique.* Il renferme des fibres inspiratrices qui vont du poumon au bulbe et agissent par voie réflexe, et des fibres expiratrices contenues dans le nerf laryngé supérieur. Les nerfs sensitifs de la peau agissent de la même manière.

Les *nerfs centrifuges* sont tous des nerfs moteurs, puisqu'ils vont du centre respiratoire aux muscles qui président à l'inspiration et à l'expiration. Ce sont : le phrénique pour le diaphragme, les nerfs intercostaux et les rameaux du plexus cervical et du plexus brachial.

On donne le nom d'**haleine** à l'air expiré. Nous savons qu'il est plus chaud que l'air inspiré et qu'il est saturé d'eau ; c'est pour cela que, si on respire sur un miroir, on voit la surface polie se ternir par le dépôt d'une partie des vapeurs contenues dans l'air expiré. Quand il fait chaud, cette vapeur n'est pas visible à sa sortie de la bouche ou du nez ; mais, quand il fait froid, elle se condense et forme ces vapeurs blanches et nuageuses que tout le monde a remarquées pendant l'hiver.

L'haleine est sans odeur chez les enfants. Elle est généralement fade et quelquefois fétide chez l'adulte. Cette odeur de l'haleine vient des sécrétions des voies aériennes et de la décomposition des matières alimentaires qui restent souvent dans l'intervalle des dents. Tout le monde sait que l'air dans lequel ont respiré beaucoup de personnes sent mauvais.

CHAPITRE VI

CHALEUR ANIMALE

Animaux à sang chaud et animaux à sang froid. — Température moyenne du corps de l'homme. Variations physiologiques. — Sources, quantité, distribution de la chaleur animale. — Lutte contre le froid. Lutte contre la chaleur. — Influence du système nerveux sur la production de la chaleur.

La chaleur animale est, comme son nom l'indique, celle que produisent les animaux. Les mammifères et les oiseaux, qui sont des animaux supérieurs, dégagent toujours la même quantité de chaleur, de telle sorte qu'ils ont toujours la même température, qu'il fasse chaud ou qu'il fasse froid ; leur température est donc indépendante de celle de l'atmosphère, et c'est pour cela qu'on les appelle *animaux à température constante* ou *à sang chaud*. Les oiseaux et les mammifères sont les seuls êtres qui appartiennent à cette catégorie. Les autres animaux, au contraire, ont une température peu différente de celle du milieu ambiant ; elle s'élève ou s'abaisse suivant qu'il fait chaud ou froid, ce sont des *animaux à température variable* ou *à sang froid*. Ils produisent bien de la chaleur comme les premiers, mais trop peu pour maintenir une température supérieure à celle du milieu qui les entoure au delà de 1 degré.

Chez l'homme, la chaleur est constante, toujours la même ou à peu près, et si on met un thermomètre sous l'aisselle, on trouve presque invariablement 37 degrés. Mais la température extérieure est, pour ainsi dire, continuellement au-dessous, quelquefois seulement elle est supérieure. Pour maintenir cette température toujours égale, il faut donc que l'homme possède des moyens de résister aux influences externes, au froid comme à l'excès de chaleur. Avant de les étudier, disons un mot de la température moyenne et de ses variations physiologiques, des sources de la chaleur, de sa quantité et de sa distribution.

Degré et variations de la température chez l'homme. — Nous venons de dire que la température moyenne est de 37 degrés sous l'aisselle. Mais sur le corps, à la main gauche, par exemple, elle n'atteint que 33°,3, et à la main droite, 32°,2. En revanche, à l'intérieur, elle est beaucoup plus élevée, puisque, dans le foie, le thermomètre marque 40 degrés.

La température varie encore *suivant l'heure du jour* (fig. 208) : ainsi, le matin, vers cinq heures, elle est de 36°,2, puis elle s'élève lentement pour atteindre, vers cinq heures du soir, 37°,5. — *Suivant l'âge :* au moment de la naissance, la température axillaire est de 38°,8 ; elle descend à 37°,6 pendant les dix premiers jours ; puis à 37 pendant l'enfance et l'âge adulte, pour remonter d'un dixième seulement dans la vieillesse. — *Suivant l'exercice muscu-*

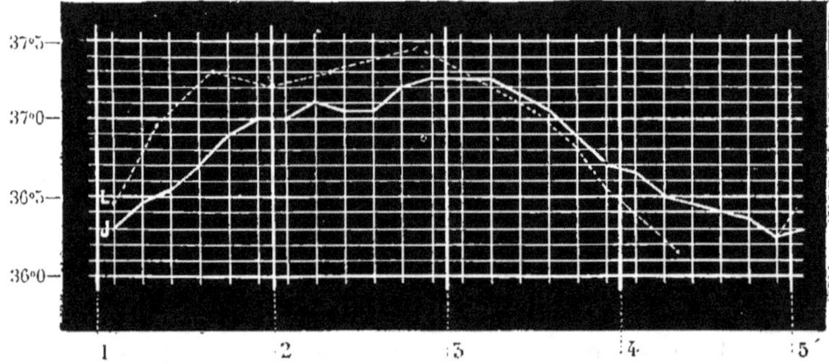

Fig. 208. — COURBES REPRÉSENTANT LES VARIATIONS DES TEMPÉRATURES DE L'HOMME. — Courbe *L*, Liebermeister. — Courbe *J*, Jurgensen. — 1. Six heures du matin. — 2. Midi. — 3. Six heures du soir. — 4. Minuit. — 5. Six heures du matin.

laire : elle s'élève toujours dans ce cas, ainsi que pendant des travaux intellectuels. — *Suivant l'alimentation :* la température s'élève environ de 0°,6 dès qu'on a fini de manger et pendant la digestion. Elle s'abaisse lorsqu'on est à jeun. — *Suivant la température ambiante :* si celle-ci est très élevée, la température périphérique du corps augmente beaucoup, mais la température profonde ne s'élève pas à plus de 1 degré. — Le *sexe* n'exerce pas une grande influence puisqu'il y a tout au plus en faveur du sexe féminin 0°,084. — La température peut être encore modifiée par les maladies, mais nous n'avons pas à nous en occuper ici.

En résumé, la température moyenne, générale, est de 37 degrés. Celle du matin : 36°,2 et celle du soir : 37°,5.

Sources. Quantité. Distribution. — Les combustions organiques sont les principales sources de la chaleur animale. Tous

les actes chimiques, solutions, combinaisons, décompositions, qui
se produisent continuellement dans le corps, dégagent aussi de
la chaleur. Tout le monde sait que si on met de la chaux vive en
présence d'une certaine quantité d'eau, celle-ci se combine immédiatement avec la chaux, et il en résulte un dégagement de calorique très prononcé. Eh bien, il en est de même dans l'organisme
où il y a des combinaisons analogues. Enfin, le frottement du
sang dans les vaisseaux contribue à produire aussi un peu de
chaleur.

D'après Küs et Duval, l'homme développe en moyenne, par
jour, une quantité de chaleur évaluée à 3,250 calories. (Une ca-
lorie est la quantité de chaleur nécessaire pour élever de 0 degré
à 1 degré un kilogramme d'eau.) D'après d'autres auteurs, ce
n'est que 2,700 calories. L'exercice musculaire augmente cette
quantité. Il en est de même d'une alimentation riche en carbone
et en hydrogène, ce qui se comprend facilement, puisque le corps
brûle, grâce à l'oxygène fourni par la respiration, le carbone et
l'hydrogène des aliments. Un enfant d'un an en dégage le double
d'un adulte.

Toute cette chaleur est distribuée dans tout le corps par le
sang. Celui-ci s'échauffe dans les organes où se produisent le plus
de changements chimiques, comme dans le foie par exemple, et
il se rafraîchit dans d'autres. Mais, comme il passe rapidement
partout, il tend à égaliser la température et à maintenir chaude
la surface externe. Cependant, son mouvement se ralentit dans
les parties les plus éloignées du cœur, et ce ralentissement fait
que ces parties, comme les mains et les pieds, se refroidissent facilement.

Lutte contre le froid. — Pour pouvoir maintenir sa température toujours au même degré, l'homme a à lutter contre le
froid. Pour cela, il a recours aux vêtements, au chauffage et à
l'exercice. En outre, il consomme, inconsciemment, plus d'oxygène, qui augmente les combustions. Enfin, le froid lui-même, en
rétrécissant les vaisseaux sanguins cutanés, empêche le liquide
nourricier de venir se refroidir à la périphérie, et la chaleur se
perd moins.

Lutte contre la chaleur. — Le principal moyen de résistance contre la chaleur, c'est la *transpiration*. Celle-ci se produit
sans cesse, mais ordinairement en si petite quantité qu'on ne s'en

aperçoit pas. Seulement, lorsque la chaleur est forte, la sueur devient très abondante, et, en s'*évaporant*, elle occasionne un certain refroidissement. Il est facile de se rendre compte que l'évaporation produit le froid. Mettez votre main dans l'eau, ne l'essuyez pas après l'avoir sortie du liquide et vous ne tarderez pas à sentir la fraîcheur. Hâtez l'évaporation en agitant votre main et vous sentirez le froid davantage, parce que plus l'évaporation est rapide et plus grande est la production du froid.

Donc, quand il fait très chaud, la transpiration est très abondante, l'évaporation est rapide et la surface cutanée se rafraîchit suffisamment pour maintenir la température interne au degré voulu. Une chaleur sèche peut être excessive, et, malgré tout, être supportée assez facilement, comme on le voit dans les pays chauds, parce que l'évaporation s'accomplit aisément. Au contraire, on supporte difficilement une chaleur humide, parce que, dans ce cas, l'évaporation n'est guère possible, puisque l'atmosphère est déjà saturée de vapeur d'eau.

Nous avons encore d'autres moyens de lutter contre la chaleur. Celle-ci, au contraire du froid, dilate les vaisseaux cutanés dans lesquels arrive une quantité plus grande de sang qui se rafraîchit par suite de l'évaporation. En outre, la respiration pulmonaire s'accélère ; il se produit ainsi une plus grande évaporation d'eau à la surface des poumons, ce qui détermine de la réfrigération.

Influence du système nerveux sur la chaleur. — Cette influence est très grande. En effet, la chaleur produite est en raison directe du fonctionnement de l'organisme ; or, les organes ne peuvent fonctionner que grâce aux nerfs. Ce sont eux qui modèrent ou excitent les actions chimiques qui rétrécissent ou dilatent les vaisseaux artériels. Les *filets vaso-dilatateurs* du nerf grand sympathique sont regardés généralement comme calorifiques, et les *vaso-constricteurs* comme frigorifiques.

Pour Claude Bernard, le sympathique est un véritable frein qui réprime la circulation, agit sans cesse sur les tissus et modère leurs oxydations ainsi que leurs dédoublements qui produisent la chaleur.

CHAPITRE VII

SÉCRÉTION EN GÉNÉRAL. — GLANDES VASCULAIRES SANGUINES. — SÉCRÉTION RÉNALE

Glandes à sécrétion externe : sécrétions récrémentitielles et sécrétions excrémentitielles. — Glandes à sécrétion interne.

Nous avons déjà parlé, à propos de la digestion, de certaines sécrétions. Il est temps maintenant de revenir un peu sur cette question, afin que le lecteur sache très bien en quoi consiste cette fonction d'une importance capitale.

On entend par *sécrétion* tout acte par lequel un organe, ou mieux, une glande sépare du sang certains principes qu'elle transforme ensuite pour accomplir un certain but dans l'économie.

Il y a donc deux phases bien distinctes dans la plupart des sécrétions : la première consiste dans la filtration du plasma sanguin tout autour des culs-de-sac de la glande et où les cellules épithéliales puisent les éléments nécessaires à leur sécrétion ; la seconde consiste dans l'élaboration subie dans ces culs-de-sac par les matériaux fournis par le sang. Il faut remarquer que dans certaines sécrétions, comme dans celle de la salive, par exemple, l'activité de la couche épithéliale opère à peu près seule la sécrétion ; dans ce cas, la première partie de l'acte sécrétoire n'existe pas.

Que la glande soit allongée en forme de *tube* ou de *follicule*, qu'elle soit arrondie sous forme d'*ampoule* ou d'*acinus*, la partie sécrétante a, par conséquent, pour élément principal, une couche de cellules épithéliales appliquée sur une membrane propre qui a son autre face en rapport avec les vaisseaux sanguins. Grâce à la pression du sang, le sérum filtre à travers la membrane, et les cellules de l'épithélium reçoivent ainsi les matériaux dont elles ont besoin pour produire leur sécrétion, qui varie suivant chaque glande et le but qu'elle doit atteindre.

En effet, il y a des glandes qui doivent élaborer les principes nécessaires pour faire subir aux aliments les transformations nécessaires pour que les parties utiles soient absorbées par l'organisme, ces glandes donnent lieu aux *sécrétions récrémentitielles;* nous les avons vues en étudiant la digestion. Il y en a d'autres qui sécrètent des liquides inutiles ou même nuisibles et qui doivent être rejetés, comme le liquide urinaire ; on nomme leur sécrétion *excrémentitielle.* Toutes ces glandes ont un conduit excréteur qui leur permet de déverser leur produit dans l'organisme ou au dehors, ce sont des glandes à *sécrétion externe.*

Mais il en existe qui n'ont pas de conduit excréteur. Elles sécrètent cependant quelque chose puisque ce sont des glandes et qu'elles ont par là même un but, — il n'y a rien, en effet, d'inutile dans l'organisme, *Deus et natura nihil faciunt frustra.* Leur *sécrétion* est *interne,* et elle a pour objet de modifier certains éléments du sang, — car les glandes de cette catégorie sont toutes des glandes vasculaires sanguines, — et de leur faire subir plusieurs modifications avant de les renvoyer dans le torrent circulatoire. Deux glandes sont en même temps à sécrétion externe et à sécrétion interne, ce sont le foie et le pancréas.

Nous n'avons pas à nous occuper ici des glandes à *sécrétion récrémentitielle,* puisque nous en avons déjà parlé. Nous allons voir d'abord les glandes vasculaires sanguines ; nous parlerons ensuite de la plus importante sécrétion excrémentitielle, la *sécrétion rénale.*

§ 1. — Glandes vasculaires sanguines.

Foie. — Pancréas. — Rate. — Thymus. — Capsules surrénales.
Corps thyroïde.

Foie. — Le foie se compose en réalité de deux glandes distinctes et se pénétrant réciproquement : la glande biliaire et la glande vasculaire sanguine. Cette dernière a des fonctions très complexes. En effet, d'après les recherches de Claude Bernard, elle a surtout et d'abord une fonction *glycogénique.* Le sang qui sort du foie par les veines caves contient beaucoup de sucre, tandis que celui qui y arrive par la veine porte n'en contient que des traces. Il s'en forme donc dans le foie, et cela aux dépens du glycogène qui se transforme en glycose. Le système nerveux exerce une grande influence sur la production du sucre, témoin l'expérience célèbre de Claude Bernard qui piquait un point sur la ligne médiane du plancher du quatrième ventricule et déterminait le diabète en moins d'une heure. — Mais le foie a encore une fonction *hématopoiétique*, c'est-à-dire qu'il forme et détruit les globules du sang. On est arrivé à admettre ce fait parce qu'on trouve dans la bile des dérivés de l'hémoglobine, et parce que le fer perdu par cette dernière ne passe dans la bile qu'en très petite quantité; le reste doit donc servir à la formation de nouveaux globules. — On lui accorde aussi une fonction *adipogénique*, grâce à laquelle une partie du sucre amenée par la veine porte se transforme dans le foie en graisse ; — une fonction *uréopoiétique*, puisque le sang des veines sus-hépatiques est plus riche en urée que le sang de la veine porte, et qu'on voit l'urée diminuer considérablement dès que le foie est malade ; — enfin une fonction *antitoxique*.

Le foie, disent MM. P. Langlois et H. de Varigny, joue contre les intoxications un rôle des plus importants, et il arrive à ce résultat par trois procédés différents :

1° En retenant certaines substances toxiques pour les déverser ensuite lentement dans la circulation, en rendant ainsi leurs effets moins rapides et moins intenses, ou même en les rejetant au dehors par l'excrétion biliaire ;

2° En transformant certains poisons venus du dehors ou ayant pris naissance dans l'organisme ;

3° En diminuant l'intensité des fermentations intestinales, grâce à l'action antiseptique de la bile.

Certaines substances sont simplement retenues par le foie sans subir de modification de composition. Tels les poisons minéraux : mercure, cuivre, antimoine, arsenic. Une partie de ces poisons sont éliminés par la bile, le reste est déversé lentement dans l'économie et les effets toxiques sont ainsi annihilés en partie. Il en est de même de la plupart des alcaloïdes. Une expérience, due à Schiff, est très démonstrative à cet égard. On tue un chien en lui injectant sous la peau une goutte de nicotine; or, une dose double reste sans effet, si l'injection est faite dans l'intestin ou encore dans les ramifications de la veine porte, c'est-à-dire quand la nicotine doit passer par le foie avant d'entrer dans la circulation générale. Il s'agit ici de tout autre chose que d'une simple fixation de la substance par les cellules du foie, mais d'une transformation chimique, sans doute, car il suffit de triturer ensemble une dose mortelle de nicotine avec un morceau de foie, pour supprimer son pouvoir toxique. Schiff avait montré en outre qu'après la ligature de la veine porte, le sang de l'animal, ainsi opéré, devient toxique, pour des grenouilles, à un degré bien supérieur au sang normal. Il arrivait ainsi à cette conclusion que le foie détruit les substances toxiques formées dans l'organisme ou introduites du dehors.

Le fait de l'innocuité relative du curare pris par la voie digestive, alors que ce poison est si actif quand il est injecté sous la peau, s'explique désormais par l'action du foie, il est arrêté par ce dernier (Roger).

Les alcaloïdes, ainsi que l'avaient déjà signalé Héger, puis Schiff, ne sont pas seulement arrêtés ou éliminés par le foie, ils subissent une transformation.

Sur cette question, il règne encore bien des incertitudes, plusieurs points sont néanmoins désormais établis. L'action antitoxique du foie est intimement liée à sa richesse en glycogène. Quand le foie est privé de cette substance, les poisons organiques passent directement dans les veines sus-hépatiques, et, si l'on vient à charger de nouveau le foie de glycogène, on voit l'action antitoxique reparaître. Peut-être faut-il chercher une explication dans ce fait que l'ammoniaque et les alcaloïdes chauffés en vase clos, en présence de la glycose, subissent des modifications qui les rendent inactifs ou du moins qui diminuent leurs propriétés toxiques.

Pancréas. — De même que le foie, le pancréas a une sécrétion interne importante. Méring et Minkowski ont constaté, en 1889, que son extirpation chez un chien détermine la glycosurie. Pour expliquer cette apparition du sucre, produisant chez l'animal tous les symptômes du diabète, on a supposé qu'elle était due à l'altération des filets nerveux, et surtout des fibres du plexus solaire, ou encore à l'altération des organes nerveux contenus dans le tissu de la glande, c'est la *théorie nerveuse*. Mais la *théorie de la sécrétion interne* est plus admissible. D'après elle, le pancréas produit une substance qui, déversée dans le sang, détruit le sucre d'une façon régulière. Cette substance serait, pour Lépine et Barral, un ferment glycolytique. Seulement ce ferment, — s'il existe? — n'a pas encore été isolé.

Rate. — La rate est une glande lymphatique sanguine. Elle

peut augmenter beaucoup de volume et dans très peu de temps
sous l'influence d'une augmentation de la tension du sang. C'est
ce qui l'a fait considérer comme une espèce de réservoir permettant de régulariser la circulation des organes digestifs. Si on l'extirpe, la mort ne survient pas, mais on remarque une diminution
des globules blancs, des globules rouges et du fer, et une augmentation de l'urée. Il est à peu près sûr que la rate forme des globules blancs. Quant aux globules rouges, Funcke, Picard et
Malassez, Phisalix, disent que cette glande les forme, tandis
qu'Ecker et Béclard affirment qu'elle les détruit. Les expériences
physiologiques ne permettent donc pas de trancher encore aujourd'hui la question.

Thymus. — Le thymus est développé chez le fœtus, mais il
s'atrophie après les premiers temps de la vie. On ne connaît pas
du tout ses fonctions. Peut-être joue-t-il un rôle modificateur du
sang?

Capsules surrénales. — Ces capsules jouent certainement un
grand rôle. En effet, Addison a constaté, en 1855, que toutes les
fois qu'elles présentent des lésions sérieuses, il se produit un
développement exagéré du pigment de la peau, qui devient presque
noire, d'où *maladie bronzée* ou *d'Addison*. L'année suivante,
Brown-Séquard montra que leur destruction amène rapidement
la mort, en même temps qu'il y a augmentation du pigment.
D'autres observateurs pensent qu'elles ont encore d'autres propriétés, que ce sont des glandes dont la sécrétion interne élabore
des substances qui peuvent, comme nous l'avons vu pour le foie,
modifier, neutraliser ou détruire des poisons fabriqués dans
l'organisme.

Corps thyroïde. — Cette glande, dont l'hypertrophie constitue
le goitre ou gros cou, est placée, chez l'homme, au-devant du cou,
aux premiers anneaux de la trachée. Quand on l'enlève tota-
lement, le malade se plaint d'une lassitude profonde, de douleurs
et de tiraillements dans les muscles; peu après les bras, les
jambes et la figure augmentent de volume, et alors apparaissent
des phénomènes nerveux assez graves, comme des vertiges, des
syncopes, des suffocations, des convulsions. Tous ces symptômes
sont ceux d'une maladie que l'on connaît depuis peu d'années
sous le nom de *myxœdème* (μύξα, mucosité, et οἴδημα, de οἰδεῖν,

grossir). Son extirpation chez le chien entraine sa mort. Celle-ci survient à la suite de véritables symptômes d'intoxication, ce qui a donné lieu de croire que le corps thyroïde joue, lui aussi, un rôle antitoxique. Les injections du liquide thyroïdien atténuent beaucoup les accidents de la maladie.

§ 2. — Sécrétion rénale.

Le corps de l'homme peut être comparé à une grande ville. Or celle-ci n'a pas seulement à recevoir tous les jours les aliments nécessaires pour nourrir ses habitants, elle doit encore posséder tous les moyens qu'il faut pour se débarrasser de ses détritus et de ses eaux d'égout. Eh bien, il en est de même chez l'homme. Il faut que tous les jours son corps reçoive la quantité d'aliments indispensable pour son entretien, il faut aussi qu'il puisse rejeter les détritus, les portions inutiles ou nuisibles. Il a pour cela les poumons qui lui permettent, comme nous l'avons déjà vu, de se débarrasser de l'acide carbonique ; et les reins, ou *rognons*, en termes de boucherie, qui éliminent surtout l'urée. Les poumons et les reins sont donc les deux grands purificateurs du sang et, par conséquent, de l'organisme.

Tout le monde connaît le liquide sécrété par les reins. Toujours transparent et jaune ambré au moment de la miction, il ne tarde pas à se voiler d'un léger nuage. S'il se trouble trop, il y a fièvre et maladie. La quantité sécrétée dans les vingt-quatre heures varie beaucoup suivant les boissons, la température, le régime, etc.; la quantité moyenne est de 1,200 à 1,500 grammes. Le maximum de la sécrétion est de 2 à 4 heures de l'après-midi ; le minimum, de 2 à 4 heures du matin.

Le liquide urinaire, qui est plus pâle, moins abondant et moins dense chez la femme que chez l'homme, a une composition très complexe. D'après A. Gautier, on trouve : *Eau*, 956 gr.; *matières organiques*, de 28 à 30 gr., comprenant de l'urée, de l'acide urique, de l'acide hippurique, de la créatine, de la créatinine, de la xanthine, des matières colorantes, des acides gras, de l'acide oxalique, des phénols, des indols, des scatols, de la glycose, du mucus, de la pepsine ; *matières minérales*, de 16 à 17 gr., comprenant du chlorure de sodium, des sulfates alcalins, des phosphates de chaux, de magnésie, des phosphates alcalins, des sels ammoniacaux, des acides silicique et azotique.

Comme il y a 25 gr. 37 d'urée (fig. 209) sur les 28 à 38 gr. de
matières organiques, et 10 gr. 5 de chlorure de sodium, sur les
16 à 17 gr. de matières minérales, il est évident
que l'urée et le chlorure de sodium sont les éléments principaux de l'urine. Il est très probable
que l'urée dérive indirectement des matières albuminoïdes après qu'elles ont subi un grand
nombre de transformations ; elle se forme aussi
aux dépens des substances azotées des tissus ;
l'urée est donc un produit de désassimilation qu'il
est nécessaire d'expulser. Sa toxicité n'est pas cependant aussi grande qu'on l'a cru, car il en faut
de fortes doses pour amener la mort. Si les accidents de l'urémie sont très redoutables, ce n'est
pas à l'urée seule qu'il faut les attribuer, mais
bien au liquide urinaire tout entier. Le chlorure
de sodium provient de l'alimentation.

Quand l'urine n'a pas sa composition normale,
on peut y trouver de l'albumine, du sucre, des
leucocytes, du pus, du sang, etc.

Mais comment les reins sécrètent-ils le liquide
que nous devons expulser? Le premier acte de
la sécrétion se produit grâce à la forte tension du
sang au niveau des glomérules; tension qui
amène une filtration mécanique d'un liquide
venant du sang. Quelle est la nature de ce liquide? Quelle est l'action épithéliale qui constitue le second acte sécrétoire? On n'en sait trop
rien. Voici cependant les trois principales théories :

Théorie de Bowmann. — Les glomérules de
Malpighi laissent filtrer seulement la partie
aqueuse du liquide urinaire, avec les sels minéraux dissous, et les tubes contournés excrètent
l'urée et les produits spécifiques.

Théorie de Ludwig. — Les glomérules laissent
filtrer le sérum sanguin, *moins l'albumine ;* mais
comme le liquide transsudé est trop dilué, l'eau est résorbée par
les tubes grâce à l'activité des cellules, ou parce que la pression
est alors moindre.

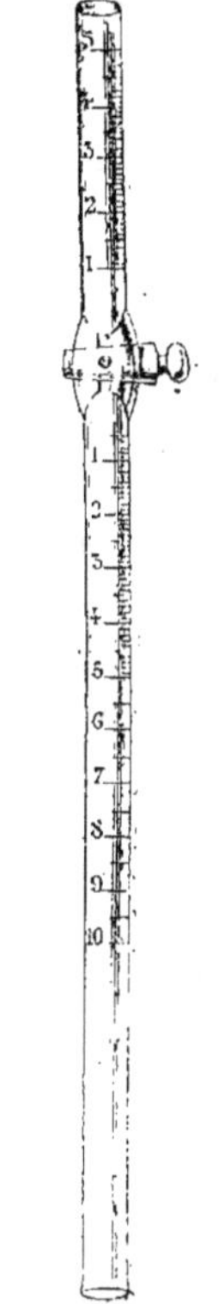

Fig. 209. — URÉO-
MÈTRE basé sur ce
fait que l'urée est
décomposée par di-
verses substances
en azote, eau et
acide carbonique.
De la quantité d'a-
zote obtenue on dé-
duit la quantité d'u-
rée existant, ou
ayant existé dans
le liquide analysé.

(Les détails du do-
sage sont trop longs
et trop compliqués
pour les donner ici).

Théorie de Küss. — Les glomérules laissent filtrer tout le sérum, *y compris l'albumine,* qui est résorbée ainsi que l'eau par les tubes, comme dans la théorie précédente.

Toutes ces théories sont passibles d'objections, mais il n'en est pas moins certain que la pression sanguine et l'activité de l'épithélium interviennent dans cette sécrétion. Les reins, qui ne fabriquent pas l'urée, puisqu'ils l'extraient du sang, ne doivent, par conséquent, pas être complètement assimilés à des filtres, le liquide filtré étant modifié après la filtration. Le système nerveux agit par des phénomènes vaso-moteurs.

Le liquide se produit constamment, mais les deux reins ne travaillent activement que d'une manière alternative, l'un prenant un repos relatif, tandis que l'autre travaille davantage, et inversement. La *vis à tergo* le fait progresser des papilles rénales dans le calice, le bassinet et les uretères ; ceux-ci se contractent au moyen de leurs fibres lisses et le font tomber goutte à goutte dans la vessie. Celle-ci se dilate petit à petit. Elle ne peut résorber le liquide, parce que son épithélium est imperméable, et elle est obligée de le conserver parce qu'il ne peut remonter par les uretères à cause de la grande obliquité de l'orifice inférieur, et parce qu'il ne peut sortir par le canal de l'urèthre à cause du sphincter et de la prostate qui le ferment complètement. Le sphincter résiste moins que la prostate, c'est pourquoi chez la femme, qui n'a pas cette glande, il suffit d'un rien, d'un petit accès de toux ou de rire, pour que quelques gouttes s'échappent. — Quand les parois sont trop distendues, une toute petite quantité d'urine arrive jusqu'à la muqueuse prostatique, et on éprouve aussitôt le besoin d'uriner. Si l'on résiste, le muscle de Wilson se contracte par acte réflexe et fait rentrer les quelques gouttes dans la vessie. Mais le besoin ne tarde pas à se renouveler, et, si on continue à résister, les contractions du muscle sont volontaires, mais douloureuses. Dès qu'on cède au besoin, le sphincter se relâche, les parois de la vessie se contractent et tout le liquide est expulsé. Cette expulsion est encore facilitée par les contractions des muscles de l'abdomen.

CHAPITRE VIII

PEAU ET ÉPITHÉLIUMS

Absorption et respiration cutanée. — Réflexes. — Réglage de la calorification. — Glandes sudoripares; sueur, son utilité. — Glandes sébacées; matière sébacée, cérumen, comédons, usages de la matière sébacée. — Épithéliums.

La peau a des fonctions très importantes. Elle protège les tissus contre tout ce qui, de l'extérieur, pourrait les léser, et les maintient dans leurs rapports réciproques. Les ongles, les poils, les dents, qui sont d'origine cutanée, sont aussi des organes protecteurs.

Elle est, de plus, un véritable organe sécrétoire, fournissant la sueur, la matière sébacée, le lait (car la glande mammaire est sous la dépendance de la peau; nous en parlerons dans le dernier volume). Elle est très riche en nerfs, ce qui fait qu'elle est le point de départ de nombreux réflexes. Elle est très vasculaire, ce qui lui permet de régulariser la chaleur. Enfin elle est sensitive, comme nous le verrons aux organes des sens.

A l'état sain, la peau absorbe certains gaz. On peut empoisonner un animal en le plongeant tout entier, sauf la tête, dans une atmosphère d'hydrogène sulfuré. Bichat s'étant enfermé dans une salle contenant des cadavres en putréfaction, après avoir eu soin de se placer de manière à pouvoir respirer par les poumons, l'air venant du dehors, constata l'odeur cadavérique de ses gaz intestinaux, odeur qui n'avait pu être évidemment absorbée que par la peau. Mais elle n'absorbe pas les liquides; la couche cornée de l'épiderme et l'enduit sébacé ne le permettent pas. Pour qu'il y ait une légère absorption, il faut auparavant faire une lotion savonneuse pour enlever la matière sébacée. Les surfaces sous-cutanées au contraire absorbent énergiquement toutes les substances mises à leur contact, soit qu'on enlève le derme avec un vésicatoire, soit qu'on fasse une injection hypodermique. La peau absorbe encore l'oxygène de l'air et élimine de l'acide carbonique et de la vapeur d'eau. Elle contribue donc, mais dans d'assez faibles limites, à la fonction respiratoire. Il n'en est pas de même chez les batraciens ; en effet, une grenouille meurt rapidement asphyxiée si on recouvre sa peau d'un enduit imperméable.

Les excitations de la peau agissent sur les principales fonctions de l'organisme et surtout sur la respiration et la circulation. On connaît l'action du froid et du chaud, des douches froides, en particulier, sur la respiration. On sait aussi que les excitations faibles accélèrent le cœur, que les moyennes le ralentissent, puis l'accélèrent, et que les fortes le ralentissent au point de pouvoir amener la mort. En agissant ainsi sur le cœur, ces excitations produisent des alternatives de resserrement et de dilatation des vaisseaux sous-cutanés, et ce sont ces alternatives qui règlent la calorification. Quand il fait froid, le sang se refroidit si les vaisseaux sont dilatés ; il se refroidit aussi s'il fait chaud à cause de la sueur ; si, au contraire, les vaisseaux sont resserrés, il y a peu de perte de chaleur. Mais la régularisation de la température est surtout obtenue, comme nous l'avons déjà vu, à la *chaleur animale*, grâce à la sueur.

La sueur est excrétée par 2 ou 3 millions de glandes sudoripares, en tube, réparties par tout le corps, excepté aux lèvres et aux bords des paupières. La quantité varie naturellement beaucoup. Elle augmente par l'exercice, la chaleur extérieure, l'ingestion de boissons abondantes, le jaborandi, la pilocarpine ; elle diminue par le froid, l'atropine. Sa sécrétion est continuelle, mais par moments elle est insensible. Elle est composée d'environ 990 parties d'eau et de 10 parties solides. Ces dernières sont : des *sels minéraux*, dont le chlorure de sodium est le plus important (c'est lui qui donne le goût salé à la sueur) ; des *acides* faiblement combinés avec des bases, acides lactique, formique, butyrique, caproïque, lui donnant sa réaction acide et son odeur ; des *graisses* et de l'*urée*. Elle contient quelquefois des matières colorantes, dues la plupart du temps à des affections cutanées. Nous devons noter comme très intéressante chose, cette espèce de *balancement physiologique* qui existe entre la fonction sudorale et la fonction urinaire, et qui fait que la première augmente quand la seconde diminue, et *vice versa*. Tout le monde a pu remarquer, en effet, que l'on urine beaucoup moins pendant l'été, alors que l'on transpire davantage. Cette suppléance offre un très grand avantage, puisqu'une assez grande partie de l'urée s'élimine par la peau.

Mais le rôle le plus important de la sueur, c'est la *réfrigéra-*

tion du corps. Quand, à la suite d'un exercice violent, la chaleur de l'organisme devient excessive, une transpiration abondante apparaît aussitôt, et occasionne, par son évaporation, une grande perte de calorique qui permet de rétablir l'équilibre et rafraîchit le corps.

La sécrétion de la sueur est provoquée par des *nerfs excito-sudoraux*, qui agissent directement sur les glandes, en dehors des nerfs vaso-dilatateurs, puisque leur excitation détermine la sueur sur un membre privé de sang. Ces nerfs ne sont connus que depuis 1875. Quel est le mécanisme de cette sécrétion? On n'en sait rien. On suppose qu'il y a filtration et fonte de cellules. L'excrétion se fait grâce à la *vis à tergo.*

La sueur a donc un grand rôle physiologique : elle dépure le sang ; elle élimine de l'économie des principes solides, des acides gras, de l'urée ; elle régularise la température du corps, et enfin, elle donne de l'humidité et de la souplesse à la peau, choses nécessaires pour le sens du toucher.

Mais la peau ne sécrète pas seulement la sueur, elle produit encore une *matière sébacée.* Celle-ci est demi-liquide, onctueuse, jaunâtre, se solidifiant à l'air. Elle renferme de l'eau, des graisses, des matières albuminoïdes, des sels minéraux et des cellules épithéliales. Elle est sécrétée par des glandes en grappes, dont l'orifice s'ouvre généralement dans un follicule pileux. Dans le conduit auditif externe, elle prend le nom de *cérumen*, et contient une substance très amère. L'excrétion se fait à la suite de la rupture des cellules dans lesquelles la graisse s'accumule. Si la rupture ne se produit pas, il se forme ce qu'on appelle les *comédons*, qui sont constitués par l'accumulation de la matière sébacée que l'on fait sortir sous forme de petits boudins très ténus, en pressant le point noir que l'on voit à la surface de la peau ; à l'intérieur, on trouve un acarien parasite décrit sous le nom de *Demodex folliculorum.* La matière sébacée a pour but d'humecter la peau, de l'assouplir et d'augmenter l'imperméabilité de l'épiderme. Aux paupières, elle empêche les larmes de couler sur les joues.

Épithéliums. — Les épithéliums, dont nous avons parlé bien souvent, constituent une véritable peau interne. Nous avons vu que les cellules épithéliales ne revêtent pas seulement les cavités internes, la bouche, l'estomac, les intestins, les poumons, la vessie, etc., mais qu'elles fournissent aussi les éléments sécrétoires des glandes. La peau elle-même a sa couche superficielle épithéliale, couche qui se détache à mesure qu'elle vieillit et qui est remplacée par une nouvelle. La vie des épithéliums est fort courte, ce qui amène une desquamation continuelle. Il est facile de constater cette dernière, on n'a pour cela qu'à gratter la peau de la poitrine et du bras avec un ongle, et l'on voit sous celui-ci un amas grisâtre, onctueux, fourni par les cellules épithéliales détachées.

DEUXIÈME PARTIE

FONCTIONS DE RELATION

CONSIDÉRATIONS GÉNÉRALES

L'homme possède un grand nombre de facultés. Par les unes, il assure son existence; par les autres, il connaît tout ce qui l'entoure, et cela toujours dans le but de sa conservation. Les premières constituent les *fonctions de nutrition*, que nous venons d'étudier; les secondes sont les *fonctions de relation*, nommées ainsi parce qu'elles nous mettent en relation avec ce qui nous environne.

Comment pouvons-nous nous mettre en rapport avec les objets extérieurs? Nous le pouvons de plusieurs manières. Nos muscles possédant la faculté de se *contracter* nous permettent d'exécuter des mouvements et d'en varier les effets suivant que nous voulons atteindre tel ou tel but. Nos nerfs possédant la *sensibilité* nous font avoir conscience des objets qui nous entourent, et les sentir. Nous avons encore l'*instinct* qui nous fait exécuter des actes déterminés sans que la volonté y prenne part; l'*intelligence* qui nous permet de comparer les diverses sensations que nous éprouvons, d'en tirer des idées générales, et d'agir de telle ou telle manière suivant le résultat de notre raisonnement; enfin l'*expression*, grâce à laquelle nous pouvons communiquer nos idées à nos semblables, soit à l'aide de certains mouvements, soit à l'aide de certains sons, constituant le *langage*.

L'homme, comme, du reste, les animaux les plus élevés de l'échelle, peut donc se mettre en relation avec tout ce qui l'entoure au moyen de la sensibilité, de la contractilité, de la volonté, de l'instinct, de l'intelligence et de l'expression. Comme toutes ces fonctions sont sous la dépendance du *système nerveux*, nous allons en commencer immédiatement l'étude.

CHAPITRE PREMIER

SYSTÈME NERVEUX

Structure générale. — Ensemble du système. — Substance blanche et grise, centres nerveux. — Nerfs craniens, nerfs rachidiens. — Nerfs sensitifs, nerfs moteurs. — Acte réflexe.

Nous avons vu, au début de cette étude, que l'organisme es . en somme, composé d'une infinité de cellules différenciées. Il faut évidemment que ces cellules soient en parfaite harmonie et qu'elles vivent en connexion intime les unes avec les autres. C'est ce qui arrive grâce au système nerveux. Il faut aussi que toutes les fonctions diverses s'effectuent dans telle ou telle condition : que l'estomac, par exemple, sécrète son suc gastrique juste au moment où l'aliment arrive dans son intérieur; que le diaphragme se meuve de haut en bas et inversement, afin que l'air puisse entrer dans les poumons et en sortir ; que le cœur se dilate et se resserre ; que le sang circule régulièrement dans tout le corps; que l'assimilation se produise dans les différentes parties de l'organisme; que les parties nuisibles ou inutiles soient rejetées au dehors, etc., et il faut que tout cela se fasse pour ainsi dire en même temps, avec le plus grand ordre, et sans que l'une de ces fonctions trouble les autres. Or, tout se passe ainsi au moyen du système nerveux. Qu'est-ce donc que ce système, quelle est sa structure et comment accomplit-il ses fonctions?

Imaginez, dit Dalton, une série de fils télégraphiques partant de toutes les stations de la police d'une grande ville, et se rendant au bureau central, au quartier général de l'administration. Ces fils forment une communication entre toutes les rues, im-

passes, avenues de chaque district et le bureau central; et ensuite, entre le bureau central et toutes les parties de la ville. Tout
événement qui arrive dans un district peut être télégraphié au
quartier général, et la réponse rendue de suite, pour donner les
ordres nécessaires ou envoyer l'assistance requise. Si un homme
se trouve malade ou blessé, on expédie à son secours un médecin. Si on requiert un renfort de police pour réprimer un dé-
sordre, ou pour accomplir quelque acte inattendu, les hommes de
la police reçoivent l'ordre des autres districts et se rendent au
lieu indiqué par les mêmes moyens de communication. Ainsi tout
le mécanisme administratif agit ensemble ou séparément, selon
que l'exigent les circonstances, et ses différentes parties se
meuvent constamment en harmonie les unes avec les autres. Le
système nerveux est ce moyen de communication entre les différentes parties de la machine animale.

Il est formé par une substance molle et pulpeuse constituant
le *tissu nerveux*. Son aspect varie : tantôt elle est *blanche* et tantôt
elle est *grise ;* tantôt elle se présente sous la forme de masses plus
ou moins considérables nommées *ganglions* ou *centres nerveux*,
tantôt sous la forme de cordons allongés et ramifiés, cordons qui
ne sont autre chose que les *nerfs*.

On rencontre dans toutes les parties du corps, dans l'intimité
des tissus de tous les organes, une quantité considérable de petits
filaments qui, s'unissant côte à côte, ne tardent pas à former des
faisceaux visibles à l'œil nu: ce sont les *nerfs* qui se trouvent
ainsi constitués par un certain nombre de *fibres nerveuses* acco-
lées les unes aux autres et maintenues réunies par un tissu conjonctif appelé *névrilème ;* ils forment la *substance blanche*.

Les nerfs naissent donc de toutes les parties de l'organisme,
et, en se réunissant, ils donnent naissance à des troncs plus ou
moins gros qui se dirigent vers la colonne vertébrale, pénètrent
dans son intérieur par les trous de conjugaison pour y former
la *moelle* (fig. 210-3 , masse nerveuse, blanche à l'extérieur, grise
à l'intérieur, et ayant la forme du canal rachidien.

A l'extrémité supérieure, la moelle se recourbe, pénètre dans
la cavité crânienne où elle se développe pour former l'*encéphale*
(fig. 210-1). Celui-ci est composé de trois parties : la *moelle allongée*, qui fait, comme son nom l'indique, suite à la moelle, le
cervelet et le *cerveau*, grande masse couverte de sinuosités et placée dans la partie supérieure, antérieure et moyenne du crâne.

Toutes ces parties, ainsi que la moelle épinière, sont séparées, par un sillon profond, en deux parties égales, une à droite, l'autre à gauche, et reliées à l'intérieur par des masses connectives de substance nerveuse. Des nerfs venant de la tête et du cou se rendent directement à l'encéphale, ce sont les *nerfs craniens;* tandis que les autres qui vont au rachis sont les *nerfs rachidiens.* Enfin, à l'intérieur de la moelle et à la partie corticale de l'encéphale on trouve la *substance grise* formée par des *cellules nerveuses.*

Le tissu nerveux est donc essentiellement constitué par deux parties bien différentes : les *fibres nerveuses* qui forment la substance blanche, et les *cellules nerveuses* qui forment la substance grise ; nous allons voir qu'elles ont aussi des fonctions bien différentes.

Telle est, *grosso modo,* la disposition générale du système nerveux. Mais, avant d'en étudier les différentes parties, examinons comment ce système peut déterminer l'harmonie dans toutes les parties du corps et relier physiologiquement entre eux tous les points de l'organisme.

Les filets nerveux étant *irritables* (l'irritabilité est leur propriété fondamentale, comme elle l'est, du reste, de tout tissu vivant), toutes les fois qu'une fibre est excitée, qu'elle reçoit une impression, elle se met pour ainsi dire à vibrer [1], *condui-*

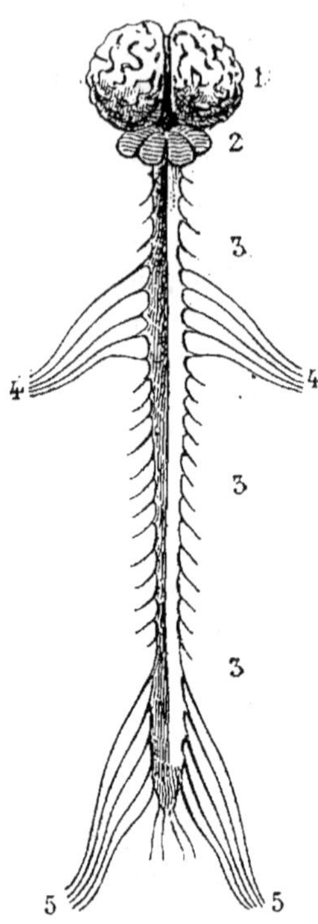

Fig. 210. — Encéphale, moelle épinière et nerfs, vus par leur face postérieure. — 1. Cerveau. — 2. Cervelet. — 3. Moelle épinière et nerfs. — 4. Nerfs des membres supérieurs. — 5. Nerfs des membres inférieurs.

1. Trois lois régissent la *vibration nerveuse* déterminée par l'excitation d'un nerf : 1° *Loi de l'intégrité de l'organe :* il est évident que tous les éléments anatomiques doivent être intacts; il faut que le nerf ne soit ni lié, ni comprimé, ni écrasé, ni dégénéré.

2° *Loi de la conduction isolée :* les vibrations ne se transmettent pas aux fibres environnantes.

3° *Loi de la conductibilité dans les deux sens :* la conduction se fait indifféremment dans les deux sens.

Les deux premières lois sont admises sans conteste; il n'en est pas de même de la dernière. La vitesse de la vibration est de 30 mètres par seconde environ.

sant ainsi l'impression d'une extrémité à l'autre ; c'est un véritable fil télégraphique permettant de transmettre une dépêche d'un point à un autre.

Mais les nerfs, quoique ayant exactement la même structure, ont des effets différents. Les uns sont *sensitifs* et les autres *moteurs*. Les premiers transmettent aux parties centrales les impressions qu'ils reçoivent du dehors ; les seconds font le contraire, ils agissent du dedans au dehors, se dirigeant, par exemple, vers un muscle pour le faire fonctionner.

Tous les fils ne peuvent assurément pas se rendre au bureau central, il faut qu'il y ait des bureaux intermédiaires. Ces bureaux existent, ce sont les *centres nerveux* ou *ganglions* constitués par les *cellules nerveuses* qui forment la substance grise. Or, c'est dans ces ganglions que viennent se terminer les fibres sensitives, fibres nommées *centripètes*, puisqu'elles vont vers le centre, et c'est de ces mêmes ganglions que partent les fibres motrices, nommées *fibres centrifuges*, puisqu'elles fuient le centre.

Les fibres centripètes ou sensitives, recevant donc une impression extérieure,

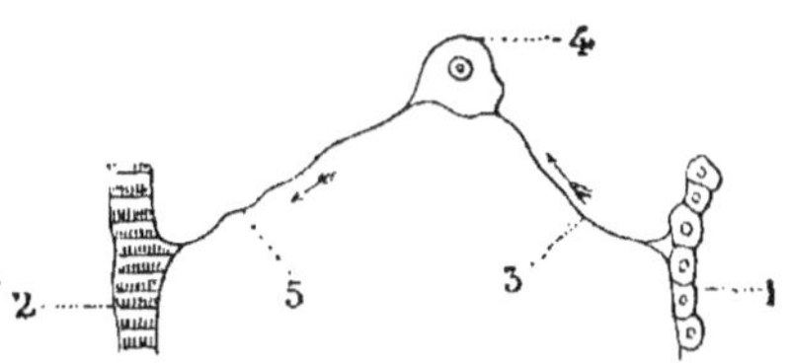

Fig. 211. — SCHÉMA D'UN ACTE RÉFLEXE. — 1. Épithélium. — 2. Muscles. — 3. Fibre centripète. — 4. Cellule nerveuse centrale. — 5. Fibre centrifuge. — 1, 4 et 2 forment l'arc réflexe.

communiquent cette impression à un centre qui la transmet à un nerf centrifuge. Si celui-ci va dans un muscle, il le fait contracter ; s'il va dans une glande, il la fait sécréter. C'est ce qui constitue *l'acte réflexe* dont nous avons déjà souvent parlé et qui révèle tout le secret des fonctions nerveuses.

Une action réflexe est donc une action nerveuse (motrice, sécrétoire, etc.) succédant à une excitation sensitive, transformée en mouvement, sécrétion, etc., par des cellules nerveuses centrales (fig. 211-4) constituant un *centre nerveux*. En conséquence, un mouvement réflexe comprend trois phases : dans la première, il y a excitation du nerf sensitif ; dans la seconde, excitation du centre ; dans la troisième, excitation du nerf moteur. L'ensemble de l'acte représente donc une espèce d'arc, *arc diastaltique* (διασταλτικός, propre à séparer), ou *arc réflexe* (1, 4 et 2), dont le sommet, occupé par le centre réflexe, est le point où aboutissent les nerfs centripètes (3) et centrifuges (5).

Le système nerveux comprend deux parties : le *système nerveux* de la *vie animale* ou *cérébro-spinal*, et le *système de la vie organique* ou *ganglionnaire*. Et chacun de ces systèmes se subdivise à son tour en deux parties, une *centrale*, formant une masse nerveuse, et une *périphérique* constituée par les nerfs qui, du centre, vont se ramifier dans toutes les parties de l'organisme. Nous allons voir d'abord le *système cérébro-spinal*, nous dirons ensuite un mot du *système de la vie organique*.

CHAPITRE II

SYSTÈME CÉRÉBRO-SPINAL

La partie périphérique du système cérébro-spinal est constituée par les *nerfs rachidiens* et les *nerfs craniens;* la partie centrale, par la *moelle*, le *bulbe rachidien* ou *moelle allongée* et l'*isthme de l'encéphale*, le *cervelet* et le *cerveau*.

Article Premier. — NERFS RACHIDIENS

Racines antérieures motrices. — Racines postérieures sensitives. —
Sensibilité récurrente.

Les *nerfs rachidiens* ou *spinaux*, au nombre de 31 paires, se distribuent à la surface externe du corps, à tous les muscles; ils font communiquer tous les organes avec la moelle et l'encéphale, et président ainsi aux deux grandes fonctions de *sensation* et de *mouvement*. Ce qui le prouve, c'est que lorsqu'un de ces nerfs est coupé ou suffisamment lésé, toute la partie innervée par lui, comprise entre la section ou la lésion et sa partie périphérique, est *paralysée*, c'est-à-dire qu'elle ne peut plus remuer, et elle est en même temps *insensible*. Ceci s'explique par ce fait que les nerfs spinaux contiennent des fibres sensitives et des fibres motrices. La section d'un nerf doit donc occasionner à la fois la perte du mouvement et celle de la sensibilité. Mais il peut ne pas en être de même avec une lésion, celle-ci pouvant, en effet, n'atteindre que des fibres motrices ou des fibres sensitives.

Les deux espèces de fibres, qu'il est absolument impossible de distinguer, se séparent lorsqu'elles arrivent à la moelle épinière; les unes vont à la partie antérieure, les autres à la partie postérieure, de chaque côté de la colonne, bien entendu, formant ainsi ce qu'on appelle les *racines antérieures* et les *racines postérieures*. Or, les expériences physiologiques ont démontré d'une manière certaine que les premières sont *motrices* ou centrifuges, et les secondes *sensitives* ou centripètes. Cependant l'excitation d'une racine antérieure provoque aussi des signes de sensibilité qui disparaissent si l'on coupe la racine postérieure; il faut donc que cette racine donne à l'antérieure quelques fibres sensitives qui suivent un trajet rétrograde et produisent ainsi ce qu'on appelle la *sensibilité récurrente*. Sur la racine postérieure on voit un petit renflement ou ganglion qui paraît être tout simplement un centre trophique pour cette racine.

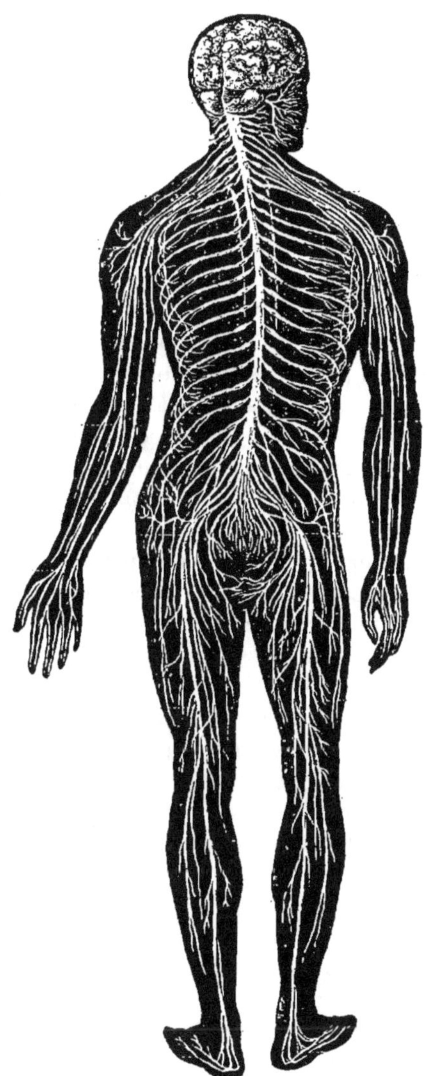

Fig. 212. — SYSTÈME NERVEUX DE L'HOMME (vu de dos).

Les nerfs rachidiens, c'est-à-dire les troncs fournis par les deux racines, ont non seulement pour fonction de répartir dans tout le corps la sensibilité et le mouvement, mais encore de transmettre par les fibres centripètes les impressions tactiles et excito-motrices; enfin les fibres centrifuges sont vaso-motrices, sécrétoires, trophiques, etc.

Article II. — NERFS CRANIENS

Les nerfs craniens sont comparables aux nerfs rachidiens; ils ont la même structure et sont au nombre de 12 paires. Quelques-uns ne sont pour ainsi dire pas en relation directe avec les parties externes, ce sont ceux qui constituent les organes des sens, nous en parlerons plus loin. Les autres président à la *sensibilité* très développée, surtout à la face et à la langue, et à la *motilité*.

La 1re paire est formée par le *nerf olfactif* (v. olfaction, p. 386); la 2e par le *nerf optique* (v. vision p. 396).

La 3e paire, *nerf moteur oculaire commun;* la 4e, *nerf pathétique,* et la 6e, *nerf moteur oculaire externe,* sont chargées d'animer le globe de l'œil par les mouvements divers qu'ils lui impriment. Grâce à ces nerfs l'œil se dirige en haut ou en bas, à droite, à gauche. Le nerf moteur oculaire commun envoie ses filets aux muscles droits, supérieur, interne et inférieur, au petit oblique de l'œil, et au releveur de la paupière supérieure. Sa paralysie entraîne donc la chute de cette paupière et donne lieu au strabisme externe (fait loucher en dehors). — Le *nerf pathétique* innerve le muscle grand oblique de l'œil et produit le mouvement de rotation du globe, mouvement qui porte la pupille en bas et en dehors. — Le *nerf moteur oculaire externe* envoie ses filets au muscle droit externe; sa paralysie entraîne donc le strabisme interne.

Le *trijumeau* est le nerf de la 5e paire. Il est appelé ainsi parce qu'il est constitué par trois branches qui se répandent dans toute la face à laquelle elles donnent la *sensibilité.*

La première branche, l'*ophtalmique de Willis,* va au front et au sommet de la tête; elle fournit des *filets sécrétoires* à la glande lacrymale, et des filets vaso-moteurs à l'iris, à la choroïde, à la rétine.

La seconde, *nerf maxillaire supérieur,* donne la sensibilité générale à la partie moyenne de la face, au nez, aux joues, à la lèvre supérieure et aux muqueuses de cette partie supérieure de la bouche ; elle fournit des *fibres sécrétoires* aux glandes nasales et palatines.

La troisième, *nerf maxillaire inférieur*, donne la sensibilité à la peau des joues et de la lèvre inférieure, à la muqueuse buccale, à la langue et aux dents. Mais cette dernière branche renferme en outre des *filets moteurs* qui vont se distribuer dans les muscles de la mastication (le masséter, les ptérygoïdiens, le temporal pour l'élévation de la mâchoire, le mylo-hyoïdien, le ventre antérieur des digastriques pour l'abaissement (v. fig. 173).

Le trijumeau possède encore des fibres trophiques, c'est-à-dire des fibres qui sont en rapport avec la nutrition des parties auxquelles il se distribue. En effet, la section du nerf entraîne des troubles nutritifs graves, de l'œil surtout.

En résumé, à part le petit rameau moteur de la troisième branche, *le trijumeau est le nerf sensitif de toute la face*, et c'est en raison de sa grande sensibilité qu'il nous procure malheureusement trop souvent de vives douleurs. C'est à lui que nous devons ces souffrances parfois intolérables qu'on appelle *névralgies ;* c'est à lui que nous devons nos maux de dents si cruels et si insupportables.

Le *nerf facial* (7e paire) est le *nerf du mouvement*. La face a une mobilité très grande, grâce à laquelle nous pouvons modifier complètement et constamment notre expression, et exprimer extérieurement ce qui se passe dans notre intérieur. Nos paupières s'ouvrent et se ferment ; les narines se dilatent et se resserrent ; les lèvres s'abaissent, se relèvent, s'arrondissent, etc., et tous ces mouvements variés, produits par le nerf facial, nous permettent pour ainsi dire de faire parler la face (fig. 213). Ce nerf est donc bien le nerf de l'expression. Son irritation peut amener des tremblements convulsifs de la partie qu'il innerve, et, sa lésion, la paralysie presque toujours localisée dans un seul côté.

Le nerf de la 8e paire est le *nerf auditif* (v. organes des sens, p. 389).

Le *nerf glosso-pharyngien* (9e paire) donne : la *sensibilité générale* à la muqueuse de la base de la langue, de l'isthme du gosier, de la caisse du tympan ; la *sensibilité gustative* à la base de la langue, et le *mouvement* au constricteur du pharynx ainsi qu'aux muscles des piliers du voile du palais.

Le *nerf pneumogastrique* (10e paire) est ainsi nommé parce

que ses branches terminales arrivent aux poumons et à l'estomac. Mais on l'appelle encore *nerf vague, paire errante, par vagum*, en raison de la longue course qu'il parcourt. C'est un nerf mixte. Il donne la *sensibilité* à toute la muqueuse des voies aériennes, depuis l'épiglotte jusqu'aux dernières ramifications des bronches, au cœur, au pharynx, à l'œsophage et à l'estomac. Il donne le

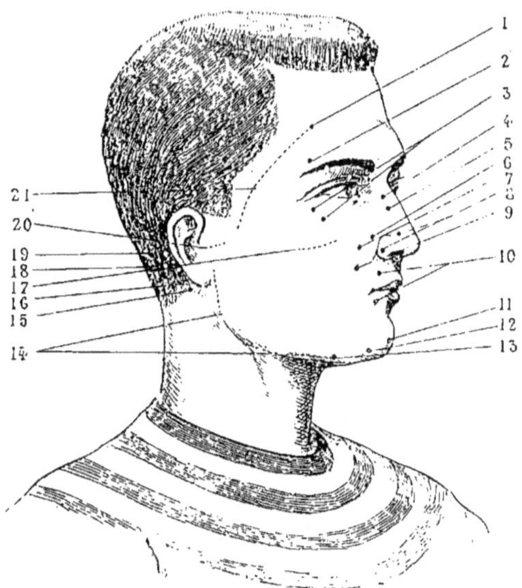

Fig 213. — POINTS MOTEURS DU NERF FACIAL ET DES MUSCLES DE LA FACE INNERVÉS PAR CE NERF. — 1. Muscle frontal. — 2. Muscle sourcilier. — 3. Muscle orbiculaire des paupières. — 4. Muscle pyramidal. — 5. Muscle élévateur commun. — 6. Muscle élévateur moyen. — 7. Muscle petit zygomatique. — 8. Muscle dilateur des narines. — 9. Muscle grand zygomatique. — 10. Muscle orbiculaire des lèvres. — 11. Muscle de la houppe du menton. — 11. Muscle carré du menton. — 13. Muscle triangulaire du menton. — 14. Rameau inférieur du facial. — 15. Muscle digastrique. — 16. Muscle stylo-hyoïdien. — 17. Rameau moyen du facial. — 18. Muscle occipital. — 19. Muscle auriculaire postérieur. — 20. Tronc du facial. — 21. Rameau supérieur de ce nerf.

mouvement au muscle crico-thyroïdien et aux autres muscles du larynx par le *récurrent*, nommé ainsi par Galien, parce que cette branche, après être descendue au bas du cou, remonte de bas en haut. Il donne encore le mouvement au pharynx, à l'œsophage et à l'estomac. C'est lui qui préside à la *déglutition*. L'aliment impressionne les fibres sensitives, les fibres motrices se contractent aussitôt, et cet acte réflexe amène la constriction des muscles pharyngiens, constriction nécessitant le mouvement de déglutition. Si, au lieu d'un aliment, c'est un corps étranger, inapte à être avalé, qui impressionne les fibres sensitives, l'acte réflexe se produit aussi, seulement il ne provoque pas la déglutition mais bien une action contraire. En effet, l'irritation se communique rapidement à l'œsophage et à l'estomac, ceux-ci se contractent et font éprouver le besoin de rejeter. Tout acte réflexe tend donc à l'accomplissement régulier, des fonctions de l'organisme.

En se distribuant à la glotte et aux poumons le pneumogastrique joue encore un grand rôle dans la *respiration*. La glotte est très étroite à son état normal. Pour laisser passer une quantité suffisante d'air, il faut qu'à chaque inspiration elle s'ouvre pour se refermer et se rouvrir alternativement. Ces mouvements respiratoires de la glotte sont sous la dépendance de la branche laryngée inférieure du pneumogastrique, branche qui innerve les muscles de cette partie. Le larynx ne doit laisser passer que de l'air ; si un corps étranger, une goutte d'eau même, y pénètre, immédiatement une toux violente se produit et persiste jusqu'à ce que ce corps étranger ait été expulsé. Cette toux protectrice, nous venons de le dire, est due à un acte réflexe : la sensibilité de la muqueuse laryngienne, sensibilité fournie par la branche laryngienne supérieure, est excitée par la présence du corps étranger, l'impression est immédiatement transmise à un centre qui donne aussitôt, par ses fibres centrifuges, l'ordre au muscle voisin de se contracter. Le même réflexe se produit quand une mucosité arrive à la hauteur des cordes vocales.

A l'estomac, les fibres motrices du nerf vague se distribuent dans la membrane musculaire, et les fibres sensitives dans la membrane interne. Ces dernières, excitées par la présence des aliments, communiquent leur impression aux fibres motrices qui font contracter sans retard la membrane musculaire.

Le *nerf spinal* (11e paire) est exclusivement moteur. C'est le *nerf vocal* par excellence. Il envoie quelques fibres au récurrent.

Le *nerf grand hypoglosse* (12e paire) se distribue à tous les muscles extrinsèques du larynx et aux muscles de la langue dont il est le moteur. Il préside à l'articulation des sons.

Article III. — MOELLE ÉPINIÈRE

Nous avons déjà dit que la moelle épinière se compose de substance blanche à l'extérieur et de substance grise à l'intérieur.

La première lui permet de conduire les sensations au cerveau et d'en transporter les ordres à la périphérie. La seconde en fait un long centre qui produit un très grand nombre de réflexes.

Les racines antérieures et postérieures permettent de diviser chaque moitié de la moelle en trois parties, formant un *cordon antérieur*, un *cordon latéral* et un *cordon postérieur*. Mais on a subdivisé encore ces cordons (voir la figure 214) et on a trouvé que chacune de ces parties était une voie suivie par les impressions sensitives si diverses et les irritations motrices. Les résul-

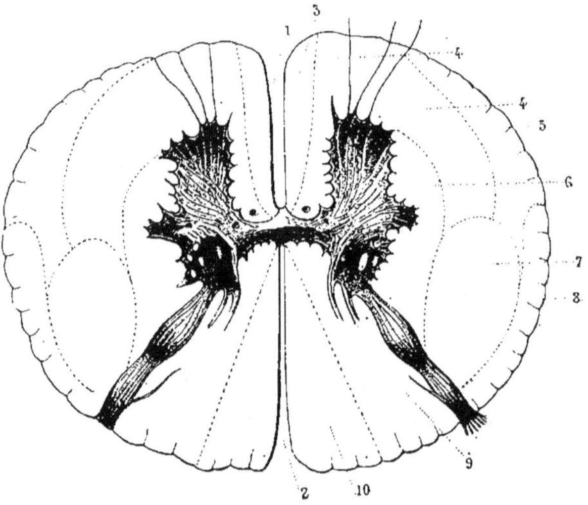

Fig. 214. — SYSTÉMATISATION DE LA MOELLE. — 1. Sillon médian antérieur. — 2. Sillon médian postérieur. — 3. Faisceau pyramidal direct. — 4. Faisceau radiculaire antérieur. — 5. Faisceau ascendant de Gowers, ou antéro-latéral. — 6. Faisceau latéral mixte renfermant dans sa partie postérieure des fibres sensitives, et dans sa partie antérieure, des fibres motrices. — 7. Faisceau pyramidal croisé. — 8. Faisceau cérébelleux direct. — 9. Faisceau de Burdach ou cunéiforme. — 10. Faisceau de Goll.

tats acquis par les expériences, disent Langlois et de Varigny montrent que la sensibilité tactile, la sensibilité générale, en y comprenant la sensibilité musculaire, suivent les cordons posté rieurs (Schiff), et en partie, d'après Ludwig et Woroschiloff, l faisceau sensitif latéral du cordon latéral (6). La sensibilité à la do u leur suivrait une tout autre voie : l'axe gris médullaire, la destruction de ces régions produisant l'analgésie sans anesthésie. Les fibres sensitives de la moelle passeraient presque immédiatement dans la moitié opposée de la moelle. Les faisceaux pyramidaux qui passent en partie dans le cordon antérieur (faisceau direct ou cordon de Turck) et en partie dans le cordon latéral (faisceau croisé), transmettent les incitations motrices conscientes. Les cordons latéraux servent encore de conducteurs aux actes inconscients qui ont leur origine dans le mésocéphale : actes respiratoires, action vaso-motrice, cilio-spinale, etc.

Mais la moelle ne joue pas seulement un rôle conducteur, elle joue encore un rôle comme centre. Les cellules nerveuses, formant sa substance grise, constituent, en effet, de véritables centres nerveux capables de transformer les impressions sensitives en impressions motrices. La moelle se trouve ainsi être le siège par excellence des *actes réflexes*.

Descartes a conçu le premier le mécanisme de cet acte, mais c'est Flourens qui a établi d'une manière définitive que le *cerveau est le centre des mouvements volontaires* et la *moelle épinière le centre des mouvements involontaires ou réflexes*. La volonté peut cependant empêcher ou retarder certains réflexes, comme ceux qui provoquent la toux, l'éternuement.

Les réflexes se produisent suivant 4 lois (Lois de Pfluger) :

I. *Loi de localisation*. L'excitation légère d'un organe sensible détermine un mouvement réflexe dans les muscles voisins de l'excitation. Cela s'explique facilement puisqu'un même nerf renferme des fibres sensitives et des fibres motrices.

II. *Loi de l'irradiation*. Une excitation un peu forte produit une contraction dans les muscles homologues du côté opposé ; forte, une contraction au-dessus et au-dessous des muscles voisins du point excité ; très forte, une contraction de tous les muscles.

III. *Loi de la coordination*. Les mouvements réflexes sont destinés à produire un acte déterminé, dans un but généralement utile, de défense, de conservation, comme le clignement des paupières, l'éternuement, la toux expulsive, etc.

Une expérience de Pfluger montre cette coordination, et pose même le grand problème physiologique de la conscience médullaire, puisque, d'après elle, la moelle pourrait ordonner des mouvements raisonnés. Voici cette expérience :

Sur une grenouille décapitée on dépose une goutte d'acide acétique en haut de la cuisse. Le membre postérieur de l'animal se contracte aussitôt et le pied vient ainsi toucher, frotter le point irrité. On coupe la patte, la grenouille contracte encore le tronçon, mais, après quelques efforts, sentant qu'elle ne peut atteindre le point douloureux, elle met l'autre patte en mouvement et le pied vient toucher l'endroit attaqué par l'acide. Ce sont bien là, certes, des mouvements coordonnés et défensifs.

IV. *Loi de l'ébranlement prolongé*. Une excitation peut provoquer, dans certains cas, une série de mouvements qui se répètent pendant un certain temps.

Veut-on savoir maintenant quel est le temps employé par la substance grise pour transformer et transporter sur un nerf centrifuge l'excitation apportée par un nerf centripète? Il est de 3 à 5 centièmes de seconde. La vitesse est d'autant plus grande que l'excitation est plus forte; elle diminue par le froid; la strychnine l'augmente.

Les centres nerveux supérieurs amoindrissent l'excitabilité de la moelle, c'est pourquoi on les considère comme des centres modérateurs. En effet, une excitation électrique ou autre, assez faible pour n'amener aucune réaction dans la partie excitée, produit un mouvement réflexe violent si l'animal est décapité. On sait encore que les réflexes s'effectuent plus énergiquement pendant le sommeil, lorsque le cerveau est endormi. Enfin une excitation périphérique très forte peut diminuer, faire même disparaître un autre réflexe; c'est ainsi qu'on s'explique pourquoi un chien lâche rapidement ce qu'il tient dans sa gueule lorsqu'on pince fortement sa queue.

On a distingué dans la moelle des centres spéciaux : le *centre cardiaque* qui se trouve à la partie inférieure de la région cervicale et dont l'excitation accélère les battements du cœur; les *centres vaso-moteurs*, disséminés dans la moelle; les *centres respiratoires*, dont le principal est dans le bulbe; le *centre ciliospinal* qui amène la dilatation de l'iris; le *centre ano-spinal* qui préside à la contraction réflexe du sphincter; le *centre vésico-spinal* qui est double, l'un agissant sur la miction, l'autre sur l'occlusion de la vessie; le *centre génito-spinal;* enfin les *centres coordinateurs des mouvements*, de la locomotion surtout.

ARTICLE IV. — BULBE RACHIDIEN ET ISTHME
DE L'ENCÉPHALE

Le bulbe·rachidien (fig. 161) n'est que la moelle allongée jusqu'à la protubérance. Ses fonctions sont nombreuses. C'est un véritable carrefour où s'entre-croisent toutes les fibres nerveuses qui relient la moelle à l'encéphale; il possède, en outre, des centres de la plus haute importance. De même que la moelle, le bulbe est donc conducteur et centre, et, comme toujours, la conduction se fait par la substance blanche, tandis que les centres sont dans la substance grise.

C'est dans le bulbe qu'a lieu ce qu'on appelle la *décussation des pyramides*[1]. Les faisceaux pyramidaux croisés des cordons latéraux de la moelle se portent vers la ligne médiane, s'entre-croisent et s'unissent aux cordons de Turck ou faisceaux pyramidaux directs, constituant les *pyramides antérieures* qui se portent en avant pour arriver jusqu'à l'écorce cérébrale; elles sont *centrifuges* et forment la *voie de conduction motrice volontaire*. Les *cordons postérieurs*, ou mieux les cordons de Goll, s'entre-croisent dans le bulbe un peu plus haut que les précédents, et forment les *pyramides postérieures* qui vont s'appliquer derrière les précédentes pour aller se terminer aux couches optiques et à l'écorce cérébrale. Ces fibres sont centripètes et constituent les *voies de conduction sensitive consciente*. Quant aux *cordons antérieurs*, la partie qui ne va pas aux pyramides antérieures traverse la protubérance pour aller se perdre dans les tubercules quadrijumeaux et les couches optiques. Ses fibres paraissent être la voie centrifuge des réflexes qui ont pour centre ces couches et ces tubercules. Les fibres centripètes seraient fournies par les corps restiformes qui continuent une partie des cordons latéraux.

Ceci posé, il est facile de comprendre le fait suivant. Voici un homme qui vient d'avoir une attaque d'apoplexie, pour nous servir de l'expression commune, et cette attaque a amené la paralysie de tout le *côté droit* de la figure et de tout le *côté gauche* du corps. Pourquoi? parce que la *partie lésée* du cerveau se

1. Quand deux cordons symétriques, par rapport à une ligne médiane, s'entre-croisent en X, de manière que celui de droite passe à gauche, et *vice versa*, cela s'appelle *décussation*.

trouve à droite, et par suite de l'entre-croisement des pyramides antérieures dans le bulbe, la paralysie doit passer de droite à gauche au-dessous de cet entre-croisement. Nous devons cependant remarquer que toutes les fibres blanches de la moelle ne subissent pas la décussation ; le plus grand nombre passe de droite à gauche et inversement, mais quelques-unes vont directement dans l'encéphale, c'est ce qui explique pourquoi dans quelques cas, rares à la vérité, la paralysie de la face, motrice ou sensitive, se trouve du même côté que la paralysie du corps.

La substance grise du bulbe joue surtout un rôle de centre coordinateur dans la respiration, les sécrétions, les mouvements des membres, etc. Si la partie qui préside à l'acte respiratoire est lésée ou détruite, la vie cesse immédiatement par suite de la cessation de l'acte réflexe qui nous fait respirer. Voici comment les choses se passent : tous les nerfs qui se distribuent aux vaisseaux sanguins sont impressionnés par le sang veineux au fur et à mesure qu'il se charge d'acide carbonique, et l'impression est transmise au bulbe surtout par le pneumogastrique. Un centre bulbaire transforme aussitôt cette impression en impulsion motrice, portée par les nerfs intercostaux et le nerf phrénique, impulsion mettant en mouvement tous les muscles respiratoires, y compris le diaphragme. L'air nouveau arrive tout chargé d'oxygène; ce gaz n'excite plus les nerfs des vésicules et les muscles se détendent. Mais le sang perd vite son oxygène, il recommence à dégager de l'acide carbonique et l'acte réflexe recommence. Le centre respiratoire se trouve à la pointe du V du *calamus scriptorius*.

On voit encore dans le bulbe un *centre cardiaque* dont la lésion arrête les mouvements du cœur; un *centre vaso-moteur;* des *centres sécrétoires;* des *centres de la déglutition et de la phonation* et un *centre thermique.*

Après le bulbe viennent la *protubérance annulaire,* les *pédoncules cérébraux* et les *tubercules quadrijumeaux* qui relient la moelle allongée à l'encéphale.

Protubérance. — Si on fait du bruit auprès d'un animal auquel on vient d'enlever toutes les parties situées au-dessus de la protubérance (fig. 161-6), on voit que cet animal fait un brusque soubresaut qui se répète à chaque bruit. Si on pince fortement une de ses pattes, il se plaint, il gémit, il s'agite, et aucun de ces symptômes ne se produit si on détruit la protubérance. Il faut donc conclure que celle-ci est le *centre de la sensibilité auditive excito-réflexe* et, d'une façon générale, des *expressions émotives excito-réflexes involontaires*. Elle intervient aussi dans la marche, puisque l'animal auquel on a enlevé le cervelet peut encore remuer ses membres.

Pédoncules cérébraux. — La lésion d'un pédoncule (fig. 161-9) détermine un mouvement de manège dans le sens opposé du côté lésé. On observe, en outre, une perte à peu près complète de la sensibilité générale du côté opposé à la lésion. Il faut donc que les impressions sensitives cérébrales passent par les pédoncules. La section d'un pédoncule détruit tous les mouvements volontaires de tout le côté opposé; elle occasionne encore la chute de la paupière et un strabisme de l'œil du côté lésé.

Tubercules quadrijumeaux. — L'extirpation des *tubercules quadrijumeaux* (fig. 162-5) amène la cécité. Les tubercules antérieurs sont aussi des centres de mouvement de la pupille et du globe oculaire; les postérieurs servent peut-être à la coordination des mouvements de locomotion.

La substance grise du bulbe et de l'isthme de l'encéphale forme plusieurs amas; les uns, placés sur le prolongement des cornes antérieures et postérieures de la moelle, sont les noyaux des nerfs crâniens; les autres sont surajoutés et président à des actes réflexes.

Article V. — CERVELET

Le cervelet communique avec la moelle allongée par trois paires de cordons : les pédoncules cérébelleux inférieur, moyen et supérieur. Ses deux moitiés sont réunies par une espèce de bande formée par les fibres blanches de la protubérance qui vont s'épanouir dans les deux hémisphères. Sa partie moyenne est connue sous le nom de *pont de Varole* parce que les fibres de la moelle allongée passent au-dessous comme une rivière sous un pont.

L'historique de nos connaissances, disent Langlois et de Varigny, sur le rôle physiologique du cervelet, peut, comme pour la plupart de toutes les fonctions physiologiques, se diviser en deux grandes périodes. L'une, la première, comprenant toutes les opinions hypothétiques fondées sur de simples vues de l'esprit et sans aucune critique expérimentale ou clinique sérieuse.

C'est dans cette période préparatoire que nous rangerons l'opinion de Willis, plaçant dans le cervelet l'origine de la vie organique et des mouvements involontaires. Cette opinion s'appuyait sur une observation physiologique mal interprétée : la mort subite par section des pneumogastriques, et sur un fait anatomique complètement erroné : les nerfs pneumogastriques ayant leur origine dans le cervelet. Plus tard, Foville et Dugues crurent, en s'appuyant principalement sur des observations cliniques, pouvoir faire du cervelet un foyer de sensibilité.

Mais, de toutes les théories émises, une des plus célèbres est, sans contredit, celle de Gall qui, dans son système des localisations cérébrales, plaçait dans le cervelet le siège de l'instinct de la propagation et du penchant à l'amour physique, ce qu'il appelait, dans son langage tout spécial, de l'amativité. Les raisons évoquées par le phrénologiste allemand ne résistent pas à un examen sérieux. Le cervelet ne se développerait qu'au moment de la puberté ; or, son développement, comparé à celui du cerveau, atteint son maximum vers 4 ou 5 ans. Nous allons, quelques pages plus loin, résumer le système (v. page 368).

Les belles recherches de Flourens nous permettent aujourd'hui d'avoir une notion à peu près exacte du rôle que joue le cervelet. Ses expériences sont classiques et les recherches plus récentes les confirment, en grande partie, du moins.

En enlevant couche par couche le cervelet sur des mammifères et des oiseaux, mais principalement sur ces derniers, des pigeons, par exemple, chez lesquels l'opération est beaucoup plus facile et, par suite, moins dangereuse pour l'animal, Flourens vit que l'ablation des premières couches de l'organe déterminait une légère faiblesse et surtout un manque d'harmonie dans les mouvements. Ce défaut d'harmonie va en s'accentuant à mesure qu'on avance dans la destruction de l'organe, et quand cette destruction est complète, toute position d'équilibre devient impossible. Chez les animaux qui survivent à cette opération, on peut observer que l'intelligence est complètement conservée, ainsi que toutes les impressions sensorielles. L'animal voit l'objet qui le menace, entend le bruit que l'on peut faire autour de lui et s'en effraye ; il essaie de fuir le danger dont il a conscience, mais il ne le peut, non par suite d'une paralysie de ses organes de mouvements, mais parce que, malgré ses efforts dont l'énergie n'est nullement diminuée, il ne peut coordonner l'ensemble de ses mouvements pour arriver à un résultat utile. Il existe donc une différence considérable entre les phénomènes présentés à la suite de l'ablation des hémisphères cérébraux et ceux résultant de la destruction du cervelet. Dans le premier cas, en effet, l'animal a perdu toute volonté; il ne paraît ni voir, ni entendre, il n'est susceptible d'aucun mouvement volontaire; mais si on remplace les déterminations volontaires, si on le pousse, par exemple, il continue sa marche en avant, régulièrement, sans trouble d'équilibre; tandis que dans l'ablation du cervelet, ce sont ces troubles d'équilibre qui existent seuls. Aussi Flourens a-t-il été amené à conclure que dans le cervelet réside une propriété dont rien ne donnait l'idée en physiologie et qui consiste à coordonner les mouvements voulus par certaines parties du système nerveux. Le cervelet est donc, pour lui, le siège exclusif du principe qui coordonne les mouvements de locomotion.

Flourens va trop loin quand il affirme que le cervelet est le siège exclusif de la fonction coordinatrice. La protubérance, le bulbe et la moelle y prennent aussi quelque part, puisque les lésions de ces parties peuvent provoquer les mouvements de manège, etc. ; mais ses expériences n'en sont pas moins vraies.

La lésion d'un seul côté produit instantanément des mouvements particuliers d'une rapidité extrême. Ces mouvements sont de trois sortes : *mouvements de manège,* quand l'animal décrit un cercle plus ou moins grand; *mouvement de rotation* ou *en rayon de roue,* quand l'animal tourne autour du train postérieur qui sert d'axe, la tête faisant le tour de la circonférence; *mouvement de rotation sur l'axe,* ou *roulement,* quand l'animal tourne sur lui-même, après être tombé sur le côté, suivant un axe traversant la longueur du corps.

La lésion des pédoncules cérébelleux détermine la perte de l'équilibre et les mêmes mouvements de manège.

En résumé le cervelet ne provoque aucun signe de sensibilité; il ne prend pas part non plus aux actes intellectuels. Il a surtout des fonctions en rapport avec la motilité. Sa lésion amène chez l'homme des troubles dans l'équilibre, la station, la marche et des vertiges. Le cervelet est donc le *centre de coordination des mouvements volontaires et du maintien de l'équilibre du corps.*

Article VI. — CERVEAU

La substance grise du cerveau forme l'écorce des deux hémisphères; la substance blanche est à l'intérieur; elle est toujours conductrice. La grise représente les centres. Elle est le siège des *perceptions*, des *mouvements volontaires* et des *actes psychiques*. Si on enlève cette écorce grise à un canard, par exemple, celui-ci ne paraît pas s'en apercevoir. Si on enlève complètement les hémisphères, on observe ce qui suit : le premier choc passé, l'animal reste debout sans paralysie, puisqu'il marche un peu, mais bientôt il s'arrête et se tient immobile; il s'assoupit, repliant sa tête sous son aile comme lorsqu'il veut dormir, et il reste ainsi indéfiniment. Si on fait du bruit à côté, si on le touche, il marche, mais bientôt il s'arrête de nouveau. Si on le prend et qu'on le jette en l'air, il se met à voler un peu, évitant les obstacles, et dès qu'il est arrivé dans un endroit quelconque il n'en bouge plus. Si on met du pain devant lui, il n'y touche pas; si on le lui met dans son bec, il l'avale par suite du réflexe qui produit nécessairement le mouvement de déglutition, mais il ne se nourrit pas de lui-même. La spontanéité, l'intelligence, l'interprétation des choses extérieures ont disparu. Comme le dit Vulpian, il ne *regarde* plus, n'*écoute* plus, ne *flaire* plus, ne *goûte* plus, ne *touche* plus; mais il *voit*, il *entend* encore, il sent les odeurs et les saveurs; il a aussi des sensations tactiles. Et si on nourrit l'animal, si on le soigne, il peut vivre ainsi sans intelligence, sans spontanéité, pendant des mois et des années. Cette expérience prouve donc que, si le cerveau n'est pas un organe absolument essentiel à la vie, il est bien le siège des manifestations intellectuelles. Ne voit-on pas tous les jours, en effet, s'affaiblir et disparaître les facultés intellectuelles de l'homme dont le cerveau est plus ou moins lésé par la maladie?

Voici comment ces facultés se manifestent. Pour qu'une *sensation* soit complète, il faut trois choses qui se succèdent : d'abord l'*impression* par un agent sur l'extrémité ou le trajet d'un nerf; puis la *transmission* de cette impression jusqu'aux centres nerveux, enfin la *perception* qui consiste dans la modification imprimée au centre par l'impression. Si celle-ci s'arrête dans la moelle, elle ne donne lieu qu'à un acte réflexe; si elle va jusqu'à la protubérance elle peut produire une sensation, mais une sensation brute qui ne se transforme pas en idée. Il n'en est point de même si elle arrive au cerveau, il y a alors perception entraînant une série d'actes psychiques, comme la *formation des idées*, la *mémoire*, les *idées associées*.

La *mémoire* est une faculté intellectuelle très importante, puisque nos actions sont guidées par la connaissance de ce qui s'est passé avant. Le *jugement* vient après; il nous permet d'apprécier l'importance des choses et les relations de la cause avec l'effet. Enfin le *raisonnement* nous fait comprendre les causes de ce que nous voyons et les conséquences des choses; nous savons ainsi ce que nous avons à faire. C'est au raisonnement que nous devons de pouvoir utiliser les connaissances que nous avons acquises par la mémoire et le jugement. Tout acte qui est de nature intellectuelle nécessite le raisonnement depuis le plus simple jusqu'au plus compliqué. Vous entrez dans une chambre et vous sentez qu'il y fait froid; qu'est-ce que vous faites? Vous vous empressez de fermer la fenêtre et de faire du feu. Pourquoi? Parce que, par suite d'un acte réflexe produit par l'impression du froid sur la peau, le raisonnement vous a fait comprendre la cause de la sensation que vous éprouviez et vous a indiqué la manière de la faire disparaître.

Lorsque la sensation s'est transformée en idée, l'excitation motrice, c'est-à-dire la production des *mouvements volontaires*, a lieu. Quel est le mécanisme de la *volonté?* Nous n'en savons absolument rien. Ce que nous savons, c'est que les mouvements qu'elle commande sont abolis dès que le cerveau est lésé et que la paralysie, qui en est la conséquence, est croisée, comme nous l'avons déjà dit.

Y a-t-il des centres dans la substance grise qui président aux mouvements volontaires et aux phénomènes intellectuels?

Flourens, disent Langlois et de Varigny, avait posé en principe la non-systématisation des facultés intellectuelles dans tout le cerveau. Il admettait que le cerveau peut subir des pertes considérables, sans troubles permanents. « Toutes les facultés de l'âme, occupant la même place dans le cerveau, dès qu'une d'elles disparaît, par la lésion d'un point donné du cerveau proprement dit, toutes disparaissent; dès qu'une revient par la guérison de ce point, toutes reviennent. »

Brown-Séquard et Goltz rejettent la doctrine des fonctions

localisées dans des territoires parfaitement délimités du cerveau, doctrine généralement acceptée aujourd'hui par les physiologistes et les cliniciens. Celle de Flourens a dû, même pour ceux qui la défendent encore, devant l'évidence des faits, perdre une partie de sa vigueur.

Le célèbre système phrénologique de Gall peut être consi-

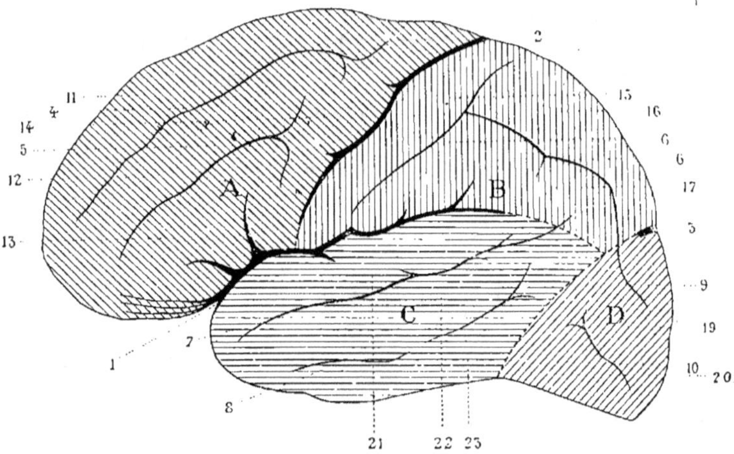

Fig. 215. — Schéma des circonvolutions cérébrales. — A. Lobe frontal. — B. Lobe pariétal. — C. Lobe temporal. — D. Lobe occipital. — 1. Scissure de Sylvius. — 2. Scissure de Rolando. — 3. Scissure perpendiculaire externe. — 4. Sillon frontal supérieur. — 5. Sillon frontal inférieur. — 6. Sillon interpariétal. — 7. Sillon temporal supérieur. — 8. Sillon temporal inférieur. — 9. Sillon occipital supérieur. — 10. Sillon occipital inférieur. — 11. Première circonvolution frontale. — 12. Deuxième frontale. — 13. Troisième frontale. — 14. Quatrième frontale ou ascendante. — 15. Pariétale ascendante. — 16. Pariétale supérieure. — 17. Pariétale inférieure. — 18. Première occipitale. — 19. Deuxième occipitale. — 20. Troisième occipitale. — 21. Première temporale. — 22. Deuxième temporale. — 23. Troisième temporale.

déré comme la première tentative de localisations des diverses fonctions attribuées au cerveau. Mais le médecin allemand était parti d'une idée radicalement fausse : l'analogie complète de forme entre la boîte cranienne et le cerveau qu'elle renferme. De plus, sa classification des instincts et des facultés morales et intellectuelles est arbitraire, ces instincts et ces facultés ne peuvent donc avoir une place bien déterminée dans le cerveau.

Si on excite, au moyen d'un courant électrique, le tiers antérieur de la surface cérébrale, l'électrisation donne lieu à des phénomènes moteurs, et si les électrodes sont très rapprochées, on n'observe, avec un courant d'intensité donnée, que des mouvements localisés dans une région et toujours identiques pour le même point excité.

Ce fait indéniable, que l'excitation électrique de certaines zones de l'écorce cérébrale détermine des mouvements bien caractérisés et constants pour la zone excitée, a été démontré pour la première fois par les belles expériences de Fritsch et Hitzig en 1874. Les auteurs en concluaient qu'il existe des centres circonscrits, possédant des fonctions différentes et qu'il en était vraisemblablement ainsi pour toutes les fonctions psychiques.

C'est Bouillaud, célèbre clinicien français, et, plus tard, Dax, père et fils, qui ont établi les premiers que les malades qui ne pouvaient plus parler présentaient tous une lésion intéressant le lobe frontal. Mais c'est Broca qui a bien délimité cette lésion et qui a pu affirmer que le *centre du langage* se trouve dans le tiers postérieur de la troisième circonvolution frontale gauche (fig. 215-13).

Les lésions de la partie postérieure de la première circonvolution temporale gauche (21) entraînent la perte du sens auditif des mots, le malade peut lire, écrire, parler, mais il met ou dit un mot pour un autre, c'est la *surdité verbale;* ainsi, au lieu de dire, par exemple, comme c'est son intention : « Madame, vous êtes trop aimable, » il dira justement le contraire, et remplacera le mot *aimable* par le mot *désagréable.* Une lésion de la partie postérieure de la deuxième circonvolution pariétale gauche (17) entraîne la *cécité verbale*, c'est-à-dire que le malade ne peut pas lire, les lettres n'ayant pour lui aucun sens; il peut cependant écrire. Une lésion du pied de la deuxième circonvolution pariétale entraîne l'*agraphie;* le malade a perdu la mémoire des mouvements de l'écriture, il ne sait plus écrire.

Les *centres des mouvements de la face* paraissent être à la partie inférieure de la circonvolution frontale ascendante (14).

Les *centres des mouvements des membres supérieurs* sont échelonnés le long de la partie inférieure et moyenne des circonvolutions frontale et pariétale ascendantes (15).

Les *centres des mouvements des membres inférieurs* sont au-dessus des précédents, à la partie supérieure des mêmes circonvolutions.

Les *centres psycho-sensoriels*, c'est-à-dire ceux dans lesquels s'élaborent les sensations produites par l'excitation des nerfs, la lumière pour l'œil, le son pour l'oreille, etc., sont : le *centre visuel*, qui paraît être dans la région moyenne ou pariétale de la deuxième circonvolution externe occipitale (19); la lésion des deux côtés entraîne la *cécité complète*, la lésion d'un seul côté abolit la vision du côté opposé; le *centre auditif* ou du *son* qui est localisé dans la partie postérieure des première et deuxième circonvolutions temporales (21 et 22); le *centre olfactif* qui siège en avant et au-dessus de la scissure de Sylvius (1); le *centre du goût* n'est pas encore suffisamment connu; les *centres de la sensibilité tactile et de la douleur* qui sont superposés aux centres moteurs, surtout au niveau de la circonvolution pariétale ascendante (15).

Mais toute cette topographie est loin d'être définitivement arrêtée. Le sera-t-elle jamais?

Les fonctions des couches optiques, des corps striés, de la capsule interne et de la couronne rayonnante doivent être indiquées ici.

Les *couches optiques*, d'après Luys, recevraient et élaboreraient les impressions olfactives, visuelles et acoustiques et celle de la sensibilité générale. D'après d'autres auteurs elles sont des centres réflexes des mouvements inconscients.

Les *corps striés* seraient les centres des mouvements des membres. Leur destruction amène une paralysie motrice croisée et un mouvement de manège par pivotement sur la patte paralysée.

La *capsule interne* et la *couronne rayonnante* qui la continue, sont constituées par de la substance blanche et des fibres qui unissent le pédoncule cérébral à l'écorce des hémisphères. Les lésions de la partie postérieure produisent l'abolition de la *sensibilité* de toute la moitié opposée du corps; les lésions de la partie antérieure produisent au contraire l'*hémiplégie* du côté opposé du corps. Ainsi donc les fibres centripètes, sensitives, traversent la région postérieure, et les fibres centrifuges, motrices, ordonnant les mouvements volontaires, traversent la région antérieure.

Sommeil. — Tous les organes travaillent et se reposent; le cerveau fait de même. A l'état de veille succède l'état de sommeil. Qu'est-ce que le sommeil? C'est l'état de repos du cerveau, des organes des sens et des muscles. Mais ce repos n'entraîne pas celui des fonctions de la respiration, de la circulation et de la nutrition; l'assimilation se fait même avec plus de force pendant le sommeil qu'à l'état de veille. C'est ce qui explique pourquoi les enfants et les convalescents dorment bien plus longtemps que les personnes bien portantes ou dans la force de l'âge; les premiers ont besoin de s'assimiler le plus de matériaux possible pour pouvoir croître, et les seconds pour réparer les pertes qu'ils ont subies pendant la maladie. Toutes ces fonctions sont assurées par les centres bulbo-médullaires.

Le besoin de sommeil s'annonce par la lourdeur des paupières, le picotement des yeux, l'engourdissement de la sensibilité générale, l'obscurcissement de l'intelligence, et, à un moment qu'il est impossible de préciser, on passe de l'état de veille à l'état de sommeil.

Quand celui-ci est profond, tous les mouvements volontaires sont supprimés, mais les mouvements réflexes d'origine médullaire peuvent avoir lieu, et c'est ce qui explique pourquoi on se remue en dormant. Ces mouvements sont occasionnés par des excitations périphériques que le cerveau ne perçoit pas. Le bras est, par exemple, placé dans une mauvaise position, une douleur assez légère se déclare, cette sensation douloureuse est transportée jusqu'à un centre qui ordonne aussitôt, au moyen des fibres motrices centrifuges, de changer le bras de position.

Quand le sommeil n'est pas très profond, le cerveau peut fonctionner dans certaines de ses parties. On voit, dans ce cas, apparaître des idées, des images qui se présentent spontanément ou consécutivement à une impression agissant sur les organes des sens, ce sont les *rêves*. Mais les images ainsi produites sont fugaces, disproportionnées à l'impression, incohérentes, le cerveau ne pouvant raisonner à ce moment; aussi s'en souvient-on fort peu au réveil.

Quelle est la cause réelle du sommeil? Les anciennes théories émises ne peuvent guère être acceptées aujourd'hui. Alcméon, né à Crotone vers 500 ans av. J.-C., expliquait le sommeil par une stase du sang dans les vaisseaux voisins du cœur; l'état de veille était caractérisé par le fait que le liquide nourricier se répand dans tout le corps.

Empédocle invoquait un refroidissement partiel du sang. Les théories d'Hippocrate, de Platon, d'Aristote, de Pline, de Galien, etc. n'ont pas plus de valeur. On serait assez porté à admettre que le sommeil est dû à un rétrécissement des vaisseaux sanguins, et non à une congestion, comme le voulaient Gubler et Langlet. Mais ce rétrécissement, que l'on a constaté réellement, est-il la cause du sommeil, ou bien seulement la conséquence? Ne peut-il pas être tout simplement un effet de la diminution de l'activité cérébrale? Faut-il admettre, avec d'autres auteurs, que le sommeil résulte d'une fatigue des cellules cérébrales qui auraient besoin de se reposer comme les cellules des muscles et des nerfs? On n'est, en somme, qu'en présence d'hypothèses.

Article VII. — PHYSIOLOGIE INTELLECTUELLE D'APRÈS LE SYSTÈME DE GALL

Phrénologie.

Vers la fin du siècle dernier, Gall imagina un système d'après lequel toutes les facultés intellectuelles, toutes les affections, tous les instincts avaient leur organe particulier dans l'encéphale. Il nommait simplement sa doctrine *Physiologie du cerveau*, mais elle se répandit rapidement dans toute l'Europe sous le nom de *craniologie* ou de *cranioscopie*, parce que le célèbre professeur estimait que le siège de chaque organe peut être déterminé d'après les reliefs, les bosses ou les dimensions de certaines parties du crâne. C'est Spurzheim qui, du vivant même de Gall, et malgré lui, remplaça ce nom par celui de *Phrénologie*, dénomination qui a prévalu, quoiqu'elle soit moins juste, puisqu'elle veut dire *science de l'esprit* (φρήν, esprit, et λόγος, traité).

Campers, anatomiste célèbre, admettant que l'intelligence de l'homme est en rapport avec le développement du cerveau, avait eu l'idée d'évaluer comparativement le volume de cet organe dans les différentes races humaines (*angle facial*[1]); mais il n'allait pas plus loin.

Gall ne s'arrête pas là. Voici son système que nous allons analyser brièvement.

« De même, dit J.-B. Demangeon[2], qu'il faut l'œil pour voir, l'oreille pour entendre, des muscles pour se mouvoir, un appareil gastrique pour digérer, il faut aussi quelque chose de physique

---

1. L'angle facial est formé par l'intersection d'une *ligne faciale* partant du point le plus saillant du milieu du front et allant à l'arcade alvéolaire supérieure, avec une *ligne horizontale* qui passe par le trou auditif et par le bord alvéolaire supérieur, quelquefois par le bord dentaire. Règle générale, l'angle facial est plus ouvert chez les races supérieures que chez les races inférieures.

2. *Physiologie intellectuelle ou l'Esprit de l'homme*, par J.-B. Demangeon. Paris, Fortin, Masson et Cie. 1843.

qui soit, pour ainsi dire, l'instrument de la mémoire, du jugement, de l'industrie, de la circonspection, etc. ; en sorte que la perfection des diverses fonctions tient à celle des organes dont elles dépendent, et leur régularité à un équilibre d'influence réciproque qui empêche l'exaltation de l'un sur l'autre. »

L'entendement et toutes les facultés intellectuelles ont donc des organes qui leur sont absolument nécessaires pour pouvoir se manifester.

Seulement ces organes ne sont pas semblables chez tous les hommes. Certaines personnes ont une mémoire prodigieuse et sont privées de jugement ; d'autres n'ont pas de mémoire, mais raisonnent très juste. Il y en a qui ont une aptitude particulière pour les mathématiques, et d'autres pour les lettres. Ceux-ci apprennent facilement les langues, ceux-là la musique, etc.

Tout cela vient de ce que les hommes naissent avec des *dispositions* plus ou moins heureuses. Ces dispositions, ils peuvent les perfectionner, les développer et les diriger par l'éducation, seulement celle-ci ne peut les faire naître là où elles n'existent pas ; ainsi, elle ne fera jamais d'un idiot un savant.

Mais qu'entend Gall par ce mot, *disposition ?* Qu'entend-il aussi par ces expressions, *faculté, talent, organe ?*

Une *disposition* est un arrangement organique préétabli pour certaines fonctions. — Une *faculté* est la puissance ou la facilité d'agir conformément à une disposition quelconque. — Le *talent* est l'aptitude, native ou acquise, pour l'exercice de certaines facultés. — Un *organe* est un appareil corporel, spécialement affecté à certaine fonction qui, sans lui, serait impossible. C'est par sa disposition particulière qu'un organe devient le sens exclusif d'une fonction, préférablement à tout autre. Ainsi l'œil, et tout ce qui en fait partie, est un organe disposé pour voir ; l'oreille, un organe pour entendre, etc.

Les organes des facultés intellectuelles et morales se trouvent tous dans l'encéphale. On sait qu'il suffit d'une compression du cerveau, d'un léger épanchement de sang ou de pus dans sa substance, d'une inflammation etc., pour que l'entendement soit plus ou moins profondément troublé.

Mais s'ils sont réunis dans la masse cérébrale, s'ils agissent de concert et se modifient mutuellement comme partie d'un même tout, ils ne peuvent être concentrés sur un même point, ou dans un seul appareil, car, dans ce cas, il faudrait que celui qui excelle dans un genre quelconque, excellât aussi dans tous les genres, et celui qui serait bon philosophe, devrait être en même temps bon musicien, bon historien, bon chanteur, bon poète, bon mathématicien, etc., etc., tandis qu'un autre serait médiocre pour tout, et un troisième mauvais.

Cependant chaque organe intellectuel est double ; il est répété identiquement dans chaque hémisphère du cerveau. Mais il est probable que son activité alterne, au lieu de s'exercer simultanément.

Quant à sa bonté, son excellence, elle tient d'abord à son volume ainsi qu'à l'idiosyncrasie individuelle, ensuite à l'habitude de s'en servir et au degré d'excitation où il se trouve. Tout le monde sait que plus les membres travaillent, plus ils se développent ; il en est de même du cerveau. Et ce dernier agit à tel point sur le crâne que celui-ci en prend la figure et les empreintes. Cela fait que le physiologiste peut juger de la masse cérébrale et de ses développements partiels, surtout chez l'homme, où les sinus varient peu et où les deux tables osseuses sont pour ainsi dire parallèles l'une à l'autre. Il est de fait que les renflements et les élévations un peu considérables de la table externe correspondent à des enfoncements ou à des creux analogues de la table interne, et que ces derniers répondent eux-mêmes à des développements partiels du cerveau.

Gall admet trois ordres d'organes : ceux de la base, ceux de la région moyenne et ceux de la région supérieure. Ces derniers sont exclusivement propres à l'homme. Ceux de la base président aux instincts, aux penchants, aux facultés animales, en un mot ; ceux de la région moyenne, aux sentiments ou facultés morales.

Les organes qui ont des fonctions identiques chez les diverses espèces d'animaux, occupent le même siège dans leurs cerveaux et quelques-uns sont même plus prononcés chez eux que chez l'homme.

Il faut remarquer que la présence d'un organe ne suffit pas pour que son action ait lieu. Son activité peut être, en effet, annulée ou amoindrie par les circonstances, le défaut d'occasion, la prépondérance ou l'exaltation d'un autre organe, l'influence de l'éducation et des habitudes. Il ne faut donc pas prêter à un organe quelconque un entraînement irrésistible, puisqu'on peut modifier son action et qu'en outre les uns peuvent combattre les autres. « Le penchant au meurtre, dit Gall, combiné avec le courage, agit autrement que lorsque ce même penchant se combine avec la méchanceté ; l'action sera encore bien différente, s'il se combine avec la philanthropie, etc. L'homme doué de facultés intellectuelles supérieures saura donner à son penchant une direction plus favorable que celui qui a l'esprit faible. L'éducation, les habitudes, l'exemple, la religion, la morale, les lois, etc., agissent dans l'homme doué de liberté morale comme autant de motifs pour conformer ses actions à l'ordre social, même en dépit de ses penchants. Ces raisons suffisent pour faire sentir qu'il ne faut pas chercher un très grand développement de l'instinct carnassier dans tout individu qui a été entraîné à commettre un homicide, et qui n'y a pas été disposé par une organisation primitive. C'est aussi pourquoi je suis très éloigné de regarder telle personne comme disposée à commettre un homicide, par la raison que je trouve chez elle l'organe de cet instinct très developpé. »

Gall n'admettait que 27 organes. C'étaient les organes de l'énergie générative ; de la philogénésie ou de l'attachement pour les petits ; de la docilité ; de la cosmognose ou des rapports locaux ; de la prosopognose ; de la chromatique ou de la connaissance des couleurs ; de la musique ; du calcul ou des mathématiques ; de l'onomatosophie ou de la science des mots ; de la glossomathie ou du langage : de l'industrie ; de l'attachement amical ; de la rixe ; de la cruauté ; de la ruse ; du vol ; de la hauteur ; de l'ambition et de la vanité ; de la circonspection ; de la sagacité comparative ; de la pénétration métaphysique ; du bel esprit : de l'observation inductive ; de la douceur ou de la bonhomie ; de la pantomime ou de l'imitation ; de la théosophie et de la persévérance.

Spurzheim et d'autres en ont ajouté ; on en compte généralement aujourd'hui 37. On en attribue 10 aux *instincts ;* 12 aux *sentiments ou facultés morales ;* 13 aux *facultés perceptives* et 2 aux *facultés réflectives.*

A. — Les **instincts**, les besoins, les penchants, occupent, nous l'avons dit, la partie inférieure du crâne, le front excepté. Ce sont :

1° L'*amativité* ou faculté génératrice. Son siège est le cervelet. Elle est indiquée par deux saillies arrondies, une à droite, une à gauche de la ligne médiane au-dessous de la ligne courbe de l'occipital.

2° La *philogénésie* ou *philogéniture*, autrement dit l'amour des enfants. Son siège est marqué par un fort relief de la protubérance occipitale, relief généralement beaucoup plus prononcé chez la femme que chez l'homme.

3° L'*habitavité* ou *concentrativité*, c'est-à-dire le goût de chez soi, et, par extension, l'habitude de concentrer son esprit sur un objet. Elle détermine un relief entourant la bosse occipitale.

4° L'*affectionnivité* ou *adhésivité*, ou organe de l'*attachement amical* qui fait que l'on s'attache aux hommes et aux choses; c'est, en somme, l'amitié. Son relief se trouve vers le milieu du bord pariétal.

5° La *combativité*, c'est-à-dire la valeur, l'intrépidité, l'ardeur à la lutte. Elle est située au-dessus de l'oreille, à la jonction de l'apophyse mastoïde et de la partie écailleuse du temporal. C'est l'*organe de la rixe* de Gall.

6° Le *destructivité* ou *cruauté* indiquée par un renflement placé au-dessus de l'oreille à la partie postérieure et supérieure de la portion écailleuse du temporal, y compris une portion du pariétal. Ce renflement est très prononcé chez les animaux féroces, comme le tigre, l'hyène, le léopard, etc. A propos de cet organe Gall rappelle que, quelle que soit l'organisation chez l'homme, il a toujours un contrepoids suffisant dans l'influence des organes les uns sur les autres pour régulariser leur activité, lorsque le défaut d'éducation ou la folie ne favorisent pas l'essor vagabond d'un seul par le silence des autres. (Demangeon.)

7° L'*alimentivité*, instinct non admis par tous les phrénologistes, conduit à la gourmandise et à l'ivrognerie. Son relief est situé un peu en avant du précédent.

8° La *sécrétivité* ou instinct de la *ruse*, peut faire naître l'habileté, la souplesse, la discrétion, mais aussi la fourberie. Son organe se trouve à près de trois doigts au-dessus du trou auditif externe, en arrière du précédent, un peu au-dessus et en avant de celui de la destructivité. Il se rencontre aussi chez les animaux rusés, adroits à saisir leur proie, comme le renard, le tigre, le chat, la belette, la panthère, etc.

9° L'*acquisivité* pousse à acquérir et peut conduire au *vol*, à l'*avarice*. On voit son relief au-devant et au-dessus de celui de la ruse.

10° La *constructivité* dispose aux combinaisons, aux arrangements, mais surtout à l'industrie, aux arts mécaniques. Son organe présente un relief à la base latérale de l'os frontal, tout à côté des tempes, au-dessus des grandes ailes du sphenoïde. Il se trouve très développé chez tous les artistes célèbres et les grands mécaniciens. Sa réunion avec les organes de la chromatique, des mathématiques, du langage, etc., peut produire diverses variétés de talent, comme celui de peintre, de machiniste, de mécanicien, d'orateur.

B. — Les **facultés morales** ou **sentiments** sont placés immédiatement au-dessus des instincts, hormis le front. Il est facile de se souvenir de la place qu'ils occupent, et voici comment : une personne qui met un chapeau sur sa tête les a sous le chapeau, c'est-à-dire en dedans, tandis que les instincts le débordent en bas. On en admet 12.

1° L'*estime de soi*, qui conduit au sentiment de la dignité et à l'orgueil. Son relief est situé à la partie postérieure du sommet de la tête, vers l'angle formé par les deux pariétaux. C'est l'organe de la *hauteur* de Gall.

2° L'*approbativité*, ou désir d'être approuvé, qui pousse naturellement à l'ambition et à la vanité. Son relief est à gauche et à droite du précédent, près des angles postérieurs des pariétaux.

3° La *circonspection*, qui répond aux bosses pariétales. Son effet est de contrebalancer les déterminations précipitées par l'examen des résultats, et de donner ainsi la prudence et la sagesse. Mais elle peut pousser aussi au doute et à l'irrésolution.

4° La *bienveillance* ou douceur, qui a son relief au sommet de la tête, en avant, près de l'extrémité de la suture frontale.

5° La *vénération*, qui porte au respect, à l'adoration, aux idées religieuses, et qui peut pousser jusqu'à la servilité, à la superstition. Elle présente son relief tout à fait au sommet de la tête, qui est alors pointue, en *pain de sucre*.

6° La *fermeté* ou *persévérance*, qui peut produire l'entêtement. Elle a son renflement à la partie antérieure et supérieure des pariétaux.

7° La *consciencinosité*, ou amour du devoir, de la vérité, du formalisme, qui a son relief au-dessus des bosses pariétales.

8° L'*espérance*, qui porte aux entreprises irréfléchies et donne souvent une foi aveugle. Elle est placée en avant de la faculté précédente.

9° L'*admirativité* ou *merveillosité*, ou amour du merveilleux, qui pousse à la crédulité, expose la personne à se laisser duper. Elle présente son renflement au pariétal, en avant de l'espérance, au-dessous et en avant du relief de la vénération.

10° L'*idéalité* ou sentiment du beau, qui tend presque toujours à éloigner de la réalité et de la vérité. Elle a son relief au temporal, au-dessous de celui de la merveillosité.

11° Le *bel esprit* ou gaieté, qui donne l'esprit de raillerie, la causticité, le goût de la moquerie, l'aptitude à plaisanter. Son expression procure plus de relief et de largeur aux bosses frontales, en avant et au-dessous de la merveillosité.

12° L'*imitativité* ou disposition à la mimique, à la pantomime, qui s'exprime par un renflement faisant bomber l'os frontal de chaque côté du relief de la bienveillance. Gall l'a rencontré chez tous les bons comédiens et chez tous ceux qui avaient le talent d'imiter, avec une grande précision, la voix, les gestes, toutes les manières, en un mot, des autres.

C. Les **facultés intellectuelles** sont toutes situées dans la région du front. On en compte 13.

1° L'organe de l'*individualité*, qui porte l'homme à concentrer toutes ses études sur les objets individuels, particuliers, et le pousse à s'occuper des sciences naturelles. Son siège est à la racine du nez. Plus cet organe est développé, plus est long l'intervalle qui sépare les deux yeux.

• 2° L'organe de la *configuration* ou *prosopognose* (πρόσωπον, visage, γνῶσις, connaissance), qui porte à reconnaître et à discerner les personnes, à retenir la figure des choses et fait ce qu'on appelle le physionomiste. Il est situé sur l'os unguis, de chaque côté de la racine du nez.

3° L'organe de l'*étendue*, qui a son siège près de l'angle interne de l'orbite, entre celui de la configuration, en dedans, et celui de la résistance, en dehors.

4° L'organe de la *résistance* ou de la *pesanteur*, qui est situé à droite et un peu au-dessus de l'étendue, vers la partie interne du rebord orbitaire supérieur.

5° L'organe de la *couleur* ou de la *chromatique*, qui occupe la partie moyenne de l'arcade sourcilière, qu'il arrondit lorsqu'il est bien prononcé. C'est l'organe des peintres. Quand il est réuni à celui de la localité, il fait le bon paysagiste, tandis qu'il forme le peintre à grands dessins, comme Raphaël, quand il est en rapport avec l'organe de l'industrie.

6° L'organe de l'*ordre*, qui préside au classement des objets et règle les occupations. Il est situé au côté interne du précédent.

7° L'organe des *nombres* ou sens du calcul, des mathématiques, qui est situé vers l'angle externe de l'orbite. Bien prononcé, il fait bomber l'os frontal derrière l'arc sourcilier, du côté des tempes. Réuni à l'organe de la localité, il produit le grand astronome. Il est très visible dans le buste de Newton.

8° L'organe des *mots* ou *onomatosophie*, qu'on appelle communément *mémoire*. Il a son siège au fond de l'orbite, à la base postérieure des deux lobes antérieurs du cerveau. Son signe principal est la grosseur ou la saillie des yeux, ce qui ne veut pas dire cependant que toutes les personnes qui ont les yeux à fleur de tête aient une bonne mémoire.

9° L'organe du *langage* ou *glossomathie*, qui donne la faculté d'apprendre les langues et fait exprimer les pensées avec précision et clarté. On le rencontre surtout chez le philologue, le glossateur, le grammairien et le traducteur. Il est placé aussi dans l'orbite, au-dessus du précédent.

10° L'organe de la *localité* ou *cosmognose*, qui est situé au bord interne des sourcils, près de la racine du nez, à côté des sinus frontaux. Il donne la mémoire des lieux, et permet de se souvenir facilement de la situation respective des objets. Tous les animaux en sont pourvus, mais il est surtout prononcé chez les oiseaux de passage, comme l'hirondelle, la cigogne, etc.

11° L'organe de l'*éventualité* ou *docilité*, ou *éducabilité*, ou *mémoire des choses*, qui est placé à la partie médiane du front, à la racine du nez, entre les deux sourcils et un peu plus haut qu'eux.

12° L'organe du *temps*, qui préside au sentiment de la durée du temps, de l'intervalle existant entre telle et telle époque. Il conduit au sentiment du rythme. Il a son siège au-dessus de la localité.

13° L'organe du *ton*, de la *musique*, qui occupe la région de la tempe, en dehors du précédent. Cet organe donne le sens de la mélodie, de l'harmonie, et se développe de bonne heure chez les enfants. Il était très prononcé chez Mozart, Gluck, Haydn, etc. On le rencontre chez un grand nombre d'animaux, les rossignols, les fauvettes, les bouvreuils, etc.

D. — Les **facultés intellectuelles réflectives** n'ont que deux organes, placés, comme les précédents, dans la région frontale. Ce sont :

1° L'organe de la *comparaison*, qui donne la faculté de comparer, l'esprit d'analogie, et qui a son siège à la partie moyenne du front, au-dessus de l'organe de l'éventualité.

2° L'organe de la *causalité*, qui est situé en dehors du précédent.

Quelques phrénologistes admettent encore l'organe de la *sublimité*.

Telle est la théorie ingénieuse de Gall, fortement revue et augmentée par ses successeurs, mais elle n'est plus admise aujourd'hui que par peu de personnes. On la rejette, en effet, pour deux raisons. La première et la plus importante, c'est que la classification des instincts et des facultés morales et intellectuelles étant arbitraire, elle ne peut avoir sa représentation exacte dans les organes cérébraux. La seconde, c'est qu'il est impossible que la prédominence de chacun des organes se traduise par des changements de volume ou de dimension dans les parties correspondantes du crâne.

Cependant cette doctrine s'appuie sur une idée dont la justesse tend à s'affirmer de plus en plus, c'est-à-dire que les sentiments et l'intelligence ont dans l'encéphale des centres d'action, absolument comme pour les mouvements de nos membres. On sait qu'en lésant légèrement telle partie du cerveau d'un chien, on paralyse ses pattes de devant ou de derrière, suivant la partie lésée. Nous avons vu un peu plus haut que le cervelet est le *centre* de la coordination des mouvements volontaires et du maintien de l'équilibre du corps ; que le *centre du langage* est dans le tiers postérieur de la troisième circonvolution frontale gauche ; que le *centre de la surdité verbale* est dans la partie postérieure de la première circonvolution temporale gauche, etc., etc. Il est donc assez probable qu'on arrivera peu à peu à déterminer sûrement d'autres localisations. Pour le moment, on est seulement certain que le domaine des appétits, des instincts et des penchants est séparé anatomiquement des facultés intellectuelles.

En résumé, les découvertes récentes paraissent confirmer l'idée primitive de Gall, mais il est allé trop loin en voulant délimiter d'une manière trop tranchée les centres divers correspondant à une classification tout arbitraire, et, par conséquent, nullement scientifique.

ARTICLE VIII. — SYSTÈME DU GRAND SYMPATHIQUE

Outre le système nerveux que nous venons d'étudier et qui nous met en rapport avec les objets qui nous entourent, il y a un autre système de nerfs et de ganglions qui règlent les fonctions internes, comme la digestion, l'absorption, les sécrétions, la nutrition et la circulation du sang; c'est le système du grand sympathique. Il se compose, comme nous l'avons vu (p. 254), d'une double série de ganglions disposés le long de la colonne vertébrale : Ces ganglions sont réunis, entre eux, par des cordons nerveux; à la moelle épinière, par des racines nommées *rami communicantes;* enfin, aux viscères et aux vaisseaux, par des filets qu'ils envoient à ces organes et qui constituent les *nerfs du grand sympathique.* Ceux-ci enveloppent pour ainsi dire les vaisseaux sanguins, et les accompagnent partout. La circulation se trouve, par là même, un peu sous leur dépendance, puisqu'ils peuvent retarder ou hâter le cours du sang, suivant qu'ils se contractent ou se relâchent, puisqu'ils peuvent augmenter ou diminuer sa quantité. Or, comme les fonctions de la nutrition, de l'assimilation, des sécrétions, etc., sont intimement liées à la circulation, elles doivent *sympathiser* entre elles, d'où le nom de système sympathique.

L'action de ce système est indépendante de la volonté. Il arrive cependant quelquefois que des impressions produites sur les nerfs sensitifs exercent une certaine influence sur les organes internes, ainsi la sensation du froid qui occasionne la diarrhée. Cela s'explique par ce fait que chaque ganglion sympathique important envoie une branche de communication à une autre branche venant de l'axe cérébro-spinal. Ces deux branches, en s'unissant, mettent en relation les deux systèmes.

Les nerfs sympathiques contiennent des *fibres centripètes sensitives* et des *fibres centrifuges motrices* pour les muscles lisses des viscères et des vaisseaux, ou *sécrétoires* pour les glandes. Leur action caractéristique est d'être lente, continue, uniforme, tandis que celle des nerfs cérébro-spinaux est instantanée.

Le système sympathique prend part à trois espèces différentes de réflexes.

1re espèce. — L'acte part des organes internes et se dirige vers les muscles volontaires et les surfaces sensitives. Ainsi les convulsions des enfants viennent souvent de l'excitation que produit sur le canal digestif un aliment qu'ils ne digèrent pas.

2e espèce. — L'acte part des surfaces sensitives et va vers les muscles involontaires et les organes internes. Ainsi le froid et l'humidité donnent des flux de ventre ; des émotions morales accélèrent le cœur, troublent la digestion, etc.

3e espèce. — L'acte se produit à travers le système sympathique, allant d'une partie des organes internes à une autre. Ainsi le contact des aliments avec la muqueuse intestinale provoque les mouvements péristaltiques de la couche musculaire, etc. Le système cérébro-spinal n'entre pour rien dans ces actes qui n'intéressent que la vie végétative.

CHAPITRE III

ORGANES DES SENS

ARTICLE I. — SENSATIONS GÉNÉRALES

Pour compléter l'étude de l'appareil de la sensibilité, nous devons maintenant parler des *organes des sens*. En effet, les nerfs qui, comme nous venons de le voir, transmettent au cerveau les sensations venues du dehors, ne se terminent pas simplement.

librement à la surface du corps, de manière à recevoir le contact des agents qui déterminent ces sensations, non, ils vont aboutir dans des organes spéciaux qui reçoivent l'excitation et lui font subir les modifications nécessaires pour qu'elle puisse exercer son action. Ces organes sont les *organes des sens*.

Mais les sensations que nous éprouvons ne sont pas toujours dues à des excitations provenant du dehors. Elles sont assez souvent la conséquence d'excitations internes, se produisant dans l'intérieur de notre organisme. On donne à ces sensations le nom de *générales*, parce que, ne nous révélant pas les qualités des corps qui nous impressionnent, elles nous indiquent vaguement les modifications subies par nos organes, modifications qui nous font éprouver le *sentiment* ou le *besoin* de la soif, de la faim, qui nous donnent la sensation du plaisir, de la douleur, etc.

Parmi les sensations générales, nous devons placer ce qu'on appelle le *sens musculaire*. Le muscle semble posséder une sensibilité particulière, sens musculaire, qui nous fournit la *notion* du *mouvement exécuté*. Grâce à cette sensibilité, nous apprécions, dans les conditions normales, c'est-à-dire en bonne santé, l'intensité et la rapidité de la contraction de chaque muscle, et, par la comparaison de ces sensations entre elles, nous arrivons à connaître le poids des objets, la résistance qu'ils offrent, etc.; nous avons l'idée de l'ordre et de la succession de nos mouvements, de leur coordination; nous connaissons la position des muscles, et nous pouvons ainsi plus facilement nous maintenir en équilibre.

Claude Bernard a mis hors de doute l'existence de ce sens musculaire par plusieurs expériences. Ainsi, il a coupé tous les nerfs cutanés d'un membre d'un animal : la peau est devenue insensible, et cependant l'animal a pu marcher encore assez bien. On ne peut expliquer ce fait qu'en admettant que la sensibilité musculaire a été conservée. Dans une seconde expérience, il a coupé les racines postérieures, c'est-à-dire tous les nerfs sensitifs, musculaires et autres, et il a vu que les mouvements avaient perdu de leur assurance. De même, chez l'homme, lorsque la paralysie est profonde et atteint les rameaux sensitifs des muscles, les malades ne semblent pouvoir faire agir les membres qu'avec difficulté et en regardant ces membres de manière à pouvoir en diriger les mouvements. Cette théorie, adoptée par Axenfeld, Landry, etc., n'est pas cependant acceptée par tout le monde.

D'après Wundt, le siège des sensations des mouvements n'est pas dans les muscles, mais bien dans les cellules grises des centres nerveux.

ARTICLE II. — ORGANES DES SENS

Chaque appareil ou organe des sens se compose toujours de trois parties : 1° d'un organe récepteur destiné à recevoir l'impression, et situé à la périphérie ; 2° d'un conducteur, le nerf ; 3° d'un organe percepteur où s'élabore la sensation. Comment l'énergie externe se transforme-t-elle en énergie interne? Comment la force physique devient-elle force psychique? On n'en sait rien ; les données actuelles de la science ne permettent pas de répondre à cette question.

§ 1. — Sens du tact ou toucher.

Sensations de pression. — Compas de Weber. — Sensations de température. — Sens du lieu.

Ce sens paraît être le plus simple dans son mécanisme, il n'en est pas moins cependant très compliqué. En effet, il nous fait avoir les notions de contact, de pression, de douleur, de chaleur, etc., et les études faites récemment tendent à montrer que chacune de ces sensations a un appareil spécial. L'organe récepteur se trouve dans certaines muqueuses et sur toute la peau dans laquelle les nerfs se terminent par des *fibrilles* ou des *corpuscules* divers : *corpuscules* de *Meissner*, de *Krause*, de *Pacini*.

Toutes les notions que ce sens donne sur les propriétés des corps qui nous entourent se réduisent à deux : il nous fait connaître la *pression* que ces corps exercent sur nos téguments et leur *température*.

A. *Sensations de pression.* — Ces sensations sont simplement de contact quand la pression est faible, et de pression proprement dite quand celle-ci est forte. La pression semble résider dans la couche papillaire du derme, dans les corpuscules de Meissner, puisqu'elle disparaît lorsqu'un vésicatoire a détruit cette couche. La seconde réside dans les corpuscules de Pacini, qui sont situés au-dessous.

La sensibilité tactile varie beaucoup suivant les individus et suivant la région du corps. Elle est surtout développée à la pointe de la langue et au bout des doigts. On la mesure très facilement au moyen d'un compas (compas de Weber, fig. 216). On n'a pour cela qu'à écarter les deux pointes jusqu'à ce qu'on en sente séparément l'excitation. Plus l'écartement est petit, plus la sensibilité tactile est grande. L'étendue de la surface de la peau où l'impression des deux pointes du compas se confond en une seule s'appelle *cercle de sensation*. Voici quelques chiffres qui permettent de juger de la sensibilité des diverses parties du corps : à la pointe de la langue, il ne faut qu'un écartement d'*un* millimètre ; à la face palmaire de la troisième phalange, *deux* millimètres ; au bord rouge des doigts, 4 à 5 ; au dos de la main 31 ; à la cuisse et au bras 67.

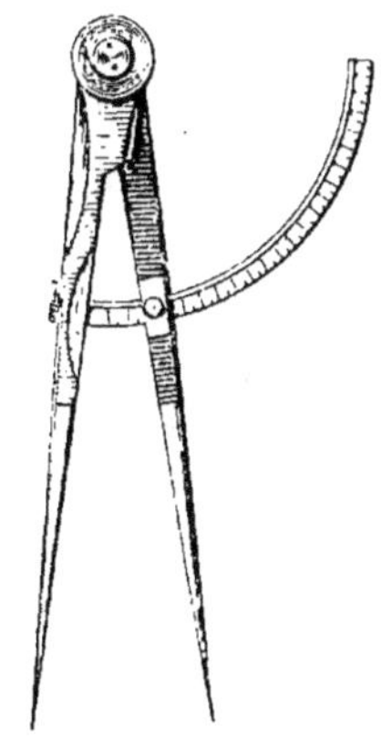

Fig. 216.
Compas de Weber.

La sensation de pression nous permet de savoir si un corps est rugueux ou lisse, s'il présente des anfractuosités ; s'il est mou ou dur, gros ou petit, solide ou liquide, lourd ou léger. En un mot, elle nous donne des notions très précises sur la forme, l'étendue et l'état des corps qui nous environnent.

B. *Sensations thermiques ou de température.* — Le toucher fait encore connaître la température des corps ; par lui nous savons s'ils sont chauds ou froids. Ce résultat est la conséquence de la comparaison que nous faisons entre la température de la peau et celle des corps. Mais, pour pouvoir l'apprécier d'une manière assez exacte, il est nécessaire que la température de ces derniers varie entre 0° et 70°. Nous en jugeons même mieux les variations quand elle est entre 30° et 50°, c'est-à-dire quand elle se rapproche de celle de notre corps. Au-dessus de 70°, ou au-dessous de 0°, l'impression n'est plus thermique, elle est douloureuse.

La sensation de température se produit sur tout le corps, mais certaines parties sont plus sensibles que d'autres, ainsi les joues, le dos de la main. Le médecin qui veut juger de la fièvre d'un malade a toujours soin de toucher ce malade avec le dos de sa main et non avec la paume. Quand on est dehors, si on suppose qu'il commence à pleuvoir, on tend son bras de telle sorte que le dos de la main soit tourné en haut, parce qu'on sent ainsi facilement s'il tombe quelques gouttes. Certaines muqueuses sont très sensibles aussi, les lèvres, par exemple; mais les muqueuses stomacale et intestinale ne le sont pas beaucoup.

Les nerfs tactiles ne nous permettent pas seulement de percevoir les différences de pression et de température, ils nous permettent aussi de localiser l'endroit où se produit l'impression. C'est ce qu'on appelle le *sens du lieu*. Mais il peut arriver quelquefois que ce sens soit en défaut. Ainsi : 1° quand on promène un objet avec la même vitesse à la surface de la peau, le mouvement de l'objet paraît d'autant plus rapide que les points de la peau avec lesquels il est en contact sont doués d'une plus grande finesse du sens de l'espace. 2° Si on applique sur la peau les deux pointes

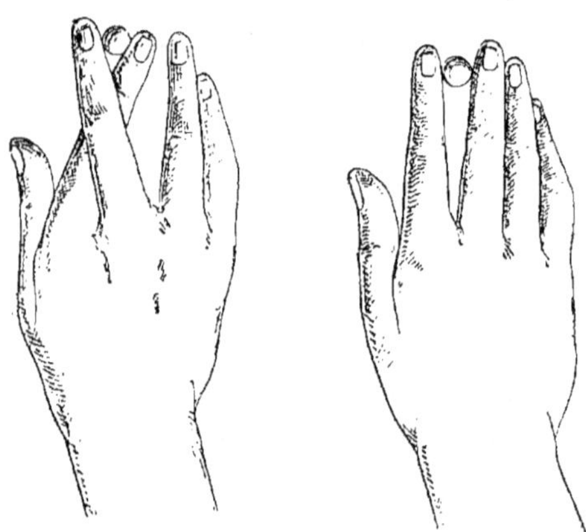

Fig. 217. — Expérience d'Aristote.

du compas, celles-ci paraissent plus écartées l'une de l'autre que si on les promène à la surface de la peau. 3° Si on croise le médius sur l'indicateur et que l'on mette une boule entre ces deux doigts, comme l'indique la figure 217, on croit toucher deux boules distinctes. C'est la vieille expérience d'Aristote. 4° Si on transplante des lambeaux de peau, par exemple une partie de la peau du front que l'on rabat sur le nez pour réparer les pertes que cet organe a subies, il semble quelquefois, et pendant des mois, que la nouvelle partie du nez est encore au front.

Peut-on expliquer ces illusions? On a émis dans ce but de nombreuses théories. Donnons seulement celle de Wundt, que nous trouvons dans le *Traité de physiologie humaine* de L. Landois. Wundt suppose que chaque point de la peau, en même temps qu'il fait connaître au cerveau l'existence de l'impression tactile, le renseigne toujours sur la localisation de la sensation.

Chaque point de la peau donne ainsi à la sensation tactile une teinte locale, qui sert de *signe local*. Cette teinte locale, toujours d'après l'auteur, diminue d'un point à l'autre. Cette graduation est très brusque dans les régions de la peau où le sens du lieu est très développé ; elle est, au contraire, très graduelle dans les régions où il est obtus. Les impressions isolées se confondent en une seule quand la graduation de la teinte locale est insensible. Comme l'exercice et l'attention permettent de reconnaitre des différences de sensations qui, d'ordinaire, passent inaperçues, on s'explique de la sorte le rétrécissement des cercles de sensation par l'exercice. Le cercle de sensation est une aire de la peau dans laquelle la teinte locale de la sensation est si peu modifiée, que deux impressions séparées se confondent en une seule.

§ II. — Sens du goût.

Différentes espèces de saveurs. — Éléments gustatifs. — Nerf lingual et nerf glosso-pharyngien.

Le sens du goût, mis en jeu, comme le précédent, par le contact des corps extérieurs, nous transmet les impressions toutes particulières fournies par les substances sapides.

Qu'est-ce qu'une substance sapide ? Il est impossible d'en donner une définition exacte, parce qu'il est impossible de déterminer encore physiquement et chimiquement la nature des saveurs. La classification de celles-ci est donc très difficile. En effet, la plupart des sensations sapides que nous éprouvons appartiennent plutôt à la sensibilité générale et à la sensibilité tactile de la langue qu'au sens du goût proprement dit. Ainsi, les sensations dites *farineuses* sont tout simplement des sensations de contact, des sensations tactiles ; les sensations *gommeuses* resultent de l'état plus ou moins gommeux des substances. La saveur *fraîche* ou *chaude* est une sensation thermique. La saveur *âcre*, *astringente*, dépend de la sensibilité générale, car elle agit sur la muqueuse en la détruisant à la manière d'un vésicatoire.

De plus, on attribue souvent au goût des sensations qui appartiennent à l'odorat. Ainsi les *saveurs aromatiques*, *nauséabondes*, le *bouquet des vins*, le *fumet des viandes* sont des sensations olfactives, se confondant avec des impressions gustatives, mais appartenant surtout à l'odorat. Ce qui le prouve, c'est que, si on se bouche le nez ou si on a un rhume de cerveau, on ne perçoit plus ces saveurs.

Enfin, faut-il ranger parmi les véritables saveurs celles qui sont *salées, alcalines* ou *acides*? Mathias Duval et Valentin disent non ; Von Vintsgau dit oui. Ch. Rouget, tenant à les mettre d'accord, avance que ce sont là des *pseudo-saveurs*, c'est-à-dire des sensations de contact exquises, particulières à la langue. Nous sommes de son avis.

Il ne reste plus que les *saveurs amères* et les *saveurs sucrées*. Ici tout le monde est d'accord. Ces saveurs appartiennent donc bien réellement au goût.

Ce sens a pour siège la langue, mais toutes ses parties ne sont pas sensibles; nous ne percevons les saveurs que par la pointe, les bords et la base. Certaines personnes pensent que le palais est le siège du goût, parce que, lorsque nous voulons connaître la saveur d'une substance, nous la pressons avec la langue contre le palais; mais nous agissons ainsi dans le but de l'écraser et d'augmenter les points de contact avec les éléments gustatifs; le palais ne joue donc qu'un rôle mécanique.

D'après Béclard, le siège du goût est surtout placé à l'arrière-bouche, et il forme au niveau du gosier une sorte d'anneau complet, constitué en bas par la base de la langue, sur les côtés par les piliers antérieurs du voile du palais, et en haut par la partie correspondante du voile du palais. C'est, en effet, au moment où les aliments traversent l'isthme du gosier que nous apprécions surtout les saveurs.

La face inférieure de la langue, la partie centrale de sa face supérieure, la muqueuse des joues, des lèvres et du palais ne prennent aucune part au goût.

Les *papilles fongiformes* et *caliciformes* sont les éléments gustatifs. Les filets nerveux viennent se terminer dans ces papilles par des corpuscules analogues à ceux du toucher, ou bien ils se continuent avec des éléments spéciaux. On admet généralement que les *saveurs amères* sont perçues à la base de la langue au V lingual, et que les *saveurs sucrées* et *acides* le sont à la pointe et aux bords.

Toutes les substances n'agissent pas sur le goût. La plupart sont très sapides, d'autres un peu, et d'autres pas du tout. De plus, celles qui sont sapides, ne procurent pas la même sensation chez tout le monde, d'où le proverbe : *de gustibus non est disputandum.*

Pourquoi? On n'en sait rien. Mais il est à remarquer que plus les substances sont solubles et plus elles ont de la saveur. Du reste, c'est une condition *sine qua non* pour qu'elles puissent agir sur l'organe du goût. Si on place sur la langue un petit morceau de sucre ou de sel, on n'en perçoit la saveur que lorsque la salive en a dissout une partie. La sécrétion salivaire est donc nécessaire à la gustation, aussi se produit-elle dès qu'un corps sapide est appliqué sur la langue. Elle se produit même à la vue ou au souvenir d'un mets agréable, d'où l'expression: « L'eau m'en vient à la bouche. »

Les mouvements de la langue facilitent la fonction de ce sens, non seulement en hâtant la dissolution des substances solides,

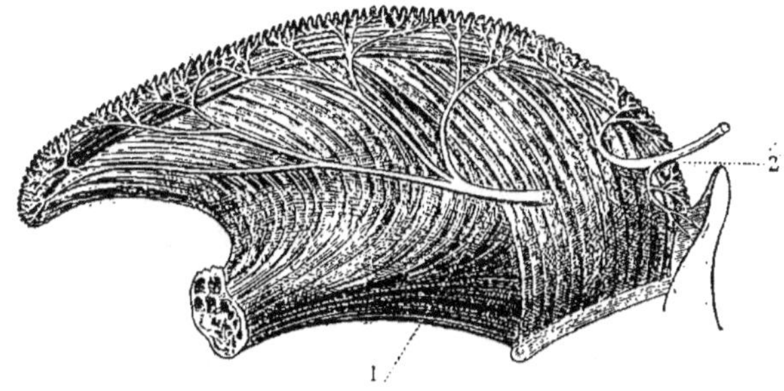

Fig. 218. — Schema de la langue avec ses nerfs sensitifs et ses papilles. — 1. Branche linguale du nerf trijumeau. — 2. Nerf glosso-pharyngien.

mais encore en apportant sans cesse une nouvelle quantité de salive et en augmentant les points de contact avec les papilles.

Les nerfs du goût sont le *lingual* et le *glosso-pharyngien* (fig. 218). Le premier est une branche du trijumeau, qui se subdivise en une foule de petites ramifications pour se distribuer à la partie antérieure de la langue à laquelle il donne la sensibilité générale. Les sensations gustatives — sucrées surtout — sont transmises par les fibres que lui donne la *corde du tympan*, branche du facial. Le *glosso-pharyngien* (fig. 218-2) se distribue à la partie postérieure, au V lingual, et nous fait percevoir surtout les saveurs amères.

Le goût, comme l'odorat, permet de distinguer l'aliment sain de l'aliment nuisible. Si les substances que nous mettons dans la bouche répugnent à notre goût, nous les rejetons. Certains animaux, le chien, le chat, par exemple, n'ont pas besoin de goûter à un aliment pour savoir s'il leur convient ou non, il leur suffit de le sentir. Ces animaux ont le flair, l'odorat, plus délicat que le goût, tandis que c'est le contraire chez l'homme. Enfin ce sens contribue indirectement à la digestion, puisqu'il excite la sécrétion salivaire, qui est indispensable pour que l'aliment soit digéré.

§ 3. — Sens de l'odorat.

Corps odorants. — Hypothèse dynamique. — Hypothèse matérielle. — Conditions favorables à la volatilisation. — Difficulté de classer les odeurs. — Nerf olfactif.

Il y a dans la nature un certain nombre de corps qui excitent en nous une sensation particulière, sensation que nous ne pouvons percevoir ni par le tact, ni par le goût, et qui vient de l'odeur qu'ils exhalent. Ce sont des *corps odorants,* et nous percevons leur odeur par le *sens de l'odorat.*

Il est difficile de dire d'une manière bien certaine ce que c'est qu'un corps odorant. Pendant longtemps on a pensé que les odeurs se produisaient grâce à un mouvement vibratoire qui avait lieu dans les molécules de ces corps, et qui se transmettait au nerf olfactif par l'intermédiaire du milieu ambiant, comme la lumière. « La meilleure manière de comprendre la théorie des odeurs, dit le chimiste anglais Piesse, est de les considérer comme des vibrations particulières qui affectent le nez, comme le son affecte l'oreille. » C'est l'*hypothèse dynamique* qu'on n'admet plus aujourd'hui, voici pourquoi :

Il est certain que les corps volatils seuls sont odorants, et comme ils perdent plus ou moins de leur poids, suivant leur nature, au fur et à mesure qu'ils exhalent de l'odeur, on a pu conclure légitimement que celle-ci est due à des particules se dégageant de la substance même des corps. Ces particules se répandent dans l'atmosphère comme des vapeurs et pénètrent dans le nez où elles sont perçues. Certains corps, comme l'ambre gris, le musc, peuvent émettre de l'odeur pendant très longtemps sans perdre beaucoup de leur poids; d'autres, comme le camphre, pèsent beaucoup moins au bout d'un temps très court. C'est l'*hypothèse matérielle.* Elle permet seule d'expliquer ce fait, inexplicable par la première théorie, que des linges placés près d'un corps odorant s'imprègnent de leur parfum et le conservent assez longtemps après en avoir été éloignés.

Tous les corps volatils ne sont pas cependant odorants. Certains ne répandent aucune odeur, du moins nous n'en percevons aucune. Les corps qui se volatilisent très difficilement n'en répandent que fort peu et même pas du tout. Il faut noter, en outre, que les substances odorantes le deviennent d'autant plus qu'elles se trouvent dans des conditions plus favorables à leur volatilisation. Ainsi la *chaleur* augmente l'intensité des odeurs. Dans les pays chauds les fleurs exhalent plus de parfum que dans les pays froids. On dit que l'île de Ceylan décèle sa présence bien avant qu'on ne la voie, à cause des parfums exhalés par ses fleurs. Il ne faut cependant pas que la température soit trop élevée, car alors elle agit comme une température trop basse. L'*humidité* de l'air favorise aussi la dissémination des odeurs. Tout le monde a pu remarquer, à la campagne, que l'air est plus embaumé après la pluie, parce qu'il est bien plus chargé de particules odorantes. On sait encore que les chiens perdent facilement la trace du gibier quand le terrain est trop sec. Enfin la *lumière* exerce aussi une influence, et presque toutes les fleurs exhalent surtout leurs parfums pendant le jour. Le genêt d'Espagne est cependant plus odorant le soir.

Il est aussi difficile de classer les odeurs que les saveurs. Peut-on, avec Haller, les diviser en agréables, désagréables et indifférentes? Évidemment non, puisqu'il y en a qui sont agréables à certaines personnes et désagréables à d'autres. Linné les divise en sept classes : aromatiques, fragrantes, ambrosiaques, alliacées, fétides, vireuses et nauséeuses.

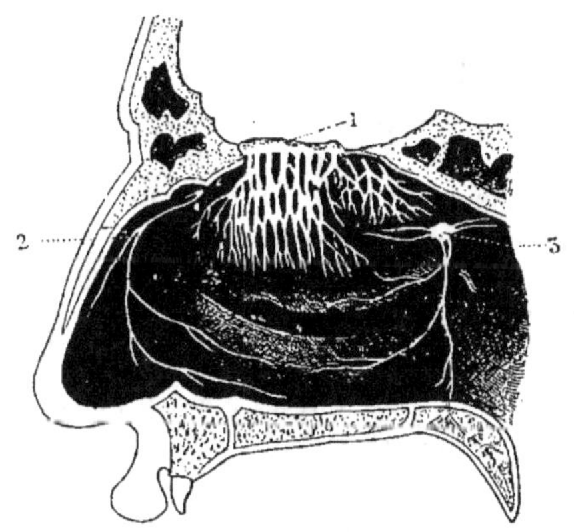

Fig. 219. — Distribution des nerfs des fosses nasales. — 1. Nerf olfactif. — 2. Branche nasale du trijumeau. — 3. Ganglion de Meckel et ses nerfs.

Le siège de l'olfaction est dans les *fosses nasales* et le nerf spécial de l'odorat est le *nerf olfactif* (fig. 219-1). Comme celui-ci ne se distribue que dans la partie supérieure des fosses nasales, cette partie seule prend part à l'olfaction ; la partie inférieure qui reçoit les terminaisons du trijumeau (2), nerf qui lui donne la sensibilité générale, sert en outre à la respiration et à la phonation.

La muqueuse qui tapisse toutes ces cavités, appelée pituitaire, est molle, vasculaire, et présente de nombreux replis qui en augmentent la surface ; elle possède aussi beaucoup de petites glandes qui ont pour but de la maintenir humide ; sa partie supérieure est remplie d'une infinité de fins rameaux du nerf olfactif qui sont en connexion avec l'extrémité profonde d'éléments fusiformes dont le prolongement arrive à la surface épithéliale.

Cela posé, il est facile de comprendre le mécanisme de l'olfaction. L'air qui transporte les particules odorantes est attiré dans le nez pendant l'inspiration. Là, le mucus nasal arrête ces particules qui ébranlent mécaniquement les terminaisons du nerf olfactif, et celui-ci porte au cerveau l'impression produite par l'odeur. D'après Wolff il se formerait entre le mucus et les particules odorantes des phénomènes chimiques qui mettraient le sens de l'odorat en action. On ne sait en quoi consistent ces combinaisons, mais il est certain que si la pituitaire est trop desséchée on sent très peu ou pas du tout.

Les fosses nasales sont donc pourvues dans leur partie supérieure de la sensibilité spéciale de l'odorat, grâce au nerf olfactif qui nous fait percevoir les odeurs et les nombreuses variétés des parfums. Dans la partie inférieure elles possèdent la sensibilité générale grâce à la branche nasale du trijumeau. Certains auteurs ont pensé que ce dernier nerf était aussi olfactif, parce que des animaux chez lesquels on avait détruit le nerf propre de l'odorat étaient encore sensibles à l'action de l'ammoniaque et de l'acide sulfurique. Il n'en est rien. Ces substances n'exhalent pas de véritables odeurs. Celles-ci ne peuvent être perçues que par le nez, tandis que les vapeurs fortes, irritantes, exercent encore leur action sur d'autres muqueuses, comme celle des yeux. Elles agissent donc simplement sur la sensibilité générale. Si la même substance, comme la moutarde, répand une odeur réelle et une odeur piquante, la première est perçue par la partie supérieure des fosses nasales, et la seconde par la partie inférieure. Ce sens nous est surtout utile parce qu'il nous fait connaître les aliments putréfiés, susceptibles de nuire à notre santé.

§ 1. — Sens de l'ouïe.

Mouvements vibratoires des corps sonores. — Oreille externe : le pavillon, collecteur des ondes sonores. — Oreille moyenne : caisse du tympan, véritable tambour avec sa membrane tympanique, trompe d'Eustache, chaîne des osselets, cellules mastoïdiennes, fenêtre ronde, fenêtre ovale. — Oreille interne : nerf vestibulaire, nerf cochléaire, utricule, saccule, canaux demi-circulaires, limaçon, fibres striées, organe de Corti. — Intensité des sons, hauteur, timbre. — Acuité auditive. — Bourdonnements. — Audition colorée.

L'ouïe, ou sens de l'audition, nous fait percevoir les sons, c'est-à-dire qu'elle nous permet de connaître les impressions produites sur le nerf auditif par les ondulations que les corps élastiques qui vibrent produisent dans l'air.

Il est facile de se rendre compte des mouvements vibratoires des corps sonores. Mettez du sable fin sur une lame de verre, ou sur le bois d'un violon, faites produire un son à cette lame ou au violon et vous verrez aussitôt les grains de sable s'agiter et être lancés en l'air d'autant plus fortement que le son sera plus intense. Les ondulations des corps sonores se communiquent à l'air comme au sable, et se propagent au loin. Elles peuvent ainsi arriver jusqu'à l'oreille qui les reçoit et les transmet au nerf acoustique afin que celui-ci nous donne la sensation du son produit. La présence de l'air atmosphérique est donc indispensable, et, de fait, si on sonne une cloche sous un récipient dans lequel on a fait le vide, on n'entend aucun son.

Mais comment les ondes portées par l'air atmosphérique arrivent-elles jusqu'au nerf auditif? Elles y arrivent grâce à un appareil spécial, très compliqué, qui comprend l'*oreille externe*, l'*oreille moyenne* et l'*oreille interne*. Cette dernière est la seule essentielle : les deux autres doivent être considérées comme des organes de perfectionnement.

Avant d'aller plus loin, disons que l'oreille ne nous fait pas seulement connaître les sons, elle nous donne encore la notion de l'espace, de la direction, de la distance. En outre, un appareil annexe, constitué par les *canaux demi-circulaires*, nous aide à maintenir notre équilibre. Comme le nerf auditif est seul à innerver l'organe de l'ouïe, il faut donc admettre qu'il a des fibres jouant un rôle essentiellement auditif, et d'autres, sensitivo-motrices, ayant un rôle dans l'équilibration.

I. Oreille externe. — Elle comprend le pavillon et le conduit auditif externe. Le *pavillon* collectionne, rassemble les ondes sonores. Toutes les saillies et dépressions sont disposées de telle sorte que ces ondes convergent vers le fond de la conque, vers le conduit auditif externe. Le pavillon nous donne aussi la direction des sons. Cette direction n'est cependant pas toujours facile à connaître. Quelquefois nous entendons un son et nous ne pouvons savoir exactement d'où il arrive; nous cherchons alors quelle est l'oreille la plus impressionnée, et nous arrivons à reconnaître à peu près cette direction. Le *conduit auditif externe* ne fait que transmettre les ondes par l'intermédiaire de l'air qu'il contient, et un peu par les vibrations de ses parois. Les poils que l'on rencontre à l'entrée de ce conduit empêchent les corps étrangers de pénétrer; si, par hasard, il en est qui entrent, le cérumen les fixe et ils ne peuvent arriver jusqu'à la membrane du tympan qu'ils irriteraient.

II. Oreille moyenne. — Cette partie est constituée par une cavité de forme irrégulière, véritable *caisse*, ou tambour, creusée dans la substance du rocher. Elle fait suite au conduit auditif externe dont elle est séparée par la *membrane du tympan* (fig. 220). Le nom de caisse ou tambour est bien choisi, car cette membrane vibre sous l'action des ondes sonores portées par l'air extérieur contre sa face externe, comme la peau d'un

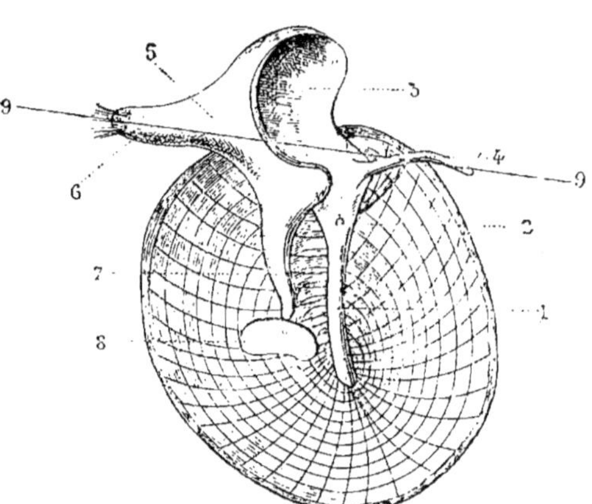

Fig. 220. — MEMBRANE DU TYMPAN ET CHAINE DES OSSELETS DE L'OREILLE GAUCHE, VUES PAR LA FACE INTERNE. — 1. Marteau. — 2. Insertion du muscle du marteau. — 3. Tête du marteau. — 4. Longue apophyse ou manche du marteau. — 5. Enclume. — 6. La courte apophyse. — 7. La longue apophyse. — 8. Base de l'étrier. — 9. Axe de rotation de la chaîne des osselets.

tambour vibre sous les coups des baguettes. Mais la ressemblance va encore plus loin : de même que la caisse d'un tambour est remplie d'air, de même la caisse du tympan contient une certaine quantité de ce fluide, et de même que la première communique avec l'air extérieur par une toute petite ouverture, — chose absolument nécessaire pour que la membrane puisse vibrer, la pression de l'air devant être égale des deux côtés, — de même la seconde communique avec le milieu ambiant au moyen de la *trompe d'Eustache*.

Cette trompe, qui est un canal ostéo-fibro-cartilagineux, a été nommée ainsi à cause du médecin qui l'a décrite le premier; elle part de la portion antérieure du tympan et va s'ouvrir, par un orifice arrondi (trompe), dans l'arrière-bouche, à la partie supérieure du pharynx.

Il est facile de se rendre compte que l'air entre par cette trompe, on n'a pour cela qu'à fermer la bouche, presser le nez entre ses doigts et forcer pour faire sortir l'air des poumons; on sent aussitôt l'air traverser la trompe et arriver dans la caisse. Si ce canal est obstrué à la suite du gonflement ou de l'inflammation de sa membrane interne, le sens de l'ouïe s'affaiblit, ce qui s'explique naturellement par ce que nous venons de dire. Il n'est pas cependant ouvert normalement et continuellement; il ne l'est que par suite de la contraction des muscles péristaphylins, de l'externe surtout. Mais ces muscles ne se contractent que pour la déglutition; il est donc nécessaire que nous fassions presque continuellement le mouvement d'avaler afin de maintenir l'équilibre entre l'air extérieur et l'air de la caisse. Cela arrive, en effet, même pendant le sommeil. La sécrétion de la salive nous force à faire ce mouvement sans que nous nous en apercevions, car nous avons vu que la déglutition se produit par acte réflexe. Il est curieux de constater que la sécrétion salivaire est une opération qui nous aide à bien entendre.

Dans la caisse se trouve ce qu'on appelle la *chaîne des osselets* (fig. 220), véritable tige articulée dont l'une des deux extrémités adhère par le manche du marteau (4) à la membrane du tympan, et l'autre, par l'étrier (8), à la membrane de la fenêtre ovale. Outre cette fenêtre, il y a encore la fenêtre ronde fermée aussi par une membrane qui retient le liquide du labyrinthe.

On voit enfin des cavités creusées dans l'apophyse mastoïde et nommées pour cela *cavités* ou *cellules mastoïdiennes;* on les a considérées comme formant une caisse de résonnance, ou même comme un appareil d'orientation. Il est plus probable qu'elles

sont simplement destinées à prévenir les brusques changements
de pression dans l'air de la caisse du tympan.

Mais que devient l'air portant les ondes sonores? Arrivé à la
membrane du tympan il la fait vibrer aussitôt. Seulement une
membrane ne vibre jamais que pour un son déterminé, ou pour
un multiple de ce son, c'est-à-dire l'octave. Or, la membrane du
tympan vibre pour toute espèce de son. Comment cela se fait-il?
Par la raison bien simple qu'elle peut être plus ou moins tendue.
grâce aux muscles du marteau et de l'étrier qui, en se contractant

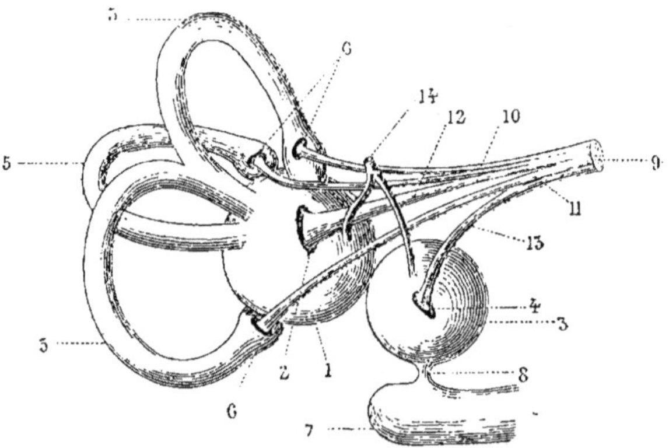

221. — FACE INTERNE DE L'UTRICULE, DE LA SACCULE ET DES CANAUX DEMI-
CIRCULAIRES. — 1. Utricule. — 2. La tache acoustique. — 3. Saccule. — 4. La
tache acoustique. — 5,5,5. Canaux demi-circulaires. — 6,6,6. Leur crête acoustique. — 7. Canal cochléaire. — 8. Canal de Hensen. — 9. Branche vestibulaire du nerf auditif. — 10. Nerf vestibulaire supérieur. — 11. Nerf vestibulaire inférieur. — 12. Nerf utriculaire. — 13. Nerf sacculaire. — 14. Canal
de l'endolymphe coupé un peu au-dessus de ses deux racines.

ou en se relâchant, la tendent ou la détendent, et grâce à l'air qui
pénètre dans la caisse par la trompe d'Eustache. Cette membrane
se tend donc pour les sons aigus, car, dans ce cas, les vibrations
sont très nombreuses, et elle se détend pour les sons graves. Les
vibrations se transmettent forcément à la chaîne des osselets et arrivent jusqu'à la membrane de la fenêtre ovale qui les reçoit pour
les communiquer aussitôt au liquide contenu dans l'oreille interne.
Comme l'étrier ferme complètement cette fenêtre, sa destruction
amène la surdité, parce que, la membrane se trouvant déchirée.
le liquide de l'oreille interne s'écoule dans l'oreille moyenne et
les ondes sonores ne peuvent plus arriver jusqu'aux dernières
ramifications du nerf auditif. La perte des autres osselets et de la

membrane du tympan amène seulement des troubles de l'audition.

III. Oreille interne. — L'oreille interne ou *labyrinthe* est composée d'une série de cavités pleines de liquide : *utricule, saccule, canaux demi-circulaires* et *limaçon* dont la rampe tympanique aboutit à la fenêtre ronde, et la rampe vestibulaire au vestibule. C'est dans les membranes logées dans ces cavités que viennent se terminer les dernières ramifications du nerf acoustique : le *nerf vestibulaire* (fig. 221, 10 et 11) qui se distribue à l'utricule, au saccule, aux canaux demi-circulaires, et le *nerf cochléaire* (de *cochlea*, limaçon) destiné au limaçon.

A. — L'*utricule* (1), le *saccule* (3) et les *canaux demi-circulaires* (5,5,5) sont des poches membraneuses séparées des parois osseuses par un liquide nommé *périlymphe* et renfermant l'*endolymphe*.

Leur épithélium présente des saillies blanchâtres, appelées *crêtes auditives* (6,6,6) et des cellules cylindriques entre lesquelles sont des cellules fusiformes, véritables cellules acoustiques grâce à un prolongement effilé, *cil auditif* qui est en connexion avec les fibrilles terminales du nerf vestibulaire. Ces cils suivent les mouvements imprimés à l'endolymphe par les vibrations des ondes sonores et communiquent l'ébranlement aux fibrilles nerveuses. Nous percevons ainsi les *bruits* plutôt que les sons, parce que ces mouvements et ces ébranlements ne sont pas suffisamment réguliers et n'ont pas la périodicité nécessaire pour nous permettre d'apprécier les sons.

Les *canaux demi-circulaires* jouent encore un autre rôle. Leur lésion, d'après Flourens, produit des troubles moteurs, fait perdre l'équilibre, et ces troubles, chose curieuse, sont en rapport avec la direction du canal lésé. Ainsi, si c'est le canal horizontal, l'animal se met à tourner ; si c'est le canal vertical postérieur, il culbute ; si c'est l'antérieur, il roule sur lui-même. La lésion des trois canaux entraîne la perte complète de l'équilibre. Pour expliquer ce fait, Flourens admettait que le nerf auditif était formé de deux sortes de fibres, les unes transmettant uniquement les impressions auditives, les autres étant excito-motrices. Brown-Sequard et Laborde admettent cette différenciation.

B. — *Limaçon*. — La *membrane basilaire* (fig. 222-10) est la partie membraneuse du limaçon qui a le rôle principal dans l'audition. On lui considère trois parties : une interne, *perforée*, laissant passer par ses trous les filets terminaux du nerf cochléaire ; une externe, *striée*, formée de tiges droites, rigides, semblables à

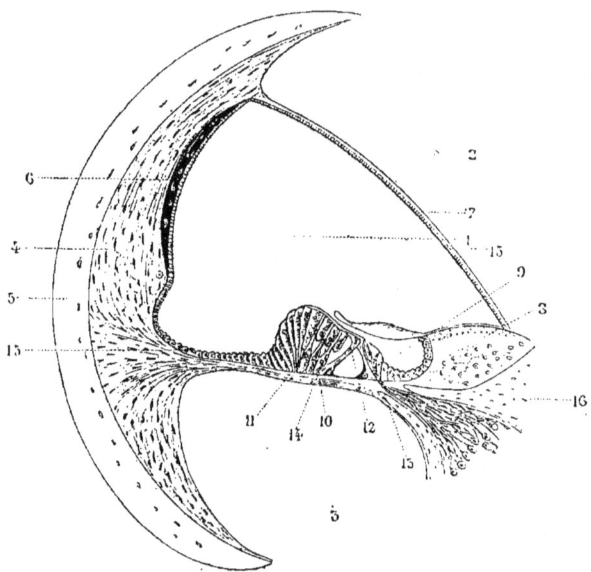

Fig. 222. — Coupe transversale du canal cochléaire montrant les cellules épithéliales. — 1. Canal cochléaire. — 2. Rampe vestibulaire. — 3. Rampe tympanique. — 4. Ligament spiral. — 5. Crête d'insertion de la membrane basilaire. — 6. Strie ou bande vasculaire. — 7. Membrane de Reissner. — 8. Bandelette sillonnée. — 9. Sillon spiral interne. — 10. Membrane basilaire. — 11. Organe de Corti. — 12. Une de ses arcades. — 13. Cellules auditives externes. — 14. Cellules auditives internes. — 15.15. Épithélium pavimenteux du canal cochléaire. — 16. Lame spirale osseuse.

des cordes ; une moyenne, *lisse*, ayant sur sa face antérieure l'*organe de Corti* (11) composé d'une série d'arcades écartées à leur base et formant ainsi un pilier externe et un pilier interne ; il y en a 10,000 environ.

Comment cette membrane nous permet-elle de percevoir les sons? Le voici. Les vibrations transmises par la chaîne des osselets à la fenêtre ovale se propagent dans la périlymphe qui les communique à l'endolymphe. Or, faut-il admettre, avec Helmholtz, que ces vibrations frappent les filets nerveux des arcades de

Corti comme une touche de piano frappe la corde vibrante, et que, par conséquent, le nerf cochléaire est excité mécaniquement comme le nerf vestibulaire? Non, car l'organe de Corti manque chez les oiseaux qui ont cependant l'ouïe si fine et le sens musical très développé. Mais si l'organe de Corti leur manque, ils possèdent une zone *striée* toujours identique avec ses fibres radiées dont la longueur va en croissant de la base au sommet du limaçon. Ces fibres, au nombre de 60,000 environ, seraient accordées chacune pour un son déterminé et elles ne vibreraient que pour le son pour lequel elles sont accordées. Les fibres de Corti serviraient seulement à alourdir les vibrations de la zone striée. Il est ainsi très facile de comprendre pourquoi nous pouvons percevoir, quand nous entendons jouer tout un orchestre, un très grand nombre de sons à la fois, sans qu'il y ait la moindre confusion, chaque note de l'orchestre faisant vibrer les cordes correspondantes situées dans notre oreille. Mais, dira-t-on peut-être, comment se fait-il que telle ondulation fasse vibrer telle note et pas telle autre, et surtout qu'une ondulation qui paraît être simple fasse vibrer plusieurs cordes à la fois? A cela nous répondons : mettez deux diapasons sur une table, faites-en vibrer un et le second vibrera aussitôt sans que vous l'ayez touché, à condition qu'il donne la même note. Mettez-en plusieurs, en double, donnant une note différente, faites-en vibrer la moitié en même temps et chacun de ceux-ci fera vibrer celui qui lui correspond. Il en est de même dans l'oreille; une même ondulation peut avoir les vibrations nécessaires pour faire vibrer plusieurs cordes du limaçon à la fois.

Nous devons néanmoins faire remarquer que cette explication très simple et qui paraît si juste n'est encore qu'une simple hypothèse, et elle restera hypothèse tant que l'on ne connaîtra pas définitivement les terminaisons des filets du nerf cochléaire; il est cependant à peu près certain que les sensations auditives sont dues à un ébranlement mécanique des filets nerveux.

L'*amplitude* des vibrations nous fait connaître l'*intensité* du son; leur *rapidité*, leur nombre nous indique sa *hauteur* : 33 vibrations par seconde donnent les sons graves; 45,000, les sons aigus; enfin le *timbre*, qui est la conséquence du nombre et de l'intensité des harmoniques du son fondamental, nous donne, avec l'aide de l'habitude, des notions sur la nature du corps qui vibre, nous permet de reconnaître la voix d'une personne, etc.

Toutes les oreilles ne possèdent pas la même sensibilité, c'est pourquoi telle personne a l'ouïe fine tandis que l'autre l'a dure. On peut mesurer facilement cette acuité à l'aide d'une montre. Une bonne oreille entend le tic-tac de la montre lorsque celle-ci est éloignée d'un mètre vingt. L'acuité s'affaiblit toujours plus ou moins avec l'âge.

Les *bourdonnements* qui gênent tant l'ouïe, quand ils existent. tiennent à plusieurs causes. Ils peuvent provenir d'une variation de pression dans la caisse du tympan ; d'une irritation des terminaisons nerveuses du nerf auditif ; de troubles des centres nerveux ; enfin de l'effet de certains médicaments, comme les sels de quinine, le salicylate de soude.

En terminant, nous devons dire un mot d'un phénomène mal connu encore, l'*audition colorée*. Voici en quoi il consiste. Chez certains individus l'impression du son s'accompagne d'une sensation lumineuse et une couleur particulière est associée à un son articulé. Ainsi la voyelle A s'accompagne pour certains d'une sensation de couleur rouge ; la voyelle E, d'une sensation de couleur verte, etc. La couleur peut varier suivant les sujets. Ainsi, le poète A. Raimbaud donne des couleurs différentes dans les deux vers suivants :

> A noir, E blanc, I rouge, U vert, O bleu, voyelles
> Je dirai quelque jour vos naissances latentes.

Ce phénomène ne peut s'expliquer que par des connexions tout à fait exceptionnelles entre les centres cérébraux présidant aux sens de l'ouïe et de la vision.

§ 5. — Sens de la vue.

Sclérotique. — Cornée. — Choroïde. — Iris et pupille. — Rétine, papille optique, tache jaune, phosphènes. — Humeur aqueuse. — Cristallin. — Corps vitré. — Accommodation. — Presbytie. — Punctum remotum, punctum proximum. — Cataracte. — Mécanisme de la vision. — Perception de la vision. — Pourpre rétinien. — Hypothèse de Young. — Daltonisme. — Persistance des impressions lumineuses. — Jouet le praxinoscope. — Irradiation. - Images intra et extra rétiniennes ; mouches volantes. — Vision droite. — Vision simple avec les deux yeux. — Imperfections de l'œil : myopie ; hypermétropie ; astigmatisme ; chromatisme. — Accessoires de la vision : muscles et mouvements de l'œil ; appareil lacrymal.

Le sens de la vue nous fait connaître, par l'intermédiaire de la lumière, la couleur, la forme, le volume et la situation des

corps qui nous entourent. Son organe est l'œil. Celui-ci est constitué par une série de milieux réfringents, entourés de membranes
qui doivent les contenir, les nourrir et les protéger. Ces milieux
sont la *cornée*, l'*humeur aqueuse*, le *cristallin* et le *corps vitré*.
Ils ont pour but de faire dévier les rayons lumineux et de les
concentrer, sous forme d'image, sur un véritable écran sensible,
la *rétine*[1].

1. Pour que le lecteur puisse bien comprendre ce qui va suivre, il est nécessaire que nous lui rappelions ici quelques notions de physique.

Tous les rayons lumineux qui partent d'un point quelconque vont en droite
ligne, mais ils s'écartent entre eux à me-
sure qu'ils s'éloignent de ce point.

Lorsqu'ils arrivent perpendiculairement
sur la surface d'un corps transparent, ils la
traversent sans changer de direction, mais
s'ils la frappent obliquement, ils sont toujours plus ou moins déviés de leur première
direction. Si le milieu dans lequel ils péné-
trent est plus dense que celui d'où ils sortent, ils forment un coude et se rapprochent
de la perpendiculaire tombant sur la surface de ce milieu et passant par le point
d'immersion. Ainsi (fig. 223), le rayon lumineux CD tombant sur la surface AB et
pénétrant dans un milieu plus dense, ne

Fig. 223.

suivra pas la direction DE, mais bien la direction DF, et se rapprochera de la
perpendiculaire IJ. Le rayon lumineux s'éloignera, au contraire, de la perpendiculaire s'il passe d'un milieu plus dense dans un milieu moins dense. Ce
phénomène constitue la *réfraction de la lumière*. Il est facile à constater.

Si on plonge à moitié un bâton
dans l'eau, ce bâton semble
coudé au point d'immersion.

Voyons maintenant ce qui
se passe quand la surface du
corps traversé par les rayons
lumineux est concave ou convexe. Ces rayons suivent la
marche indiquée par la règle
précédente, c'est-à-dire qu'ils
se rapprochent de la perpendiculaire au point de contact
toutes les fois qu'ils pénètrent
obliquement dans un corps plus
dense que celui d'où ils sortent.
Donnons deux exemples.

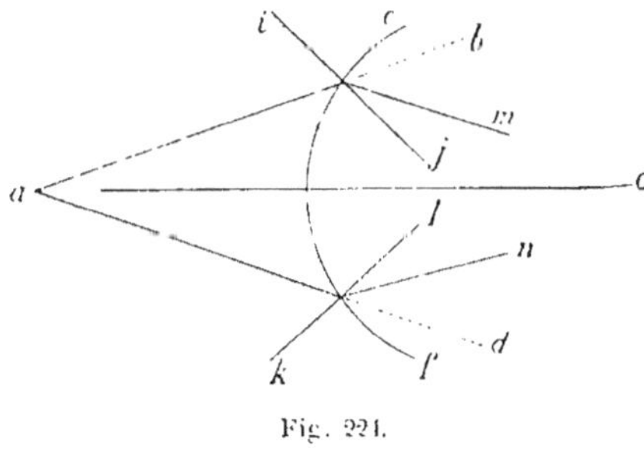

Fig. 224.

Trois rayons *ab, ac, ad* (fig. 224) traversent l'air et viennent tomber sur
une lentille convexe *ef*. Le rayon *ac* tombant perpendiculairement sur cette
surface traverse directement la lentille sans être réfracté. Les rayons *ab, ad*,
au contraire, tombant obliquement, subissent la réfraction, et se rapprochent
par conséquent des perpendiculaires *ij, kl*, tirées au point d'immersion, et au
lieu d'aller en *b* et en *d*, ils s'en vont en *m* et en *n*. Donc, au lieu de conti-

Membranes de l'œil de dehors en dedans.

La *sclérotique*, véritable coque de l'organe de la vision, est une membrane blanche, opaque, dure, résistante, servant d'insertion aux muscles qui doivent faire exécuter au globe oculaire les nombreux mouvements nécessaires à une bonne vision. Elle se continue en avant par la *cornée*, membrane incolore et transparente, formant une véritable fenêtre par laquelle passent les rayons lumineux.

La *choroïde* présente un très grand nombre de vaisseaux; elle est donc essentiellement vasculaire, et c'est pour cela qu'on la considère comme la membrane nourricière et calorigène de l'œil. En effet, grâce à sa circulation intense, elle semble bien former une véritable chambre chaude à la rétine, condition nécessaire pour que la vision s'effectue dans les meilleures conditions. Le pigment noir qui se trouve sur sa face interne et qui transforme l'œil en une véritable *chambre noire*, absorbe les rayons lumineux dont la réverbération troublerait la vue, et assure ainsi la netteté des images sur la rétine. Ce qui le prouve, c'est que les albinos, qui ne possèdent pas ce pigment, n'y voient presque pas pendant la journée. La région moyenne de la choroïde, ou région ciliaire, comprend les muscles ciliaires en avant, et les procès ciliaires en arrière. Ces muscles jouent un très grand rôle dans l'accommoda-

nuer à s'écarter, ils se rapprochent de telle sorte qu'ils se rencontrent en un même point de la lentille appelé *foyer*.

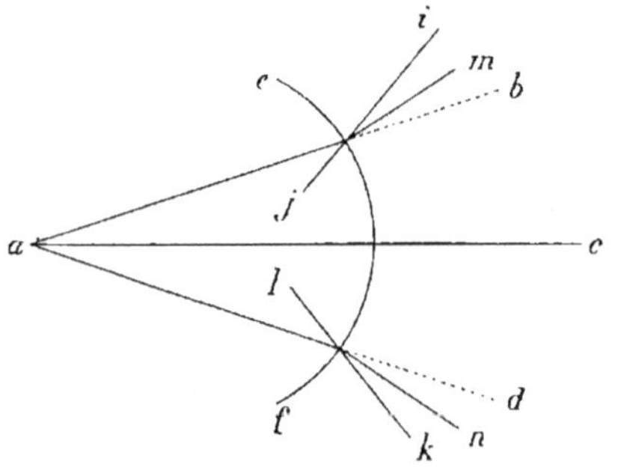

Si la surface est concave au lieu d'être convexe, les rayons lumineux suivent une marche contraire; ils ne se réunissent plus, ils divergent, et s'écartent par conséquent de plus en plus. Ainsi le rayon *ab* fig. 225, devant s'approcher de la perpendiculaire *ij* va en *m*, et le rayon *ad* va en *n*.

La déviation est d'autant plus forte que la lentille est plus convexe ou plus concave, ce qui se comprend très bien d'après ce qui précède.

Enfin, plus les corps transparents sont denses, plus ils réfléchissent la lumière. Un corps est d'autant plus dense que son poids l'emporte sur son volume.

Fig. 225.

tion, dont nous allons parler tout à l'heure, par la modification qu'ils font subir à la courbure du cristallin.

L'*iris*, qui forme la partie antérieure de la choroïde, est un véritable diaphragme, dont l'ouverture centrale, appelée *pupille*, varie dans ses dimensions, parce que son rôle est de ne laisser pénétrer dans l'œil que la quantité de rayons lumineux nécessaires à la vision. Quand un objet est vivement éclairé, la pupille se resserre pour ne laisser passer que les rayons lumineux qu'il faut; quand l'objet est, au contraire, peu éclairé, elle se dilate, parce que la rétine a besoin de recevoir tous les rayons peu nombreux envoyés par l'objet, afin que l'image en puisse être perçue. Ces mouvements de rétrécissement et de dilatation de la pupille sont dus, le premier, aux *fibres circulaires* que cette membrane renferme; le second, aux *fibres radiées*. L'existence de ces dernières est niée par Grünhagen, Boé, Retterror; affirmée par Henle, Kölliker, Ivanoff, etc.

La *rétine*, appliquée directement sur la face interne de la choroïde, est formée par l'épanouissement du nerf optique, qui pénètre dans l'œil en arrière, à 3 ou 4 millimètres en dedans, et à 1 millimètre au-dessous de l'axe antéro-postérieur de cet organe. Il forme en cet endroit une

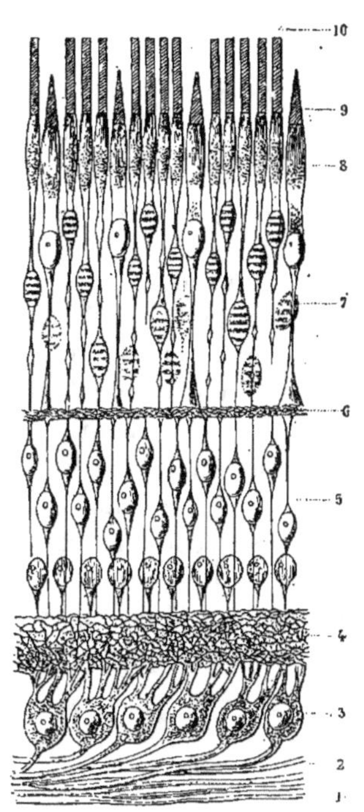

Fig. 223. — COUPE DE LA RÉTINE. — 1. Membrane limitante interne. — 2. Couche des nerfs optiques. — 3. Couche des cellules nerveuses multipolaires. — 4. Couche granulée interne. — 5. Couche granuleuse interne ou couche des cellules unipolaires. — 6. Couche intergranuleuse. — 7. Couche granuleuse externe. — 8. Membrane limitante externe. — 9. Membrane de Jacob ou couche des cônes et des bâtonnets. — 10. Couche épithéliale ou pigmentaire.

légère saillie aplatie au centre, c'est la *papille optique* (fig. 118-5). Un peu en dedans, on voit la *tache jaune* (4), présentant à son centre la *fosse centrale*. C'est la partie où l'acuité visuelle atteint son maximum. Quand nous lisons, nous voyons bien tout ce qui est écrit sur la page d'un livre, mais nous ne voyons nettement que quelques mots, ceux que nous fixons, parce que leurs rayons vont former leur image exactement sur la tache jaune. La *papille optique*, au contraire, est complètement insensible, aussi l'a-t-on nommée *punctum cæcum*, point aveugle.

Pour s'en rendre compte, on n'a qu'à tracer sur une feuille de papier deux points noirs distants de 5 centimètres; si, après avoir fermé l'œil gauche, on fixe le point gauche avec l'œil droit, on n'aperçoit plus le point droit. En effet, quand on est éloigné de 30 centimètres environ, le point droit correspond à la papille optique.

De toutes les membranes qui constituent la rétine (fig. 226), la plus importante est la membrane de Jacob, ou couche des cônes et des bâtonnets (9). C'est elle qui est la partie réellement sensible de l'œil, mais elle ne donne que des sensations lumineuses. Un coup assez violent sur le globe de l'œil nous fait voir, comme on dit communément, « trente-six mille chandelles en plein midi. » Une compression douce, méthodique, produit aussi des images lumineuses connues sous le nom de *phosphènes* (φῶς, lumière, φαίνειν, faire briller). Enfin, la rétine n'est pas sensible au toucher, on a pu la déchirer, la piquer, dans des opérations chirurgicales, sans occasionner aucune sensation de blessure et de douleur.

Milieux réfringents.

Telles sont les membranes de l'œil. Voyons maintenant les *milieux réfringents* et transparents logés dans le globe oculaire, milieux qui doivent être traversés par les rayons lumineux avant d'arriver sur la rétine. Ils constituent ce qu'on appelle l'appareil de *dioptrique* (διά, à travers, ὄπτομαι, je regarde), et comprennent la *cornée*, l'*humeur aqueuse*, le *cristallin* et le *corps vitré*. Pris séparément, ils forment trois lentilles : une convexo-concave, formée par la cornée et l'humeur aqueuse; une biconvexe à face postérieure plus courbée que l'antérieure, formée par le cristallin; une concavo-convexe, formée par l'humeur vitrée. Mais en réalité, on peut les considérer comme une seule lentille biconvexe [1].

---

1. Marche suivie par les rayons lumineux après avoir traversé une lentille. Soit un corps lumineux ABC (fig. 227) envoyant ses rayons vers la lentille L. Pour plus de simplicité, ne considérons que les trois rayons ABC. Le rayon B, tombant perpendiculairement sur la lentille, la traverse et n'est pas ré-

Le *cristallin* a la forme d'un grain de chapelet en verre arrondi, mais aplati. Sa courbure varie constamment par suite de l'accommodation dont nous allons parler. Il ne faut pas le considérer comme une lentille homogène, car il est constitué par une série de couches n'ayant pas la même réfraction. Ces variations ont pour but de remédier autant que possible à certains défauts des lentilles, comme l'*aberration de sphéricité* (voir plus loin *astigmatisme* p. 410).

Accommodation. — Toute lentille réunit et concentre à une certaine distance derrière elle tous les rayons lumineux qui la traversent. Donc, une image placée au-devant d'une lentille est reproduite par celle-ci derrière elle tout à fait semblable, mais plus petite et renversée. La figure 227 montre pourquoi elle est renversée. Mais cette image ne peut se former qu'à une certaine distance, au delà et en deçà de laquelle on ne la voit plus avec netteté. Cette distance varie suivant la courbure de la lentille et suivant la distance d'où viennent les rayons lumineux. Dans l'œil, nous ne pouvons voir nettement l'image que si elle vient se former sur la rétine ; il est donc nécessaire que le cristallin change sa courbure afin que l'image aille se reproduire sur elle, c'est l'*accommodation*.

Celle-ci, comme le prouve l'expérience de Purkinje, a lieu surtout par les variations de courbure du cristallin. En effet, si on place une bougie devant l'œil d'une personne, et si l'on regarde cet œil de côté, on peut distinguer dans l'intérieur de l'organe de la vision trois images dont deux sont droites et une renfracté, il va donc en F. Mais le rayon A doit se rapprocher de la perpendiculaire tirée au point d'immersion, il est donc réfracté et va en D sur l'é-

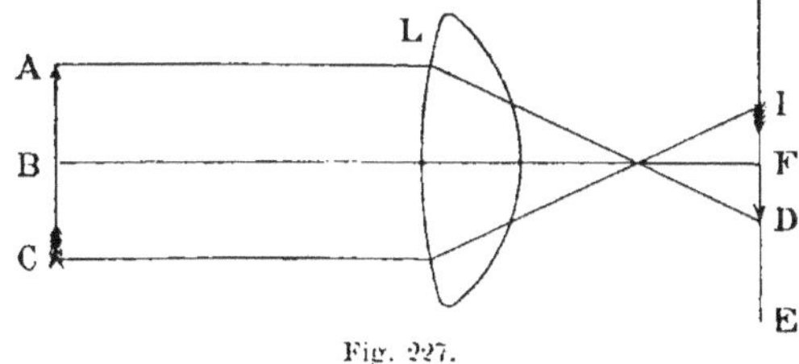

Fig. 227.

cran E. Il en est de même du rayon C, qui pour la même raison va en I. L'objet qui se trouve en ABC va donc se peindre sur l'écran, mais renversé.

versée. La première image (fig. 228-5), droite, petite, est formée sur la face convexe de la cornée ; la seconde, plus grande, moins éclairée, se voit sur la face antérieure du cristallin (3); la troisième, très petite et renversée, se produit sur la face postérieure de la lentille oculaire (4). Or, si l'on approche ou si l'on éloigne la bougie, la première image ne change pas, tandis que les deux autres fournies par le cristallin deviennent plus grandes quand la bougie est éloignée. Comme la grandeur d'une image dépend du rayon de courbure des surfaces réfléchissantes, il faut con-

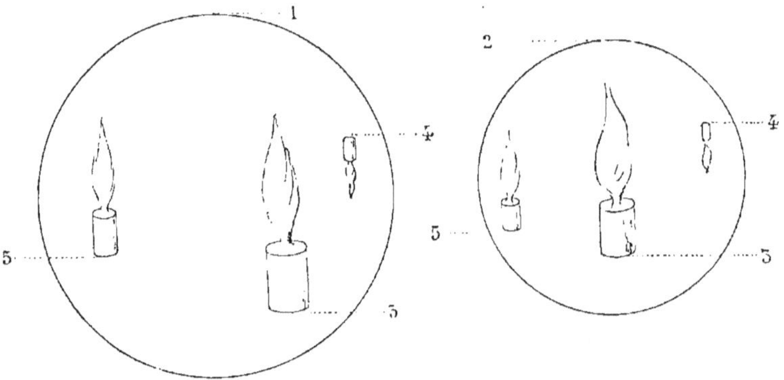

Fig. 228. — Images de Purkinje. — 1. Vision éloignée. — 2. Vision rapprochée. — 3. Image cristallinienne antérieure. — 4. Image cristallinienne postérieure. — 5. Image cristallinienne cornéenne.

clure que c'est sur les deux faces du cristallin que se produit seulement un changement dans les rayons de courbure. C'est la face antérieure qui varie surtout.

Mais comment la lentille oculaire modifie-t-elle sa courbure ? Elle la modifie grâce au muscle ciliaire. Quand on veut regarder un objet de près, ce muscle se contracte en prenant son point fixe sur l'axe irido-cornéen, et le cristallin se bombe. Les procès ciliaires (fig. 229-10) ne paraissent jouer aucun rôle dans cet acte. Le muscle ciliaire est innervé par un centre ganglionnaire, le *plexus ciliaire*, fourni par le nerf moteur oculaire commun et le grand sympathique. L'excitation du premier nerf amène l'augmentation de courbure; l'excitation du second produit un résultat contraire. Le nerf moteur oculaire commun est donc le nerf de la vision approchée, et le sympathique le nerf de la vision éloignée.

Le pouvoir accommodateur varie suivant les individus ; il varie surtout avec l'âge. On admet qu'il commence à s'affaiblir vers la dixième année et qu'il devient nul vers la soixante-dixième. Quand cette diminution est assez prononcée, elle donne lieu à ce qu'on appelle la *presbytie*, qui ne doit pas être considérée comme une maladie, mais comme un état physiologique se produisant forcément et aussi naturellement que l'apparition de la barbe chez l'homme à un certain âge. Cette diminution du pouvoir accommodateur provient des modifications intérieures du cristallin qui entraînent la perte de son élasticité.

Au delà de 65 mètres, l'œil normal n'a pas besoin de s'accommoder pour bien voir l'objet. En effet, à cette distance et au delà, les rayons lumineux sont pour ainsi dire parallèles et ne peuvent impressionner qu'un seul point de la rétine. Ce point ne pouvant subir qu'un déplacement inférieur à *cinq millièmes de millimètre*, il est évident qu'il n'y a pas lieu d'en tenir compte.

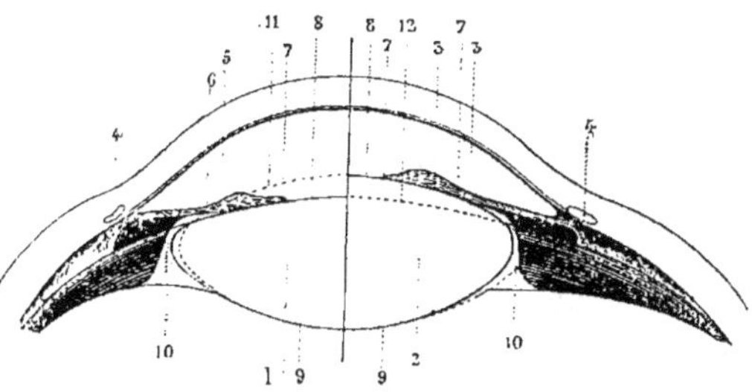

Fig. 229. — Mécanisme de l'accommodation. — A droite l'œil est accommodé pour la vision rapprochée. A gauche l'œil est au repos. — 1. Moitié gauche. — 2. Moitié droite du cristallin. — 3. Cornée. — 4. Canal de Schlemm. — 5. Chambre antérieure. — 6. Iris. — 7. Bord de la pupille. — 8. Face antérieure du cristallin. — 9. Face postérieure. — 10. Bord des procès ciliaires. — 11. Ligne représentant l'épaisseur du cristallin pendant l'accommodation. — 12. Ligne représentant cette même épaisseur quand l'œil est au repos.

Mais si l'objet est rapproché, s'il est à moins de 65 mètres, l'image irait se former derrière la rétine, et elle serait confuse, entourée d'un cercle — cercle de diffusion. — si l'accommodation ne la faisait pas venir à sa place. Quand l'objet est à 12 centimètres de l'œil environ, on ne le voit plus clairement, c'est ce qu'on appelle le *punctum proximum*, le point le plus proche de la vision distincte. par rapport au *punctum remotum*, le point le plus éloigné porté à l'infini. L'accommodation est donc nécessaire pour voir nettement les objets situés entre ces deux distances, 65 mètres et 12 centimètres environ. Ce qui le prouve, c'est que si l'on met deux doigts en face de soi, à la même distance, on ne voit bien que celui que l'on fixe, celui pour lequel l'œil est accommodé, tandis que l'autre paraît confus, entouré d'un cercle de diffusion.

Le cristallin devient souvent opaque avec l'âge; il constitue alors ce qu'on appelle la *cataracte*. Dans ce cas, il s'oppose au passage des rayons lumineux, et la personne qui en est atteinte perd plus ou moins la vue, suivant le degré de l'opacité. Les *taies*, ou taches blanches, qui se forment souvent sur la cornée, peuvent intercepter la lumière et gêner la vision.

Tout ceci posé, il va être facile de comprendre comment nous pouvons voir les objets qui nous entourent.

Mécanisme de la vision. — Lorsque les rayons lumineux arrivent sur l'œil, une partie est réfléchie par la cornée, ce qui la rend suffisamment brillante pour qu'on puisse s'y mirer. Les autres rayons la traversent, et comme ils passent dans un corps plus dense que l'air, ils se réfractent pour se rapprocher de la perpendiculaire. Après avoir traversé la cornée, ils rencontrent l'humeur aqueuse, arrivent sur le cristallin, véritable lentille, qui les fait converger vers un point unique, ou *foyer*, se trouvant sur la rétine, de sorte qu'ils se rassemblent tous sur cette membrane et y forment en petit l'image renversée de l'objet d'où ils proviennent. Il est facile de voir cette image au fond de l'œil d'un lapin, cet animal ayant la sclérotique presque transparente. L'humeur aqueuse et le corps vitré paraissent être dans l'œil surtout pour maintenir les autres parties à leur place et les préserver de la tension des enveloppes externes.

Perception de la vision. — On admet généralement que la lumière traverse les premières couches de la rétine sans les impressionner; elle agit seulement sur la partie postérieure, sur la couche des cônes et des bâtonnets dont les segments ou articles internes (fig. 230-3 et 6) sont en connexion avec les fibres du nerf optique, tandis que les segments externes 2 et 5) sont appliqués contre la choroïde. Ces derniers articles ou segments, composés de petites lamelles superposées, ne paraissent pas sensibles à la lumière. On admet donc que les vibrations lumineuses sont réfléchies par ces articles dans la direction de l'axe des cônes et des bâtonnets et que c'est au niveau des articles internes qu'elles sont transformées en vibrations nerveuses pouvant se propager au nerf optique.

Mais quelle est la nature de cette transformation? car il ne suf-

fit pas de dire que l'énergie lumineuse se transforme en énergie
nerveuse. On pense que la transformation a lieu dans les segments externes des cônes et des bâtonnets, parce qu'il est certain
qu'il se produit là un acte chimique particulier qui doit interve-
nir dans cette transformation. Une matière colorante, connue
sous le nom de *pourpre rétinien*, se forme, à l'obscurité, dans les
segments externes, et elle disparaît
sous l'influence de la lumière dans
toutes les parties frappées par les
rayons lumineux. La lumière jaune
n'agit pas sur elle. Boll et Kuhne ont
constaté que ce pourpre se conserve
dans la rétine si on enlève l'œil, à
l'obscurité ou dans la lumière jaune,
et si on le plonge dans une solution
d'alun. Voici l'expérience curieuse
qu'ils ont faite : après avoir exposé un
lapin devant une fenêtre vivement
éclairée, ils l'ont sacrifié rapidement,
enlevé l'œil en opérant sous la lumière
jaune, traité la rétine par l'alun, et ils
ont pu voir sur celle-ci l'image fixée
de la fenêtre : les barreaux, les parties obscures sont restées rouges, tandis que les parties éclairées de la fenêtre sont incolores. Cette expérience
montre bien clairement que le pourpre
seul des bâtonnets frappé par la lumière est modifié.

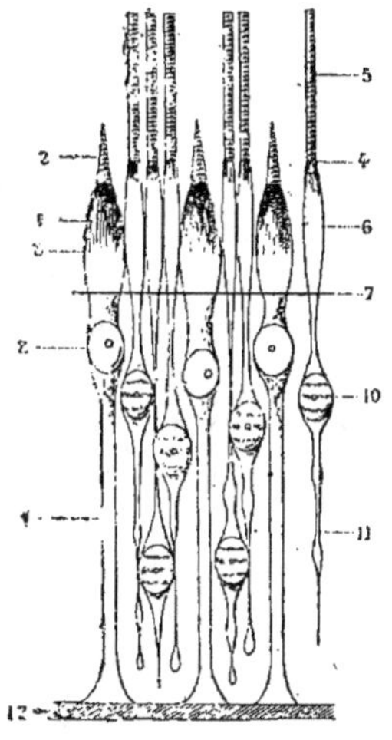

Fig. 230. — Grains de cônes
et grains de bâtonnets. —
1. Cône. — 2. Son article externe. — 3. Son article interne.
4. Bâtonnet. — 5. Son ar-
ticle externe. — 6. Son article
interne. — 7. Membrane limitante externe. — 8. Grains de
cônes. — 9. Leur prolongement interne. — 10. Grains de
bâtonnets. — 11. Leur prolon
gement interne. — 12. Couche
intergranuleuse.

Mais la vue est continue et, quoique
le pourpre se régénère très vite, il ne
se renouvelle pas cependant instanta-
nément. En outre, on ne le trouve pas dans les cônes, et ce sont
justement eux qui constituent la tache jaune, tache où la vision
est la plus distincte. Ces derniers renferment peut-être des substances que nous ne connaissons pas encore et qui sont modifiées
comme le pourpre rétinien. Quoi qu'il en soit, l'explication tirée
de la transformation du pourpre ne peut pas satisfaire complètement.

Hypothèse de Young. — Young, partant de la donnée que le

mélange de trois couleurs élémentaires suffit pour obtenir toutes les sensations visuelles, a émis une théorie très ingénieuse sur l'excitabilité de la rétine. Voici comment l'ont résumée MM. Langlois et de Varigny. Chaque élément rétinien possède trois fibres élémentaires ayant chacune une énergie spécifique et étant excitables à des degrés divers par les trois couleurs fondamentales : le *rouge*, ou, ce qui revient au même, les rayons lumineux à grandes longueurs d'ondes et à petit nombre de vibrations, exciteraient spécialement l'une de ces fibres, une autre répondrait surtout aux petites longueurs d'onde et à vibrations nombreuses, c'est-à-dire au *violet*, tandis que la troisième serait adaptée pour les rayons *verts* qui tiennent le milieu entre les deux précédents. La sensation de couleur blanche est perçue quand ces trois fibres sont excitées également ; le rouge, quand la première espèce est spécialement excitée, etc. Les variations infinies que peuvent présenter les excitations donnent lieu aux nuances multiples. Toutefois, dans la théorie de Young, il ne s'agit pas pour chaque fibre d'une énergie spécifique complète, c'est-à-dire que les rayons rouges n'impressionnent pas seulement une des fibres, mais ils agiraient également, quoique plus faiblement, sur les deux autres, donnant lieu forcément à une sensation mélangée. Nous ne connaîtrions donc pas le rouge pur, le rouge saturé, suivant l'expression admise ; on peut toutefois approcher très près de cette sensation du rouge saturé en fatiguant les deux autres fibres, en épuisant leur excitabilité par une longue excitation vert bleuâtre. Si, en effet, on regarde la bande rouge d'un spectre solaire après avoir fixé longtemps la zone vert-bleuâtre, le rouge paraît beaucoup plus intense qu'avant cette fixation, cette fatigue rétinienne. Cette théorie permet encore d'expliquer un autre phénomène très facile à réaliser : si l'on fixe pendant un certain temps une lumière ou une surface rouge vivement éclairée, et que l'on regarde ensuite une surface blanche, on voit vert, c'est-à-dire la couleur complémentaire du rouge. La lumière blanche, qui excite également toutes les fibres au repos, n'agit plus alors que sur les fibres non épuisées, l'excitation rouge fait donc défaut et la couleur complémentaire est perçue.

Daltonisme. — La théorie de Young nous rend également compte des aberrations observées chez certaines personnes au sujet de la sensation colorée. Dans certains cas, très rares, il existe une cécité des couleurs (achromatopsie). Les sujets n'ont aucune sensation des couleurs; ils ne perçoivent que le clair et le sombre et les différents degrés; mais, dans les cas observés, il s'agissait presque toujours de lésions cérébrales et il y a lieu de penser que ce n'était pas la sensation qui était troublée, mais la perception centrale. La cécité pour une seule couleur est, au contraire, assez fréquente. Ce mot de cécité est mauvais, car le sujet perçoit l'objet coloré, seulement il lui assigne une couleur autre que celle qui lui est attribuée par un œil normal, nous ne disons pas que l'objet a réellement, car la désignation des couleurs est absolument arbitraire et suggestive. L'achromatopsie partielle la plus fréquente est celle pour le rouge. On la désigne souvent sous le nom de Daltonisme, parce qu'elle a été surtout bien étudiée par le physicien anglais Dalton qui en était atteint lui-même. Les daltoniques voient les objets rouges colorés en vert. Cette affection serait, d'après les travaux récents, très fréquente : trois millions de daltoniques (en France seulement), ou, plus exactement, de dyschromatopsiques, car on rencontre, quoique moins souvent, la cécité pour les autres couleurs (Favre); Holmgren, sur 40,000 examens chromatiques, donne une moyenne de 2 pour 100. On signale le cas d'un peintre, Van Lov, qui dut renoncer à son art : il peignait rouges les feuilles des arbres.

Avec la théorie de Young, ces phénomènes peuvent s'expliquer facilement. Chez les dyschromatopsiques, une des fibres ne serait plus excitable, et les deux autres transmettraient leur excitation aux centres cérébraux. L'hypothèse de Young permet donc d'interpréter un certain nombre de faits optiques intéressants; malheureusement elle manque de base anatomique certaine, quoiqu'il soit à peu près établi aujourd'hui que les cônes communiquent avec le réseau nerveux par une série de fibrilles.

Persistance des impressions lumineuses. — La lumière excite la rétine instantanément, mais les modifications subies par celle-ci ont une certaine durée, 1/40 de seconde environ. L'excitation persiste donc pendant un certain temps après que l'objet lumineux a cessé d'agir. En conséquence, quand les excitations lumineuses se succèdent rapidement, la sensation éprouvée par la rétine devient continue, et c'est à cause de cette *persistance des impressions rétiniennes* que l'on croit voir un véritable cercle de feu lorsqu'on tourne rapidement un bâton dont le bout est enflammé. Un jouet très connu est basé sur ce principe. C'est le *praxinoscope*. Dans cet instrument, une série de dessins représentant un même objet dans différentes positions, comme un singe placé sur un cheval et sautant à travers un cerceau, passent successivement devant l'œil sur une carte qu'on fait tourner rapidement. Les différentes figures se suivent d'une manière si rapide que l'œil est dans l'impossibilité de percevoir l'intervalle qui les sépare, elles se trouvent donc réunies comme si elles ne formaient qu'une seule et même figure exécutant des mouvements actifs. On croit voir, en effet, le cheval qui trotte et le singe qui passe à travers le cerceau.

Irradiation. — Toute surface fortement éclairée paraît plus grande qu'elle ne l'est en réalité, puisqu'une même surface faiblement éclairée paraît plus petite. Voici (fig. 231) deux carrés égaux, mais l'un est blanc sur fond noir, tandis que l'autre est noir sur fond blanc : eh bien, le carré blanc paraît plus grand que le carré noir, et la

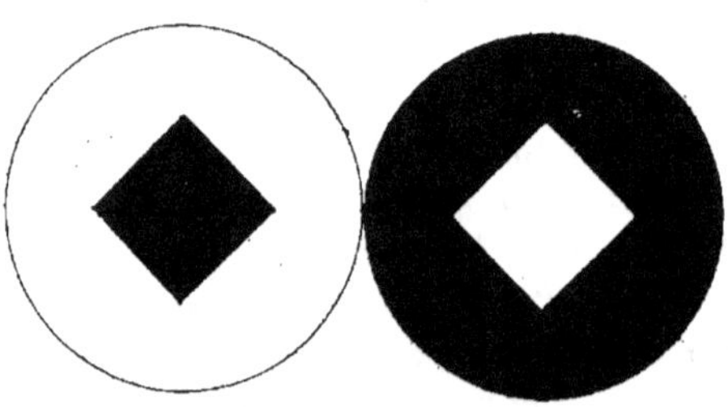

Fig. 231.

circonférence noire semble plus petite que la circonférence blanche. Ce phénomène s'explique par les cercles de diffusion qui existent toujours, même dans un œil normal, sur les surfaces vivement éclairées, cercles empiétant sur les parties obscures et formant une sorte de pénombre à la surface éclairée. C'est ce qu'on appelle l'*irradiation*.

Images subjectives intra et extra-rétiniennes. — Nous ne percevons pas seulement les images des objets qui nous entourent, nous pouvons percevoir encore des images ayant leur source dans l'œil lui-même, des *images subjectives*. Elles sont *intra-rétiniennes* quand elles sont dues aux globules sanguins contenus dans les vaisseaux de la rétine. On comprend, en effet, que lorsque les vaisseaux situés en avant de la membrane de Jacob sont congestionnés, les globules projettent une ombre sur la rétine et produisent les points que l'on aperçoit lorsque, après avoir fermé les yeux, on baisse et on relève brusquement la tête. Elles sont *extra-rétiniennes* quand elles sont produites par des corpuscules ou des filaments suspendus dans le corps vitré. Ces corpuscules

peuvent occasionner des troubles durables connus sous le nom
de *mouches volantes.*

Vision droite. — Nous avons vu que l'image de l'objet extérieur
venait se peindre *renversée* sur la rétine. Comment se fait-il donc
que nous voyions cet objet droit? Est-ce par habitude? Est-ce parce
que nos sens éduqués rectifient les notions fournies par la vue?
Non, puisqu'un aveugle de naissance et qu'on vient d'opérer voit
immédiatement les objets droits.

Deux théories prétendent donner une explication parfaite.
D'après la première, *théorie de la projection,* la vision est droite
parce que nous voyons chaque point de l'objet suivant la projection des rayons qui arrivent à la rétine, laquelle est excitée
suivant une ligne représentant l'axe des cônes et des bâtonnets,
et indiquant la direction linéaire du rayon excitateur. D'après la
seconde, *théorie du redressement,* les rayons lumineux n'agissent
sur les éléments sensibles de la rétine qu'après s'être réfléchis
au niveau du point de contact de la choroïde avec les cônes et
les bâtonnets; le renversement physique de l'image, résultant de
l'entre-croisement des rayons lumineux au point nodal, est com-
pensé et annulé par cette réflexion, et l'image est redressée naturellement par le mécanisme physiologique de l'*excentricité des
sensations,* qui fait, par exemple, qu'un amputé du bras rapporte
au bout des doigts absents les sensations de son moignon (Mathias Duval).

Vision simple avec les deux yeux. — Quand nous regardons un
objet, nos deux yeux se dirigent vers lui, de
sorte que les lignes de la vision convergent
et se rencontrent à la place qu'il occupe (fig.
232 c). Donc, quoique nous regardions avec
nos deux yeux, les deux lignes se rencontrent
en un seul point, les deux images qui se forment sur la rétine se couvrent exactement
et n'en forment pour ainsi dire qu'une. D'après
la *théorie nativistique,* les éléments correspondants des deux rétines constituent un véritable
couple qui possède la propriété *innée* d'unifier
les deux excitations causées par un même
objet extérieur. D'après la *théorie empirique,*
ou *théorie de la projection,* cette impression

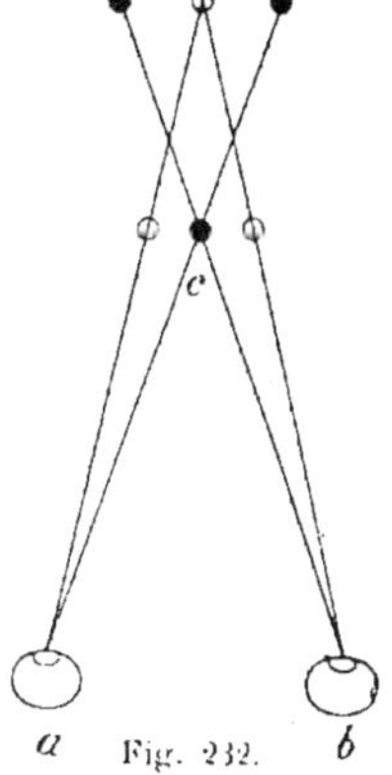

est le résultat de l'habitude, de l'expérience, comme les notions

de l'espace, du relief. Mais la vue est double en deçà et au delà
du point fixé par les deux yeux. Il est facile de s'en convaincre
en mettant l'index de la main droite à 15 centimètres des yeux
et l'index de la main gauche à 15 centimètres plus loin ; si l'on
fixe le droit on voit le gauche double et vice versa. La figure ci-
contre (fig. 232) explique facilement pourquoi.

Imperfections de l'œil. — Jusqu'ici nous n'avons eu en vue
que l'œil normal, l'œil *emmétrope* (ἐν, μέτρον, dans la mesure).
Mais cet œil-là est relativement rare, tandis que l'œil *amétrope*
(α privatif) est, au contraire, très fréquent. Il présente trois variétés constituant la *myopie*, l'*hypermétropie* et l'*astigmatisme*. A ces
imperfections, il faut joindre le *chromatisme*. Quant à la *presbytie*,
nous avons vu qu'elle devait être placée à part.

Myopie. — Un œil est myope quand son diamètre antéro-

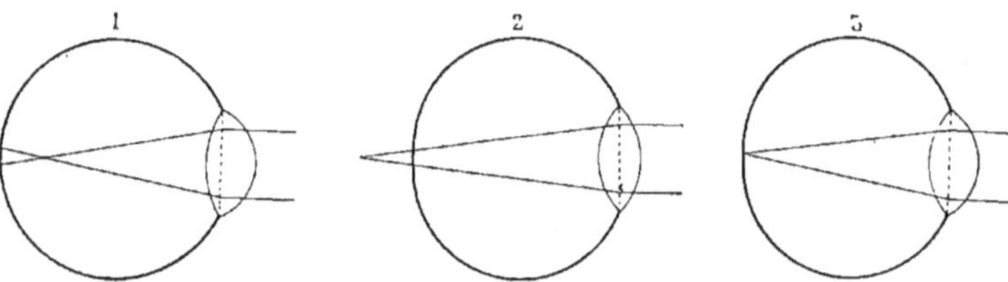

Fig. 233. — Œil myope.   Œil hypermétrope.   Œil emmétrope.

postérieur est plus long qu'à l'état normal, ce qui fait que les
rayons lumineux viennent former leur foyer en avant de la rétine (fig. 233-1). La myopie peut tenir aussi à un excès de réfraction, mais le cas est très rare. On comprend facilement, d'après
cela, pourquoi un myope rapproche les objets tout près de ses
yeux, puisqu'il reporte ainsi en arrière, par conséquent sur la
rétine, le foyer des rayons lumineux.

Hypermétropie. — L'œil est hypermétrope quand le diamètre
antéro-postérieur est trop court. Les rayons lumineux vont donc
former leur foyer au delà (ὑπέρ) de la rétine (fig. 233-2). La vision
n'est, dans ce cas, possible qu'en plaçant devant les yeux des lunettes à verres convergents, tandis que, pour la myopie, on prend
des verres concaves ou divergents.

Astigmatisme. — Chez un assez grand nombre de personnes,
même chez certaines ayant un œil normal, les méridiens des milieux oculaires présentent une courbure inégale ; cela amène né-

cessairement une irrégularité dans la réfraction de la lumière.
Si l'asymétrie est peu prononcée, la vue n'est pas incommodée;
mais si elle est trop sensible, la vue est forcément troublée. Cet
état anormal de la réfraction, connu sous le nom d'*aberration de
sphéricité*, qui fait que les rayons lumineux ne se réunissent pas
en un seul point, constitue l'*astigmatisme*. On y remédie en employant des lentilles cylindriques qui rétablissent l'équilibre
entre les méridiens inégaux.

Nous devons signaler encore le *chromatisme*, que l'on rencontre quelquefois, mais rarement. Une lentille est *achromatique*
(sans couleur) quand elle dévie la lumière de sa marche sans y
développer des couleurs, en formant par conséquent dans son
foyer des images incolores, ou n'ayant que les couleurs de l'objet
présenté. Mais ces lentilles sont rares et, pour avoir des lunettes
achromatiques, on doit combiner différents verres dont les uns
corrigent la dispersion de la lumière produite par les autres, de
manière à réunir tous les rayons en un seul foyer. Il est probable
que l'achromatisme de l'œil est dû à une disposition semblable et
à la diversité des humeurs de cet organe. Il n'est, du reste, pas
parfait, et quelquefois le chromatisme existe, mais le cas est
rare.

*Accessoires de la vision. — Muscles et mouvements de l'œil. —
Appareil lacrymal.* — Nous avons vu que la rétine avait une partie très sensible à la lumière, la tache jaune, et que cette partie
était le lieu où la vision est très distincte. Comme elle est très
petite, nous devons nous arranger de telle sorte que l'image
vienne se former exactement sur elle, afin d'y voir très bien, et
pour cela nous faisons exécuter à nos yeux tous les mouvements
nécessaires, au moyen de quatre muscles droits, d'un grand
oblique et d'un petit oblique. Le droit interne tourne l'œil en
dedans; l'externe, en dehors; le supérieur, en haut; l'inférieur,
en bas. Le grand oblique dirige la pupille en dehors et la porte en
bas; le petit oblique la dirige aussi en dehors et la porte en haut.
Ces deux derniers muscles impriment en outre aux yeux un mouvement de rotation, de sorte qu'ils sont toujours maintenus droits
quelle que soit la position de la tête.

L'*appareil lacrymal* est aussi nécessaire au bon fonctionnement
de la vue. Les *larmes* empêchent le dessèchement de la cornée,
conservent sa transparence, son poli, et la protègent contre le
contact de l'air. Elles sont distribuées en une couche mince sur

toute la surface de la conjonctive, grâce aux mouvements continus, ou à peu près, des paupières. Le *clignotement*, qui se produit sans que nous nous en apercevions, est donc indispensable pour la vue. Les *sourcils* empêchent la sueur de couler dans les yeux et les garantissent contre une lumière trop vive quand elle vient d'en haut. Les *paupières* ne s'ouvrent que comme il le faut pour laisser passer la quantité de lumière suffisante pour bien voir. Quand elle est trop vive, nous les fermons presque complètement pour ne pas être éblouis.

——— ——

CHAPITRE IV

PHONATION

Le larynx est l'organe essentiel de la phonation. — On peut le comparer à un instrument à anche : *partie vibrante*, cordes vocales inférieures : *soufflet*, bronches et poumons : *porte-vent*, trachée : *tuyau sonore*, pharynx, fosses nasales et bouche. — Glotte vocale et glotte respiratoire. — Mécanisme de la phonation. — Le muscle thyro-aryténoïdien constitue les cordes vocales. — Innervation du larynx. Nerf phonateur. — Expériences de Galien. — Laryngoscope. — Caractères du son. Intensité, hauteur, voix de basse, de baryton, de ténor, de contralto, de mezzo-soprano, de soprano ; voix de poitrine, voix de tête ou de fausset, timbre. — Parole. Voyelles. Consonnes. Chant. Ventriloquie.

Ce n'est pas seulement par les organes des sens que nous pouvons nous mettre en rapport avec nos semblables, nous le pouvons aussi grâce à la faculté que nous avons de produire des sons, de parler. Les animaux inférieurs n'imitent aucun son, mais, au fur et à mesure qu'on monte dans l'échelle animale, on rencontre cette faculté qui prend d'autant plus d'importance qu'on s'approche de l'homme où l'appareil de la phonation est pour ainsi dire parfait. En effet, si tous les animaux qui possèdent un appareil respiratoire peuvent émettre des sons, ce n'est que chez l'homme où le larynx atteint un perfectionnement complet. Aussi les animaux supérieurs n'ont que le son vocal qu'ils modifient très peu, tandis que l'homme *parle*.

L'organe essentiel de la phonation, celui qui fait entendre la voix brute, est constitué par le *larynx*. Ce qui le prouve, c'est que si on ouvre la trachée au-dessous de celui-ci, on ne peut plus émettre aucun son, tandis qu'une blessure au-dessus n'a aucune influence sur la voix. Mais l'appareil phonateur comprend encore d'autres parties nécessaires pour modifier les sons. Ces parties sont le pharynx, la cavité buccale, la langue, les dents et les lèvres. C'est pour cette raison qu'on a pu le comparer aux instruments à anche, puisque, comme ces derniers, il se compose d'une *partie vibrante*, les *cordes vocales inférieures ;* d'un *soufflet* représenté par les *poumons* et les *bronches ;* d'un *porte-vent* constitué par la *trachée*, et d'un *tuyau sonore* formé par le *pharynx*, les *fosses nasales* et la *bouche*.

Le larynx n'est autre chose que la continuation de la trachée, mais modifiée dans sa forme et dans sa structure. C'est un véritable défilé présentant trois rétrécissements (fig. 234). Un supérieur, (1), formé par les replis aryténo-épiglottiques; un moyen, (2), formé par des replis muqueux improprement appelés cordes vocales supérieures, puisque ces prétendues cordes vocales n'interviennent que dans la respiration ; un inférieur, (3), formé par les cordes vocales inférieures. Entre ces rétrécissements sont des espaces ou ventricules, (4), jouant le rôle de résonateurs. La structure est légèrement modifiée, l'épithélium à cils vibratiles devient pavimenteux.

De ces trois rétrécissements, l'inférieur seul constitue l'orifice phonateur proprement dit, c'est-à-dire la *glotte* (de γλῶττα, langue). Elle a la forme d'une

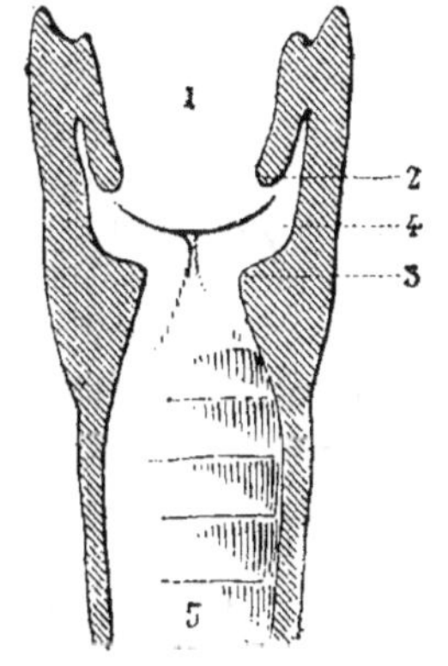

Fig. 234. — COUPE VERTICALE SCHÉMATIQUE DU LARYNX. — 1. Replis aryténo-épyglottiques. — 2. Cordes vocales supérieures. — 3. Cordes vocales inférieures. — 4. Ventricules. — 5. Trachée.

fente triangulaire ou d'un fer de lance, dont la base tournée en arrière est formée par les muscles aryténoïdiens, et les bords par les cordes vocales pour les trois cinquièmes antérieurs et les cartilages thyroïdes pour les deux cinquièmes postérieurs. Cette dernière partie, fixe dans ses dimensions et sa forme, est la glotte respiratoire ; elle est toujours ouverte pour laisser passer l'air nécessaire à la respiration. La partie antérieure du losange, formé par les cordes vocales inférieures, s'insérant toutes deux au même point sur le cartilage thyroïde et divergeant ensuite sur les cartilages aryténoïdes, constitue la glotte vocale proprement dite. Ces cordes sont formées par un repli de la muqueuse, un faisceau de fibres élastiques et un muscle, le thyro-aryténoïdien.

A. — **Mécanisme de phonation.** — Toutes les expériences faites sur l'homme et les animaux prouvent que la phonation a lieu au niveau de la glotte. L'air passe continuellement à travers le larynx, sans produire aucun bruit, à l'état normal. Il faut qu'il en soit ainsi pour la respiration. Mais quand nous voulons parler tous les muscles qui entourent l'appareil phonateur se contractent, la glotte se rétrécit et le son se produit, grâce à l'air qui est, à ce moment, plus ou moins violemment chassé des poumons. C'est ce qui a fait croire tout d'abord que cet appareil pouvait être comparé à un sifflet, c'est-à-dire que le son se produisait par les vibrations de l'air passant à travers un orifice rétréci, et qu'il était d'autant plus aigu que le passage était plus étroit. Les vibrations de l'air entrent, certes, pour quelque chose dans la production du son, mais le rôle principal est joué par les cordes vocales inférieures qui se tendent et vibrent plus ou moins, suivant leur degré de tension.

Trois conditions sont nécessaires pour que la phonation ait lieu. Il faut que la glotte soit rétrécie, que les cordes vocales soient tendues et que le courant d'air expiré ait une pression suffisante. L'air ne peut avoir cette pression que pendant l'expiration, c'est pourquoi la phonation est impossible pendant l'inspiration.

Puisque ce sont les cordes vocales qui vibrent, le larynx ne se comporte pas comme un sifflet, mais bien comme une anche vibrante, ou même comme une corde de violon. On peut encore comparer les cordes vocales aux lèvres proprement dites[1]. Celles-

---

1. Rien n'autorise à comparer les replis thyro-arythénoïdiens inférieurs, soit à des cordes, soit à des rubans. Il est beaucoup plus exact de les appeler tout simplement les *replis inférieurs*, ou, si l'on cherche un nom anatomique plus approprié à leur conformation et fonction, *lèvres vocales*. L. MANDL, *Traité pratique des maladies du larynx et du pharynx.*

ci ne vibrent-elles pas, en effet, parfaitement, quand, les maintenant fermées, nous chassons l'air assez fortement de nos poumons ?

En somme ce qui se passe dans notre larynx se passe aussi
dans la plupart des instruments de musique. Ainsi, par exemple,
plus une corde de violon est tendue, plus elle vibre et plus le son
qu'elle rend est aigu ; moins la corde est tendue, moins elle vibre
et plus le son est bas. L'acuité et la gravité des sons dépendent
donc du plus ou moins grand nombre de vibrations. Il faut remarquer, en outre, que la longueur d'une corde ou d'une lame élastique, comme une anche de hautbois, de clarinette, influe beaucoup sur l'élévation du son. Ainsi, au fur et à mesure qu'on
raccourcit avec ses doigts la corde d'un violon qu'on fait vibrer,
on obtient des notes supérieures. Eh bien, il en est de même dans
le larynx où la longueur des cordes est variable suivant les personnes — elles sont plus longues chez l'homme que chez la
femme — et où elle varie surtout pendant l'émission des sons.

Les cordes, ou lèvres vocales, vibrent donc quand elles sont
tendues. Mais nous avons vu qu'elles sont composées de la muqueuse, d'un ligament élastique et d'un muscle. Quel est celui des
trois tissus qui vibre ? Ce n'est évidemment pas la muqueuse qui
ne constitue qu'un revêtement protecteur. Ce n'est pas non plus
le tissu élastique, parce qu'en raison de sa contexture (fibres non
rectilignes et enchevêtrées) il ne peut subir une forte tension. Ce
ne peut donc être que le *muscle thyro-aryténoïdien*, qui, comme
tous les muscles, est susceptible de se tendre facilement et de
vibrer. Ce muscle est donc la *vraie corde vocale* qui vibre en se
contractant et imprime en même temps des oscillations à l'air
expiré, afin de le faire vibrer à son tour. Les ventricules du larynx
facilitent ces vibrations. Le ligament élastique ne sert qu'à empêcher le plissement de la muqueuse, plissement qui se produirait
au moment de la contraction du muscle et qui altérerait les sons ;
le muscle se trouve ainsi tout à fait indépendant de la muqueuse.

Le rétrécissement de la glotte se fait au moyen du *crico-aryténoïdien latéral* (fig. 235) qui, en se contractant, réduit l'orifice
aux dimensions d'une fente. Celle-ci présente en arrière une petite
ouverture qui peut disparaître à son tour par la contraction de
l'aryténoïdien.

On pensait autrefois que le muscle crico-thyroïdien jouait un
rôle dans la phonation, puisque sa contraction fait basculer le

cartilage thyroïde et détermine ainsi l'allongement des cordes vocales. Il exerce évidemment une certaine influence, mais comme la section de son nerf moteur (branche externe du laryngé supérieur) ne modifie pas l'émission des sons, il faut en conclure que cette influence n'est pas bien grande sous ce rapport. Il n'en est pas moins utile parce que la lésion ou la section du nerf entraînant la paralysie du muscle, l'insensibilité qui s'ensuit peut permettre l'introduction dans le larynx et les poumons de corps étrangers susceptibles de produire des accidents asphyxiques, ou bien l'inflammation de la muqueuse pulmonaire et consécutivement une pneumonie.

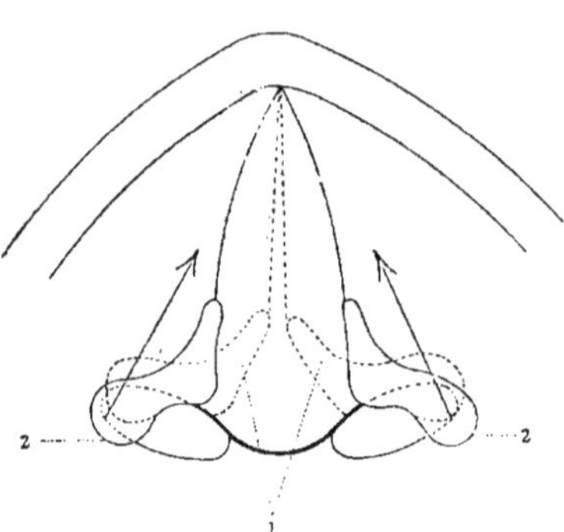

Fig. 235. — Action du muscle cristo-aryténoïdien latéral. — 1. Position des cartilages avant la contraction du muscle. — 2, 2. Position des mêmes cartilages après la contraction.

Tous les autres muscles sont innervés par le *nerf récurrent* ou *laryngé inférieur* qui est réellement le *nerf phonateur* ou *vocal*.

Galien avait très bien constaté ce fait que lorsque les nerfs récurrents — qu'il dit avoir trouvés — sont coupés, ou serrés fortement, le gosier perd sa faculté d'émettre des sons : « *Porro quemadmodum crura resolvuntur ob inflammationem spinæ, ita etiam guttur, vocalibus sine recurrentibus nervis (quos ipse inveni, aut incisis, aut laqueo interceptis*[1]. » Plus loin il ajoute : « De même que, pour les muscles qui meuvent le larynx, les plus importants sont ceux qui l'ouvrent et qui le ferment, de même les plus essentiels des nerfs phonétiques sont les nerfs récurrents, qui font partie, eux aussi, de la 6ᵉ paire des nerfs issus de l'encéphale (la 6ᵉ paire constitue les 9ᵉ, 10ᵉ et 11ᵉ paires des modernes). Parfois, dans les blessures graves de la trachée, l'un ou l'autre de ces nerfs, ou tous les deux sont coupés... ils gênent ainsi l'émission de la voix. » L'illustre médecin de Pergame a fait, en outre, de nombreuses expériences pour montrer l'influence que l'on peut exercer sur la respiration et la voix en sectionnant les muscles, les nerfs intercostaux et les côtes elles-mêmes. Les

1. *De Locis affectis.*

muscles intercostaux antérieurs forment un X avec les postérieurs. On peut diviser isolément les premiers, en évitant d'intéresser les nerfs et les vaisseaux logés dans la gouttière de la côte supérieure ; on peut diviser aussi les antérieurs et les postérieurs. La portée de la voix est proportionnelle au nombre des muscles intercostaux divisés. Si on ouvre la plèvre d'un côté, l'animal est à demi muet ; si on l'ouvre des deux, l'animal est complètement muet, car l'air entre et sort par les ouvertures pendant l'acte de la respiration. Mais si on la ferme, l'animal recouvre la voix. Si l'on veut soumettre à ces expériences les nerfs intercostaux, on va les chercher au moyen d'un crochet sur la partie latérale de la colonne vertébrale ; on les attire, on les lie avec du fil de lin et on serre le nœud le plus près possible de la moelle. Si l'expérience est publique, le nœud n'est pas fait à l'avance, mais on prend des aides qui, à un signal donné, serrent les nerfs ; l'animal qui criait devient muet instantanément, puis il crie de nouveau dès que l'on cesse la constriction et les spectateurs sont émerveillés [1]. Galien, qui aimait fort les effets de théâtre, dit qu'on peut varier ce spectacle attrayant en serrant plus ou moins, tantôt un, tantôt tous les nerfs, et la voix se modifie proportionnellement [2].

Le son est donc produit par la glotte grâce à la pression de l'air venant des poumons, et il est renforcé par les vibrations du canal qui se trouve au-dessus. Ce tube sus-laryngien exerce une grande influence sur le son. Comme tout le monde peut s'en convaincre aisément, le larynx monte par suite de la contraction des muscles laryngés supérieurs et la tête se renverse en arrière quand on veut émettre des sons aigus, des sons élevés, parce que plus le tuyau est court, plus le son est haut. Le larynx s'abaisse, au contraire, quand le son est grave. Faites passer un courant d'air dans deux tuyaux d'orgue de même grosseur, mais de hauteur différente, la note donnée par le tuyau plus court sera plus élevée que celle donnée par l'autre tuyau. Il est probable, néanmoins, que, pour le larynx, il faut aussi tenir compte de la tension de la paroi élastique, car plus le son est aigu, plus les parois sont tendues, et *vice versa*.

Il faut enfin ajouter à l'appareil de résonnance, les fosses na-

1. *De administ. anat.*, VIII. 3.
2. Dr Vigouroux, *Physiologie de Galien*.

sales, les sinus frontaux, ethmoïdaux et maxillaires. Nous verrons tout à l'heure que le langage résulte à peu près complètement du jeu de toutes ces parties, et surtout des modifications que nous leur faisons subir.

Avant d'aller plus loin, nous devons dire un mot du laryngoscope, qui a permis d'étudier un grand nombre de faits mal expliqués par l'observation directe sur l'homme, et qui rend chaque jour les plus grands services dans les maladies du larynx.

Un chanteur, Garcia (1854), eut le premier l'idée d'examiner les

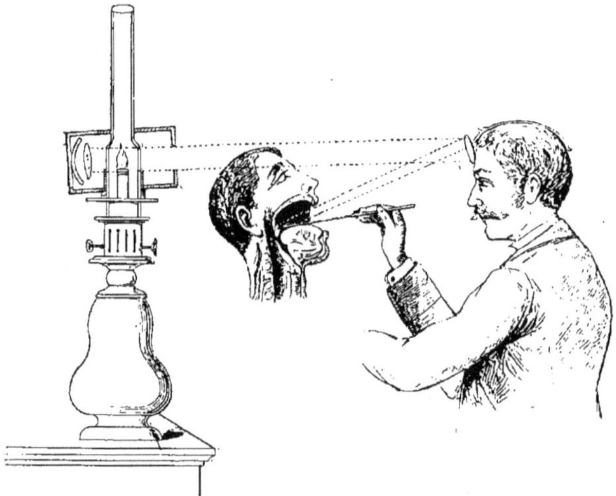

Fig. 236. — Personne examinée au laryngoscope.

mouvements de son larynx au moyen d'un petit miroir planté au fond de sa gorge. Les rayons d'une source lumineuse allaient se réfléchir sur un miroir, qui était convenablement incliné de manière à éclairer la glotte, ce qui faisait que son image venait se former sur le miroir. Tel est le laryngoscope simple auquel on a fait subir de nombreux perfectionnements. Garcia, en reproduisant l'image du miroir laryngé sur une autre glace placée devant lui, étudiait les mouvements de son propre larynx, et faisait de l'auto-laryngoscopie. On parvient, en dirigeant bien le miroir, à voir les vraies cordes vocales, quoi qu'elles soient masquées plus ou moins par les supérieures. Dans la respiration forcée, elles sont étendues et la glotte apparaît béante ; si l'on fait alors prononcer la voyelle *a*, on les voit se rapprocher l'une de l'autre, entrer en vibration, et l'orifice glottique est réduit à l'état de fente (Langlois et de Varigny).

B. — **Caractères des sons.** — La glotte ne peut produire que des sons inarticulés, sons présentant trois qualités bien distinctes : l'*intensité*, la *hauteur* et le *timbre*. Le son ne se transforme en voix et en parole qu'après avoir été renforcé et modifié par les cavités pharyngienne, buccale et nasale.

L'*intensité* dépend de l'*amplitude* des vibrations, et surtout de la force avec laquelle l'air est chassé des poumons. Nous savons, en effet, d'après les expériences de Galien, que plus les muscles expirateurs sont forts, plus la voix est intense. L'ampleur de la cage thoracique et l'élasticité des poumons contribuent aussi à augmenter l'intensité.

La *hauteur* ne dépend pas de l'amplitude des vibrations, mais de leur *nombre*. Le son vocal est d'autant plus aigu que le nombre des vibrations est plus élevé, c'est-à-dire que les cordes sont plus tendues, plus courtes, plus contractées. Suivant que la langue, le larynx et la tension varient, le son émis varie en proportion, et il est d'autant plus bas que le nombre de vibrations est moindre. L'appareil vocal peut donc émettre une série de sons allant des graves aux aigus, et constituant ce qu'on appelle des gammes [1]. La voix d'une personne s'étend du son au-dessous duquel elle ne peut descendre à celui qu'il lui est impossible de dépasser. L'intervalle de ces deux limites extrêmes est ce qu'on appelle l'*étendue de la voix*. Elle comprend généralement deux octaves et quelques notes, rarement trois et plus rarement encore trois et demie pour le chant, et une demi-octave pour le langage ordinaire.

Mais les limites entre la note de départ et celle de l'arrivée ne sont pas les mêmes pour tout le monde ; les uns commencent par

---

1. On sait qu'une *gamme* est une échelle de sons composée de sept degrés et représentés par les sept mots *ut, ré, mi, fa, sol, la, si*. En ajoutant l'octave, cela fait huit. Les noms des six premières notes ont été donnés par le bénédictin Guido d'Arezzo, en 1026. Il les tirait du commencement de mots se trouvant dans l'hymne de saint Jean-Baptiste : *Ut* queant laxis *re*sonare *fi*bris, *mi*ra gestorum *fa*muli tuorum. *Sol*ve polluti *la*bii reatum. Sancte *Io*annes. Dans l'air ancien les six syllabes choisies tombaient effectivement sur les mots désignés. Le mot *si*, formé avec l's et l'*i* du quatrième vers, n'a été ajouté qu'en 1684 par le français Lemaire. À la syllabe *ut*, on substitua bientôt la syllabe *do*, comme étant plus douce.

une note très basse, d'autres par une note plus élevée, d'autres par une note supérieure encore. L'étendue de la voix humaine, pour chaque personne, peut donc se trouver entre la note la plus basse, qui correspond à 163 vibrations, et la note la plus élevée, qui en nécessite 2,112. C'est pour cela qu'on a divisé les voix humaines en plusieurs classes. La première est la *voix de basse*, qui commence au *fa* et arrive au *ré₃*; la deuxième est la voix de *baryton*, qui va du *la* au *fa₃*; la troisième est la *voix de ténor*, qui commence à l'*ut₂* et finit au *la₃*. Ces voix sont toujours des voix d'hommes. Les voix de femmes sont plus élevées : le *contralto* commence au *mi₂* et finit à l'*ut₄*; le *mezzo-soprano* va du *sol₂* au *mi₄*; le *soprano*, du *si₂* au *sol₄*. Ces limites peuvent évidemment varier d'une personne à l'autre[1]. Quant à ces différences de voix, elles dépendent certainement de la longueur des cordes vocales ; cette longueur, représentée par 25 chez l'homme, n'est que de 20 chez la femme. Chez l'enfant, elle est moitié moindre que chez l'adulte.

Lorsque la voix *mue*, elle baisse d'une octave chez les garçons, et de deux tons seulement chez les filles. La voix baisse encore plus tard, lorsque, avec l'âge, les cartilages s'ossifient plus ou moins ; c'est pour cela qu'on voit les ténors devenir barytons. On distingue encore chez les mêmes individus la voix grave ou *voix de poitrine*, et la voix aiguë ou *voix de tête*, de *fausset*. D'après Lehfeldt et Müller, ces différences viennent de ce que les cordes vibrent dans toute leur épaisseur dans le registre de poitrine, en même temps qu'il y a résonnance des parois thoraciques, tandis que c'est seulement le bord libre des cordes qui vibre dans le registre de tête, avec résonnance des parties supérieures de l'appareil vocal.

Le *timbre* dépend du nombre et de l'intensité des *harmoniques*; il dépend aussi des parois du larynx et du tuyau qui lui fait suite, c'est-à-dire le pharynx, les cavités buccale et nasale. Voici deux chanteurs qui donnent la même note, qui émettent par conséquent un son ayant la même intensité et la même hauteur, et cependant on distingue un chanteur d'avec l'autre. Pourquoi ? Parce

---

1. La voix du maître de chapelle danois Gaspard Forster avait trois octaves, du *la₁* au *la₃* ; celle de la plus jeune sœur Sessi, trois et demi, de l'*ut₂* au *fa₅*. La Catalani en avait trois et demi aussi, et de même le castrat Farinelli (du *la* au *ré₅*). Carlotta Patti monta, dans la *Flûte enchantée*, au *fa* suraigu, *fa₅*. Mais la voix qui paraît avoir été jusqu'à aujourd'hui la plus élevée est celle de Lucrezia Ajugari, plus connue sous le nom de la *Bastardella*, qui, d'après Mozart, arrivait à l'*ut₆*, et pouvait descendre jusqu'au *sol₂*.

que les sons ne sont pas simples en réalité, parce qu'ils ont des sons accessoires appelés *harmoniques,* qui se combinent avec le son fondamental et contribuent à former le timbre de la voix. Ces harmoniques, résonnant d'une manière différente, suivant les personnes, dans les cavités situées au-dessus du larynx, déterminent les variations infinies qui font que chaque personne a sa voix propre.

Parole. — La langue n'émet que des sons, et ceux-ci ne peuvent constituer la parole qu'à la condition d'être *articulés.* C'est ce qui a lieu grâce au pharynx, à la bouche, à la langue, aux arcades dentaires et aux lèvres. Les éléments de la parole se composent de *voyelles* et de *consonnes.* Les premières sont des sons formés par le larynx et renforcés par le tuyau sus-laryngé ; les secondes sont des bruits formés dans ce tuyau et renforcés par le son vocal. Les voyelles sont émises seules, les consonnes ne peuvent l'être qu'avec le secours des voyelles, d'où leur nom (*cum, sonare,* sonner avec). Les cavités pharyngienne et buccale s'agrandissent dans le sens transversal pour la prononciation des voyelles *a, e, i ;* c'est l'inverse pour les voyelles *o, u.* Pour la prononciation des diphtongues, elles passent rapidement de la forme nécessaire pour articuler la première voyelle à la forme indispensable pour l'articulation de la seconde. Au moment donc de l'émission d'une voyelle, les parties mobiles du tube phonateur subissent des modifications dans leur forme, modifications qui présentent à l'air produisant la voyelle des obstacles qu'il doit forcer, d'où le bruit des consonnes. Si l'obstacle est situé au gosier, on a les *consonnes gutturales ;* elles sont *linguales* si c'est le larynx qui éprouve les modifications ; *labiales,* si ce sont les lèvres. On les distingue encore en *explosives,* si l'obstacle a été vaincu par explosion ; *résonnantes,* si c'est par un frottement vibratoire ; *tremblantes,* si c'est par un tremblement. Nous n'avons pas dans la langue française de véritables consonnes gutturales, mais l'arabe en a de très accentuées.

Le *chant* ne diffère de la parole qu'en ce qu'on émet le son avec de grandes variations de hauteur.

La *ventriloquie* n'est autre chose que l'art de modifier sa voix de manière à faire croire qu'elle vient de plus ou moins loin. D'après Colombet, l'artifice consiste à empêcher l'air de sortir par les narines, à contracter tous les organes de la phonation et à expirer lentement l'air renfermé dans les poumons. L'émission semble ainsi étouffée et le son paraît venir de loin.

CHAPITRE V

PHYSIOLOGIE DES MUSCLES

Muscles striés, muscles lisses. — Contractilité, irritabilité des muscles striés. — Élasticité. — Tonicité. — Contraction musculaire. — Myographe. — Secousse musculaire; tétanos physiologique. — Bruit musculaire. — Théorie de la contraction musculaire. — Nutrition des muscles : plasma musculaire, myosine, syntonine. — Phénomènes de la contraction musculaire : travail, chaleur, électricité. — Rigidité cadavérique. — Muscles lisses. — Effets mécaniques du travail musculaire : mécanique animale, trois genres de leviers. — Station. — Locomotion.

Nous avons vu que, grâce au système nerveux et aux organes des sens, l'homme peut connaître tout ce qui l'entoure. Mais ces rapports avec le monde extérieur sont, en somme, passifs, et ce n'est évidemment pas de cette seule manière que nous pouvons nous mettre en rapport avec les objets qui nous environnent. Nous pouvons, en effet, nous mouvoir, agir sur les corps étrangers, les changer de place, etc. Cette nouvelle fonction de relation, nous la devons à nos *muscles*.

Il est facile de se rendre compte de ce que c'est qu'un muscle : on n'a qu'à regarder l'étal d'un boucher. Les viandes de boucherie ne sont, en effet, autre chose que des muscles. On en distingue deux espèces : les *muscles striés* et les *muscles lisses*. Les premiers président aux mouvements volontaires, et les seconds aux mouvements involontaires; ces derniers comprennent les muscles qui se contractent en dehors de notre volonté dans tous les actes de la vie végétative, comme la digestion, la circulation, etc.

§ 1. — Muscles striés.

La propriété fondamentale de la fibre musculaire est la *contractilité*. Quand, sous l'influence de la volonté, un muscle strié se contracte, il rapproche les deux points auxquels ses deux extrémités sont attachées, car toujours celles-ci s'insèrent sur deux os réunis par une articulation, jamais sur un seul. La contractilité appartient au muscle même, elle n'est nullement sous la dépendance des nerfs moteurs, et elle se produit en raison de son *irritabilité*, c'est-à-dire de son aptitude à réagir à une excitation venant du dehors, excitation qui peut être *mécanique* (piqûre), *physique, chimique, physiologique*. Et ce qui prouve que cette irritabilité est bien indépendante des nerfs, c'est qu'elle persiste après qu'on a coupé les nerfs moteurs qui innervent tel ou tel muscle. Cl. Bernard a fourni une autre preuve de cette irritabilité au moyen du curare. Ce poison, à dose moyenne, ne modifie pas essentiellement le muscle, mais il le dissocie, pour ainsi dire, d'avec le nerf, il altère les terminaisons nerveuses de ce dernier qui ne peut plus ainsi agir sur le muscle ; or, si on excite le nerf, le muscle ne réagit point ; si, au contraire, on excite celui-ci, il réagit aussitôt.

Mais le muscle n'est pas seulement contractile, il est encore *élastique*, c'est-à-dire qu'il peut s'allonger sans se rompre et reprendre ensuite sa longueur primitive quand la cause a cessé d'agir. Cette propriété est très importante, car elle économise du travail et diminue la fatigue.

Quand il ne se contracte pas, le muscle se trouve toujours dans un état de faible tension, c'est ce qu'on appelle la *tonicité* musculaire. Elle est sous la dépendance des nerfs moteurs.

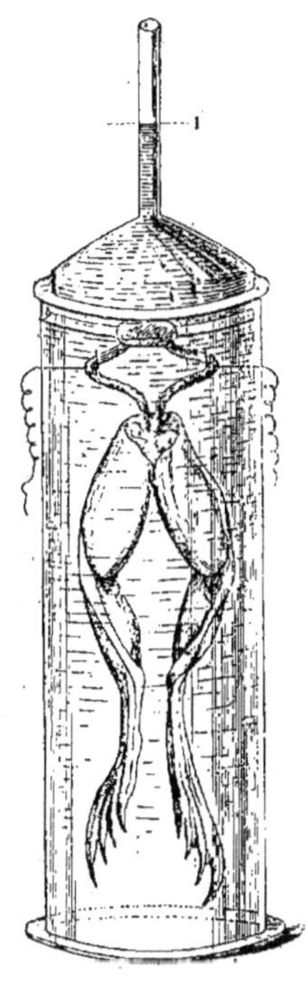

Fig. 237. — EXPÉRIENCE DE BARZELOTTI. — Cette expérience montre que le niveau d'eau (1) ne change pas pendant que le passage d'un courant fait contracter les muscles d'une grenouille.

Contraction musculaire. — Lorsque nous contractons un muscle, le biceps, par exemple, nous voyons qu'il se gonfle, devient plus dur, en même temps qu'il se raccourcit. Mais il prend en grosseur ce qu'il perd en longueur ; il change de forme seulement et il n'est en réalité ni plus petit ni plus gros. L'expérience suivante de Barzelotti (1796) le prouve surabondamment (fig. 237). Ayant placé les deux pattes d'une grenouille dans un vase en verre rempli d'eau et fermé par un bouchon, en verre aussi, mais creux et d'un calibre très étroit, afin de voir le plus petit changement de volume dans l'eau du vase, Barzelotti constata que le niveau ne variait nullement lorsqu'il faisait passer un courant électrique qui provoquait la contraction des muscles. Celle-ci consiste donc simplement dans la diminution de longueur du muscle et dans une augmentation d'épaisseur. Elle se produit sous une influence nerveuse, d'origine centrale, pour la contraction volontaire, ou d'origine périphérique, pour la contraction réflexe.

On peut expérimentalement provoquer les contractions mus-

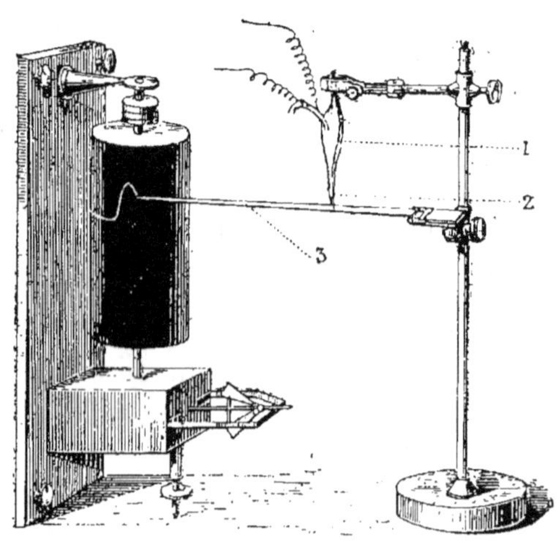

Fig. 238. — MYOGRAPHE DE HELMHOLTZ. — 1. Muscle auquel aboutissent les fils électriques. — 2. Attache du muscle sur le levier 3, qui inscrit les oscillations verticales sur le cylindre pivotant sur lui-même.

culaires en excitant les muscles mécaniquement, chimiquement ou physiquement. Nous savons déjà que toute contraction le fait se gonfler et se raccourcir en même temps. Il est facile de mesurer ce raccourcissement au moyen du *myographe*, essentiellement constitué par un cylindre tournant couvert de noir de fumée, sur lequel la pointe d'un levier trace des lignes qui correspondent aux contractions et au relâchement du muscle (fig. 238). Le premier myographe date de 1850 ; il est dû à Helmholtz, mais on ne se sert plus en France que de celui de M. Marey, qui est plus facile à employer. Grâce à cet instrument, on reconnaît que chaque contraction se décompose en plusieurs secousses musculaires, comprenant chacune trois périodes : la première répond au temps qui s'écoule entre l'excitation et la contraction, c'est la *période latente* (fig. 239 A, 1) ; elle est fort courte, puisqu'elle varie entre sept à neuf millièmes de seconde ; la deuxième répond à la contraction ou au raccourcissement, c'est la *période d'ascension de la courbe* (1, 2), elle dure de 4 à 5 centièmes de seconde, sa durée est proportionnelle à l'excitation : plus celle-ci est forte, plus la secousse

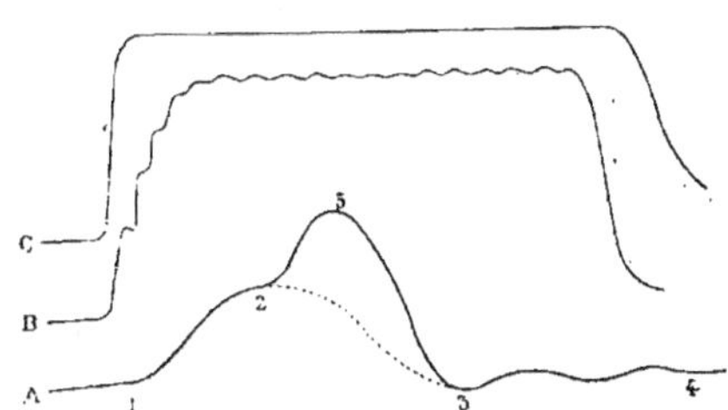

Fig. 239. — Tracés graphiques de la contraction musculaire. — A. 1. Période latente. — 1. 2. Période d'ascension. — 2, 3. Période de descente. — 2, 5. Seconde secousse successive à la première. — B. Secousses successives produites par 12 chocs d'induction par seconde. — C. Tétanos produit par des chocs d'induction très rapides.

est haute ; la troisième correspond au relâchement du muscle, c'est la *période de descente* ou de *retour* (2, 3 et 5-3), sa durée varie beaucoup.

Si on répète très rapidement les excitations, de manière que la descente n'ait pas le temps de se faire, les secousses ne sont plus représentées que par des *ondulations* (B) qui disparaissent même si les excitations se rapprochent encore ; on ne voit plus alors qu'une ligne droite, c'est le *tétanos physiologique* (C), le muscle se trouvant dans un état de *contracture* complète. Pour l'obtenir, il faut environ 40 excitations par seconde pour les muscles striés.

Pendant que le muscle se contracte, on peut entendre, en approchant l'oreille, un léger bruit produit par la vibration de ses fibres, et nommé *bruit musculaire ;* on l'entend très bien lorsque, pendant la nuit, on contracte fortement les muscles masséters en pressant les deux maxillaires l'un contre l'autre.

Quand on excite électriquement l'extrémité d'un muscle long, on voit aussitôt cette extrémité se gonfler et le gonflement gagner très rapidement (1 mètre par seconde) tout le muscle, c'est l'*onde musculaire*.

Théorie de la contraction musculaire. — Jusqu'ici nous n'avons parlé que de la contraction artificielle ; voyons maintenant ce qui se passe quand la contraction est volontaire, c'est-à-dire quand elle se produit sous l'influence de la volonté. Nous constatons d'abord qu'un muscle ne peut se contracter que 8 à 10 fois par seconde. Si l'on prend un crayon entre ses doigts et qu'on s'en serve pour tracer des points sur une feuille de papier, malgré toute la diligence qu'on y mettra, il sera impossible de marquer plus de dix points par seconde, alors que les mêmes muscles fléchisseurs des doigts en peuvent marquer vingt sous l'influence d'une excitation électrique. A quoi cela tient-il ? Probablement à ce que le système nerveux n'est pas à même de fournir plus de dix excitations par seconde à ces muscles.

Mais quelle est la nature de la contraction musculaire ? A ce sujet on a émis plusieurs théories qui sont plus ou moins bonnes, mais qui ne peuvent satisfaire complètement parce qu'elles ne tiennent pas compte de tous les éléments du problème. D'après la *théorie de l'onde musculaire* le muscle est comparable à une substance liquide ou demi-liquide, et la contraction aux mouvements ondulatoires du liquide secoué. Il est évident que l'onde musculaire existe, la théorie est donc difficile à rejeter complètement, quoique Ch. Richet ne la trouve pas applicable à tous les muscles. — D'après la *théorie du ressort* la fibre musculaire ne serait, au repos, qu'une spirale très allongée, qui, sous l'influence d'une excitation, se resserrerait comme un ressort, comme un tire-bouchon dont les tours seraient très rapprochés. — D'après la *théorie thermo-dynamique* la contraction est due à une transformation en mouvement d'une partie de la chaleur produite par les muscles mis en activité ; — d'après la *théorie électrique*, aux phénomènes d'électricité dont le muscle est le siège ; — d'après la *théorie chimique*, aux processus d'oxydation, de fermentation musculaire, etc.

Constitution et nutrition musculaire. — Les muscles varient beaucoup dans leur constitution ; on y trouve en moyenne, pour mille : eau, 750 ; albuminoïdes, 200 ; sels minéraux, 15 ; graisses, 10 ; sucres, 10 ; matières extractives, 15. Les albuminoïdes forment la partie la plus importante et constituent ce qu'on appelle le *plasma musculaire*, renfermé dans l'enveloppe qui recouvre tout le muscle et qu'on appelle *sarcolemme*. C'est Kühne qui a le premier, en 1859, isolé cette substance. Après avoir extrait tout le sang d'un nombre déterminé de muscles, et les avoir congelés, il les a pilés, puis filtrés sous pression. Il a obtenu ainsi un liquide opalescent, alcalin et se coagulant par la chaleur. Kühne a donné à ce coagulum le nom de *myosine*, corps blanchâtre, gélatineux. Le liquide non coagulé n'est autre chose que du sérum musculaire renfermant trois sortes d'albumines : de la musculine, de la caséine et de la sérine analogue à celle du sang ; il renferme aussi de l'hémoglobine. La chaleur transforme la myosine en une espèce de fibrine musculaire nommée *syntonine* (de σύντονος, tendu, contracté), soluble dans les liquides légèrement acides.

A l'état de repos le muscle se nourrit et respire. Comme il renferme un grand nombre de vaisseaux sanguins, ceux-ci lui apportent tous les matériaux nécessaires à sa nutrition. Il respire en absorbant de l'oxygène et en éliminant de l'acide carbonique. D'après P. Bert, c'est le tissu dont la respiration est la plus active, surtout à l'état de contraction, il consomme alors une très grande quantité d'oxygène et exhale beaucoup plus d'acide carbonique ; en même temps les combustions intra-musculaires s'accroissent et le sang qui sort du muscle est plus noir que pendant le repos.

Phénomènes consécutifs à la contraction. — Le muscle, en se contractant, ne dégage pas seulement de l'acide carbonique, il donne aussi naissance à de la force qui se traduit par du *travail*, de la *chaleur* et de l'*électricité*.

Travail musculaire. — Quand un muscle se contracte, le degré de *raccourcissement*, ou, ce qui est la même chose, la hauteur à laquelle un poids est soulevé, est en raison directe de la longueur des fibres musculaires ; il est évident qu'un muscle de longueur double pourra se raccourcir deux fois plus et soulèvera un poids à une hauteur double. Le travail du muscle est proportionnel à son volume. Pour évaluer la *force musculaire absolue* on n'a qu'à chercher le poids maximum auquel ce muscle fait équilibre par sa contraction : ainsi on charge un homme des poids nécessaires pour l'empêcher de se soulever sur la pointe des pieds, et on a de la sorte la force absolue des muscles du mollet qui fait équilibre au poids du corps et aux poids supplémentaires. On admet que cette force est en raison directe du nombre des fibres des muscles ; elle est évaluée, chez l'adulte, à 6 ou 8 kilog. par centimètre carré du muscle. Cette force augmente avec les excitations, la volonté, la colère, etc. On sait qu'un homme en colère est beaucoup plus fort que dans son état normal.

Chaleur. — Le tissu musculaire peut être considéré comme le producteur par excellence de la chaleur. Le proverbe qui dit qu'il faut marcher pour se réchauffer est très vrai. Plus les muscles sont actifs et plus on a chaud ; moins ils le sont, plus on a froid. Quelle relation y a-t-il entre le travail produit par un muscle et la chaleur dégagée ? Ces deux facteurs varient en raison inverse l'un de l'autre. En effet, lorsqu'un muscle se contracte il se dégage aussitôt de la chaleur dont une partie se transforme en travail ; il est évident que l'échauffement sera d'autant moindre que le travail sera plus grand, celui-ci ne pouvant s'effectuer qu'aux dépens de la chaleur. La quantité de cette dernière est donc toujours diminuée dans une proportion exactement équivalente à la quantité de travail fourni.

Électricité. — Les muscles, en se contractant, produisent encore de l'électricité. On peut s'en convaincre facilement en coupant un muscle frais en travers et en reliant la surface de section et la surface longitudinale au moyen de deux fils à un galvanomètre ; on voit aussitôt l'aiguille dévier. Il existe donc un courant, et celui-ci va de la surface à la coupe transversale (fig. 240). Certains

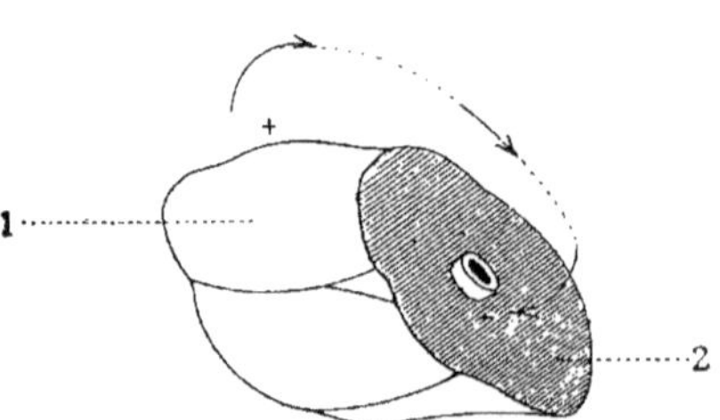

Fig. 240. — COURANT MUSCULAIRE. — 1. Surface longitudinale des muscles ; elle est positive, et le courant se dirige suivant les flèches en 2, où se trouve la section ou surface transversale négative.

animaux, comme les silures, les raies, les torpilles, les gymnotes produisent beaucoup d'électricité.

Certains auteurs ont nié que le muscle fût sensible, mais comme il reçoit des filets sensitifs en même temps que des filets moteurs, il est évident qu'il doit posséder la sensibilité comme le mouvement.

Rigidité cadavérique. — On sait que deux ou trois heures après la mort, les muscles deviennent durs, rigides. Mais la rigidité apparaît quelquefois instantanément lorsqu'une balle frappe mortellement un malheureux soldat exténué de fatigue, et c'est ce qui explique pourquoi on le trouve souvent dans la position où la mort l'a surpris, debout ou à genoux, en un mot dans l'attitude de la vie. A quoi est due cette rigidité qui est constante ? A la coagulation de la myosine qui se rétracte et se solidifie. Ce qui le prouve, c'est qu'on peut rendre la souplesse à un muscle en injectant dans les vaisseaux qui le baignent une solution de chlorure de sodium à un dixième, parce que cette solution dissout la myosine. Ordinairement la rigidité est complète au bout de 4 heures. Elle atteint d'abord les muscles de la mâchoire, puis ceux du cou, enfin ceux des membres. Elle dure plusieurs heures. Les membres raidis ont une attitude caractéristique, ils sont toujours légèrement fléchis. On en conclut que dans l'organisme les muscles fléchisseurs l'emportent sur les muscles extenseurs.

Quelle est la cause de la coagulation ? On a parlé d'acides qui se forment dans les muscles, mais il peut y avoir rigidité sans acidité. On a pensé aussi que la myosine se coagulait sous l'influence d'un ferment qu'on n'a pu isoler. On ne connaît donc pas d'une manière certaine la cause de ce phénomène qui est d'une grande utilité puisqu'il permet de diagnostiquer la mort réelle, et même, jusqu'à un certain point, le temps qui s'est écoulé depuis la mort. Il ne faut pas cependant confondre la rigidité cadavérique avec la catalepsie et la contracture. Pour cela il n'y a qu'à ausculter le muscle : s'il est vivant on entend un bruit musculaire ; s'il est mort, il est silencieux.

§ 2. — Muscles lisses.

Les muscles lisses ont la même élasticité que les striés, mais leur *irritabilité* ou *contractibilité* n'est pas mise en jeu par la volonté, ce sont des *muscles involontaires*. MM. Legros et Onimus, après une série de recherches sur la physiologie comparée de ces muscles, concluent de la manière suivante : tandis que pour les muscles striés la contraction est rapide ainsi que le retour à l'état de repos, les muscles lisses se contractent et reviennent lentement à leur première forme. Leurs mouvements sont toujours involontaires. Tandis que pour les premiers la *contraction* (tétanos physiologique) survient à la suite d'une série de secousses, pour les muscles lisses la contraction survient progressivement et sans oscillations ; la *forme péristaltique* est la forme la plus ordinaire de ces contractions. La *motilité* ou *excitabilité* persiste plus longtemps dans les muscles lisses après la mort. Pour les muscles striés, l'excitation électrique des nerfs moteurs du muscle produit plus d'effet que celle du muscle lui-même ; c'est l'inverse pour l'élément lisse. Enfin lorsqu'on fait agir sur des muscles lisses les deux pôles d'un courant d'induction, en plaçant ces pôles à une certaine distance l'un de l'autre, au lieu de voir le muscle se contracter dans toute son étendue, on observe, par exemple sur le tube intestinal, qu'il n'y a contraction que dans les points en contact avec les pôles : dans les points intermédiaires, il n'y a pas contraction, il y aurait même relâchement. Quant à l'action des courants continus, elle serait bien plus singulière : en effet, pour les organes qui ont des mouvements péristaltiques, il y a des différences correspondant au sens du courant ; lorsque celui-ci suit la direction des contractions péristaltiques normales, il y a relâchement ; en sens contraire, il y aurait contracture.

§ 3. — Effets mécaniques du travail musculaire.

Nous venons de voir que les muscles en se contractant produisent du travail. Ce travail est utilisé de façons différentes. Ainsi, dans certains cas, la fibre musculaire, agissant par *pression*, fait avancer des matières molles ou liquides, comme cela a lieu dans les intestins, le cœur, l'œsophage, etc. Dans d'autres cas, elle agit par *traction*, et elle engendre le *mouvement*.

Le mouvement a lieu toutes les fois que le muscle s'insère par ses deux extrémités, au moyen de tendons, à deux os reliés par une articulation. Les os, les tendons, les cartilages forment les *organes passifs* du mouvement, et le muscle l'*organe actif*. Quand celui-ci se contracte, il exerce évidemment une égale traction sur les deux os, mais comme l'un d'eux est fixe, où à peu près, tandis que l'autre est mobile, c'est ce dernier seulement qui se déplace. Dans tout mouvement l'os mobile représente donc un levier dont le point d'appui est au niveau de l'articulation, à l'endroit même où il s'unit avec l'os fixe ; la puissance, à l'insertion du muscle contracté, et la résistance, au point où se trouve l'obstacle empêchant le déplacement. Mais, comme ces points peuvent varier de position, on distingue trois espèces de leviers, comme en mécanique.

Dans le *levier du premier genre* (fig. 241), le point d'appui est entre la puissance et la résistance : exemple, équilibre de la tête. Celle-ci a son point d'appui à l'articulation occipito-atloïdienne (3) ; sa résistance, en avant, à cause du poids qui tend à faire pencher la tête (1, 2) ; la puissance, en arrière, à cause des muscles de la nuque qui la maintiennent (4, 5).

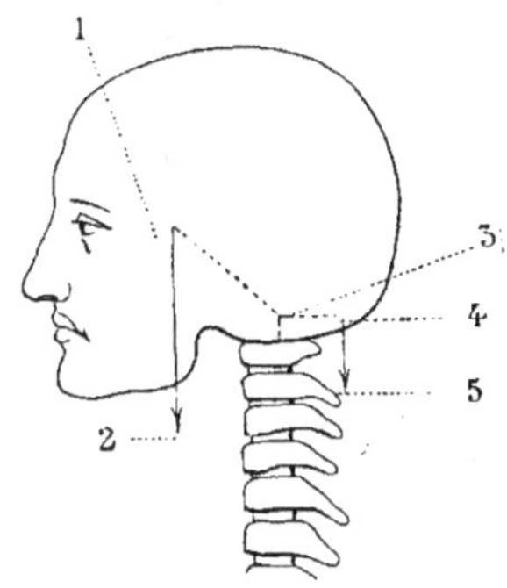

Fig. 241. — LEVIER DU PREMIER GENRE. — Équilibre de la tête sur la colonne vertébrale. — 1, 2. Résistance. — 3. Point d'appui. — 4, 5. Puissance représentée par les muscles du cou.

Dans le *levier du deuxième genre* (fig. 242), la résistance est placée entre la puissance et le point d'appui. On ne rencontre ce genre que dans le soulèvement du corps sur la pointe du pied (fig. 243) ; alors le point d'appui se trouve aux orteils qui touchent le sol ; la résistance, à l'articulation tibio-tarsienne, recevant par le tibia tout

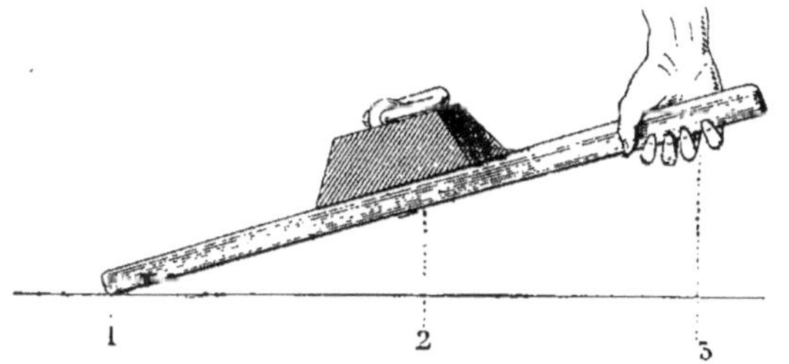

Fig. 242. — LEVIER DU DEUXIÈME GENRE. — 1. Point d'appui. — 2. Résistance. — 3. Puissance.

le poids du corps ; et la puissance, à l'insertion du tendon d'Achille sur le calcanéum, puissance fournie par les muscles de ce tendon.

Dans le *levier du troisième genre*, la puissance se trouve entre le point d'appui et la résistance. C'est le plus répandu dans l'économie. Il est réellement le levier du *mouvement*, de la *vitesse*.

Ainsi quand on fléchit l'avant-bras sur le bras (fig. 244), le point d'appui est au coude; la résistance, c'est-à-dire le poids de l'avant-bras, à la partie moyenne de l'avant-bras, et la puissance, fournie par la contraction du biceps, à la partie supérieure de l'avant-bras.

Grâce à ces leviers il nous est permis de nous mouvoir, de nous déplacer, d'exécuter les mouvements les plus variés et de faire toute espèce de travail.

Remarquons que presque toujours le tendon qui s'insère sur l'os mobile s'attache à lui tout près de l'articulation. C'est dans le but d'imprimer à l'extrémité la plus éloignée du membre un mouvement considérable avec une faible contraction du muscle.

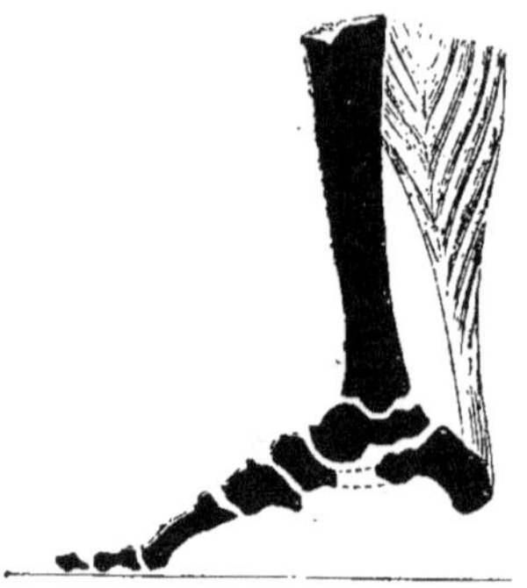

Fig. 243. — Le talon est soulevé par le tendon d'Achille.

Station. — Nous avons donné, dans l'anatomie, les notions suffisantes pour qu'on puisse se faire une idée exacte du mécanisme des principaux gestes et actes du corps. Mais celui de la *station*, ou de l'*équilibre*, est plus complexe. Pour que l'équilibre soit maintenu dans la station debout, il faut que la verticale abaissée du centre de gravité du corps, centre placé à la saillie de l'articulation sacro-vertébrale, tombe dans la base de sustentation. Cette base est formée par un quadrilatère dont les deux pieds constituent deux côtés, tandis que les deux autres sont fournis par deux lignes dont l'une relie les deux talons, et l'autre les

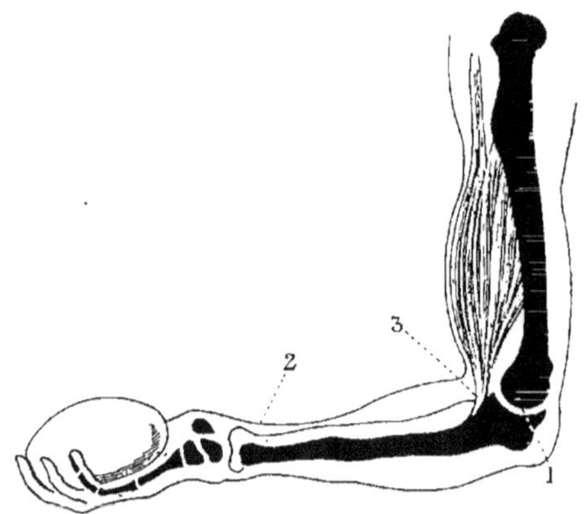

Fig. 244. — Levier du troisième genre.
1. Point d'appui. — 2. Résistance. — 3. Puissance.

deux extrémités antérieures. Cette base peut naturellement varier
beaucoup, puisqu'on peut rapprocher les pieds, les éloigner, les
placer en avant, en arrière, etc. Elle est aussi petite que possible
quand les pieds se touchent et sont parallèles, car, dans ce cas,
le quadrilatère ne peut pas être plus petit. La base est bonne si
nous tenons les pieds bien écartés et parallèles, seulement l'équilibre est alors facilement rompu, il suffit qu'une force, même
légère, vienne de devant ou de derrière. D'après Beaunis, l'équilibre est surtout maintenu à la faveur des dispositions mécaniques
réalisées dans les articulations du tronc et des membres inférieurs
par l'arrangement des parties osseuses et des ligaments, ce qui
fait que le corps entier représente un tout rigide en équilibre sur

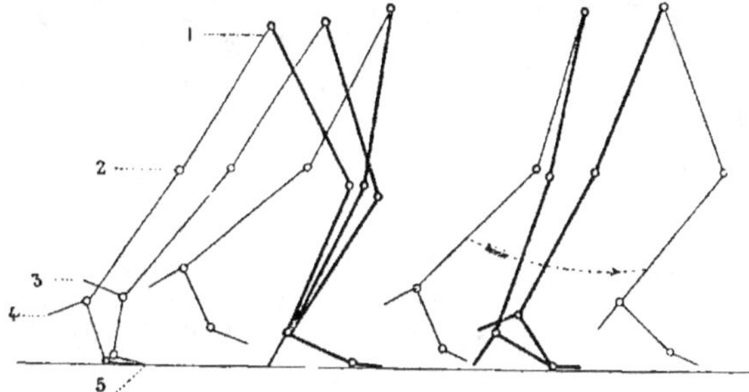

Fig. 215. — PHASE DE LA MARCHE. — Les lignes grasses représentent la jambe active ;
les maigres, la jambe passive. — 1. Articulation de la hanche. — 2. Articulation
du genou. — 3. Articulation tibio-tarsienne. — 4. Talon. — 5. Doigts du pied.

l'astragale et supporté par la voûte plantaire. La rigidité des
membres inférieurs est obtenue par la contraction des muscles
appropriés.

Locomotion. — Dans la marche, l'équilibre est instable. A
chaque instant la base de sustentation change de forme et d'étendue, et elle est à peu près nulle lorsqu'un seul pied pose sur le
sol ; c'est pour cette raison que l'on tombe plus facilement quand on
marche que lorsqu'on est immobile. L'étude de la locomotion,
disent H. Langlois et de Varigny, et des mouvements qui la constituent, a été faite avec beaucoup de soin par M. Marey et M. Carlet,
et les résultats de cette étude sont tout autres que ceux des
recherches des frères Weber qui avaient dit que le mouvement
de la jambe qui s'avance pour faire un pas, est un mouvement
passif, une oscillation passive, nécessitée par l'extension de la

jambe immobile qui s'élève (sur la pointe du pied) et par là oblige la jambe restée en arrière, et qui va se porter en avant, à quitter le sol. D'après eux, on devrait considérer la marche comme une série de chutes successives arrêtées par le pied passif qui oscille en avant à la distance où il se trouvait en arrière, en se fléchissant légèrement — comme le fait d'ailleurs tout pendule formé de deux articles — ce qui explique comment le pied ne butte pas contre le sol ; l'agent actif de la marche étant non la jambe en

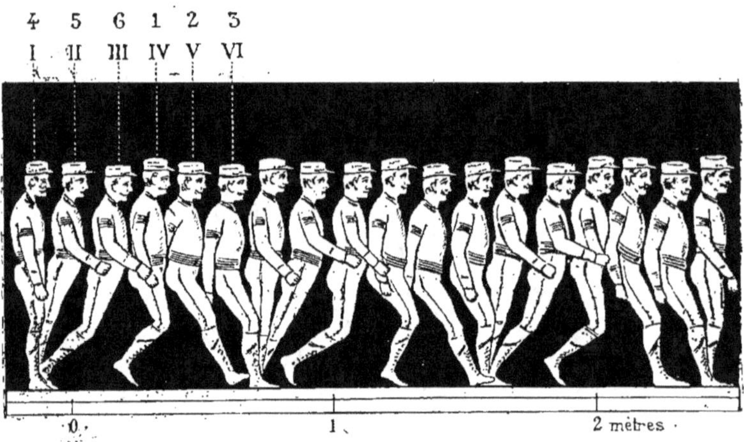

Fig. 246. — PHOTOGRAPHIES INSTANTANÉES DES PHASES DE LA MARCHE LENTE. — La moitié droite du corps est seule représentée. Le mouvement de la jambe active comporte six images en commençant par la première à gauche. Après l'image 6, la jambe se trouve dans la position première et les mêmes mouvements se reproduisent. — Les chiffres arabes indiquent les positions de la jambe passive. — Les chiffres 1, 2, 3, correspondant à I, II, III, il s'ensuit que lorsque la jambe droite est sous la position IV, la jambe gauche est dans la position 1.

mouvement, mais la jambe immobile qui, en soulevant le corps, projetterait en avant le bassin (d'où le détachement de la jambe en arrière).

Cette théorie a régné longtemps ; mais Carlet déjà avait montré que la jambe qui oscille se contracte — elle n'est donc pas passive — quand Marey entreprit l'étude de la locomotion par la méthode graphique et la chronophotographie. Par ses méthodes qu'il n'est pas nécessaire de donner ici, M. Marey a pu reconnaître un certain nombre de faits importants que nous allons résumer.

Le pied pose sur le sol d'abord par le talon, et c'est par la pointe qu'il le quitte : le temps qui s'écoule entre le moment où le talon pose sur le sol et celui où la pointe le quitte (après le talon) s'appelle une *foulée* ou un temps d'appui, et Carlet a bien montré que la pression du pied qui se pose sur le sol est plus forte (de 20 kilog. en plus) que celle du pied durant la station : il y a donc une part de vérité dans la chute qu'implique la théorie des Weber.

Marey a constaté que le pas est plus long quand le tronc s'abaisse plus et pour les jambes longues : pour faire un grand pas, il faut, en effet, abaisser le tronc ; en même temps l'appui de

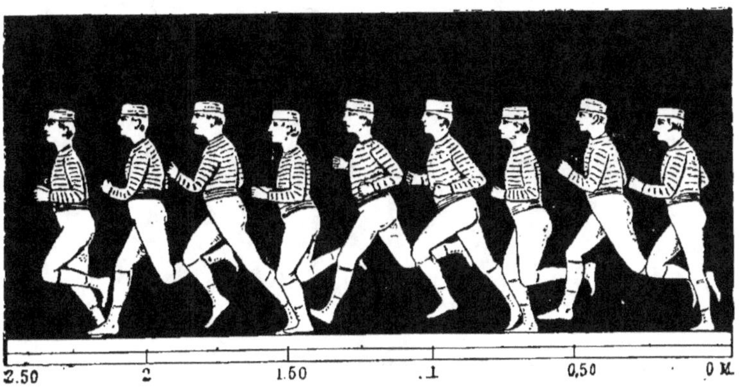

Fig. 247. — Photographies instantanées d'un coureur.

la pointe augmente d'intensité : elle presse plus fort sur le sol. Comme l'avait dit Weber, le pas est d'autant plus long que la vitesse est plus grande : tous deux croissent et diminuent en même temps. Par contre, la durée est en raison inverse de la longueur et de la vitesse, aussi la durée des pas diminue à mesure que s'accroît la vitesse ; mais en aucun cas un pied ne se détache du sol avant que l'autre s'y soit posé. En examinant ce qui se passe du côté des jambes, on constate que la jambe active (celle qui est en avant) se redresse peu à peu de façon à devenir droite, tandis que l'autre, étendue en arrière, allongée, touche le sol par la pointe étendue et pousse le corps en avant, se détache, oscille en avant en se fléchissant, puis s'allonge de nouveau et aborde le sol par le talon sur lequel elle tombe. Mais ce mouvement est uniforme pendant sa durée ; il n'a pas le caractère d'une oscillation de pendule, comme le croyaient les Weber ; ce n'est pas un acte purement passif ; il est d'autant plus actif que la marche est plus rapide, et chacun peut s'en assurer en se livrant au pas accéléré : s'il n'y est point accoutumé, il rencontre une fatigue spéciale de la cuisse due au travail plus considérable des muscles qui fléchissent celle-ci sur le bassin.

Pendant la course, les phénomènes sont similaires, avec cette différence qu'il y a un temps durant lequel le corps ne touche plus le sol, grâce au saut exécuté sous l'influence d'une poussée plus forte de la jambe d'arrière qui est aussitôt après tirée avec force, en avant, pour recevoir le poids du corps au pas suivant.

Comme on le voit, la marche, qui paraît être une chose simple, n'en est pas moins fort compliquée.

FIN DU PREMIER VOLUME

TABLE DES MATIÈRES

PHYSIOLOGIE

DEUXIÈME PARTIE. — **Fonctions de relation**.

TABLE ALPHABÉTIQUE

Paris — E. KAPP, imprimeur, 83, rue du Bac.

ANNALES ROMAINES

Analecta Juris Pontificii

REVUE DE DROIT CANONIQUE ET D'ÉRUDITION ECCLÉSIASTIQUE

ÉCRITURE SAINTE, LITURGIE, THÉOLOGIE,

PATRISTIQUE, HISTOIRE

PUBLIÉE SOUS LA DIRECTION

de Mgr Alb. BATTANDIER, *protonotaire apostolique*

CONSULTEUR DE LA S. CONGRÉGATION DES ÉVÊQUES ET RÉGULIERS

**Paraît chaque mois par livraison de 96 pages,
et forme chaque année un fort volume in-4º de 2.400 colonnes**
orné de gravures

Abonnement annuel : FRANCE ET ÉTRANGER : **25 frs.**

Les Analecta Juris Pontificii, revue fondée à Rome en 1853 ont puissamment contribué à répandre dans le clergé les saines notions du droit et de la jurisprudence canonique. Donnant au fur et à mesure de leur apparition et dans leur texte authentique et intégral tous les actes du Saint-Siège, ils ont été une sorte d'organe de la Tiare et des Congrégations et Juridictions romaines pendant près de 40 ans.

Acquéreurs du fond des *Analecta*, nous les avons continuées en introduisant dans le plan primitif des améliorations importantes et en assurant à la publication de ses livraisons la plus stricte ponctualité. De plus chaque livraison renfermera plus de matière que celles de l'ancienne série, de sorte que nos années de 12 numéros seront au moins d'un quart plus riches en documents. La dernière livraison de chaque volume sera terminée par une table alphabétique et chronologique minutieusement faite.

PRIX DES COLLECTIONS

Première série. — Les années 1853 à 1891 composant la 1ʳᵉ série des Analecta, et formant 253 livraisons en 28 volumes in-folio, se vendent au prix réduit de **300** fr. au lieu de **540** fr.

NOTA. — Les personnes qui désireraient acheter la collection pourront prendre des arrangements avec les éditeurs qui leur accorderont les facilités désirables pour le payement.

Envoi d'un numéro spécimen.

De fréquentes *indications bibliographiques* renvoient le lecteur aux ouvrages spéciaux.

Sans vouloir réfuter une à une les *objections* des incrédules, on les indique à l'occasion et on en donne une brève solution.

LA NÉCESSITÉ d'un ouvrage de ce genre n'est pas douteuse. Depuis plusieurs années il est réclamé par les membres du clergé, plus spécialement par les professeurs et les élèves des grands séminaires. On trouve à bon droit Allioli insuffisant et Ménochius, quoique si excellent, si judicieux, a besoin d'être rajeuni, ou plutôt refondu.

Etudes religieuses :

Un texte d'une correction irréprochable, une traduction exacte, d'un style pur et grave, une analyse fort soignée sous forme de titres et de sommaires qui répondent à des divisions et à des subdivisions bien faites, des notes concises dans lesquelles est condensée la substance des meilleurs travaux anciens et modernes qui ont expliqué le sens littéral de l'Écriture sainte : voilà ce que le lecteur trouvera dans la Bible traduite et commentée par M. Fillion.

Le commentaire est en français ; c'est dire qu'il ne s'adresse pas seulement aux élèves et aux prêtres, mais encore aux laïques instruits qui ont du goût pour les études scripturaires. S'il rencontre des objections soulevées par les recherches des savants, il les dissipe en quelques mots, ou s'il en est besoin, il renvoie le lecteur aux ouvrages spéciaux où elles sont amplement réfutées.

Bibliographie catholique :

M. Fillion dont les commentaires sur les Évangiles et d'autres travaux exégétiques ont reçu un si bon accueil et si bien mérité vient de commencer la publication d'un « commentaire succinct de toute la Bible », On y trouve le texte latin de la Vulgate et, en regard, la traduction de Sacy, retouchée et corrigée ; puis, au bas des pages, des notes brèves où l'auteur s'attache, d'abord, à faire ressortir le plan et l'enchaînement des parties du récit sacré ; puis, à éclaircir les passages difficiles et à expliquer, d'après les données les plus récentes de la science, ceux qui touchent à l'histoire, à la géographie, aux sciences de la nature ; enfin, à faire remarquer les enseignements dogmatiques et moraux, et même les beautés littéraires des saints livres. Une courte introduction précède le tout : nous devons y signaler une belle dissertation sur ce thème : *Jésus Christ, centre de la Bible.* L'œuvre du savant professeur de Lyon sera d'une incontestable utilité, et nous lui souhaitons volontiers beaucoup de succès. Ajoutons que l'impression est vraiment belle.

La Controverse :

Le commentaire est tout à la fois succinct et complet. L'auteur, bien au courant des travaux critiques et historiques a su préciser en quelques lignes l'état actuel des questions et suggérer, au besoin, des études plus approfondies. Nous le félicitons surtout d'avoir laissé de côté les explications inutiles, les réflexions oiseuses, si fréquentes dans les travaux de ce genre même les plus estimés.

L'Observateur français :

Les notes de M. Fillion sont sobres et concises, mais en même temps complètes, et toujours au niveau de la science biblique contemporaine. L'auteur a trouvé le moyen de rendre, en peu de mots, le texte sacré facile à comprendre, en faisant ressortir avec beaucoup de soin, dans son commentaire, les divisions et les subdivions de chaque livre inspiré que l'on trouve ensuite reproduites dans une table analytique fort détaillée, mise à la fin du volume. Il s'attache principalement à expliquer le sens littéral, et, dans ce but, il donne, outre l'explication grammaticale des passages obscurs, tous les renseignements historiques, géographiques, archéologiques et scientifiques, nécessaires ou utiles au lecteur ; il note les divergences des textes originaux et de la Vulgate qu'il est à propos de connaître ; il fournit les indications bibliographiques propres à guider ceux qui voudraient étudier plus à fond une question spéciale, et enfin il réfute brièvement les principales objections des hérétiques et des incrédules.

EXTRAIT DU CATALOGUE

ABELARDI (Petri), — **Opera** hactenus seorsim edita, nunc primum in unum collegit, textum ad fidem librorum editorum scriptorumque recensuit, notas, argumenta, indices adjecit Victor Cousin. 2 vol. in-4º. . . . 20 fr. »

ANALECTA JURIS PONTIFICII, recueil de dissertations sur différents sujets de droit canonique, de liturgie, de théologie et d'histoire. 1ʳᵉ série (1853 à 1891) 253 livraisons en 28 vol. in-fol. (au lieu de 540 fr.) net 300 fr.

N'ayant que des collections complètes, nous ne pouvons vendre aucune livraison séparément.

Année 1895. fort vol. in-4º de 1200 pag. . . . . . 25 fr.

ANCESSI (l'abbé Victor). — **Job et l'Égypte** ; Le Rédempteur et la vie future dans les civilisations primitives. 1 vol. in-8º de 318 pag. . . . . 5 fr. »

L'auteur s'est efforcé de mettre en lumière les croyances des anciens peuples de l'Égypte. On y rencontre en effet. dix siècles avant Moïse et plus tôt encore, à peu près tous nos dogmes et toutes nos espérances. On y voit un peuple dont les origines sont encore inconnues, croire, dès les premiers jours de sa vie, au jugement de chacun à l'heure de la mort, à l'éternité des peines et à l'éternel bonheur des élus, à la résurrection de la chair, à l'intervention d'un rédempteur sauveur et juge des âmes, en un mot, à presque tous les dogmes que professent aujourd'hui les nations chrétiennes en plein XIXᵉ siècle.

ANTONINI (Paul), *professeur de langue chinoise à l'Institut catholique.* — **La vie réelle en Chine, Chang-Haï,** beau vol. in-12 . . . . 3 fr. 50

Ce livre a tout l'attrait d'un roman et en même temps c'est une œuvre forte, saine, écrite sans passion, mais avec une vérité comme aussi avec une parfaite connaissance des mœurs des Chinois.

AUBER (l'abbé), *chanoine de Poitiers.* — **Histoire et théorie du symbolisme religieux,** avant et après le christianisme, contenant l'explication de tous les moyens symboliques employés dans l'art plastique, monumental ou décoratif, chez les anciens et les modernes, avec les principes de leur application à toutes les parties de l'art chrétien d'après la Bible, les artistes païens, les Pères de l'Église, les légendes et la pratique du moyen âge et de la Renaissance. 4 beaux vol. in-8. . . . . . . 12 fr. »

Lettre de Son Em. le cardinal Pie à l'auteur.

Personne n'avait encore pris le soin de rassembler autant de textes sur cette matière. Vous découvrez et vous expliquez les rapports qui partout et toujours ont uni les arts à la religion, l'esthétique à la théologie. Cette dernière science peut s'enrichir de nombreuses observations qui découlent de vos aperçus.

Ce n'est pas que vous ne deviez rencontrer, quant aux interprétations données et à certains symboles difficiles et problématiques, des antagonismes sérieux et très arrêtés dans des convictions contraires aux vôtres. Cette opposition, toujours permise entre les doctes quand elle tend à les éclairer, n'attaquera, j'en ai la confiance, que les détails secondaires laissés aux conjectures de chacun ; elle ne détruira que des principes puisés dans la lecture attentive des auteurs compétents et dans l'histoire de l'art à toutes ces époques.   † L.-E., évêque de Poitiers.

SOMMAIRE. — T. I. *Du Symbolisme dans l'antiquité.* — Les langues écrites, les langues parlées, les sciences, les hiéroglyphes égyptiens. — Les nombres. — Les peuples de l'Orient. Usages nationaux, anciens et modernes. — Les arts, les statuaires antiques, la peinture, les couleurs.
T. II. *Du Symbolisme dans la Bible et dans les Pères de l'Église.* — Causes et développements du Symbolisme chrétien. — Ecriture Sainte ; interprétation scripturaire : faits bibliques, Cantique des Cantiques, l'Apocalypse ; l'Eglise ; les Pères.
T. III et IV. *Symbolisme architectural et décoratif.* — Considérations générales : Orientation de l'Eglise, Cimetières, Extérieur de l'Eglise, Intérieur. — Ameublement, Décoration par la sculpture : Autels, Tabernacles, Baptistères, Tombeaux, Modellons, Chapiteaux, Démonologie, Obscœna, Zoologie, Flores murales, Peintures chrétiennes, Vitraux, Manuscrits, Tapisseries et mosaïques. — Peinture murale : de la Statuaire sculptée ou peinte, des images de Dieu le Père, du Sauveur et de la sainte Vierge. — Liturgie catholique, Drames liturgiques. — De la musique sacrée. — L'Orfèvrerie sacrée. — Décadence du Symbolisme.

BARBIER (Ant. Alex.). — **Le Dictionnaire des ouvrages anonymes.** Nouvelle édition (*Paris, Daffis*), revue et considérablement augmentée par Oliv. BARBIER, R. et P. BILLART. 4 forts vol. gr. in-8, à 2 col. . 40 fr. »

En parlant du premier volume du *Dictionnaire des Anonymes,* nous avons dit les services considérables qu'il rend à tous ceux qui font de la bibliographie l'une des assises de l'histoire. Connaître tout ce qui a été écrit sur un point déterminé, ou sur un fait particulier, doit en effet être le premier soin de l'historien, son travail en quelque sorte préliminaire et préparatoire. Or, ce travail, qui n'est pas sans difficulté à l'égard des livres auxquels les auteurs ont mis leur nom, le devient beaucoup plus pour les ouvrages anonymes. Quelle créance, en effet, ajouter tout d'abord à des témoins dont on ignore l'individualité, la moralité et le rôle dans les évènements qu'ils racontent ? En publiant son *Dictionnaire des Anonymes,* M. Alexandre Barbier, en le complétant, MM. Olivier Barbier et Billart ont mis en quelque sorte en valeur une immense quantité de livres et de documents qui jusque là étaient en grande partie perdus pour l'histoire.
(*Moniteur universel*).   Eugène ASSE.

*** BARBIER** (l'abbé Paul). — **Vie de saint Athanase,** patriarche d'Alexandrie, Docteur et Père de l'Eglise. Fort vol. in-12, de plus de 450 pages. . . . . . . 4 fr. »

Dans cette étude pleine d'intérêt, l'auteur a vraiment ressuscité pour les contemporains trop peu soucieux de ces grandes figures des premiers siècles, cet illustre évêque d'Alexandrie, dont l'existence offre, avec des leçons si hautement édifiantes, un intérêt si dramatique et si poignant. Cette histoire d'une grande âme dans un grand siècle a reçu de la plume de M. Barbier une animation merveilleuse. Les luttes du vieil athlète, son énergique apostolat, ses malheurs, ses exils, ses triomphes, tout est magistralement exposé dans un style qui révèle un écrivain. Ceux qui liront ce beau et bon livre y trouveront un charme profond et sauront gré à l'auteur de leur avoir à la fois fait tant de bien et procuré de si douces jouissances littéraires.

BARBIER DE MONTAULT (Mgr). — **Le costume et les usages ecclésiastiques** suivant la tradition romaine. In-8º, orné de nombreuses gravures.   *Sous presse.*

Le but de l'auteur en publiant cet ouvrage a été de répondre à la pensée de Pie IX dont le vœu le plus ardent était de voir tous les lieux et tous les diocèses observer ce qui se pratique dans l'Église romaine. Or, cette doctrine est conservée à la fois dans les lois ecclésiastiques, les traditions et les coutumes. Tout n'est pas écrit, ni commandé ; mais la pratique usuelle y supplée surabondamment avec une sagesse et une prévoyance dont on doit faire son profit. Les lois sont consignées dans le bullaire romain, soit dans les décrets des Sacrées Congrégations. Pour la tradition, l'auteur n'a eu qu'à observer ce qui se fait à Rome.

L'ouvrage est un *traité*, c'est-à-dire qu'il comprend tout un ensemble de doctrines et qu'il groupe les détails dans une vaste synthèse. Essentiellement pratique, l'auteur a évité les citations purement archéologiques : occupé du présent, il a tenu à décrire le costume tel qu'il est porté de nos jours dans l'Église romaine.

L'auteur s'attache plus particulièrement au costume considéré en lui-même, puis relativement aux personnes qui le portent, conservant en cela les grandes divisions du droit canonique qui vient aux personnes après avoir préalablement exposé les choses. Ensuite il étudie ce que l'on nomme les *vêtements sacrés* c'est-à-dire ceux qui reçoivent une bénédiction spéciale. Il parle également des usages à cause de leur affinité avec le sujet, par exemple, les titres honorifiques, la préséance, les livrées, les équipages, dont il n'est question dans aucun autre ouvrage.

* **BAREILLE** (l'abbé). — **Le Radicalisme de la vérité**, études contemporaines, gr. in-8. . . . . . 5 fr. »

Ouvrage tout d'actualité sur les questions les plus brûlantes : Le suffrage universel. — La République. — Le mariage. — Le divorce. — L'athéisme. — La Franc-Maçonnerie. — Le théâtre. — Le luxe. — La famille : père, mère, jeune homme, jeune fille. — La vertu chrétienne. — Le corps humain. — Le sacerdoce : Le confesseur, l'épiscopat. — Le mystère chrétien. — La conspiration de l'histoire.

BASTARD-D'ESTANG (le vicomte). — **Les Parlements en France**. Essai historique sur leur usage, leur organisation et leur autorité. 2 forts vol. in-8, ornés des blasons des premiers présidents de Paris et de Toulouse. . . . . 10 fr.

* **Biblia Triglotta** continentia scripturas sacras Veteris et Novi Testamenti scilicet : Textus originalis una cum versionibus Septuaginta, Syriaca (Novi Testamenti), Vulgata parallelo ordine positas. Edidit Rev. Ed. DE LEVANTE A. M. Ph. D. 2 magnifiques vol. in-4º, solidement reliés en toile, tr. rouges. Prix. . . . . 37 fr. 50

Cette nouvelle triglotte est accompagné d'une notice (en anglais) sur les différentes éditions polyglottes de la Bible. L'éditeur y explique les motifs qui l'ont déterminé à choisir de préférence pour l'*hébreu*, l'édition de Vander Hooght, revue avec soin : pour le *latin* de la Vulgate, l'édition Clémentine pour l'ancien Testament, et l'édition du *Codex amiatinus* pour le Nouveau ; pour le *syriaque*, la célèbre Polyglotte de Walton. Il signale aussi les différences qui existent entre les versions les plus autorisées des Écritures.

BIBLIA SACRA

JUXTA VULGATÆ EXEMPLARIA ET CORRECTORIA ROMANA DENUO EDIDIT,
DIVISIONIBUS LOGICIS
ANALYSIQUE CONTINUA SENSUM ILLUSTRANTIBUS ORNAVIT

ALOISIUS CLAUDIUS FILLION

*Presbyter S. Sulpitii, in catholica Universitate parisiensi
Scripturæ sacræ professor.*

Magnifique volume in-8° de 1,400 pages, orné de têtes de chapitres et lettres initiales, caractères très lisibles, *entièrement neufs*, imprimé sur beau papier teinté avec encadrements rouges. et orné de 2 cartes en 3 couleurs.

TROISIÈME ÉDITION, 9e mille. — PRIX. . . **10 francs**

1/2 ch. pl. toile. tr. jasp. . 2 fr. 25	Chagr. 1er choix tr. dorées
1/2 chag. pl. toile tr. rouges	marb. cout. sur nerfs . 12 fr. »
cout. sur nerfs. . . . 3 fr. 50	

Ouvrage approuvé par Leurs Éminences les Cardinaux BOURRET, *évêque de Rodez,* FOULON, *archevêque de Lyon,* GIBBONS, *archevêque de Baltimore,* GUILBERT, *archevêque de Bordeaux,* LANGÉNIEUX *archevêque de Reims,* LECOT, *archevêque de Bordeaux,* PLACE, *archevêque de Rennes, et par Nos Seigneurs les Archevêques et Évêques de* BESANÇON, CAMBRAI, CHAMBÉRY, ANGOULÊME, BAYEUX, BLOIS, CHALONS, CLERMONT, COUTANCES, LAVAL, LUÇON, METZ, MONTPELLIER, NEVERS, TROYES, VIVIERS, *etc.*

Rendre la lecture des Saints Livres plus attrayante et plus utile. tel a été le but de M. Fillion en donnant cette nouvelle édition de la *Biblia Sacra.*

La division de la Bible en chapitres n'a pas toujours été très heureuse : de plus dans les éditions ordinaires, quel lecteur, lorsqu'il lui est arrivé de prêter quelque attention aux sommaires placés en tête des chapitres, n'a pas été surpris de voir qu'ils ne font connaître qu'imparfaitement et vaguement soit le fond même, soit la suite des raisonnements ou des faits.

L'auteur, pour remédier à ce double inconvénient, et surtout pour diriger l'esprit des lecteurs plus novices, a divisé le texte d'une façon logique, et l'a accompagné de notes marginales qui fournissent une analyse, succinte sans doute, mais suffisante. du texte sacré.

Les divisions les plus importantes (*parties, sections, paragraphes*, etc.), sont intercalées dans le texte même, de manière toutefois à s'en détacher nettement. La marche des idées ou des événements est indiquée par les notes marginales. Assurément, il eût été impossible de mettre en relief, par un titre rapide, *toutes* les pensées des écrivains sacrés ; du moins l'essentiel est indiqué. Aussi est-il très facile, en parcourant ces notes, de se faire une idée claire de l'ensemble d'un livre et du rapport de ses parties entre elles.

Un autre avantage de cette nouvelle édition, c'est que la poésie s'y distingue de la prose au premier coup d'œil ; et le parallélisme, parfaitement marqué aide à comprendre le sens des morceaux poétiques.

A tous les mérites du fond, la forme du livre en ajoute qui ne sont pas sans valeur. Tous les titres et annotations se fondent harmonieusement dans la composition typographique ; les pages ne sont pas surchargées : leur aspect se rapproche beaucoup des éditions les plus soignées des livres de luxe : la teinte du papier et les encadrements de pages avec filets rouges. la netteté remarquable du caractère, aussi parfaite qu'elle puisse l'être avec un format aussi manuel. achèvent de donner au livre dont le prix reste classique, un aspect agréable et attrayant.

BILLUART.

SUMMA SANCTI THOMÆ

HODIERNIS ACADEMIARUM MORIBUS ACCOMMODATA

EDITIO NOVA

optimæ auctoris simillima, a mendis vero vindicata notisque illustrata,
cum indicibus locupletissimis rerum scilicet et Scripturæ sacræ,

SUB AUGUSTO NOBILISSIMOQUE PATROCINIO ILLUSTRISSIMI AC RR. DD.

J.-J.-B. LEQUETTE

Episcopi Atrebatensis, Boloniensis et Audomarensis.

APPENDIX AD THEOLOGIAM F. C. R. BILLUART

CONTINENS CONSTITUTIONES, DECRETA ET RESOLUTIONES

S. SEDIS APOSTOLICÆ USQUE AD PRÆSENS

9 volumes in-4°, à deux colonnes. — Prix : 40 fr.

On sait avec quelle instance Sa Sainteté Léon XIII a recommandé de restaurer l'enseignement de saint Thomas, dans les écoles catholiques et principalement dans les universités et dans les séminaires. Mais si les vérités contenues dans les Saintes Écritures et la Tradition n'ont jamais été recueillies, exposées, défendues et formulées plus scientifiquement que par saint Thomas, il faut bien reconnaître aussi que personne mieux que Billuart n'a saisi et commenté le Docteur Angélique.

C'est, du reste, sur lui que se sont portées les préférences de Mgr Audisio, de Mgr Parisis, de Mgr Lequette, de Mgr de la Tour d'Auvergne et de beaucoup d'autres théologiens.

Cette nouvelle édition reproduit textuellement la meilleure édition ancienne, celle de Maestricht qui a été imprimée immédiatement après la mort de Billuart, avec les notes qu'il avait laissées à un ami. Quelques additions ont cependant été faites, afin de la mettre d'accord avec les décisions nouvelles des congrégations romaines. Une table très détaillée de 280 pages a été ajoutée ainsi qu'un appendice dans lequel ont été réunies toutes les décisions rendues depuis deux siècles.

On peut affirmer sans crainte d'être démenti qu'aucune autre édition n'est plus correcte et d'une exécution typographique aussi soignée.

BLANC (Hippolyte) *chef de division honoraire au ministère de l'Instruction et des Cultes.* — **Les Corporations de métiers**, leur histoire, leur esprit, leur avenir. 1 vol. in-12, br. 2ᵉ édition revue et augmentée . . . 3 fr. 50

La discorde divise les ateliers que la paix gouvernait autrefois. De là les grèves, le malaise du travail. Aussi, tout le monde, poussé par l'instinct du vrai, demande, sans connaître au juste l'histoire des corporations, le retour à leur régime. C'est afin d'éclairer la question que M. Blanc, exposant enfin la vérité jusqu'ici défigurée, sur la vie de ces anciennes associations, montre ce qu'elles étaient, ce qu'on y doit reprendre pour obtenir actuellement le bien. Œuvre d'érudition et de discussion, son livre renferme la solution du problème de l'organisation du travail ; il vient à son heure.

BLAVIGNAC. — **Histoire de l'architecture sacrée** du ivᵉ au xᵉ siècle dans les anciens évêchés de Genève,

Lausanne et Sion. 1 fort vol. in-8 de texte, et 1 volume
in-fol. de planches. . . . . 25 fr. »

Ouvrage fort estimé. Le volume de texte renferme une carte et 36 planches.
L'atlas, de 82 planches in-folio, ne contient pas moins de 400 dessins d'ornement
d'architecture.

BONNARDOT (Hipp.). — **L'Abbaye de Saint-An-
toine-des-Champs.** Étude topographique et historique,
gr. in-4º, orné de 5 planches et de 3 fac-simile . 5 fr.

BRALION (le P.) *de l'Oratoire.* — **La vie admirable
de saint Nicolas.** — Nouvelle édit. revue, annotée par
le prince Augustin GALITZIN. Joli vol. in-16, sur beau papier vergé, titre rouge et noir, frontispice et fleurons. 2 fr. 50

** **BRÉVIAIRE ROMAIN** (le) mis à la portée des Communautés et des personnes pieuses par une traduction
annotée, approuvée par Mgr l'Évêque de Saint-Claude, et
précédée d'une introduction du R. P. dom Gréa. 2 gros
vol. de plus de 1,400 pages chacun. . . . . 20 fr. 50

Cet ouvrage s'adresse spécialement aux ordres religieux de femmes qui récitent les Heures Canoniales, et qui ont la pieuse coutume de lire préalablement en
langue vulgaire, l'office qu'on doit réciter ensuite. Il serait encore très utile
pour leur méditation quotidienne et leur lecture de piété, aux âmes pieuses
vivant, soit en religion, soit dans le monde. On publie souvent de nos jours des
livres d'une piété vague et peu solide. Pourquoi ne pas recourir plutôt pour la
lecture spirituelle et la méditation aux passages de la Sainte Écriture et des SS.
Pères que la Sainte Église elle-même met tour à tour sous les yeux de ses mi-
nistres et des fidèles ? Les secondes nocturnes des Matines fournissent le résumé
de la vie du saint dont on célèbre la fête, et les homélies des troisièmes nocturnes nous font entendre les admirables enseignements des Docteurs de l'Église.

BUET (Charles). — **Paul Féval, souvenirs d'un ami.**
Beau volume in-12 de 400 pages. 2ᵉ édition . . 3 fr. 50

Une critique très analytique des œuvres du grand conteur, les détails les plus
imprévus sur sa vie, sur sa famille, sur sa conversion, des anecdotes piquantes,
de nombreux portraits de personnalités littéraires les plus en vue, une grande
indépendance de jugement, des citations de Louis Veuillot, de M. de Poulmartin,
de Brucker, une foule de notes et de notices suivant au jour le jour les menus
incidents du journalisme, tout enfin contribue à faire de ce nouvel ouvrage de
M. Charles Buet, un livre des plus intéressants.

**— Les premiers explorateurs français du Soudan
équatorial,** Alexandre Vaudey, Ambroise et Jules Poncet. Joli vol. in-12 . . . . 3 fr. 50

Il s'agit du consul Alexandre Vaudey, d'Ambroise et Jules Poncet, oncle et
beaux-frères de M. Charles Buet, qui a trouvé dans leurs papiers et documents,
dans des souvenirs de famille, dans une étude très précise des nouvelles découvertes africaines, de la politique européenne et musulmane en Égypte, les éléments d'un livre extrêmement intéressant.

— Les Mystères de Villeblanche. Scènes de la vie élec-
torale en province. Joli vol. in-12 de 320 pages. 3 fr. »

LES MYSTÈRES DE VILLEBLANCHE ont le mérite d'être divertissants d'un bout à l'autre, et le rire y est de franc aloi. Ce serait du Paul de Kock, sans gros mots ni gaillardises : livre excellent à mettre entre toutes les mains, et duquel, sous une forme légère, un style vif et pimpant, ressort la plus sérieuse leçon. Excellent livre pour toutes les bibliothèques populaires.

BUTEL (Fernand), *doct. en droit, ancien substitut.* — **Le péril de la séparation de l'Église et de l'État.** Jolie brochure in-12 de 156 pages. Prix . . . . . . 1 fr. 50

Aucune question n'est plus brûlante que celle des rapports entre l'Église et l'État : la séparation inscrite dans le programme des radicaux aujourd'hui au pouvoir va, d'un moment à l'autre, être appelée à l'épreuve de la discussion publique. Ce livre donne à chacun les moyens de se faire à ce sujet une opinion sûre et raisonnée. L'auteur commence par poser les principes catholiques sur la matière. Il apprécie ensuite les différents systèmes exprimés ou dissimulés par ce mot *« séparation »*, depuis la séparation libérale à l'américaine jusqu'à l'athéisme officiel de nos gouvernants. Après avoir montré comment la séparation a été préméditée dans les conseils de la Franc-Maçonnerie, et retracé les faits qui, depuis plusieurs années, en ont préparé la réalisation, il fait ressortir quels en seraient les funestes résultats aux points de vue *juridique, financier, politique* et *moral.* Un appendice expose la situation juridique de l'Église catholique dans les divers États chrétiens. Ainsi le lecteur a sous les yeux le résumé et comme le *manuel* le plus complet de la question.

****CANI** (Melchioris), *ord. Prædic.* **Opera omnia.** *Editio Romana.* 3 vol. in-8º . . . . 6 fr. »

***CARON** (M.) *supérieur du Petit Séminaire de Versailles.*

— **L'attente de Jésus.** Méditations préparatoires à la fête de Noël, in-8 de 212 pages. Prix . . . . . . 1 fr. 25

— **Un quart d'heure aux pieds de Jésus.** Méditations à l'usage des Séminaristes pour chaque jour des vacances, joli vol. in-18 de 380 pages. Prix . . . . 1 fr. 60
Cartonnage toile noire,   *50 cent. en plus.*

M. l'abbé M. Caron avait d'abord écrit ces deux volumes en vue des élèves de son séminaire. L'accueil qu'ils ont rencontré partout a prouvé au pieux auteur qu'il a fait œuvre utile pour la foi, utile pour la piété. Ce ne sont point de ces considérations et aspirations plus ou moins banales qui trop souvent remplissent les livres à l'usage de la jeunesse chrétienne. C'est l'Évangile et la Bible médités, avec le texte sacré, mis en tête de chaque « Journée » ; avec les *préludes,* les *points* précis, la *prière* finale, suivant la méthode des *Exercices* de saint Ignace.

M. l'abbé M. Caron sait que le premier livre des maisons chrétiennes d'éducation doit être la *Parole de Dieu.* Aussi, dans l'*Attente de Jésus,* a-t-il choisi les plus belles pages de l'Ancien Testament qui se rapportent à la Nativité ; et dans le *Quart d'heure aux pieds de Jésus* les pages les plus appropriées au bien des jeunes âmes.

— **De l'immortalité chrétienne,** in-18 de 296 pages, prix . . . . 2 fr.

C'est sous ce titre que M. Caron vient de dédier « à ceux qui souffrent et qui pleurent » des pages de sublime envolée et bien faites pour calmer les souffrances et sécher les larmes.

A cette heure d'agitation maladive où l'âme populaire toute désemparée cherche partout l'espérance, des livres comme l'*Immortalité chrétienne* sont vraiment des sauveurs.

De nombreuses et hautes approbations sont venues, nous le savons, encourager l'auteur, mais sa meilleure récompense sera, sans contredit, d'avoir fait vibrer l'âme de bien des malheureux, de bien des découragés devant les immenses tendresses du Christ pour nous.

CHAMARD (le R. P. dom), *bénédictin*. — **La Révolution, le Concordat et la liberté religieuse.** Joli vol. in-12 de plus de 300 pages . . . . 3 fr. 50

Au milieu des conflits qui nous agitent, il a semblé qu'il n'était pas hors de propos de faire connaître les droits que possède l'Église de France à la liberté religieuse, non pas seulement en vertu de son mandat divin, mais au nom du Concordat. On entend de tous côtés des appels à la liberté, on ne voit pas pourquoi les catholiques ne profiteraient pas de cette aspiration générale, en revendiquant pour eux-mêmes ce que tout le monde réclame.

Mais afin que cette revendication soit appréciée comme elle le mérite, il est nécessaire que l'on sache bien que ce n'est pas un privilège que les catholiques réclament, mais un acte de pure justice, qu'on ne peut refuser sans violer les pactes les plus sacrés reconnus par la Révolution elle-même. Tel est le sujet de l'étude du savant bénédictin.

CLAIR (le P.), S. J. — **Dies iræ** (le). **Histoire, traduction, commentaire.** Grand in-16 elzévir, sur papier teinté chiné, orné d'encadrements gravés sur bois d'après les livres d'heures de Simon Vostre, Vérard, Pigouchet. etc. . . . . 3 fr. 50

Ce beau volume, enrichi à chaque page d'encadrements artistiques admirablement appropriés au texte, contient, avec une étude historique et littéraire pleine d'intérêt sur l'admirable poème des Fins dernières, un commentaire tiré de l'Écriture sainte et des Pères.

Des pages blanches sont réservées aux *Souvenirs de famille*, triste et cher mémorial de ceux qui ne sont plus. L'office des Morts, imprimé en appendice, complète ce livre de méditation et de prière, le plus convenable présent qu'on puisse offrir à des parents, à des amis pour témoigner ou pour reconnaître une douloureuse sympathie.

COLLECTION DES CHRONIQUEURS ET TROUVÈRES publiée par l'Académie Royale de Belgique. Beaux volumes gr. in-8º, sur papier vergé.

Chroniques de Froissart, publiées par le baron Kervyn de Lettenhove, accompagnées d'un glossaire par Scheller et de deux dictionnaires, l'un des noms historiques, l'autre des noms géographiques. **Poésies** publiées par Aug. Scheller, 3 vol. — Ensemble 29 vol. . . 75 fr. »

Georges Chastellain. Œuvres complètes, publiées par le baron Kervyn de Lettenhove. 8 volumes . . 20 fr. »

Les Chroniques de Jehan le Bel, publiées pour la première fois par Polain, 2 vol. . . . . 6 fr. «

Philippe de Commines. Lettres et négociations, avec un commentaire historique et biographique, par M. le baron Kervyn de Lettenhove, 3 volumes . . . . . 7 fr. 50

Li Bastards de Buillon, poème du XIVe siècle, d'après
le manuscrit unique de la Bibliothèque nationale de Paris,
par AUG. SCHELER, 1 volume . . . . 4 fr. »

Bueves de Commarchis, par ADENÈS LI ROIS. Chanson
de geste, publiée et annotée par A. SCHELER, 1 vol. 5 fr. »

Li Roumans de Cléomadès, par ADENÈS LI ROIS, publié
d'après un manuscrit de la bibliothèque de l'Arsenal de
Paris, par André VAN HASSELT, 2 vol. . . . . . 8 fr. »

Li Ars d'Amour, de vertu et de bonneurté, par JEHAN
LE BEL, publié d'après un manuscrit de la bibliothèque
royale de Bruxelles, par Jules PETIT, de la bibliothèque
royale, 2 vol. . . . . 8 fr. »

Dits de Watriquet de Couvin, publiés d'après les manuscrits de Paris et de Bruxelles, par SCHELER, 1 vol. 4 fr.

Dits et Contes de Beaudouin de Condé et de son fils
Jean de Condé, publiés d'après les manuscrits de Bruxelles, Turin, Rome, Paris et Vienne, et accompagnés de
variantes, de notes explicatives et d'un glossaire, par
Aug. SCHELER, 3 volumes . . . . 9 fr. »

Cours de Maçonnerie pratique, enseignement supérieur
de la Franc-Maçonnerie (rite écossais ancien et accepté).
2 très forts vol. in-12 de plus de 500 pages, ornés de
planches explicatives. . . . . 7 fr. »

La secte antisociale, qui, de nos jours, règne en souveraine sur l'Europe, continue néanmoins à s'envelopper de ténèbres : dissimulant ses projets et ses œuvres, cachant soigneusement son organisation et les luttes de ses adeptes, elle
n'ignore pas que le grand jour lui sera funeste. C'est pourquoi toute divulgation
des desseins sinistres et de l'organisation intime de celle-ci constitue une œuvre
de défense religieuse et sociale.

Parmi les nombreux ouvrages parus dans ce but, le *Cours de Maçonnerie
pratique* est certainement l'un des plus sérieux et des plus complets.

Rédigé par l'un des plus hauts dignitaires de la secte pour l'usage exclusif des
grades élevés, il montre la Franc-Maçonnerie sous son véritable jour : association d'exaltés et de fanatiques qui ont foulé aux pieds tous les dogmes et toutes
les croyances, afin d'être plus libres avec la morale ; qui travaillent à la perver-
sion des autres, afin d'être moins méprisés du public. L'explication du symbolisme
et de la décoration des Loges complétera la démonstration et prouvera que la
Maçonnerie est avant tout une école de turpitudes et son immoralité est le principe de toutes les haines religieuses et politiques.

COUTURIER. — **Histoire de l'ancien Testament** ré-
digée pour l'instruction et l'édification des fidèles. 4 vol.
in-12, précédés d'une notice sur M. COUTURIER. 4 fr. »

DARU, *de l'Académie française.* — **Histoire de la République de Venise**, 9 beaux vol. in-8, ornés de cartes. 20 f.

Quatrième et dernière édition, précédée d'une notice sur la vie de l'auteur, par VIENNET, de l'Académie et augmentée des critiques et observations de M. TIEPOLO et de leur réfutation par le comte DARU.

'DIGNAT (l'abbé Od.), *du clergé de Paris.* — **Manuel complet de la dévotion au Sacré-Cœur**, 2ᵉ édit. in-18 de 200 pages. . . . . 1 fr. »
— Le même sur papier fort . . . . 1 fr. 25

Ce manuel renferme : 1° les règlements et tous les éléments nécessaires à l'organisation et à la fondation canonique de la Confrérie du S. C., les moyens et les petits détails pour la faire prospérer rapidement. — 2° Les principales pratiques en l'honneur du S. C., les seules revêtues d'une autorité et d'une authenticité incontestables. — 3° La traduction, publiée pour la première fois, du grand office du S. C., celui que récitent les prêtres dans le bréviaire romain. Toutes les hymnes de cet office y sont traduites en vers français qui respirent la plus aimable piété.

— **L'École de la souffrance**. Méditations sur la Passion de N. S. J. C., précédées d'une lettre du R. P. Monsabré. Joli vol. in-18 de 390 pages. Prix : . . . . . . 1 fr. 50

Nous ne manquons pas de livres de piété : mais qu'il y en a peu qui réunissent les trois qualités indispensables à ces sortes de livres ; la simplicité, l'onction, la solidité ! Tel veut être simple qui laisse négligemment traîner son style en considérations vulgaires ; tel veut être onctueux qui se noie dans le délayage de sentiments fades ou affectés ; tel veut être solide qui ne sait pas éviter la prétention et la sécheresse.
Vous avez essayé avant tout d'être un homme de doctrine en parlant au cœur et en vous mettant à la portée de tous les esprits, votre sainte ambition ne sera pas déçue.
Lettre du R. P. Monsabré à l'auteur

DIPLOMATE (ancien). — **L'Esclavage en Afrique**. Fort vol. in-18 jésus de plus de 500 pages, orné d'une carte. 3 fr. 50

Le titre de l'ouvrage indique suffisamment tout ce qu'il renferme d'intéressant. A l'heure actuelle, où tous les peuples civilisés s'intéressent à ces infortunées peuplades africaines, qui sont massacrées sans pitié par ces barbares trafiquants de bois d'ébène, une pareille publication était nécessaire.
L'auteur, avec une compétence qu'on se plaît à lui reconnaître, nous conduit à travers ce continent mystérieux. Il nous accompagne chez toutes ces tribus inconnues, et nous fait connaître tour à tour et victimes et bourreaux. Que de scènes émouvantes, que de détails navrants, ne rencontre-t-on pas à chaque instant sur ce chemin ? Cette malheureuse race nègre, décimée sans pitié, égorgée sans remords, mérite bien l'intérêt que lui portait le vénérable cardinal Lavigerie.

FILLEAU (Jean). — La preuve historique des LITANIES de la grande Reyne SAINCTE RADEGONDE, contenant par abrégé les actions miraculeuses de sa vie, tirée des historiens français. Nouv. éd., annotée par Dom Henri BEAUCHET-FILLEAU, bénédictin, gr. in-8 . . . . . . 3 fr. 50

FILLION, *prêtre de Saint-Sulpice, professeur d'exégèse à l'Institut Catholique de Paris*. — **Biblia sacra**, juxta Vulgatæ exemplaria et correctoria romana denuo edita, divisionibus logicis analysique continua sensum illustrantibus ornata. *Edit. tertia perpolita.* Magn. vol. in-8, de plus de 1,400 pages, orné de têtes de chapitres et de lettres initiales, imprimé avec des caractères absolument neufs, sur beau papier teinté, avec filets rouges . . . . . 10 fr. »

— **La sainte Bible** (texte latin et traduction française), commentée d'après la Vulgate et les textes originaux à l'usage des séminaires et du clergé. 8 beaux vol. in-8º, ornés de plus de 1.000 gravures. Prix du vol. . 7 fr. 50

— **Les Psaumes** commentés d'après la Vulgate et le texte hébreu (texte latin et traduction française). Un beau vol. in-8º de 650 pages environ, orné de nombreuses grav. Prix, broché . . . . 7 fr. 50
Reliure 1/2 chag., pl. tl., en plus. . . . . 2 fr. 25

C'est le sens littéral des Psaumes que M. Fillion a cherché avant tout à établir, par les divers secours que l'exégèse ancienne et moderne met à la disposition du commentateur.

L'auteur s'est efforcé de marquer nettement pour chaque psaume le sujet traité et la marche logique des pensées : car là encore on trouve un puissant secours pour la pieuse et parfaite récitation des hymnes sacrés.

Quoique le commentaire porte directement sur la Vulgate, M. Fillion a recouru à tout instant au texte hébreu, pour en noter les différences et pour éclaircir, grâce à lui, les difficultés assez nombreuses de notre vénérable version latine. Les autres traductions anciennes, spécialement celle des Septante, lui ont fourni leur contingent de lumière exégétique.

Le texte latin et la traduction française ont été disposés d'après les règles du *parallélisme*, c'est-à-dire en se conformant à la coupe du vers hébreu. Cette méthode a l'avantage de parler à l'esprit par les yeux : elle est du reste, littéralement parlant, seule exacte et vraie.

C'est aussi afin de parler davantage à l'esprit par les yeux que l'on a inséré à travers les notes du commentaire des gravures multiples, qui expliquent à leur façon le texte sacré, en ayant soin toutefois de conserver à ces *illustrations* le cachet grave et sérieux qui convenait seul à un tel volume : elles ne sont pas moins instructives qu'intéressantes.

— **Les saints Évangiles** traduits, très brièvement annotés et ornés de nombreuses gravures d'après les monuments. *2ᵉ édit.* (10ᵉ mille) précédée d'une lettre de S. Em. le card. Perraud. Joli vol. in-18 raisin de xvi-360 pag., orné de deux cartes en couleurs et de 272 gravures. . . 1 fr. 25.

— Le même ouvrage sur beau pap. vélin . . . . . 2 fr.
Cartonnage toile anglaise, en plus. . . . . . . 50 cent.

Cet élégant petit volume a été préparé avec amour pour la jeunesse des écoles ; mais il s'adresse à tous. Petits et grands peuvent y trouver lumière et profit. L'auteur, n'a pas cru indigne de lui de consacrer ses loisirs à cette œuvre modeste, mais éminemment utile. Il a reçu du reste, du cardinal Perraud, le témoignag e qu'il méritait .

Voici l'économie de ce petit livre. D'abord une traduction aussi exacte que possible, dont le fond a été emprunté à Le Maistre de Sacy, mais dont la forme a été quelque peu rajeunie, sans être *modernisée*. Puis la division logique des matières substituée à la division artificielle par versets qui souvent gêne plus qu'elle n'aide celui qui veut faire une lecture suivie du texte évangélique. Enfin, et c'est là le côté original de cette publication, *le commentaire par l'image*, j'entends l'image authentique et empruntée aux monuments anciens, vient, presque page à page, illustrer un récit, éclaircir une comparaison, découvrir une allusion. Le choix de ces sujets fait honneur au discernement du savant professeur de l'Institut catholique, et à la façon dont ils sont représentés et distribués dans le texte au bon goût et à l'intelligence des éditeurs. Ils y ont joint une petite carte de la Palestine et un plan de Jérusalem, et ce qui ne gâte rien, ils mettent le tout à la portée des bourses les plus modestes par la modicité du prix.

L'abbé D. LE HIR.

* **FLEURANCE** (Gustave de). — **Expulseurs et expulsés**, précédé d'une préface de Ed. DRUMONT, fort vol. in-12, de plus de 500 pages. . . . . 3 fr. 50

Ce livre paraît à son heure. Publié il y a huit ans, il eût semblé une œuvre de polémique : publié il y a trois ou quatre ans, il fût tombé au milieu de l'indifférence d'une nation lâchement résignée au triomphe de la scélératesse et de la force. Aujourd'hui, il est véritablement un livre d'histoire, car il contient la leçon morale sans laquelle l'histoire ne serait qu'une accumulation de faits incompréhensibles.

FONTAINE (le R. P.) sj. — **La Chaire et l'Apologétique au XIXe siècle.** Etudes critiques et portraits contemporains. 1 vol. in-12 . . . . 3 fr. 50

La *Chaire et l'École naturaliste*, la *Chaire et les Questions sociales*, la *Chaire et le Concile de Trente*, trois études délicieuses qui remplissent la première partie de ce volume. La seconde partie de ce livre offre un intérêt plus actuel encore. C'est tout d'abord la nature de l'apologétique que l'auteur étudie : elle devra être *explicative* et *polémique*. Viennent ensuite les lois de la haute apologétique et de l'apologétique populaire. Enfin le volume se termine par une étude approfondie sur l'apologétique et la science historiques.

GRANGE (Jean). — **Les récits du Commissaire.** Un volume in-12 . . . . 3 fr. 50

Parmi les livres qui défendent la cause de la justice et de la vérité, les livres alertes et vaillants que M. Jean Grange prodigue depuis plus de vingt ans, avec une verve intarissable et un infatigable courage, ont leur place marquée non seulement dans les bibliothèques populaires, mais dans celle de tout homme de goût.

GUIBERT, *prêtre de S.-Sulpice, professeur au Grand Séminaire d'Issy.* — **Les Origines, questions d'apologétique.** Cosmogonie mosaïque, Origine de la vie, Origine des espèces, Origine de l'homme, Unité de l'espèce humaine, Antiquité de l'espèce humaine, État de l'homme primitif. 1 vol. in-8° . . . . 4 fr.

Sous ce titre général, *Les Origines*, l'auteur traite les questions scientifiques qui préoccupent le plus l'esprit moderne. Outre l'intérêt intrinsèque qu'ils présentent, ces grands problèmes excitent à bon droit la curiosité à cause de leurs relations avec les données de la foi et de la philosophie.

Dans cet ouvrage, l'auteur s'est attaché particulièrement : 1° à classer méthodiquement les faits et les idées ; 2° à exposer loyalement les raisons alléguées dans les divers partis ; 3° à fournir des documents et des indications bibliographiques dont les travailleurs lui sauront gré ; 4° à mettre bien au point chaque question, marquant ce qui est certain et signalant ce qui reste encore l'objet de libres discussions.

HARISPE (Pierre). — **Famille et Collège**. Un beau vol. in-12 . . . . 3 fr. 50

Dans cet ouvrage, l'on trouve en quelques pages aussi délicieusement écrites que fortement pensées tout ce qu'on a pu dire jusqu'ici sur l'éducation. D'une lecture facile et attrayante, il est aussi complet que possible.

L'éminent critique, Félicien Pascal s'exprime ainsi sur ce livre aussi nouveau et original que son sujet parait vieux et épuisé : « M. Pierre Harispe, pour connaître aussi intimement l'âme des enfants, leurs défauts, les moyens de s'en faire obéir et respecter sans brutalités, doit être un éducateur d'un rare mérite. Les conseils qu'il donne dans *Famille et Collège*, sont d'un homme d'expérience, d'un homme convaincu de la dignité supérieure du rôle d'éducateur de la jeunesse ».

Tous ceux qui ont mission d'enseigner les enfants, professeurs, maitres d'études, pères et mères de famille, auront profit à lire ce livre.

HATIN (Eug.). — **Bibliographie de la presse**. Bibliographie historique et critique de la presse périodique française. Fort vol. gr. in-8 à 2 col. . . . . . . 8 fr. »

Catalogue systématique et raisonné de tous les écrits périodiques de quelque valeur publiés ou ayant circulé en France depuis l'origine du journal jusqu'à nos jours, avec extraits, notes historiques et critiques, indication des prix que les principaux journaux ont atteint dans les ventes publiques, etc., précédé d'un essai sur la naissance et les progrès de la presse périodique, etc.

— **Histoire politique et littéraire de la presse en France**, avec une introduction historique sur les origines du journal et la bibliographie générale des journaux depuis leur origine. 8 volumes grand in-12. . . 20 fr. »

KLOPP (le doct. O.) — **Frédéric II, roi de Prusse, et la nation allemande**, traduit par E. DE BORGHRAVE, 2 beaux vol. in-8. . . . . 4 fr. »

Voilà un de ces livres consciencieux, solides, vrais, qui malheureusement sont trop rares. Disons de suite qu'il a le triple mérite d'être neuf, de toucher à un grand sujet et de briser le piédestal où avait été placé un despote, ennemi de l'Allemagne et de la France, non moins que de la religion, de la justice et de toute honnêteté. Cet ouvrage a été au-delà du Rhin salué par un cri d'admiration en même temps qu'il soulevait d'étranges colères. Il est calme cependant, bien qu'il ne manque pas d'une certaine chaleur communicative que son interprète français a rendue avec bonheur dans sa traduction élégante autant que fidèle.
(Revue des Questions historiques).

LAMURE, *chanoine de l'Église royale de Montbrison*. — **Histoire des ducs de Bourbon et des comtes de Forez**, en forme d'annales sur preuves authentiques, servant d'augmentation à l'histoire du pays de Forez, et d'illustrations à celle des pays de Lyonnais, Beaujolais, Bourbonnais, Dauphiné et Auvergne et aux généalogies tant

de la Maison royale que des plus illustres maisons du royaume ; publié d'après un manuscrit de la bibliothèque de Montbrison, par M. CHANTELAUZE, 3 superbes vol. in-4 ornés de nombr. gravures. Papier vergé. . 50 fr. »
— Le même ouvrage, sur papier fort. . . . . 65 fr. »

LAPRADE (Vict. de), *de l'Académie française.* — **Pernette**, poème illustré de 27 compositions de J. DIDIER. Beau volume, grand in-8. . . . . 5 fr. »

Ce poème est certainement l'un des chefs-d'œuvre de V. de Laprade. Avec un goût exquis, le poète nous a retracé un de ces terribles épisodes des guerres du premier Empire. Il a su faire de son héroïne un type du plus mâle courage et aussi de la plus noble résignation.

LECANU (l'abbé). — **Histoire de la sainte Vierge**, d'après les Évangiles, les prophéties, les documents des premiers siècles chrétiens, les monuments de l'Egypte et de la Palestine et l'enseignement de l'Église. Beau vol. in-8. . . . . 3 fr.

LECOY DE LA MARCHE. — **La guerre aux Erreurs historiques**. Beau volume in-12 de 400 pages environ. Prix . . . . 3 fr. 50

Malgré les progrès énormes déjà réalisés par la science contemporaine, les erreurs historiques demeurées dans la circulation et entretenues par l'esprit de parti sont aussi nombreuses que les gouttes d'eau dans l'Océan. L'auteur n'a pas entrepris de les relever toutes, ni même de faire un choix des plus importantes. Il a pris au fur et à mesure les différentes questions que les événements publics, la polémique courante ou l'apparition de livres nouveaux ramenaient sur le tapis, et sur chacune d'elles a lumineusement rétabli la vérité. Le nom du savant historien indique assez dans quel sens et avec quelle supériorité sont traités ces sujets d'actualité, dont les uns appartiennent à l'histoire générale, les autres au moyen-âge, et le plus grand nombre aux temps modernes. Jamais il n'avait déployé autant de verve que dans les études intitulées : *La patrie date-t-elle de 1789 ? — Les catholiques hors la science. — Henri Martin et son système. Les prêtres soldats. — Mme de Maintenon. — L'avénement de Louis XVII. L'enseignement avant et pendant la Révolution. — L'enseignement des filles. — Le mariage religieux de Napoléon et de Joséphine. — La crise irlandaise, etc., etc.*

— **A la gloire de Jeanne d'Arc**, variétés historiques. Beau vol. in-8°, prix . . . . 4 fr. »

Il y a deux manières rationnelles de juger cette femme extraordinaire : celle des Français et celle des Anglais de son temps. Sainte ou sorcière, messagère du ciel ou de l'enfer, il faut opter entre ces deux termes : il n'y a point de place pour un troisième. L'hallucination est radicalement incapable d'enfanter des héros, et le patriotisme est insuffisant pour expliquer des prodiges surnaturels. On ne s'étonnera pas que l'auteur ait choisi la première version.

Malgré les dédains de l'école hypercritique, qui traite de haut les gens assez naïfs pour « faire des vies de saints » et déclarer que la science n'a pas à tenir compte des « livres édifiants », l'auteur persiste à penser que la sainteté doit avoir sa place dans l'histoire et que l'édification est parfois une chose fort utile, même pour ceux qui ne veulent pas être édifiés. Jeanne d'Arc, en particulier, ne sera bien appréciée que lorsqu'on l'envisagera comme une véritable sainte, et sans doute elle n'exercera pleinement son action salutaire que le jour où elle sera publiquement honorée en cette qualité.

LEGENDRE, A., *professeur d'Écriture Sainte au grand séminaire du Mans.* — **Carte de la Palestine** ancienne et moderne à l'échelle de 1/400.000 avec le Sud du Liban et de l'Anti-Liban et les régions situées à l'est du Jourdain et de la mer Morte, dressée d'après les cartes du *Palestine Exploration Fund*, de l'État-major français, les travaux de MM. DE SAULCY, E. ROBINSON, E. G. REY, WETZSTEIN, TRISTRAM, V. GUÉRIN, etc., par L. THUILLIER, dessinateur-géographe. *Magnifique carte de 90 sur 67 cent. gravée sur pierre, et tirée sur papier du Japon en cinq couleurs : bleu, bistre, noir, rouge et vert.*

Pliée et protégée par un carton *franco poste* . . . .   5 fr. »
En feuille, roulée et protégée par un étui (*par chemin de fer*) . .   6 fr. »
Collée sur toile et pliée dans un étui . . . .   7 fr. 50
Collée sur toile, vernie et montée sur gorge et rouleau . . . . 10 fr. »

Ce travail est destiné à faciliter l'étude de la Bible ou de l'Histoire Sainte aux élèves des Séminaires et des maisons d'éducation, aux membres du clergé et des congrégations religieuses, aux pèlerins de Terre Sainte, qui deviennent de plus en plus nombreux. L'auteur, professeur d'Écriture Sainte depuis dix-sept ans, a bien des fois regretté lui-même de ne pouvoir mettre entre les mains de ses élèves une bonne carte de la Palestine, donnant, avec tous les détails de la géographie physique, les noms modernes des endroits les plus importants, et en même temps les noms anciens, bibliques, égyptiens ou assyriens, grecs ou romains, tels que la science actuelle les a en quelque sorte ressuscités.

M. Legendre, pour mieux accomplir sa tâche, a voulu contrôler lui-même, dans un voyage en Orient, les connaissances acquises par une longue étude de la Bible et des meilleurs géographes de la Palestine. De nombreux articles publiés dans le *Dictionnaire de la Bible*, de M. Vigouroux, ont achevé de le familiariser avec les questions de géographie sacrée.

L'identification des noms bibliques est un travail des plus difficiles, basée, comme elle doit l'être, non seulement sur la ressemblance onomastique, mais encore sur les données scripturaires et les traditions anciennes. L'auteur s'en est tenu aux identifications certaines ou sérieusement probables.

L'auteur a cru devoir ajouter les principaux noms bibliques qu'on retrouve sur les monuments égyptiens et assyriens. C'est une heureuse innovation, et il y a là des indications précieuses au point de vue historique.

La partie artistique a été confiée à un dessinateur bien connu M. L. Thuillier, qui, par un heureux agencement, a su éviter la confusion au milieu de cette immense quantité de noms.

Sans crainte de démenti, on peut donc affirmer qu'il n'a jamais été publié en France une carte aussi complète et aussi soignée. Tous les reliefs du sol, les moindres cours d'eau, les chemins de fer, les routes et les voies romaines y sont indiqués.

Afin d'en rendre la lecture plus facile, l'impression a été faite en cinq couleurs : le *bistre* pour les montagnes, le *bleu* pour les mers et les cours d'eau, le *rouge* pour les voies de communications, le *noir* pour les noms modernes, le *vert* pour les limites des anciennes tribus.

Les noms *bibliques de la Vulgate* sont imprimés en rouge ; ceux des monuments *assyriens, égyptiens*, en vert ; les autres noms anciens, *grecs, romains, etc.*, sont en bleu.

On trouve en plus les environs de Jérusalem, de Beroth à Hébron, à l'échelle de 11. 250. 000 ; la presqu'île de Sinaï et le plan de Jérusalem également tirés en couleurs.

LEROUX. — **La Franc-Maçonnerie sous la 3ᵐᵉ République,** d'après les discours maçonniques prononcés dans les loges par les FF∴. Brisson, Jules Ferry, Albert Ferry, Le Royer, Floquet, Andrieux, Clémenceau, Emmanuel Arago, de Hérédia, Caubet, Anatole de la Forge, Paul Bert, etc., 2e éd., 2 beaux vol. in-12 de plus de 450 p. 7 fr.

Cet ouvrage, recueil unique de documents indiscutables, est un monument de la haine hypocrite que la Franc-Maçonnerie porte à la religion et à la société. Pris au milieu de mille autres, ils ont été groupés avec soin de manière à faire voir l'unité parfaite qui règne dans tout leur ensemble.

Ce genre de publication, dit le *Polybiblion*, était indispensable pour mettre aux mains des publicistes et des hommes politiques, un véritable arsenal où ils trouveront les meilleures armes pour confondre les sectaires qui sont en train de perdre la France.

LE ROY DE SAINTE-CROIX. — **Les quatre cardinaux de Rohan** (évêques de Strasbourg), en Alsace. Un joli vol. gr. in-8, br. . . . . 2 fr. 50

* **LOISY**, *docteur en théologie, professeur à l'Institut catholique de Paris*. — **Histoire du canon de l'ancien Testament**, un volume in-8. . . . . 5 fr. »

Cette histoire se partage en trois grandes périodes : période de formation et de paisible possession depuis qu'il y a eu un livre inspiré, officiellement reconnu comme tel dans la société juive, jusqu'à la fin du IIIe siècle de notre ère ; période d'hésitation et de doutes touchant la canonicité des livres et fragments deutérocanoniques, depuis le IVe siècle jusque vers le milieu du XVIe ; période d'affirmation authentique et décisive, inaugurée du Concile de Trente, définition qui établit par un jugement dogmatique la canonicité des livres et fragments contestés et qui crée sur ce point l'unité d'opinion au sein de l'Eglise catholique.

Manuel de l'Écolier chrétien (**Nouveau**), suivi des règles concernant la politesse. Ouvrage destiné aux élèves des petits séminaires et autres établissements religieux, par un Supérieur de grand séminaire. In-18 jésus de 350 pages. br., 4e édit. . . . . 0 fr. 70
— Cartonné toile . . . . 1 fr. 10

MERIC, *professeur à la Sorbonne, docteur en théologie des Facultés de Paris, Rome et Wurtzbourg*. — **Le Merveilleux et la Science**, étude sur l'*Hypnotisme*. Beau vol. in-8, 5e édit. de 450 pages . . . . 7 fr.
— Le même, 6e édit. in-12, 450 pages. . . . . 3 fr. 50

Dans ce remarquable ouvrage, M. Meric s'est proposé de répondre aux objections des physiologistes contre le spiritualisme et le surnaturel : d'éclairer tous ses lecteurs sur le caractère, l'origine et la nature du merveilleux et d'indiquer au clergé en s'appuyant sur les décisions romaines, ce qui est permis et ce qui est défendu dans cette matière.

Un des grands avantages de ce livre, c'est de nous donner enfin des idées claires sur tous les phénomènes confus de spiritisme, d'hypnotisme, de magnétisme, dont on parle sans cesse et qu'on connaît si mal. Aussi nous ne doutons pas qu'il fera la lumière dans un grand nombre d'esprits.

MICHAUD et POUJOULAT. — **Nouvelle Collection de mémoires sur l'histoire de France,** avec des notices pour caractériser chaque auteur et son époque et l'analyse des documents historiques qui s'y rapportent. 34 forts vol. gr. in-8 à 2 col., brochés . . . . . 150 fr. »

MIELOT (Jean), *secrétaire de Philippe le Bon, duc de Bourgogne.* — **Vie de sainte Catherine d'Alexandrie,** texte revu et rapproché du français moderne, par Marius SEPET, de la Bibliothèque Nationale. Beau vol. in-4, très richement illustré . . . . 20 fr. »

Cartonnage toile rouge, ornements dorés, tranches dorées.   5 fr.

Ce volume renferme 12 belles chromolithographies dont 4 en camaïeu exactement semblables à celles du manuscrit ; 14 grandes gravures hors texte imprimées en noir, en ton chine, avec réserve de lumière, et 24 jolies gravures dans le texte. En outre, chaque page est entourée d'ornements variés et de scènes de la vie de la Sainte, formant plus de 400 dessins imprimés en couleurs.

MOLINA (le P. A. de). — **Le Prêtre** d'après l'Écriture sainte, les saints Pères et les docteurs de l'Eglise. 2 beaux vol. in-12 . . . . 7 fr. »

Il y a peu d'ouvrages qui aient été plus généralement estimés et qui aient mérité une approbation plus particulière. Rien ne manque de tout ce qui sert principalement à relever le prix et l'excellence d'un livre ; car, soit qu'on le considère par rapport au mérite et à la suffisance de l'auteur, soit que l'on en juge par la dignité des matières qu'il traite et par la manière dont elles y sont traitées, ou même par celle avec laquelle il a été reçu du public, on ne trouvera rien par tous ces différents endroits qui ne conspire à le faire regarder comme un ouvrage excellent en toutes manières.

MONSEIGNAT (Ch. de). — **Un Chapitre de la Révolution** ou histoire des journaux de 1789 à 1799, précédée d'une notice historique sur les journaux. In-12.   2 fr.   »

NIQUET, *doct. en théologie, ancien direct. au grand sém. de Sommervieu.* — **Mois du Sacré-Cœur de Jésus,** à l'usage des Séminaires, ou le Séminariste à l'école du Sacré Cœur. Joli vol. in-18, orné d'encad. rouges.   0 fr. 80

Cartonnage toile. En plus. . . . . 0 fr. 30

— **Mois de Mars** des grands et des petits séminaires, ou le Séminariste à l'école de saint Joseph, 3e édit. Joli vol. in-18, orné d'encadrements rouges . . . . . 0 fr. 80

Cartonnage toile. En plus. . . . . 0 fr. 30

* **PAUTHE** (l'abbé L.), *chanoine d'Albi, de Perpignan et de Besançon.* — **Madame de La Vallière;** la morale de Bossuet à la cour de Louis XIV, précédée d'une lettre de Mgr Perraud, évêque d'Autun. Beau vol. in-8o. 7 fr. 50

Cette étude sur la nouvelle Madeleine de l'Occident mérite de fixer l'attention des esprits sérieux et délicats ; elle peut servir à toucher, à encourager et à sauver, au milieu des contagions et des déchéances qui rendent de nos jours la pratique des vertus chrétiennes si difficile, un grand nombre d'âmes. Le livre paraît être comme le récitatif du drame saisissant qui se déroule entre Mlle de La Vallière, Louis XIV, Bossuet et Dieu. Ayant la cour pour théâtre, on y voit passer à titre de figurants ou d'acteurs, tous les personnages de l'époque qui appartiennent ou se mêlent à la maison de France. Mlle de La Vallière en est la figure sympathique entre toutes.

— **Les Maîtres de la chaire en France XVIIIe au siècle : 1° Bossuet.** Études historiques littéraires, beau vol. in-8, prix. . . . . 6 fr. »

Le travail de M. Pauthe accuse le dessein de faire connaître surtout l'œuvre oratoire. Chaque chapitre est consacré à l'analyse d'une partie déterminée de l'œuvre du grand homme qui fut tout à la fois et à un degré éminent, orateur, historien, théologien, philosophe, polémiste, confesseur et directeur. Il cite les passages qui lui paraissent les plus remarquables et en fait ressusciter les beautés. Quant au style, il est éclatant, plein d'images et de figures, agréable, harmonieux. Ce livre sera lu avec plaisir et fruit par ceux qui veulent apprendre à connaître le plus grand orateur.

2° Fénelon. Études historiques et littéraires, beau vol. in-8°, prix. . . . . 6 fr. 50

Fénelon demeure au cours des siècles l'une des figures les plus fines, les plus originales, les plus sympathiques de l'ancien clergé de France. L'atticisme de son langage, la nouveauté de ses idées, l'aménité de son caractère, la douceur de son âme ont donné un charme irrésistible à sa physionomie. Malheureusement Fénelon est peu connu surtout comme orateur. Aussi M. Pauthe a-t-il essayé de mettre l'éloquence de l'archevêque de Cambrai dans une lumière plus prochaine pour en faire apprécier le naturel et la grâce et lui attirer de nouveaux admirateurs.

PÉCHENARD (Mgr P.-L.). *Protonotaire apostolique, Vicaire général à Reims.* — **Étude historique sur les Conférences Ecclésiastiques.** in-8°. . . . 2 fr. 50

Bien que les Conférences ecclésiastiques soient très anciennes dans l'Église, elles n'avaient fait jusqu'ici l'objet d'aucune étude spéciale. Mgr Péchenard a entrepris de combler cette lacune, et il l'a fait avec le plus grand succès. Grâce à de patientes recherches à travers les conciles, les synodes et les statuts diocésains de tout temps et de tout pays, il a exhumé une multitude de décrets et de règlements qui éclairent d'une lumière inattendue, cette partie de l'histoire de l'église. Les plus érudits trouveront à s'y instruire, les plus pieux à s'y édifier, et les Ordinaires eux-mêmes, chargés de diriger la marche des conférences, pourront profiter d'une foule de traits et de réflexions propres à faciliter leur tâche sur ce point. Le travail de Mgr Péchenard peut donc être considéré comme un réel service rendu aux études du clergé catholique.

PENBOCH (J. de). — **Demain,** réponse à la *Fin d'un Monde* de Ed. DRUMONT. Beau vol. in-12, 2e édit. 3 fr. 50

La *fin d'un Monde* demandait une réponse. Dans cet ouvrage, Drumont voudrait faire croire que tous les hommes sont les ennemis de l'ordre social, et sous ce vain prétexte s'attribuer le droit de dire à chacun ses vérités. Partant de ce principe, il n'a épargné personne, républicains et monarchistes, juifs et catholiques, tous sont passés sous sa férule.
Mais si on se plaît à reconnaître à M. Drumont un certain courage pour démasquer les tripotages financiers de ceux qui sont au pouvoir, on ne peut pas le laisser calomnier impunément des personnes qui ne méritent en rien ces reproches. Aussi ne peut-on qu'approuver l'apparition de cette réponse.

PETITOT (Em.), *ancien missionnaire, officier d'Académie, lauréat des Sociétés de géographie de Paris et de Londres.*
— **En route pour la Mer Glaciale,** beau vol. in-12. orné de 6 grav. inédites hors texte . . . . . . 3 fr. 50

Vingt ans de séjour dans les territoires canadiens du Nord-Ouest, vingt-cinq mille lieues d'incessantes pérégrinations divisées en quatre-vingt-seize voyages de long cours, sur la terre et sur l'onde, voilà ce que l'auteur raconte avec verve et entrain.

PLACE (Vict.) *consul général.* — **Ninive et l'Assyrie,** avec des essais de restauration par F. THOMAS. 3 vol. gr. in-fol . . . . 200 fr. »

Splendide publication composée de deux volumes de texte et d'un volume de planches gravées sur acier par les meilleurs artistes, et imprimées en noir et en couleur. L'auteur, après avoir examiné en détail toutes les ruines et restauré les monuments, retrace l'image de ce grand peuple disparu. Il fait connaître le degré de civilisation qu'il a atteint et expose l'état des arts, des sciences et de l'industrie ninivistes.

PROCLUS, *philosophus Platonicus.* — **Opera inedita** quæ primus olim e codd. mss. parisiensis italicisque vulgaverat, nunc secundis curis emendavit et auxit Victor COUSIN. Fort vol. in-4 . . . . 10 fr. »

Edition grecque latine estimée et très recherchée.

*** **Propres de Saint-Sulpice** (prix nets).
Propre pour Missel, in-fol . . . . 1 fr. 75
   —   —   in-4º, encadré . . . . . 1 fr. 50
   —   —   in-4º, non encadré . . . . 1 fr. 25
Propres pour bréviaire . . . . 1 fr. 10

QUÉRARD. — **Les Supercheries littéraires dévoilées.** Nouvelle édition (*Paris, Daffis*) revue et considérablement augmentée par G. BRUNET et P. JANNET, 3 forts volumes. — **BARBIER** (Ant. Alex.) — **Le Dictionnaire des ouvrages anonymes.** Nouvelle édition (*Paris, Daffis*) revue et considérablement augmentée par Oliv. BARBIER, R. et P. BILLART. 4 forts vol. Ensemble 7 vol. grand in-8 raisin à 2 col. . . . . 75 fr.

Ces deux ouvrages sont le complément forcé l'un de l'autre. Il est inutile d'en faire l'éloge : ils sont assez connus des amateurs.
Quérard étant presque épuisé ne se vend pas séparément.

RENAUDET, *prêtre de Saint-Sulpice.* — **Mois de Marie** à l'usage des séminaires et du clergé, 7e édit. Joli vol. in-32, de 176 pages. . . . . 0 fr. 65

Cartonnage toile, en plus . . . . 0 fr. 25
Reliure chagrin plein, tr. dorée, en plus . . . 1 fr. 50

On trouvera dans cet ouvrage la doctrine spirituelle la plus saine et la plus solide, exposée dans un langage clair, précis et ferme. Nous espérons qu'il contribuera, suivant le désir de M. Renaudet, à répandre dans les âmes sacerdotales une tendre dévotion envers Marie, la reine du clergé, en même temps qu'un désir ardent d'imiter ses vertus.

ROCHEMONTEIX (le R. P. Camille de) sj. — **Les Jésuites et la Nouvelle France au XVIIe siècle**, d'après de nombreux documents inédits, 3 beaux vol. in-8° de 550 pages environ, ornés de cartes et portraits, prix . . . . 22 fr. 50

Pour ne point embrasser dans toutes leur étendue les annales ecclésiastiques de la Nouvelle-France, comme l'ont fait d'autres écrivains, pour s'être cantonné dans le dix-septième siècle, pour avoir dirigé ses recherches principalement sur les religieux de la Compagnie de Jésus, apôtres du Canada, l'auteur n'a cependant pas négligé l'histoire de la colonie française. « En écrivant l'Histoire de la Société, de Jésus, dit-il dans l'*Introduction*, nous faisons aussi celle de la Colonie française, car la Société et la Colonie sont restées inséparables, mêlées l'une à l'autre vivant l'une par l'autre et s'aidant mutuellement. Le clergé séculier, les communautés religieuses d'hommes et de femmes ont également une place dans ce travail ; ils ne pouvaient ne pas l'avoir. » Mais le titre de l'ouvrage en indique l'idée dominante.

Le P. de Rochemonteix a mis à contribution tout ce que les bibliothèques de France, tout ce que les archives générales et particulières de la Compagnie de Jésus ont pu fournir de documents.

Les documents qu'il a puisés à ces sources encore inexplorées lui ont permis de rectifier plus d'une erreur historique répandue dans les histoires et les biographies les plus connues de la Nouvelle-France. En particulier, il a dit, dans l'*Introduction*, le dernier mot sur la suppression des *Relations* en 1673

Toutefois, cet ouvrage important n'est pas une œuvre de polémique. L'auteur se contente de raconter les faits, et il le fait avec un très grand luxe de *notes* et de *pièces justificatives* à l'appui de tout ce qu'il avance.

L'histoire du P. de Rochemonteix est donc indispensable à quiconque s'occupe des origines de la Nouvelle-France.

RODRIGUEZ (le P. Alp.). — **Jésus-Christ**, *Trésor du Chrétien ; la Sainte Communion et la Sainte Messe*. Nouvelle édit. par le P. Ch. CLAIR, de la Compagnie de Jésus. Joli vol. in-12, elzévir sur papier teinté, orné de têtes de chapitre, culs-de-lampe, lettres ornées, et enrichi de deux belles gravures de Phil. GALLE. . . . . 1 fr. 50

ROHAULT DE FLEURY (Ch.), *ancien élève de l'école Polytechnique, Officier de la Légion d'honneur*. — **Mémoires sur les instruments de la Passion** de N.-S. Jésus-Christ. Magnifique volume in-4, imprimé en caractères elzéviriens, sur fort et beau papier vergé, orné de 24 planches sur acier et de nombreuses gravures dans le texte, broché. . . . . 25 fr. »

Riche cartonnage, toile rouge, dentelles or sur plats, tranches dorées 6 fr. »
Demi-reliure chagrin rouge, dentelles or sur plats, tranches dorées 10 fr. »

Ce livre s'adresse à l'historien, à l'archéologue, à l'artiste, à tous les fidèles, et même au sceptique. Tous les soins apportés à l'impression de ce beau livre lui donnent place dans la bibliothèque choisie des Bibliophiles, et les personnes pieuses y trouveront l'apologie des reliques de la Passion.

ROHRBACHER

HISTOIRE UNIVERSELLE
DE L'ÉGLISE CATHOLIQUE

continuée jusqu'à nos jours (1896)

PAR L'ABBÉ GUILLAUME

Chanoine honoraire, professeur au grand séminaire de Verdun.

NOUVELLE ÉDITION

AVEC NOTES ET ÉCLAIRCISSEMENTS A LA FIN DE CHAQUE VOLUME

13 beaux volumes in-4 à 2 colonnes

y compris une table générale alphabétique des matières et une biblio-
graphie générale de l'Histoire de l'Église

PRIX : *franco*, **90** francs.

Aucune histoire de l'Église n'a eu un succès comparable à celle qu'à publiée Rohrbacher. Tout le monde est d'accord pour en reconnaître la valeur. Voici du reste comment Louis Veuillot l'appréciait dans l'*Univers*:

« Le plan admirable conçu est exécuté avec une netteté admirable : toutes les parties en sont bien liées. A travers des négligences et des âpretés de style, qui ne nuisent jamais à la vigueur du récit, on trouve fréquemment des pages de la plus haute éloquence tout à fait dignes de cette vaste conception qui a pour but de nous montrer Dieu gouvernant le genre humain par le moyen de son Église divinement inspirée.

« Tel est, en effet, le plan de l'ouvrage : l'histoire de l'Église, c'est l'histoire de l'humanité, mais illuminée par l'intervention manifeste de la Providence. L'Église romaine est comme un grand arbre secoué périodiquement par d'effroyables tempêtes qui le dépouillent de ses feuilles et qui brisent et dispersent au loin ses rameaux brisés, prennent racine là où le vent les porte, tandis que le tronc lui-même, toujours indestructible, se couvre d'une floraison nouvelle et semble moins mutilé que rajeuni.

« Nulle part cette miraculeuse vie, ce continuel rajeunissement, cette perpétuelle résurrection de l'Église, témoignage suprême et suprême mystère de l'histoire, ne sont mieux présentés et mieux expliqués que dans le livre de l'abbé Rohrbacher ».

Deux éditions de l'histoire de l'Église ont été publiées pendant la vie de Rohrbacher. Depuis trois éditeurs l'ont plusieurs fois réimprimée avec plus ou moins de modifications.

Notre édition est la reproduction fidèle de l'œuvre originale de Rohrbacher, avec les quelques corrections qu'il avait lui-même indiquées. Si parfois un éclaircissement de peu d'étendue est nécessaire, on le donne au moyen d'une note placée au bas de la page : les corrections les plus considérables, nécessitées par les travaux récents de la critique, sont renvoyées à la fin de chaque volume. Ce travail ingrat, difficile et complexe a été confié non pas à un seul homme mais à plusieurs savants. Les 60 siècles de l'histoire ont été divisés en un certain nombre d'époques nettement déterminées et chacune de ces époques a été traitée par des érudits compétents. C'est ainsi que l'Ancien Testament est échu en partage à un exégète des plus remarquables et au courant de tous les travaux de France et de l'Étranger ; les premiers siècles de l'Église à un archéologue de l'école de M. de Rossi ; le moyen-âge proprement dit à un élève de l'École des Chartes. M. Guillaume s'est réservé la tâche la plus délicate, celle de continuer jusqu'à nos jours l'œuvre de Rohrbacher qui s'arrêtait en 1850.

SAULCY (F. de), de l'Institut. — **Numismatique de la Terre Sainte**. Beau volume gr. in-4, enrichi de 25 planches gravées par BARDEL . . . . 25 fr.»

Importante publication, fruit de vingt années de recherches. Outre les 20 grandes planches gravées, qui ne comprennent pas moins de 2,000 figures de médailles, on compte au moins 1,200 inscriptions relevées dans le texte. — Le tout est accompagné de commentaires historiques et critiques.

* **SOULLIÉ** (Pr.) *docteur ès-lettres*. — **La Messe** ; exposition raisonnée des rites du Saint Sacrifice, suivie de l'ordinaire de la Messe. Un volume grand in-8 de xv-320 p. Prix : . . . . 3 fr. 50

Ce livre n'est pas un traité dogmatique ou historique de la Messe, ni une exhortation à remplir un devoir sacré ; c'est une simple explication du sacrifice des Chrétiens, des rites et des prières qui l'accompagnent. Il a semblé utile de les rappeler et de les commenter à tant d'âmes tièdes et indifférentes, qui oublient Dieu parce qu'elles l'ignorent, et pour raviver en elles la foi et la dévotion. L'auteur s'est inspiré des principaux liturgistes, depuis Durand, le cardinal Bona, de Condren, Lebrun, jusqu'à Collet, Lecourtier, Ricard, Aubert, Bernard, Noël, Franzelin et Dom Guéranger.

Dans ces conditions, l'ouvrage peut servir à compléter les leçons du catéchisme et à entretenir la piété des fidèles, en leur faisant suivre avec plus de fruit les cérémonies du saint sacrifice.

* **TANQUERAY**, *SS., prof. theol. dogmat. in Semin. Baltimorense* — Synopsis theologiæ dogmaticæ fundamentalis et specialis ad mentem S. Thomæ Aquinatis hodiernis moribus accomodata.

— *THEOLOGIA FUNDAMENTALIS*. De vera religione ; de Ecclesia Christi ; de fontibus theologicis - . . . . 6 fr.

— *THEOLOGIA SPECIALIS*. T. I. De Fide, de Deo uno et trino, de Deo creante et elevante, de Verbo incarnato. Un vol. in-8 . . . . 6 fr.

  T. II. De Deo sanctificante et remunerante seu de Gratia, de Sacramentis et de Novissimis. Un vol. in-8 . . . . 6 fr.

Cet ouvrage, fruit de vingt années de labeur, contient sous une forme claire et concise la moëlle des deux Sommes de saint Thomas et de ses meilleurs commentateurs ainsi que les derniers résultats de l'exégèse moderne. Les erreurs rationalistes et protestantes y sont exposées et réfutées sous leurs formes les plus récentes ; l'auteur est allé aux sources et a lu, dans les ouvrages mêmes de nos adversaires, les erreurs qu'il combat.

Mgr Germain, évêque de Coutances écrivait à l'auteur :

..... L'œuvre que vous entreprenez répond à l'un des plus pressants besoins de notre époque.

Adapter les principes de saint Thomas à nos temps modernes, emprunter les armes du Docteur Angélique pour combattre les erreurs contemporaines laissant dans l'ombre les questions les moins utiles pour faire une place plus large aux questions actuelles telles que l'œuvre des six jours, le transformisme, l'hypnotisme, la divinité de Notre-Seigneur ; réfuter les dernières formes du rationalisme et du protestantisme, tel est le but que vous poursuiviez au prix des plus consciencieuses recherches et d'un énergique labeur.

Vous puisiez d'ailleurs aux vraies sources et c'est au texte même de vos adversaires que vous demandez les objections qu'il s'agit de résoudre...

* **TESSIER**, *curé de Magny-en-Vexin.* — **Saint Eugène**. Le culte de ses reliques à travers les siècles. Beau vol. in-8, orné de gravures. Prix : . . . . 6 fr. »

** **THOMÆ AQUINATIS** (S^ti) **Summa theologica**, ad emendatiores editiones impressa et accuratissime recognita. *Edit. Romana* (dite *du Sénat*). 6 vol. in-8. 15 fr. »

— **Summa philosophica contra Gentiles**. *Edito Romana.* fort volume in-8. Prix : . . . . 3 fr. »

TIXERONT (L. J.) *prêtre de Saint-Sulpice, professeur au Grand Séminaire de Lyon.* **Les origines de l'Église d'Édesse et la légende d'Abgar**, étude critique suivie de deux textes orientaux inédits. 1 vol. gr. in-8° raisin. 5 fr. »

Dans cet ouvrage, l'auteur s'est appliqué à éclaircir l'origine de l'Église mère des Églises proprement orientales, l'Église d'Édesse. Après avoir relevé ce que nous en savons par l'histoire indiscutable, il s'attaque à la fameuse légende de la correspondance de Jésus et d'Abgar, roi d'Édesse, déjà rapportée par Eusèbe, et dont les récentes découvertes dans la littérature syriaque nous ont fourni des textes complets et précieux. Un important chapitre nous fait assister à l'épanouissement de cette légende dans la littérature syriaque, grecque et latine. Puis l'auteur, reprenant les textes fondamentaux, les étudie, les compare, en fixe la date. Après ce travail critique, il ne reste plus qu'à démêler les éléments vraiment historiques de ce fonds légendaire, et de compléter par les renseignements ainsi acquis ceux que l'histoire certaine avait d'abord livrés. Tel est le plan général du livre où l'auteur, à propos de la question principale, a été conduit à traiter de plusieurs autres questions historiques du plus haut intérêt : le Diatessaron de Tatien, les récits relatifs aux portraits de Notre Seigneur, la légende de sainte Véronique, les Actes des martyrs syriens des premières persécutions, la correspondance apocryphe d'Abgar et de Tibère, le baptême de Constantin par saint Sylvestre, etc. — Un appendice spécial et considérable est consacré à l'Invention de la vraie Croix, et aux diverses relations que nous en avons. Trois textes inédits, grec, syriaque et arabe, complètent le volume.

VIGOUROUX, *prêtre de Saint-Sulpice, professeur d'Écriture Sainte au grand séminaire Saint-Sulpice et à l'Institut Catholique de Paris.* — **Dictionnaire de la Bible**, contenant tous les noms de personnes, de lieux, de plantes, d'animaux mentionnés dans les Saintes Écritures, les questions théologiques, archéologiques, scientifiques et critiques relatives à l'Ancien et au Nouveau Testament, des notices sur les commentateurs anciens et modernes et de nombreux renseignements bibliographiques.

CONDITIONS ET MODE DE PUBLICATION. — *Le* Dictionnaire *paraît par fascicules in-4° de 160 pages (320 colonnes représentant chacun la valeur de 3 volumes in-12 de 300 pages).*
Une gravure hors texte, tient lieu de 16 pages de texte.
Le prix de chaque fascicule franco est de 5 francs net pour les souscripteurs à l'ouvrage complet, payables dans la quinzaine qui suit la réception du fascicule.
Il a été tiré 100 exemplaires sur grand papier vélin blanc au prix de 10 francs le fascicule.

Les fascicules ne se vendent point séparément et ne sont fournis qu'aux souscripteurs à l'ouvrage complet.

Ont paru : Tome I. (LXIII pages.—1983 col.) 637 gravures dont plusieurs hors texte et en chromo-lithographie (fasc. I-VII).

Tome II. Fasc. VIII-X.-C.-Colosses. (329 grav.)

Nous avons toujours en magasin une reliure uniforme 1/2 maroq. grenat, dos et coins, tranches peignes, dorure sur le dos. Prix 7 fr. 50

Honoré des souscriptions de LL. EE. les Cardinaux Bourret, Lecot, NN. SS. le patriarche arménien de Constantinople, les archevêques de Beyrouth, Bogota, (Colombie), Cambrai, Colombo, (Ind. Angl.), Nicosie, de la Nouvelle-Orléans (U. S. A.) Orégon (U. S.) St-Boniface (Canada); des évêques d'Agen, Auréopolis (aux. de Posen), Cahors, Carazzo (Italie), Christchurch (Nouv.-Zél.), Citipolis, (Nankin, Chine), Cloyne, (Irl.), Columbo (U. S. A.) Covington (U. S. A.), Trèves (All.), Denver (U. S. A.), Fréjus, Gibraltar, La Rochelle, Malacca, Marseille, Montpellier, Nancy, Nevers, Nicolet (Can.), Nîmes, Omaha (U. S. A.), Pamiers, Rochester (U. S. A.), Sebenico (Autr.), Stuhlweissenburg (Hong.).

Lettre de Sa Sainteté LÉON XIII à M. F. Vigouroux.

Cher Fils, salut et bénédiction apostolique

L'ouvrage si considérable (*Dictionnaire de la Bible*) que vous avez entrepris dans la pensée de faire concourir toutes les sciences à la défense et à l'explication des divines Écritures fut, dès le moment où vous en formiez le premier dessein l'objet de notre particulière faveur. Outre l'importance même du sujet, notre esprit se représentait la gloire nouvelle qui en reviendrait au génie catholique, et les sérieux avantages que votre pays ne serait pas seul à en retirer, mais qui pourraient en rejaillir bien au delà. Et ce qui accroissait notre confiance dans le succès de l'œuvre, c'était d'en voir la conduite et la direction aux mains d'un homme tel que vous, dont le rare savoir, la perspicacité dans la critique unie à la modération, et enfin la soumission si fidèle aux enseignements de l'Église nous étaient déjà attestés par tous vos précédents écrits. Toutes ces raisons ne pouvaient manquer de vous obtenir le suffrage des évêques et les encouragements des savants, dont un bon nombre, excités par votre exemple autant que par votre nom, se sont fait un plaisir de s'associer à votre entreprise, pour en partager avec vous le labeur et le mérite.

Il Nous a donc été agréable de voir paraitre au jour une portion déjà notable de cette œuvre, fruit de vos communs efforts, et dont le mérite, Nous le savons, ne répond pas seulement à l'attente qu'on en avait conçue, mais excite plus vivement encore le désir de son entier et complet achèvement.

Et, de fait, réunir ainsi dans un seul et même ouvrage et mettre à la portée de chacun tout cet ensemble de connaissances, qui, puisées avant tout aux sources si riches de la sagesse antique, mais complétées aussi par les légitimes résultats de la science moderne, peuvent aider à l'intelligence des Saints Livres, c'est assurément bien mériter de la religion en même temps que des bonnes études. Par là, cher Fils, et grâce à votre zèle, à vos efforts et à ceux de vos collaborateurs, Nous avons la joie d'assister à la réalisation du vœu que Nous exprimions avec tant d'instance dans l'encyclique *Providentissimus Deus* : voir les catholiques s'adonner en bien plus grand nombre à l'étude des Saintes Lettres, et cela avec un égal souci de s'accommoder aux besoins des temps et de se conformer complètement aux prescriptions de la dite encyclique.

Aussi c'est pour Nous un très grand plaisir que de vous exprimer par un témoignage spécial toute Notre approbation : puisse-t-elle, avec le secours de la grâce divine, affermir votre courage et vous donner de nouvelles forces pour la continuation et l'heureux achèvement de votre œuvre !

Et pour ce qui vous touche personnellement, continuez, cher Fils, à procurer à votre religieuse Compagnie l'honneur de vos services ; et que les élèves formés par vous n'aient rien de plus à cœur que de marcher sur les traces de leur maître, et, par leur enseignement ou par leurs écrits, de faire faire à la science biblique des progrès chaque jour nouveaux.

A vous donc et à chacun de ceux qui se sont associés à votre noble et laborieuse entreprise, c'est avec effusion de cœur que Nous accordons, comme gage des faveurs célestes, la bénédiction apostolique.

Donné à Rome, près Saint-Pierre, ce 3 février de l'année 1896, de Notre Pontificat la dix-huitième.   LEO XIII PP.

VIGOUROUX (le doct. H.). Traité complet de médecine pratique, à l'usage des gens du monde. 4 beaux volumes in-8° cavalier ornés de nombreuses gravures en couleurs. . . . . 32 fr. »

Le titre seul de l'ouvrage indique clairement le but de l'auteur. Le D. H. Vigouroux a voulu mettre entre les mains des gens du monde un ouvrage qui leur permette non-seulement de s'instruire, mais encore de conserver leur santé. Le travail n'était pas sans difficultés : certaines matières sont en effet fort abstraites, d'autres fort peu intéressantes par elles-mêmes, mais cependant nécessaires à connaître. Il fallait donc faire un tout d'une lecture facile, sans négliger aucun détail. Le but est-il atteint? Nous croyons pouvoir l'affirmer, car l'ouvrage du docteur Vigouroux est un travail sérieux, au courant de toutes les découvertes modernes, et cependant intéressant, facile à lire, et par dessus tout très utile. En effet, grâce à lui, on possédera les notions suffisantes pour pouvoir agir dans les cas pressants, pour sauver même des malades qui succomberaient nécessairement si on n'intervient pas sans retard, en attendant le médecin. Dans les cas moins urgents, il sera tout aussi utile, car il permettra de comprendre le médecin et par conséquent de mieux exécuter ses prescriptions.

Le *Traité complet de médecine pratique*, est ainsi divisé :
T. I. — ANATOMIE *du corps humain*, c'est-à-dire structure du corps à l'état inerte, ou descriptions des *os*, des *muscles*, des *articulations*, des *organes*. (187 grav.).
2° PHYSIOLOGIE, ou étude du corps humain à l'état d'activité, c'est-à-dire comment les organes fonctionnent.
T. II. — HYGIÈNE, c'est-à-dire les règles nécessaires pour le maintenir en bonne santé.
T. III. — PATHOLOGIE et THÉRAPEUTIQUE, c'est-à-dire études des maladies et des médicaments qu'on doit prendre pour les guérir.
T. IV.— Comprendra *l'Anatomie*, la *Physiologie*, l'*Hygiène*, la *Pathologie* et la *Thérapeutique* des organes de reproduction. L'auteur a cru qu'il était préférable de réunir en un volume l'étude de ces parties afin que le reste de l'ouvrage pût être mis sans inconvénient entre les mains de tout le monde.
De très nombreuses gravures, coloriées pour la plupart, facilitent beaucoup l'intelligence du texte.

ZALENSKI (le P.) s. j. — Les Jésuites de la Russie-Blanche, ouvrage traduit du polonais par le R. P. Alex. VIVIER, de la même Compagnie. 2 beaux vol. in-8. 12 fr.

L'histoire complète de la Compagnie de Jésus, depuis le bref de Clément XIV, jusqu'à la bulle de Pie VII (1713-1814), n'avait pas encore été écrite. L'auteur abondamment pourvu de documents authentiques, s'est bien acquitté de la tâche qu'il s'était imposée et a comblé cette regrettable lacune. Il a embrassé largement son sujet et mené le récit, non seulement jusqu'à 1814 ou 1812, mais jusqu'à 1875, année où il écrivait encore sous les yeux et comme sous la dictée des derniers survivants de la Russie Blanche.

Typ. M. SCHNEIDER, 185, rue de Vanves — PARIS.

3e ANNÉE   *Revue*   3e ANNÉE

du Clergé Français

Dogme. — Apologétique. — Morale. — Ecriture-Sainte.
Histoire de l'Église. — Droit canonique — Liturgie. — Administration des Paroisses
Prédication. — Catéchismes. — Conférences ecclésiastiques.
Philosophie. — Littérature. — Sciences. — Bibliographie.

COMITÉ DE PATRONAGE ET DE RÉDACTION : MM.

ALLAIN, curé de Saint-Ferdinand, Bordeaux.

BATIFFOL, docteur ès lettres, aumônier du Collège Ste-Barbe, Paris.

BEURLIER, docteur ès lettres, professeur à l'Institut catholique de Paris.

BIROT. aumônier à Albi.

de BONFILS, curé de S.-Roch, Paris.

BOUDINHON, prof. à l'Inst. cath. de Paris

BOURGEAT, docteur ès sciences, professeur à l'Institut catholique de Lille.

CHARLES, licencié ès lettres, professeur de rhétorique au petit séminaire de Reims.

COLOMBEL, licencié ès lettres, vicaire à la Madeleine, Paris.

DARRAS, archiprêtre de Melun.

DOUAIS, professeur à l'Institut catholique de Toulouse.

DUNAND. aumônier à Toulouse.

FEDOU. directeur du *Défenseur des Conseils de Fabrique*, curé-doyen de Nailloux.

GARDEY, curé de Sainte-Clotilde, Paris.

GONDAL, professeur de dogme au Séminaire S.-Sulpice, Paris.

GOSSELIN, docteur ès lettres, à S.-Charles, Canada.

HERTZOG, curé de la Madeleine, Paris.

KLEIN, professeur à l'Institut catholique de Paris.

LASSAUX, docteur en théologie, aumônier du Lycée de Reims.

LEBARQ, docteur ès lettres, Rouen.

LEJAY, agrégé, professeur à l'Institut catholique, Paris.

LESÈTRE, curé de S.-Étienne du Mont, Paris.

LEPITRE, docteur ès lettres, professeur à l'Institut catholique de Lyon.

LOUTIL, vicaire à S.-Roch, Paris.

MAISONNEUVE, curé d'Avignonnet.(H.G.)

MARTIN, docteur ès lettres, professeur à l'école S.-Sigisbert, Nancy.

Fr. MORIN, docteur ès sciences, professeur à l'Institut catholique de Lyon.

Mgr PÉCHENARD, docteur ès lettres, docteur en droit canonique, vicaire général de Reims.

R. P. PESNELLE, docteur en th., sup. gén. des Prêtres de la Miséricorde.

PIAT, agrégé, docteur ès lettres, professeur à l'Institut catholique de Paris.

RICHARD, licencié ès lettres, vicaire à S.-Philippe du Roule, Paris.

URBAIN, docteur ès lettres, lauréat de l'Académie, Paris.

VACANT, prof. de théol. dogm. à Nancy.

de la VILLERABEL, docteur en théologie, secrétaire général de l'évêché de S.-Brieuc.

Secrét. de la rédaction : M. L. LACROIX, doct. ès lettres, aum. au Lycée Michelet

---

PARAIT LE 1er ET LE 15 DE CHAQUE MOIS

Par livraison de 96 p. in-8° et formant par an 2400 p. soit 4 v. de 600 p.

ABONNEM. { FRANCE, *un an* : **20 fr.** ; *six mois* : **11 fr.**   { Le n° séparé
          { ÉTRANGER,   « **23 fr.** ;   «   **12 fr. 50** { **1 fr. 25**

Les abonnements partent du 1er de chaque mois.